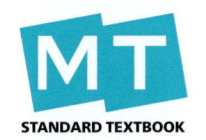

MT STANDARD TEXTBOOK

標準臨床検査学

シリーズ監修

矢冨　裕
東京大学大学院教授・臨床病態検査医学

横田浩充
慶應義塾大学病院・臨床検査技術室室長

生理検査学
画像検査学

編集

谷口信行
自治医科大学教授・臨床検査医学

執筆（執筆順）

谷口信行
自治医科大学教授・臨床検査医学

湯田　聡
手稲渓仁会病院循環器内科主任部長

黒木茂広
くろき内科クリニック

依藤史郎
大阪大学名誉教授

諏訪部　章
岩手医科大学教授・臨床検査医学

櫻井　滋
みちのく愛隣協会理事

鈴木恵理
地域医療機能推進機構うつのみや病院呼吸器内科

宮澤　義
自治医科大学附属病院臨床検査部

石川浩太郎
国立障害者リハビリテーションセンター病院
第二耳鼻咽喉科医長

佐藤幸裕
自治医科大学客員教授・眼科学

反保宏信
自治医科大学附属病院眼科

紺野　啓
自治医科大学准教授・臨床検査医学

三神大世
北海道大学名誉教授

小林　茂
栃木県立がんセンター放射線診断科科長

石山陽事
杏林大学教授・臨床検査技術学科

医学書院

標準臨床検査学
生理検査学・画像検査学

発　　　行	2012年 3 月15日　第 1 版第 1 刷Ⓒ
	2022年12月 1 日　第 1 版第10刷

シリーズ監修　矢冨　　裕・横田浩充
　　　　　　　やとみ　ゆたか　よこたひろみつ
編　　　集　谷口信行
　　　　　　たにぐちのぶゆき
発　行　者　株式会社　医学書院
　　　　　　代表取締役　金原　俊
　　　　　　〒113-8719　東京都文京区本郷 1-28-23
　　　　　　電話　03-3817-5600(社内案内)
印刷・製本　三報社印刷

本書の複製権・翻訳権・上映権・譲渡権・貸与権・公衆送信権(送信可能化権を含む)は株式会社医学書院が保有します．

ISBN978-4-260-01418-2

本書を無断で複製する行為(複写，スキャン，デジタルデータ化など)は，「私的使用のための複製」など著作権法上の限られた例外を除き禁じられています．大学，病院，診療所，企業などにおいて，業務上使用する目的(診療，研究活動を含む)で上記の行為を行うことは，その使用範囲が内部的であっても，私的使用には該当せず，違法です．また私的使用に該当する場合であっても，代行業者等の第三者に依頼して上記の行為を行うことは違法となります．

[JCOPY]〈出版者著作権管理機構　委託出版物〉
本書の無断複製は著作権法上での例外を除き禁じられています．複製される場合は，そのつど事前に，出版者著作権管理機構(電話 03-5244-5088，FAX 03-5244-5089，info@jcopy.or.jp)の許諾を得てください．

＊「標準臨床検査学」は株式会社医学書院の登録商標です．

刊行のことば

　「標準臨床検査学」シリーズは，「臨床検査技師講座」(1972 年発刊)，「新臨床検査技師講座」(1983 年発刊)，さらには「臨床検査技術学」(1997 年発刊)という医学書院の臨床検査技師のための教科書の歴史を踏まえ，新しい時代に即した形で刷新したものである．

　臨床検査は患者の診断，治療効果の判定になくてはならないものであり，医療の根幹をなす．この臨床検査は 20 世紀の後半以降，医学研究，生命科学研究の爆発的進歩と歩調を合わせる形で，大きく進歩した．そして臨床検査の項目・件数が大きく増加し，内容も高度かつ専門的になるにつれ，病院には，臨床検査の専門部署である検査部門が誕生し，臨床検査技師が誕生した．臨床検査の中央化と真の専門家による実践というこの体制が，わが国の医療の発展に大きく貢献したこと，そして，今後も同じであることは明らかである．

　このような発展めざましい臨床検査の担い手となることを目指す方々のための教科書となることを目指し，新たなシリーズを企画した．発刊にあたっては，(1) 臨床検査の実践において必要な概念，理論，技術を俯瞰できる，(2) 今後の臨床検査技師に必要とされる知識，検査技術の基礎となる医学知識などを過不足なく盛り込む，(3) 最新の国家試験出題基準の内容をすべて網羅することを念頭に置いた．しかしながら国家試験合格のみを最終目的とはせず，実際の臨床現場において医療チームの重要な一員として活躍できるような臨床検査技師，研究マインドが持てるような臨床検査技師になっていただけることを願って，より体系だった深い内容となることも目指している．また，若い方々が興味を持って学習を継続できるように，レイアウトや記載方法も工夫した．

　本書で学んだ臨床検査技師が，臨床検査の現場で活躍されることを願うものである．

2012 年春

矢冨　裕
横田浩充

序

　臨床検査は，対象により検体検査と生理・画像検査に二分される．検体検査の診療への貢献度は言うまでもないが，生理検査・画像検査については，単に検査を行うというだけでなく，さらに医療現場のより近いところに位置している．その理由としては，患者さんと接しながら検査を行うこと，検査の精度が検査を行う技師の能力に依存すること，さらに医療機関で広く知られるようになった安全管理の概念も知っておかねばならないことなどである．逆に，生理検査・画像検査の面白いところは，従来の単なる数値として表現される検査を超えた検査として位置する点であり，その検査技能を取得するのに時間はかかるが，自分の持っている検査技能により，病態・診断により近づくことのできる精度の高い検査を行えるところであろう．

　さて，本書は循環器，呼吸器，脳神経など各部位の生理検査・画像検査を対象に，超音波をはじめとした検査室で行われている現状の検査に加え，最新の検査法も紹介するために，直接検査に携わっている方々にご執筆いただいた．検査の領域は，技術の進歩により新しい診断法が取り入れられるのと同時に，以前は数多く行われた検査でも，その診療への重要性の減少，他の検査で置き換わるものがあると，その検査件数が減少していく．近年，生理機能検査のなかで大きく重要性が変化したものは，心音図とベクトル心電図である．心音図は，聴診で指摘された異常を感度よく正確に分析する目的で，弁疾患，先天性疾患の診断に欠かせないものであった．ベクトル心電図は，電気刺激の伝わり方を三次元で表示することで心筋の異常を精度よく表示することができた．これらは，30年前には心電図とともに数多く行われ教科書にも大きく扱われていたが，現在ではその重要性が薄れ，心音図は，新しい技術である超音波検査（心エコー）またはMRIに取って代わられ，ベクトル心電図はその煩雑さと新たな情報の少なさから行われなくなっている．今後も，新たな検査技術がこれまでの検査に取って代わるであろうが，そのことが医療の進歩と発展の礎になることに異論はない．

　本書は，生理検査・画像検査として基本的な項目だけでなく，最近の進歩を取り入れた内容で構成されている．これから臨床検査技師を目指す方々の知識取得だけでなく，実際の検査技術の整理とリフレッシュの一助となることを祈っている．

2012年2月

谷口信行

目次

I 総論—生理検査学・画像検査学とは

A 生理機能検査の業務範囲 ……… 谷口信行 1
  1 臨床検査技師の業務 …………………… 1
B 生理機能検査の特徴 ……………………… 2
  1 患者との接し方 …………………………… 2
  2 検査の心構えと患者への事前説明 …… 2
  3 検査室環境 ………………………………… 2
  4 検査の安全管理 …………………………… 2
  5 ベッドサイド検査と緊急検査 ………… 3
  6 感染症対策 ………………………………… 3
  7 検査精度向上 ……………………………… 3
  8 倫理規定と個人情報保護 ……………… 3

II 循環器系の検査

第1章 心電図 ……………… 湯田 聡 5

A 心臓の機能と心電図の基礎 ……………… 5
  1 心電図とは ………………………………… 6
  2 心筋細胞の活動電位 …………………… 7
  3 心電図波形の成り立ち ………………… 7
  4 心電図の計測法 …………………………… 8
  5 心電図の記録の仕方 …………………… 10
  6 心電図の誘導法 ………………………… 11
  7 心電計 …………………………………… 12
  8 アーチファクトの原因と対策 ……… 15
B 異常心電図 ………………………………… 17
  1 不整脈 …………………………………… 17
  2 波形の異常 ……………………………… 30
C 運動負荷心電図 …………………………… 41
  1 運動生理学の基礎 ……………………… 41
  2 運動負荷試験の目的と適応 ………… 42
  3 運動負荷試験の種類と禁忌 ………… 43
D Holter 心電図 …………………………… 46
E His 束心電図 ……………………………… 50

F 加算平均心電図 …………………………… 51
G モニター心電図 …………………………… 51
H ベクトル心電図 …………………………… 53

第2章 心音図 ……………… 黒木茂広 55

A 心音図の基礎 ……………………………… 55
  1 心周期と心音 …………………………… 55
  2 心音計 …………………………………… 56
B 心音の性質 ………………………………… 57
C 心雑音の性質 ……………………………… 59
D 心疾患と雑音 ……………………………… 60
E 心音に影響を与えるもの ………………… 62

第3章 脈波 ……………………………… 63

A 脈波の意義 ………………… 黒木茂広 63
B 記録法 ……………………………………… 63
C 各種脈波の臨床的意義 …………………… 64
D 脈管疾患検査 ……………………………… 66
  1 指尖容積脈波 …………………………… 66
  2 足関節上腕血圧比（ABPI）と
     脈波伝播速度（PWV） ………………… 67
  3 血管内皮機能検査 ……………………… 70

III 神経・筋機能検査

第1章 脳波 ………………… 依藤史郎 73

A 臨床検査と脳波の意義 …………………… 73
  1 脳の構造と脳波の電位発生機構 …… 74
  2 脳波記録の原理と脳波計の構造 …… 75
  3 脳波の記録法 …………………………… 77
  4 脳波記録の読み方の要点 …………… 83
B 正常脳波 …………………………………… 85
C 脳波異常を示す疾患 ……………………… 87
  1 発作性異常脳波 ………………………… 87
  2 持続性または周期性の異常脳波 …… 89

D　誘発脳波（誘発電位） ………………… 91

第2章 筋電図 ……………………… 依藤史郎 97

- A 筋電図を学ぶための基礎知識 ………… 98
  1 神経の解剖整理 ……………………… 98
  2 筋電計の構造 ………………………… 100
- B 針筋電図検査 …………………………… 101
  1 針筋電図検査の概要 ………………… 101
  2 針筋電図の正常・異常所見 ………… 101
- C 誘発筋電図検査 ………………………… 104
  1 検査法 ………………………………… 104
  2 誘発筋電図の異常とそのメカニズム … 108
- D 経頭蓋磁気刺激検査 …………………… 110

IV 呼吸器系の検査

第1章 呼吸器系の検査の基礎，生理
………………………… 諏訪部 章 113

- A 呼吸器の構造と機能 …………………… 115
  1 鼻腔・気管支・肺の構造と機能 …… 115
  2 横隔膜・胸郭系の構造と機能 ……… 117
  3 肺循環系の構造と機能 ……………… 117
- B 呼吸運動とその調節 …………………… 117
- C ガス交換と運搬 ………………………… 117
- D 酸素解離曲線 …………………………… 119
- E 換気機能 ………………………………… 120
- F 気体に関する一般的法則 ……………… 120

第2章 呼吸機能検査 ……… 諏訪部 章 122

- A 換気機能検査 …………………………… 123
  1 臨床的意義 …………………………… 123
  2 測定機器 ……………………………… 125
  3 換気機能の標準式・記載法 ………… 127
  4 肺気量分画 …………………………… 128
  5 スパイロメトリ ……………………… 129
  6 フローボリューム曲線 ……………… 132
  7 ピークフローメータ ………………… 137
  8 クロージングボリューム …………… 138
  9 機能的残気量 ………………………… 140
  10 コンプライアンス …………………… 144

  11 気道抵抗・呼吸抵抗 ………………… 145
- B 肺胞機能検査 …………………………… 147
  1 臨床的意義 …………………………… 147
  2 肺内ガス分布 ………………………… 147
  3 肺拡散能 ……………………………… 149
  4 呼気ガス分析 ………………………… 150
  5 肺胞気・動脈血酸素分圧較差 ……… 150
- C 動脈血ガス分析 ………………………… 150
  1 臨床的意義 …………………………… 150
  2 検体の取り扱い ……………………… 151
  3 測定上の留意点 ……………………… 152
  4 血液ガス分析装置 …………………… 152
  5 検査法 ………………………………… 153
  6 パルスオキシメータ ………………… 159
- D 主な呼吸器疾患と異常所見 …………… 159
  1 気管支喘息 …………………………… 159
  2 慢性閉塞性肺疾患（COPD） ………… 161
  3 間質性肺炎 …………………………… 161
  4 慢性呼吸不全 ………………………… 162

第3章 睡眠呼吸検査 ………… 櫻井 滋 163

- A 睡眠と呼吸生理 ………………………… 163
  1 睡眠とは ……………………………… 163
  2 睡眠時の呼吸調節機構 ……………… 165
- B 終夜睡眠ポリグラフィ（PSG） ………… 166
- C 簡易睡眠呼吸検査 ……………………… 173
- D 睡眠時無呼吸症候群（SAS） …………… 175

V 基礎代謝の検査　鈴木恵理・宮澤 義

- A 人体エネルギー代謝 …………………… 179
- B 基礎代謝量 ……………………………… 180
  1 直接熱量測定法 ……………………… 180
  2 間接的熱量測定法 …………………… 180
- C 基礎代謝に影響を与える因子 ………… 182

VI 聴覚・平衡機能検査　石川浩太郎

- A 聴覚検査 ………………………………… 183
  1 難聴の分類 …………………………… 183
  2 音の基礎知識 ………………………… 184

	3 検査室について……………………184

3 検査室について……………………184
4 音叉による検査法…………………185
5 純音聴力検査………………………185
6 自記オージオメトリ………………186
7 閾値上聴力検査……………………186
8 語音聴力検査………………………187
9 インピーダンスオージオメトリ…187
10 耳音響放射…………………………189
11 聴性脳幹反応………………………190
12 新生児聴覚スクリーニング………190
13 聴性定常反応………………………192
14 乳幼児聴力検査……………………192

B 平衡機能検査……………………………193
1 検査に際しての患者への注意と説明…193
2 直立検査……………………………194
3 偏倚検査……………………………196
4 自発眼振検査………………………196
5 頭位変換に伴う眼振検査…………197
6 眼振計………………………………198
7 視刺激検査…………………………199
8 温度刺激検査………………………200
9 回転刺激検査………………………201
10 圧刺激検査…………………………201

VII 眼底検査　　佐藤幸裕・反保宏信

A 眼科の基礎知識…………………………203
　1 眼の構造と機能……………………203
　2 眼底…………………………………205
B 眼底撮影の実際…………………………207

VIII 画像検査

第1章 超音波検査

A 超音波検査法の基礎………紺野　啓　211
　1 超音波診断とは……………………212
　2 超音波の性質………………………212
　3 超音波断層法………………………215
　4 ドプラ法……………………………217
　5 3D超音波法………………………219

6 造影超音波法と
　ハーモニックイメージング………219
7 組織弾性評価（エラストグラフィ）…222
8 超音波診断装置……………………222
9 アーチファクト……………………224
10 超音波検査の実際…………………226

B 心臓の超音波検査………三神大世　229
　1 心臓の超音波検査の特徴…………229
　2 検査の実際…………………………229
　3 心エコー法による計測……………237
　4 心疾患の診断と重症度評価………239
　5 特殊な心エコー検査………………244

C 上腹部の超音波検査………紺野　啓　246
　1 肝臓…………………………………246
　2 胆道系………………………………252
　3 膵臓…………………………………255
　4 門脈系………………………………256
　5 脾臓…………………………………258
　6 腎・尿路系…………………………259

D 下腹部の超音波検査………紺野　啓　262
　1 膀胱…………………………………262
　2 前立腺………………………………263
　3 子宮…………………………………265
　4 卵巣…………………………………266
　5 産科領域の超音波検査……………267

E その他臓器の超音波検査…紺野　啓　268
　1 頸動脈………………………………268
　2 下肢静脈……………………………269
　3 甲状腺………………………………271
　4 乳腺…………………………………272
　5 運動器………………………………274
　6 頭部…………………………………275
　7 その他の検査………………………275

第2章 磁気共鳴画像検査（MRI）
　　………………………小林　茂　277

A MR装置……………………………277
B 核磁気共鳴現象……………………279
C MRIの撮像法と画像………………280
D 脂肪抑制法…………………………288
E MRハイドログラフィ……………288

F	MRアンギオグラフィ ……………………… 288
G	拡散強調画像 ……………………………… 290
H	パラレルイメージング …………………… 290
I	3T MR 装置 ………………………………… 291
J	造影剤 ……………………………………… 292
K	MRIの安全性 ……………………………… 294

第3章 熱画像検査法 …………… 石山陽事 295

A	熱画像検査とは …………………………… 295
	1 サーモグラフィの原理 ………………… 295
	2 サーモグラフィの臨床的意義 ………… 296
	3 皮膚温度に影響する因子 ……………… 296
B	検査方法 …………………………………… 297

和文索引 …………………………………………… 299
欧文索引 …………………………………………… 307

■「Ⅳ 呼吸器系の検査」web 付録について
　呼吸生理機能の理論や数式に関する詳細を，web 付録として掲載しています．医学書院 HP（http://www.igaku-shoin.co.jp/）内の［標準臨床検査学シリーズ］『生理検査学・画像検査学』ページをご覧ください．

I 総論―生理検査学・画像検査学とは

学習のポイント

❶ 臨床検査技師は，検体検査に加え生理機能検査を行うことができる．
❷ 生理機能検査は，循環器，神経・筋，呼吸器，聴覚・平衡機能，視機能，画像，その他に大別される．
❸ 検査にあたっては，検査の精度だけでなく，患者(被検者)との接し方も重要である．
❹ 安全管理は重要な課題であり，その知識，対応を習得する．

本編を理解するためのキーワード

❶ **臨床検査技師**
(臨床検査技師等に関する法律第一章第二条より)「厚生労働大臣の免許を受けて，臨床検査技師の名称を用いて，医師又は歯科医師の指示の下に，微生物学的検査，血清学的検査，血液学的検査，病理学的検査，寄生虫学的検査，生化学的検査及び厚生労働省令で定める生理学的検査を行うことを業とする者」をいう．

❷ **生理機能検査**
直接患者に触れて行う検査で，心電図，脳波，呼吸機能検査，超音波検査などが含まれる．

❸ **検査の安全管理**
検査を安全円滑に行ううえで必要なもの．検査の正確性に加え，患者への接し方，検査室環境，感染症患者への対応などが含まれる．

　生理機能検査，画像検査は他と異なり，患者と接して検査を行うため，単なる検査手技だけでなく接遇についての知識と技能が求められる．ここでは，生理機能検査の業務と特徴に加え，その心構えについても述べる．

A 生理機能検査の業務範囲

1. 臨床検査技師の業務

　臨床検査技師の業務は，「臨床検査技師等に関する法律」で定められており，その第二条に「臨床検査技師」とは，「厚生労働大臣の免許を受けて，臨床検査技師の名称を用いて，医師又は歯科医師の指示の下に，微生物学的検査，血清学的検査，血液学的検査，病理学的検査，寄生虫学的検査，生化学的検査及び厚生労働省令で定める生理学的検査を行うことを業とする者」とある．それ以前にあった「衛生検査技師法」による衛生検査技師の業務と最も異なるのは，政令(臨床検査技師等に関する法律施行規則)により16項目が定められている生理機能検査(表1)および検査のための採血が行えることである．

　生理機能検査は，直接患者に触れ検査を行う医行為として臨床検査技師に許されたものであるが，それに基づいた診断を行うものではない．また，医師の勤務していない衛生検査所では，臨床検査技師であっても生理機能検査を行うことはできない．

　16項目の生理機能検査は，対象臓器・検査手法

表1 臨床検査技師が行える生理機能検査

1	心電図検査(体表誘導によるものに限る)
2	心音図検査
3	脳波検査(頭皮誘導によるものに限る)
4	筋電図検査(針電極による場合の穿刺を除く)
5	基礎代謝検査
6	呼吸機能検査(マウスピースおよびノーズクリップ以外の装着器具によるものを除く)
7	脈波検査
8	熱画像検査(サーモグラフィ)
9	眼振電図検査(冷水もしくは温水、電気または圧迫による刺激を加えて行うものを除く)
10	重心動揺計検査(平衡機能検査)
11	超音波検査
12	磁気共鳴画像検査(MRI)
13	眼底写真検査(散瞳薬を投与して行うものを除く)
14	毛細血管抵抗検査
15	経皮的血液ガス分圧検査
16	聴力検査

により循環器(心電図検査,心音図検査,脈波検査),神経・筋(脳波検査,筋電図検査),呼吸器(呼吸機能検査,経皮的血液ガス分圧検査),聴覚・平衡機能(眼振電図検査,重心動揺計検査,聴力検査),視機能(眼底写真検査),画像(熱画像検査,超音波検査,磁気共鳴画像検査),その他(基礎代謝検査,毛細血管抵抗検査)に分けることができる.

B 生理機能検査の特徴

検体を扱う臨床検査項目と比べ生理機能検査において最も特徴的なことは,患者と接するため,単に検査を行うだけでなく検査を受ける側(患者)への身体・精神的な配慮が必要なことである.検査時には,挨拶,言葉づかい,服装,検査室の清潔さ,さらには,患者の痛みの軽減,安全に配慮する.

1. 患者との接し方

検査を始める前の挨拶は,患者の不安と緊張を和らげる意味で大変重要である.挨拶の後,患者自身に氏名を名乗ってもらうことは対象でない患者への検査を避ける意味をもつ.また,検査中に必要な指示をする際はていねいにわかりやすい言葉を使うだけでなく,患者の体調に配慮し,円滑な検査を行うことを心がける.

2. 検査の心構えと患者への事前説明

検査を行う前に,検査目的,症状などに関する情報を知っておくことは,検査の質と精度の向上に不可欠である.また,生理機能検査の多くは,専用の機器を用いて一定の手技のもとで行われるため,患者にあらかじめどのような検査でどのような協力が必要かを説明しておくと,検査の効率と精度を上げることができる.呼吸機能検査のように患者の協力がないと行えない検査や,心電図検査,超音波検査のように,衣服の着脱の必要なもの,さらに腹部超音波検査のように空腹の状態で検査を行うことが望ましい場合もある.これらの説明は検査への不安を減少させることにもなるので,特に小児,高齢者に対しては十分に行ったうえで検査を行う.

3. 検査室環境

検査は静かな場所で行うのが好ましく,一部の検査は専用の検査室で行われる.MRIは専用の磁気のシールドルームが必要であり,サーモグラフィの室温管理,心音図室の防音なども精度向上に必須とされている.さらに,よりよい検査環境として,検査室の照明,温度,湿度,換気の調節に加え,椅子,ベッドの高さも検討されている.

4. 検査の安全管理

医療における安全管理は重要であり,多くの医療機関で積極的に取り組まれている.臨床検査技師は,生理機能検査で発生しやすい事例についての知識,その予防法,さらには発生した場合どのように対処するか知っておかねばならない.よく知られているのは,ベッドからの転落,別の患

者への検査（患者の取り違え），報告書の左右の記載間違い，心電図・筋電図電極の左右の付け違え，心電図・超音波検査での女性患者への配慮不足，長時間の検査による苦痛などがある．万一これらの事態が発生した場合は，解決に向け迅速な対応を行う．なお，検査中に患者の体調が悪化した場合は，すぐに主治医，検査室の医師などに連絡し，指示を受ける．最近では，患者の急変に備え自動体外式除細動器（AED）が設置されている病院が多い．また，負荷心電図検査は他の検査と比べ危険性が高いため，医師の指導のもとで検査を行うだけでなく，あらかじめ除細動器，救急用の薬品の準備を行う．

5. ベッドサイド検査と緊急検査

心電図・脳波・超音波検査などにおいて，患者の移動ができない場合に，可搬性の機器をベッドサイドまで移動し検査を行うことは稀でない．これらの場合は，患者の状態を知るためおよび安全に検査を行うために医師，看護師と密な連絡をとるように心がける．また，心電計，超音波装置は，医師が緊急検査として使用することも想定し，いつでも使用できるようにしておく．

6. 感染症対策

院内感染対策として検査のたびに手洗いすることは一般的となっている．特にメチシリン耐性黄色ブドウ球菌（MRSA），結核菌，麻疹ウイルス，インフルエンザウイルスなどは，他の患者，さらには検者にも感染することが知られ対応が必須である．生理機能検査では，感染予防のため検査前にこれらの患者情報を得ることが求められ，感染者を検査する場合には，必要に応じてマスク・ガウンを装着し検査する．検査後には，使用したシーツなどの交換と消毒を行い，場合により検査室の消毒を考慮する．さらに，感染者と他の患者との接触を減らすために，検査の順番を最後とする，検査を別の部屋で行うなどの配慮を行う．逆に，免疫不全のように易感染性を有する患者については，これらに感染しないよう特に配慮する．

7. 検査精度向上

生理機能検査では，臨床検査技師の技能がその結果の精度に大きく関与することが少なくない．すなわち，筋電図，Holter（ホルター）心電図のように雑音を減少させる電極装着，呼吸機能検査のように患者の努力に依存する検査の補助，超音波検査のように技師の技能に依存した精度などがある．特に超音波検査では技師による能力差が大きいため，検査の技能，知識，経験を認定する制度が取り入れられている．

8. 倫理規定と個人情報保護

医療機関での患者の検査においては，医療倫理的配慮がなされることが前提である．検査での配慮には，患者の利益を第一とすること，患者の同意を得ることが含まれる．また生理機能検査でも他の検査と同様に，検査で記録された個人情報の保護だけでなく，診断名，他の検査結果などの業務上知りえた個人情報についての守秘義務も負っている．

サイドメモ：AED

自動体外式除細動器（automated external defibrillator；AED）とは，電極を装着すると機器が自動的に心電図を解析し，心室細動の際に必要に応じて電気的除細動を行う機器．医学的判断ができない一般の人でも機器の指示に従ってスイッチを押すことで使えるように設計されている．最近では，駅，空港，ホテル，百貨店，輸送機関などをはじめ，大学，病院，救急車内など多くの場所に配備されている．

II 循環器系の検査

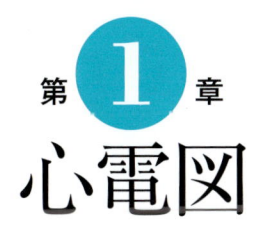

第1章 心電図

学習のポイント

1. 心電図の基礎を理解する.
2. 正常心電図を覚える.
3. 異常な心電図を見分ける.
4. 運動生理学の基礎を理解する.
5. 運動負荷の目的と適応を理解する.
6. 運動負荷試験の中止基準および禁忌を覚える.
7. 運動負荷試験の種類とその特徴を理解する.
8. Holter(ホルター)心電図の適応を覚える.
9. Holter 心電図の実施方法を理解する.
10. His(ヒス)束心電図の基礎を覚える.
11. 加算平均心電図,モニター心電図の理解を深める.

A 心臓の機能と心電図の基礎

本項を理解するためのキーワード

❶ 活動電位
ナトリウムイオン,カリウムイオンやカルシウムイオンが心筋細胞へ流入・流出することにより発生する電位.

❷ 心電図波形
洞結節,心房筋,房室結節,心室筋の活動電位が合わさった結果,形成される波形.

❸ 心電計
体表面で検出した微小な活動電位を,記録可能な大きさに増幅させる装置.

心臓は胸骨背方の胸郭内に存在し,大きさは握りこぶし程度で,平均重量は男性で280 g,女性で230 gである.左右の心房と心室の4つの腔で構成され,その外側は心嚢で包まれている.心臓内の血液は,肺から肺静脈を介して左房,次いで左室へ流入し,大動脈を介して全身に循環する.その後,上および下大静脈を介して右房へ戻り,右室から肺動脈を介して再び肺へ運ばれる.

心臓は全身に血液を送るポンプとして働く臓器であり,心筋細胞の電気的興奮(電気的活動)が先行し,それによって心臓はポンプとして収縮(機械的活動)している.上大静脈近傍の洞結節から自動的に発生した電気的興奮(毎分60〜70回)は,刺激伝導路〔洞結節→心房→房室結節→His(ヒス)束→Purkinje(プルキンエ)線維→脚→心室〕

を介して伝播し，心房や心室の心筋細胞を収縮させる(図1)．

心電図は，個々の心筋細胞で発生した微細な電気的活動の変化を，体表面から増幅器を介し波形として記録したものである．1903年にEinthoven(アイントーフェン)により作成された弦線電流計に始まり，Wilson(ウィルソン)やGoldberger(ゴールドバーガー)らの考案により発展し，現在用いている標準12誘導心電図が完成した(図2)．

1. 心電図とは

心電図(electrocardiogram)は，心臓で起こった電気的活動を観察，評価するものであり，電気的興奮の起こり方や伝わり方，心筋の状態に関する情報などを得ることができる．簡便に繰り返し施行可能で，高い診断能を有する非侵襲的な検査法であることから，虚血性心疾患，心筋症，不整脈，電解質異常，心室肥大や心房拡大の評価目的に日常の現場で広く用いられている(表1)．

表1 心電図でわかること

虚血性心疾患(狭心症，心筋梗塞)
心筋症(肥大型心筋症など)
不整脈(期外収縮，房室ブロックなど)
電解質異常(低カリウム血症など)
心室肥大や心房拡大
心膜炎
QT延長症候群
WPW症候群
Brugada(ブルガダ)症候群

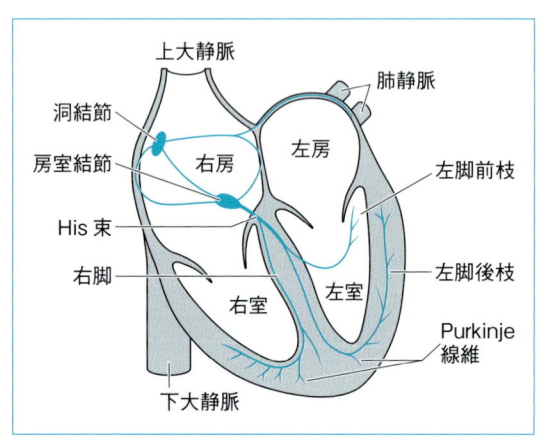

図1 心房・心室と刺激伝導系
電気的興奮は洞結節から始まり，刺激伝導系を介して心臓全体に伝播される．

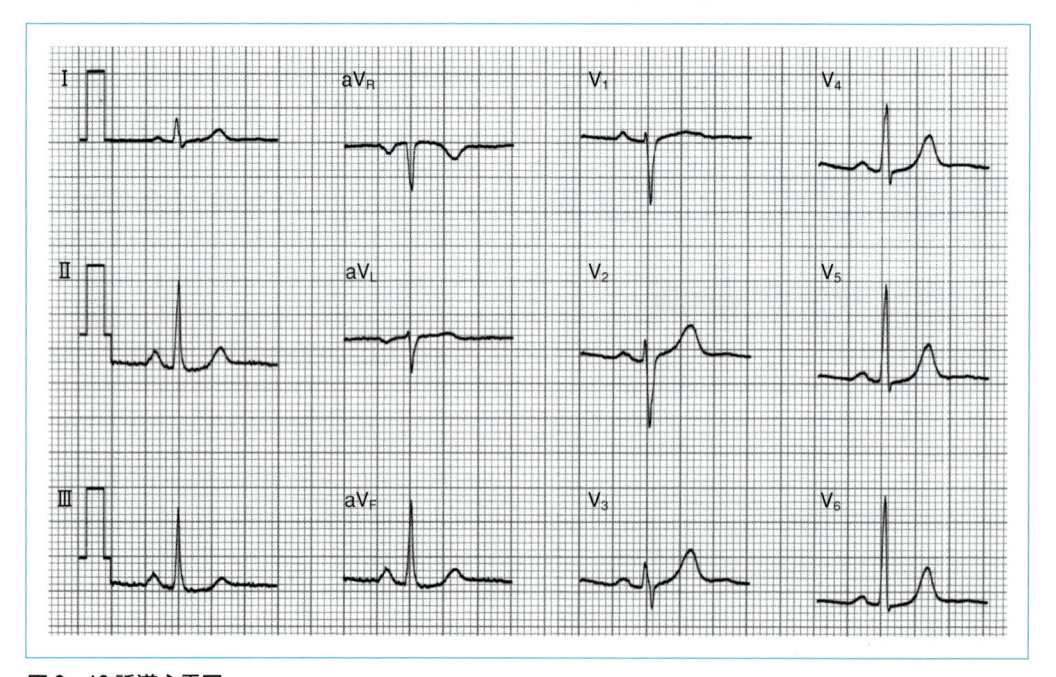

図2 12誘導心電図
健常者の12誘導心電図を示す．

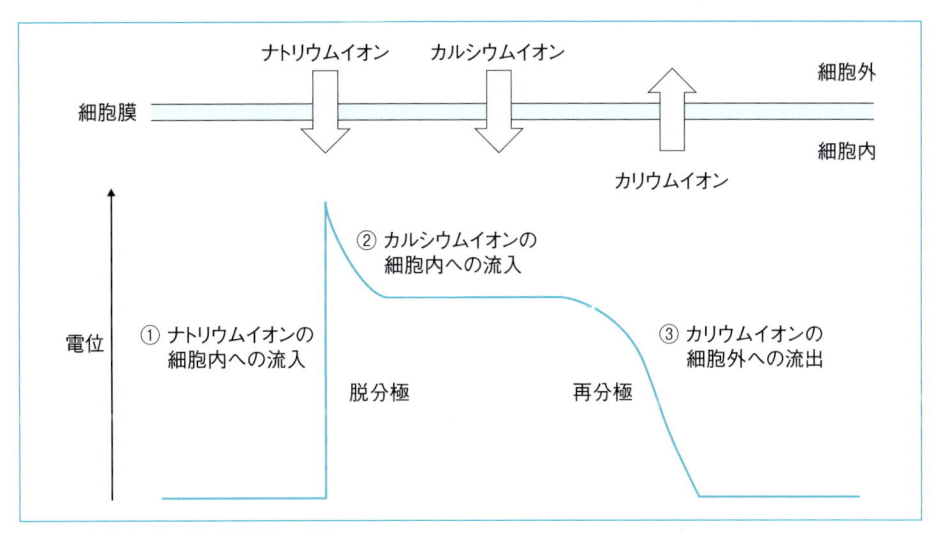

図3 心筋細胞の活動電位の成因
刺激を受けた細胞では,まずナトリウムイオンが細胞内へ流入し,次いでカルシウムイオンが細胞内へ,その後カリウムイオンが細胞外へ流出する.

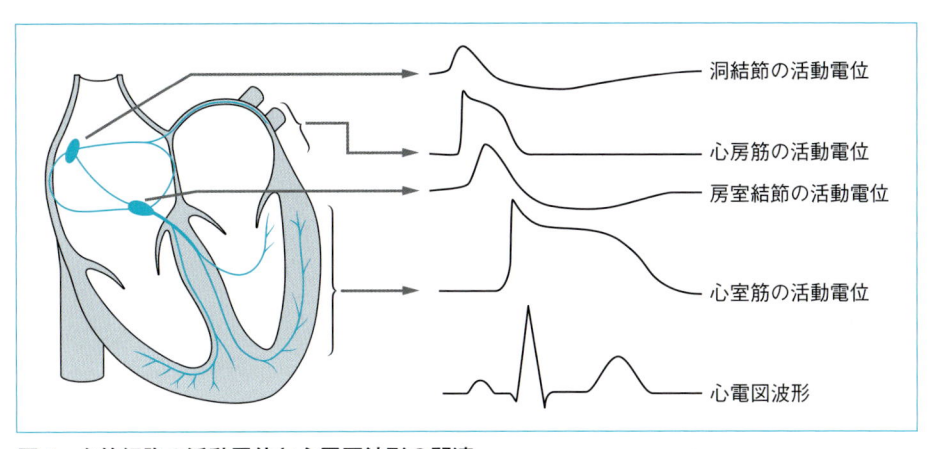

図4 心筋細胞の活動電位と心電図波形の関連
洞結節,心房筋,房室結節,心室筋などの活動電位が合わさった結果,心電図波形が形成される.

2. 心筋細胞の活動電位

　心筋細胞で発生する電気的活動には,カリウムイオン,ナトリウムイオン,カルシウムイオンが関与している.心筋細胞が静止状態では,細胞内にカリウムイオンが多く存在し,細胞外にはナトリウムイオンやカルシウムイオンが多く存在している.電気的興奮が伝わると,細胞膜の透過性が変化し,ナトリウムイオンが細胞内へ流れ込む(図3①).次いでゆっくりカルシウムイオンが細胞内へ入る(図3②).その後,カリウムイオンが細胞外へ出て(図3③),静止状態へ戻る.心臓の部位により,心筋細胞の活動電位の波形は異なり,心臓全体で電気的活動を記録した結果が,通常みている心電図波形になる(図4).

3. 心電図波形の成り立ち

a. 心電図波形の読み方(図5)

　P波は心房の脱分極,QRS波は心室の脱分極,T波は心室の再分極を示す.PQ間隔は,心房の興奮が心室まで伝わるまでの房室伝導時間を反映

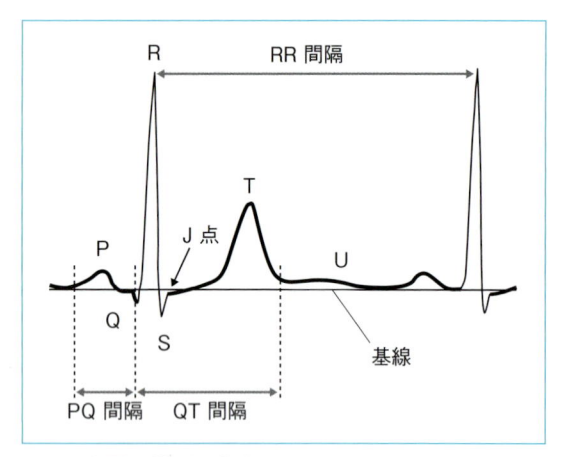

図5 心電図波形の名称
通常計測している心電図波形の名称を示す.

する. QT 間隔は, 心室の興奮(脱分極)開始から回復(再分極)まで(電気的収縮時間)を反映する. U 波は, T 波の終わりに認めるが, その成因は明らかではない. QRS 波の終了点は, J 点とよばれる. 基線は, P 波の開始点を結んだ線である.

b. 心電図波形のよび方(図6)

心電図の波形は, 誘導によってさまざまであるが, 代表的な形については, よび方が決まっている. P 波や T 波は, 上向きの場合, 陽性(プラス), 下向きの場合, 陰性(マイナス), 陽性と陰性の部分がある場合, 二相性, 基線を越さずに2つに分かれる場合, 二峰性とよぶ.

ST 部分については, 基線よりも下方に偏位していれば ST 低下, 上方に偏位していれば ST 上昇とよび, その形状によりさまざまなよび方がある.

QRS 波については, 最初の陰性波を Q 波, 陽性波を R 波, 次の陰性波を S 波とよぶ. 見た目で波高が小さい場合, 小文字(q, r, s), 同じよび名の波形を二度目に認める場合は, ダッシュ(′)をつける.

4. 心電図の計測法(図7)

a. 波形の計測法と正常範囲

P 波:幅は, P 波の始まりから終わりまで, 高さは, 基線からピークまでを計測する. 正常範囲は, 幅 0.10 秒(2.5 mm)以内, 高さ 0.25 mV(2.5 mm)以内である.

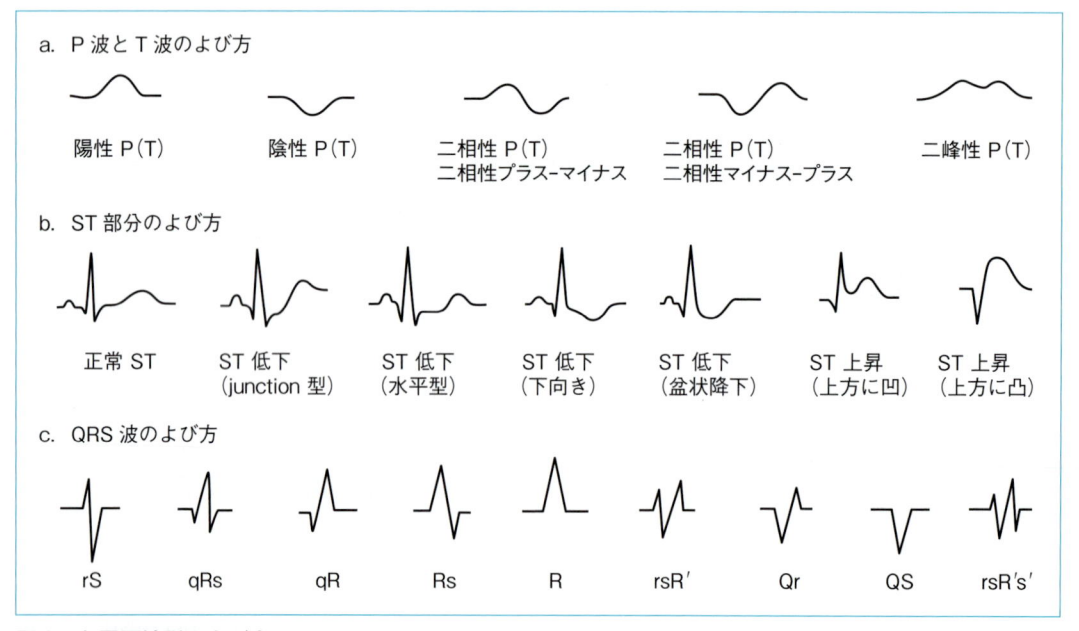

図6 心電図波形のよび方
心電図波形はさまざまであるが, 代表的な形状については, よび方が決まっている.

PQ間隔：P波の始まりからQ波の始まりまでを計測する．Q波がない場合は，R波の始まりまでを計測する．正常範囲は，0.12秒から0.20秒（5.0 mm）である．

QRS波：幅は，QRS波の始まりから終わりまで，高さは，R波のピークから，Q波もしくはS波のピークまでを計測する．幅は0.06秒から0.10秒（2.5 mm），高さは，四肢誘導で0.5 mV（5 mm）以上，胸部誘導では1.0 mV（10 mm）以上が正常範囲である．

QT間隔：QRS波の始まりからT波の終わりまでを計測する．正常範囲は，0.32秒から0.40秒（10 mm）である．しかしながら，一般的に，QT間隔は徐脈の時は長く，頻脈の時は短くなるので，心拍数（RR間隔）で補正する必要がある〔Bazett（バゼット）の補正〕．

補正QT間隔（QTc）：正常範囲は，0.35秒から0.44秒である．心拍数が正常範囲の場合，目視では，RRの1/2を超えなければ正常と考えてよい（**図8**右上）．

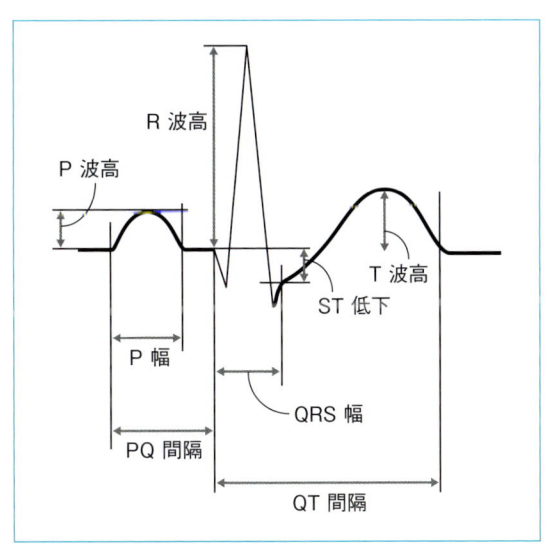

図7　心電図波形の計測法
心電図波形の計測法を示す．

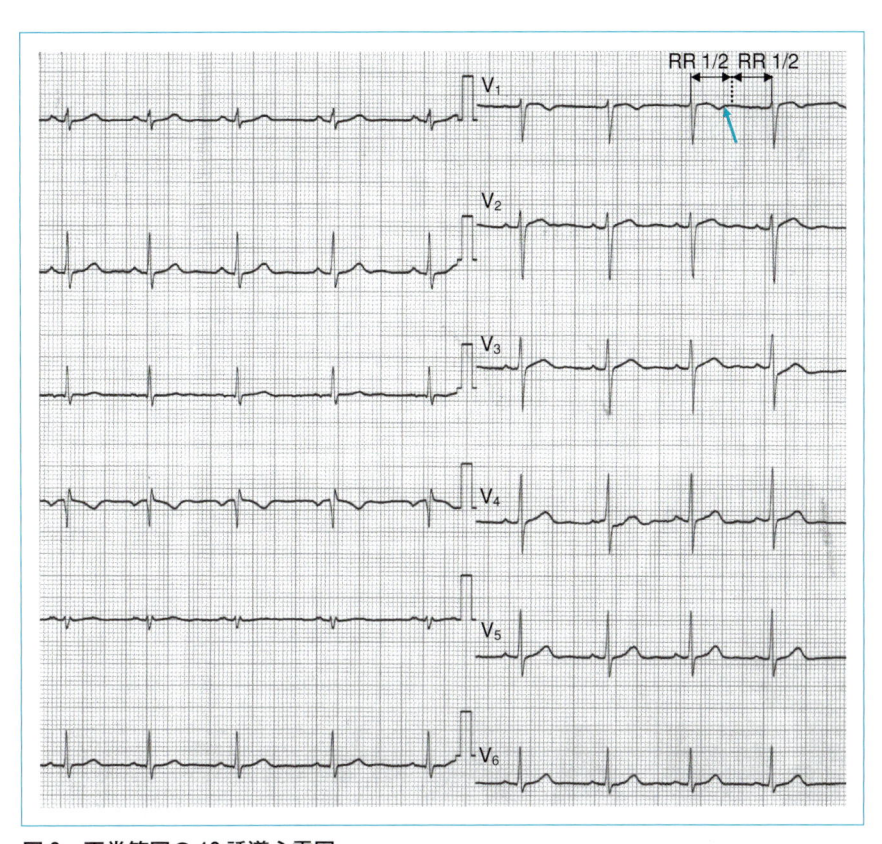

図8　正常範囲の12誘導心電図
正常範囲のQTは，RRの1/2を超えない（色矢印はT波の終わりを示す）．

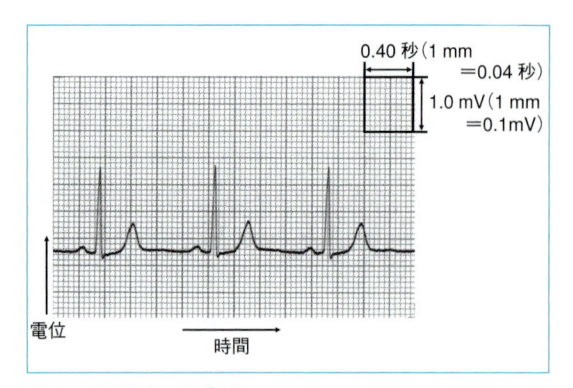

図9 記録紙の目盛り
心電図記録紙の目盛りを示す．縦軸は電位を示し，1 mm＝0.1 mV，横軸は時間を示し，1 mm＝0.04秒に相当する．

補正 QT 間隔＝QT 間隔／$\sqrt{\text{RR 間隔}}$

ST 部分：基線に一致していれば正常範囲であるが，2 mm までの上昇は，健常者で認めることがある．

T 波：高さは，基線からピークまでを計測する．高さは，四肢誘導で 0.5 mV（5 mm）以下，胸部誘導では 1.0 mV（10 mm）以下が正常範囲である．高さが 1.2 mV 以上を増高 T 波，R 波の高さの 1/10 以下の場合，減高 T 波とよぶ．

U 波：高さは，基線からピークまでを計測する．高さは 0.2 mV（2 mm）以下が正常範囲である．

正常範囲の心電図を図8に提示する．

b．心電図の判読の仕方

まず，P 波の形が I，II，aV_F 誘導で上向きであることを確認する．心拍数は 60〜100/分が正常範囲である．その後，以下について規則性の有無を確認する．下記 ❶〜❹ のいずれかが不規則な場合，調律の異常（不整脈）が示唆される．

❶ P 波と P 波の間隔が常に一定か？
❷ R 波と R 波の間隔が常に一定か？
❸ PQ 間隔が常に一定か？
❹ P 波と QRS 波の形は常に同じか？

P 波の形（幅や高さ）が異常な場合は右房や左房負荷，V_5，V_6 の R 波が高い場合は左室負荷，QRS の幅が広い場合は脚ブロック，異常 Q 波を認めた場合は心筋梗塞などを考慮する．

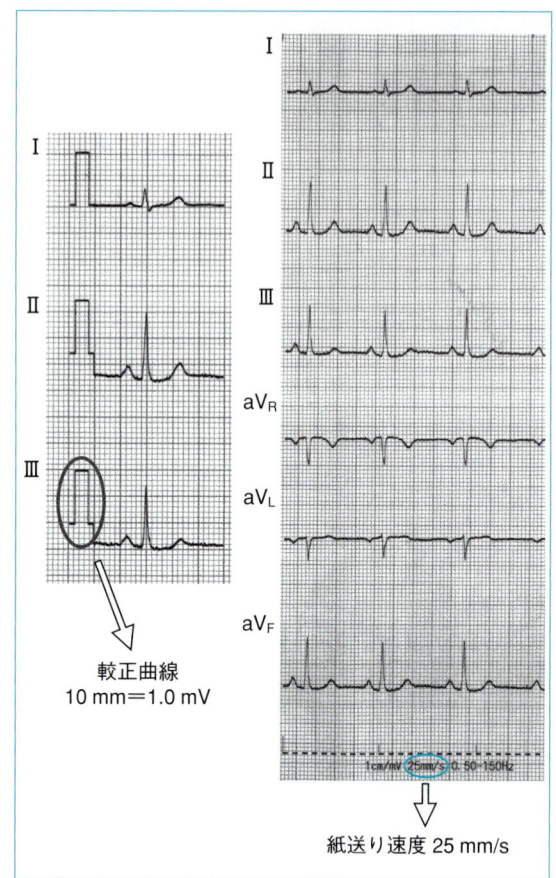

図10 較正曲線と紙送り速度の確認
較正曲線は，10 mm が 1.0 mV に相当することを示す．紙送り速度は 25 mm が 1 秒に相当することを示す．

c．心電図の時間と波高

心電図は，時間（横軸）と波高（縦軸）の2つを計測する（図9）．心電計の紙送り速度は，通常 25 mm/s で設定されており，記録紙の最小目盛りの 1 mm が 0.04 秒になる．記録紙には 5 mm ごとに太線で表示しており，この間隔は 0.20 秒になる．波形の高さの記録は，通常 1 mV＝10 mm で行っている．紙送り速度や較正（キャリブレーション）は設定変更が可能であることから，各指標を測定する際には，その都度確認する必要がある（図10）．

5．心電図の記録の仕方

心電図波形を正確に記録するためには，検査室

の環境(室温など)を整えることに加え,電極の付着に注意が必要である.以下の手順で心電図検査は実施される.

> ❶ 最初に患者にフルネームで名乗ってもらい本人確認を行う.次に,検査には苦痛は伴わず,危険がないことを十分説明し,不安を取り除く.緊張を取り除くことで筋電図の混入を防止できる.
> ❷ 患者には,手首,足首および前胸部を出して仰向けに寝てもらう.その際,腕時計などははずしてもらう.
> ❸ 接触が良好になるよう,電極を装着する部位の皮膚をアルコール綿で拭き,汗や皮脂を取り除く.
> ❹ 電極を装着する部位にペーストを付け,電極を装着する.
> ❺ 電極の装着間違いやノイズの混入がないか確認したのち,心電図の記録を開始する.正常洞調律のP波は,Ⅰ誘導,Ⅱ誘導,aV_F誘導で陽性であり,四肢誘導の電極の装着間違いは,この時点で確認する.

6. 心電図の誘導法

心電図波形は,2個の電極を用いれば記録可能であり,電極をどこに置くか取り決めがある.通常用いられる誘導法は,標準12誘導である.各電極にはプラスとマイナスの極性があり,各誘導はプラスの電極のほうへ興奮が伝播してきたときに,上向きに記録される.

標準12誘導心電図は,右手,左手,左足と前胸部6か所の9か所の誘導部位から記録される.なお,右足はアースに相当する不関電極である(表2).

標準12誘導法には,双極誘導法と単極胸部誘導法および単極四肢誘導法がある(表3).

双極誘導法は右手,左手,左足のいずれか2つの電極間の電位差を表す(図11).

単極胸部誘導法および単極四肢誘導法は,1つの電極と,1つの不関電極との間の電位差を表す.

単極胸部誘導法(図12左):Wilsonが考案した誘導法であり,心臓に近い胸壁に電極を置き(V_1からV_6誘導),もう1つは右手,左手,左足の電極を抵抗を介して結合させた不関電極(Wilsonの中心電極とよばれ,電位は0とみなす)との間の電位差を記録している.第4もしくは第5肋間の

表2 電極の装着部位と誘導コードの色(JIS規格)

誘導	識別記号	色	装着部位
四肢誘導	R	赤	右手
	L	黄	左手
	F	緑	左足
	N	黒	右足(アース)
胸部誘導	C1	赤	V_1:第4肋間,胸骨右縁
	C2	黄	V_2:第4肋間,胸骨左縁
	C3	緑	V_3:V_2とV_4の中間点
	C4	茶	V_4:第5肋間と左鎖骨中線との交点
	C5	黒	V_5:左前腋窩線上でV_4と同じ高さ
	C6	紫	V_6:左中腋窩線上でV_4と同じ高さ

表3 標準12誘導法と電位

双極誘導法	Ⅰ誘導:左手から右手の電位を差し引いた電位で,主に心臓の左側(側壁)の電位を反映する. Ⅱ誘導:左足から右手の電位を差し引いた電位で,主に心臓の下側(下壁)の電位を反映する. Ⅲ誘導:左足から左手の電位を差し引いた電位で,主に心臓の下側(下壁)の電位を反映する.
単極胸部誘導法	V_1,V_2誘導:主に右室,左室後壁の電位を反映する. V_3,V_4誘導:主に左室の前壁,中隔および心尖部の電位を反映する. V_5,V_6誘導:主に左室の側壁の電位を反映する.
単極四肢誘導法	aV_R誘導:右手から左手と左足を結んだ電位を差し引いた電位で,主に心室内腔の電位を反映する. aV_L誘導:左手から右手と左足を結んだ電位を差し引いた電位で,主に心臓の左側(側壁)の電位を反映する. aV_F誘導:左足から右手と左手を結んだ電位を差し引いた電位で,主に心臓の下側(下壁)の電位を反映する.

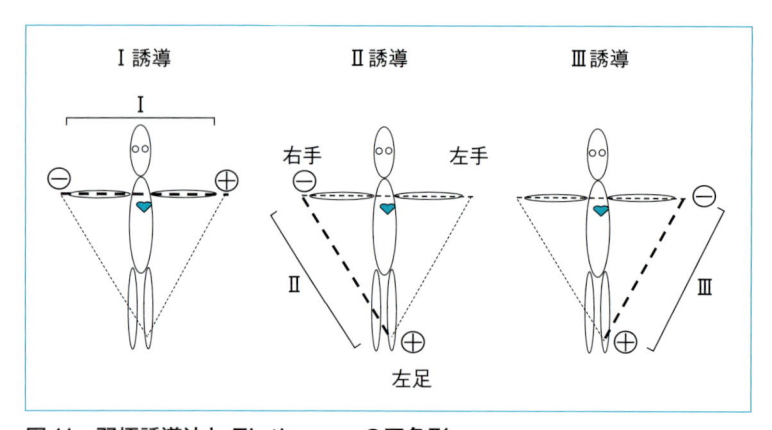

図11 双極誘導法とEinthovenの三角形
3つの誘導軸がEinthoven(アイントーフェン)の三角形を構成する.

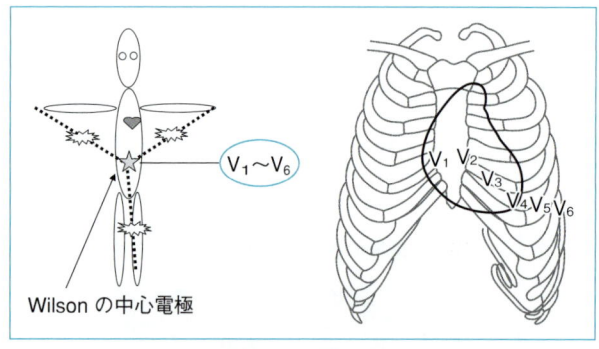

図12 単極胸部誘導法と胸部誘導の電極の付着位置
誘導軸はWilsonの中心電極と胸部誘導の電極を結んで構成される.

抵抗: $10 kΩ〜1,000 kΩ$.
V_1: 第4肋間, 肋骨右縁
V_2: 第4肋間, 肋骨左縁
V_3: V_2とV_4の中点
V_4: 第5肋間と左鎖骨中線との交点
V_5: V_4と同じ高さで左前腋窩線との交点
V_6: V_4と同じ高さで左中腋窩線との交点

高さの水平面での心臓の電気現象を投影しており, V_1からV_6誘導の電極を装着する位置は定められている(図12右, 表2).

単極四肢誘導法(図13): Goldbergerが考案した誘導法であり, Wilsonの中心電極から右手, 左手, 左足の電極のいずれかを外し, 残りの電極を抵抗を介して結んで電位差をなくし, はずした電極との電位差を記録している. たとえばaV_R誘導は, Wilsonの中心電極から右手の電極をはずし, 右手の電位との差を記録している. 四肢誘導は, 心臓の電気現象を前額面に投影する. 双極誘導法は心臓全体からみた相対的電位を表現するのに対し, 単極四肢誘導法は, 四肢の電位を絶対値に近似した大きさで表現している.

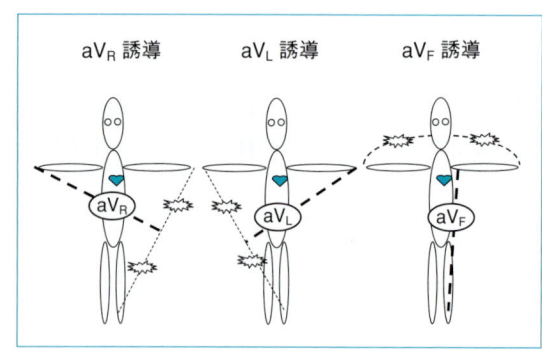

図13 単極四肢誘導法
抵抗: $10 kΩ〜1,000 kΩ$.

7. 心電計

体表面で検出した心臓の活動電位は数mVの微小な電位のため, 正確に記録するには増幅させ

る必要がある．その増幅装置が心電計(electro-cardiograph；図14)である．

a. 心電計の種類

使用する電源方式により，乾電池や充電式電池を用いる直流式と，交流電源を用いる交流式に分類される．直流式は交流障害の影響が少なく，電圧も一定であるが，電池が消耗しやすい．最近では，充電式電池内蔵の交流式と直流式両方が使用可能な心電計が主流となっている．

記録は直記式で行われており，従来用いられてきた熱ペン式やインク噴射式に代わり，現在は周波数応答特性もよく，取り扱いが簡単なサーマルドットアレイ式が最も用いられている．最近では，検査データの電子的保存を目的とした，記録紙のないペーパーレス心電計も登場している．また，内蔵コンピュータにより，心電図波形を自動的に認識し，計測や心電図所見の判定まで可能な解析機能付き心電計も広く普及している(図15)．しかしながら，心電計による心電図の判定はあくまでも参考所見であり，基本的には波形を実際に見て判定を行うべきである．

b. 心電計の構造

心電計の構造は，入力部，増幅部，記録部および電源部で構成されている(図16)．フローティング式(CF型)の心電計は，心臓に直接適応可能で，ミクロショック対策がとられている(患者漏れ電流許容値 $10\mu A$)．この方式は，心電計の患者側に

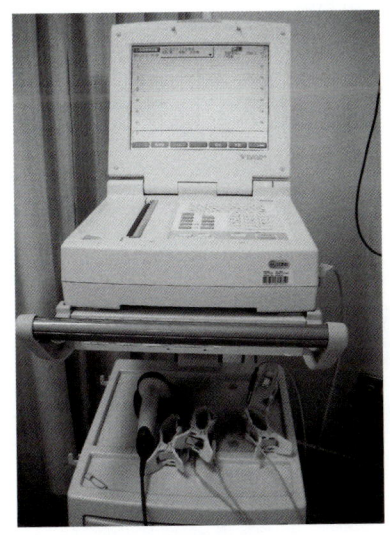

図14 標準12誘導心電計
(フクダ電子製 Cardio Star Fx-7542)

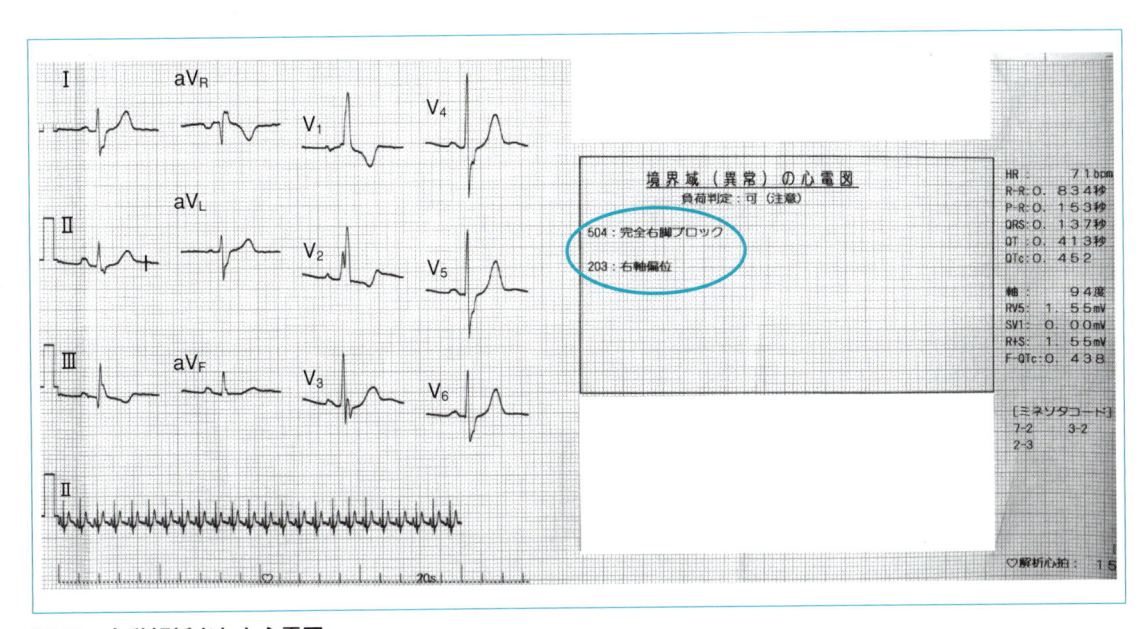

図15 自動解析された心電図
自動的に R-R 間隔や QRS 幅などを計測し(右端)，心電図所見の判定を行う(色丸内)．

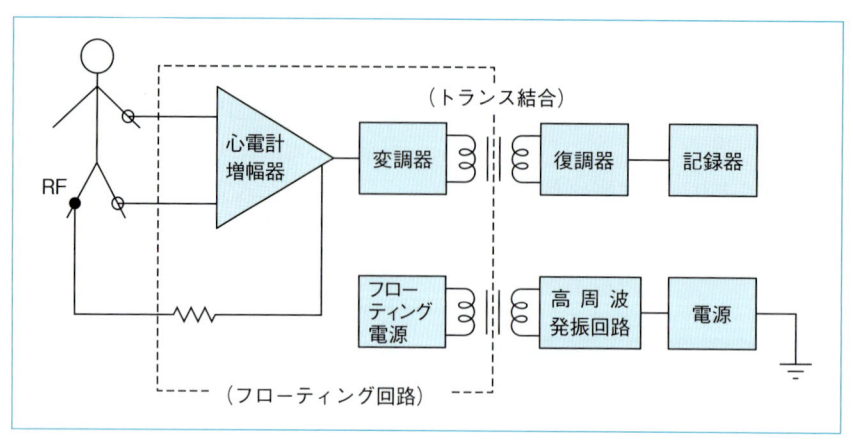

図16 フローティング式(CF型)心電計の構造
心電計の構造は，入力部，増幅部，記録部および電源部で構成されている．

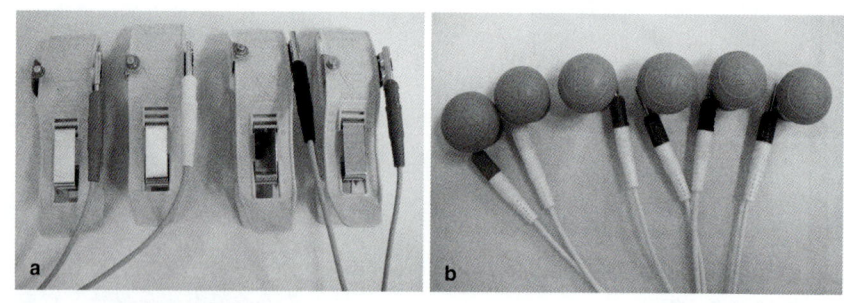

図17 平板電極と吸着電極
平板電極(a)は四肢誘導，吸着電極(b)は胸部誘導に用いる．

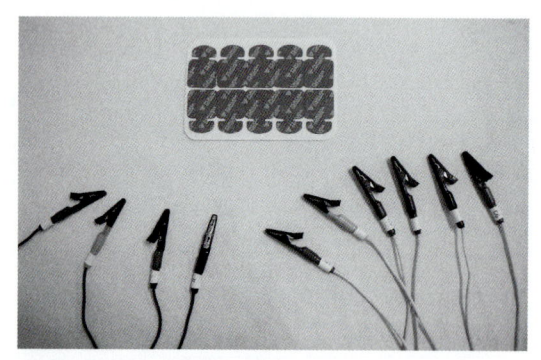

図18 使い捨て電極と誘導コード
使い捨て電極(上部中央)と使い捨て電極の際使用する誘導コード(左下部：四肢誘導用，右下部：胸部誘導用)．

接続される入力部(心電計増幅器など)の信号系が，電磁的もしくは光学的に結合(トランス結合)することで，心電計本体の電源部やアース回路から電気的に完全に浮いた状態(フローティング)になっているため，漏れ電流がきわめて小さく，安全性が高い．

1) 入力部

入力部は，被検者の体表面に装着した電極から検出された心臓の活動電位を増幅部まで導く部分で，主に，電極，誘導コード，誘導選択器や較正装置で構成されている．

電極は四肢誘導では平板電極(はさみ式；図17a)，胸部誘導では吸着電極(図17b)が普及している．吸着電極は装着時間が長くなると皮膚を傷める(発赤や水疱形成)ことがあるので，短時間で検査を終えるよう心がける．また，小児や皮膚疾患を有する患者では，使い捨て電極(図18)を使用することがある．電極と皮膚との間に生じる皮膚

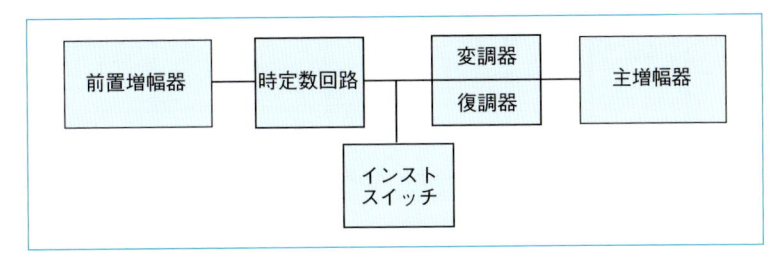

図19 心電計増幅器
心電計増幅器は，前置増幅器，時定数回路，主増幅器で構成される

抵抗は心電図波形の歪みにつながるので，よくペーストをすり込み，できるだけ皮膚抵抗を小さくする必要がある．

誘導コードは，誤って装着しないよう JIS により色分けされている（→ p.11：表2）．較正波は波形の振幅を知るための基準となる信号であり，心電図の場合，1 mV の入力に対し，振幅を 10 mm となるよう調整する．実際の波形の振幅によっては，5 mm や 20 mm にすることもある．

2）増幅部

心電計増幅器は，前置増幅器，時定数回路，主増幅器で構成される（図19）．前置増幅器で微弱な心電図信号を交流障害や電源変動から隔絶して増幅し，主増幅器でさらに増幅する．時定数回路は，一般に容量（C）と抵抗（R）からなる．その積算（CR）は時定数を表し，心電計の低周波応答の限界を規定する．心電図信号の周波数は，0.05～200 Hz であり，実際の心電計の時定数は，3.2 秒以上（低域遮断周波数＝0.05 Hz）に設定されている．

3）記録部および電源部

主増幅器でアナログ信号からデジタル信号に変換され，デジタル化された信号は記録部で印刷される．紙送り速度は 25 mm/秒が一般的であるが，5・50・100 mm/秒に切り替えが可能である．心電計の電源は，主には商用交流による交流式が用いられる．

接地（アース）方式は，等電位接地が主に用いられる．心電計，ベッド，カーテンなど被検者が触れるすべてを 0.1 Ω 以下の導線で 1 点に集中接地（1 点アース）し，機器間の電位差を 10 mV 以下に抑制するものである．

8. アーチファクトの原因と対策（表4）

アーチファクトとは，外部からや生体に起因して心電図に混入する心電図波形以外の信号の総称であり，ノイズともいう．アーチファクトの原因は，基線の動揺（図20）と雑音の混入（図21a）に分類される．アーチファクトは心電図波形の判読を

表4 アーチファクトの原因と対策

現象	原因	アーチファクトのパターン	対策
基線の動揺	呼吸の影響	規則的	軽く息をとめてもらう
	体動の影響	不規則	姿勢を変える
	電極の乾燥，接触不良	不規則	汗を拭き取る，ペーストを塗り直す，電極を付け替える
雑音の混入	交流障害，漏れ電流	規則的	アースの確認
	電磁誘導	規則的	付近の電気機器を遠ざける，コンセントを抜く，ベッドを壁から離す
	筋電図の混入	不規則	深呼吸をしてもらう，大きめのベッドで楽な姿勢をとってもらう，部屋が寒い場合は室温を調整する

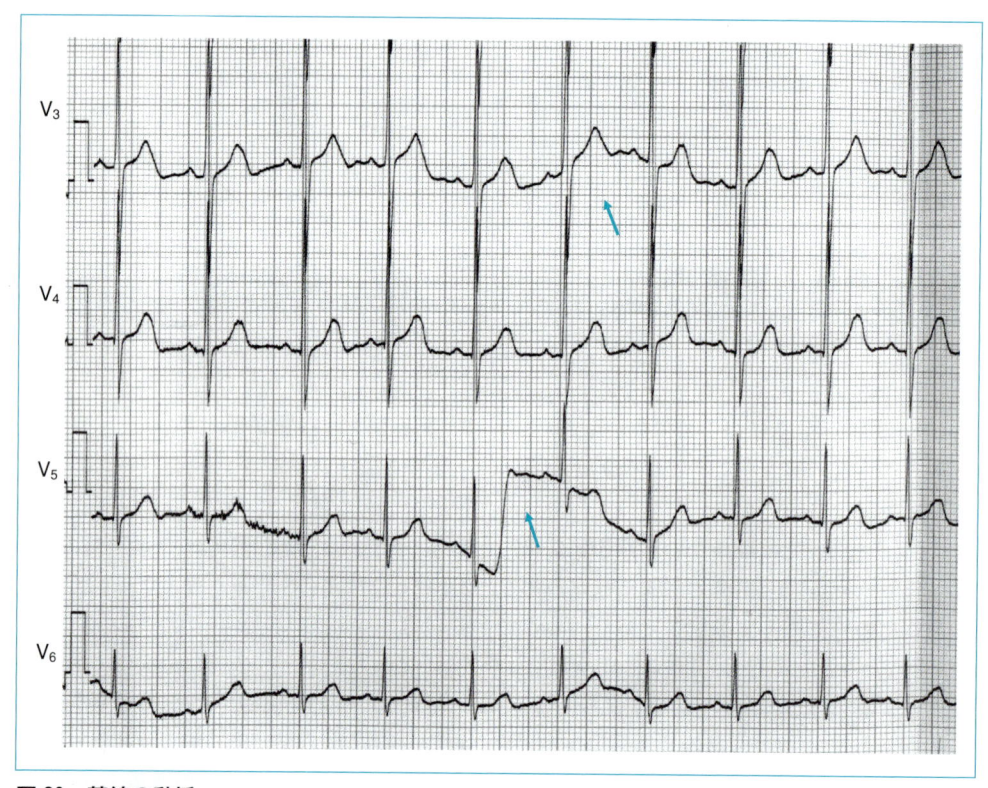

図20　基線の動揺
体動による基線の動揺を認める(矢印).

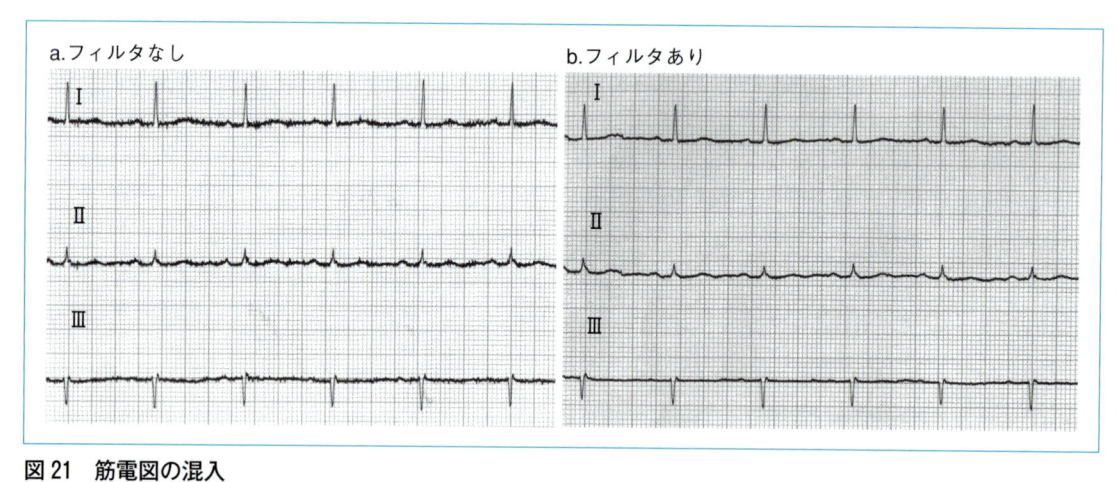

図21　筋電図の混入
筋電図の混入を認める波形(a). フィルタの使用により筋電図は認めなくなった(b).

困難にするため，可能な限り除去に努める．除去フィルタの使用(**図21b**)はアーチファクトの軽減に有用であるが，波形自体に影響を与えてしまう可能性があるので，その使用には注意が必要である．

B 異常心電図

本項を理解するためのキーワード

❶ **不整脈**
脈拍が正常と異なる状態．

❷ **異常Q波**
幅が，0.04秒（1mm）以上で，深さがR波の25％（1/4）以上のもの．心筋梗塞，心筋症で認める．

心電図の異常は，調律の異常（不整脈）と波形の異常に分類される．まず，基本調律が正常洞調律（normal sinus rhythm）（→p.9：図8）であるか判断する．

1. 不整脈（表5）

不整脈（arrhythmia）とは，脈拍が正常と異なる状態を指し，刺激発生異常と刺激伝導異常に分類される．

表5 不整脈の分類

1. 刺激発生異常
    洞結節における異常
        洞性不整脈
        洞徐脈
        洞頻脈
        洞停止
    異所性の刺激発生異常
        上室，心室性期外収縮
        発作性上室性頻拍
        心房細動，心房粗動
        心室頻拍
        心室細動

2. 刺激伝導異常
    洞房ブロック
    ・房室ブロック
        Ⅰ度
        Ⅱ度〔Mobitz（モビッツ）Ⅰ型，Ⅱ型〕
        Ⅲ度（完全房室ブロック）
    脚ブロック
        右脚・左脚ブロック
    房室バイパス
        WPW症候群

3. その他
    QT延長症候群
    Brugada（ブルガダ）症候群

1) 洞性不整脈（図22）

洞調律のRR間隔の変動幅（最長と最短の差）が，0.16秒以上の場合を洞性不整脈（sinus arrhythmia）という．若年者にしばしば認め，呼吸による影響が大である．加齢とともに頻度は減少する．生理的なことが多く，特に治療は要しない．

2) 洞性徐脈（図23）

洞調律で，P波の出現頻度が60/分未満の場合を洞性徐脈（sinus bradycardia）という．健常者では，迷走神経緊張時，スポーツマン（マラソンランナーなど）に認める．病的には，甲状腺機能低下症，薬剤（β遮断薬など）の影響で認める．

3) 洞性頻脈（図24）

洞調律で，P波の出現頻度が100/分以上の場合を洞性頻脈（sinus tachycardia）という．健常者では，運動や精神的興奮など交感神経緊張時に認める．また，幼児（6歳以下）でもしばしば認める．病的には，発熱，脱水，貧血，甲状腺機能亢進症，心不全，薬剤の影響（β刺激薬など）で認める．

4) 洞停止（洞休止）・洞房ブロック（図25）

洞結節からの興奮が突然停止するもので，P波およびQRS波が突然欠如する（図25a）．洞停止（sinus arrest）が長く続くと，房室接合部から補充収縮が出現する（図25b）．一方，洞結節から心房への興奮伝導が障害されたのが洞房ブロック（sinoatrial block）である．PP間隔が整数倍（多くは2倍）になる（図25c）．洞房ブロックは，急性心筋梗塞，ジギタリス中毒，洞不全症候群などで認める．

5) 洞不全症候群（図26）

洞結節やその周辺の病変による洞機能不全により，高度の徐脈（心拍数50/分未満），洞停止，洞房ブロック，徐脈頻脈症候群（心房細動などによる

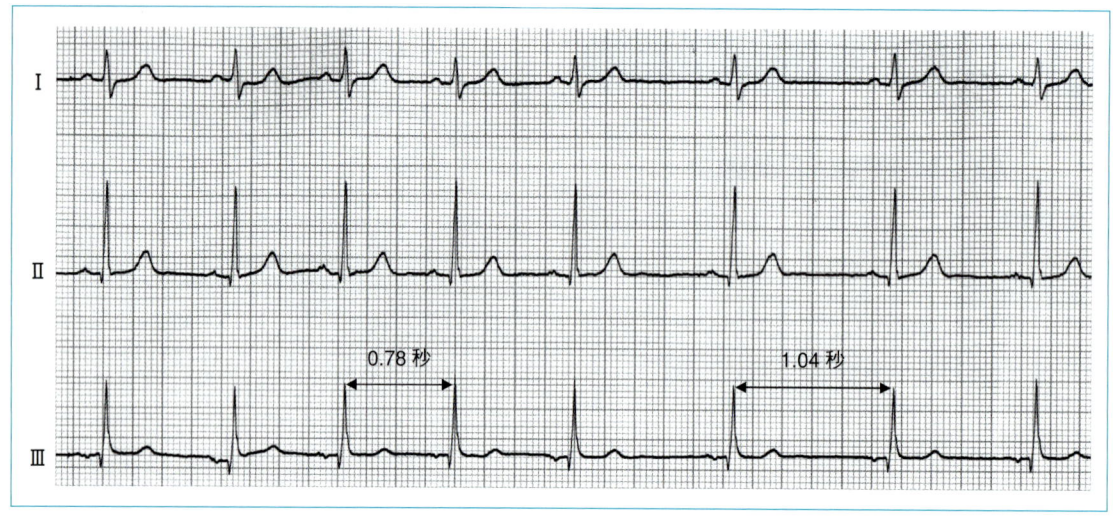

図 22　洞性不整脈
若年女性の心電図．RR 間隔の不整を認め，最長 RR 間隔は 1.04 秒，最短 RR 間隔は 0.78 秒で変動幅は 0.26 秒（＞0.16 秒以上で洞性不整脈）であった．

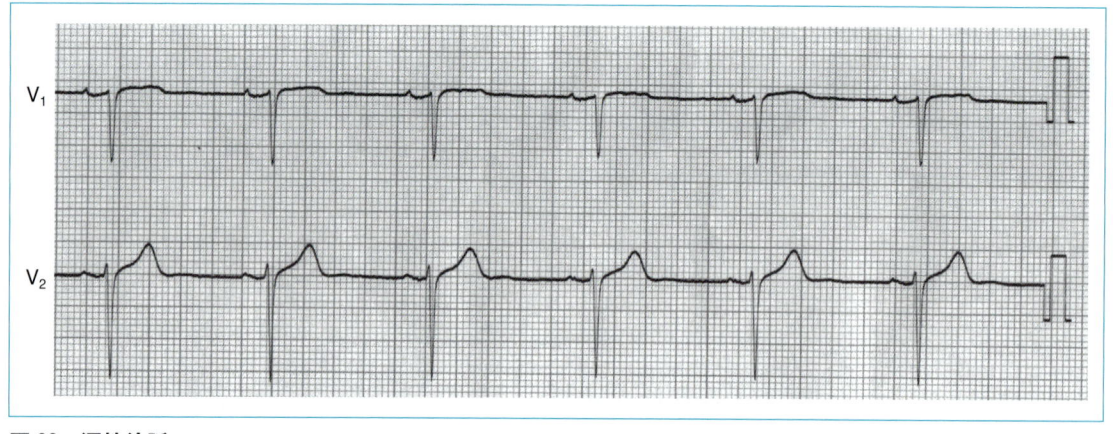

図 23　洞性徐脈
P 波を認め，PQ 間隔は 0.14 秒と正常であり，心拍数 57/分と徐脈を認める．

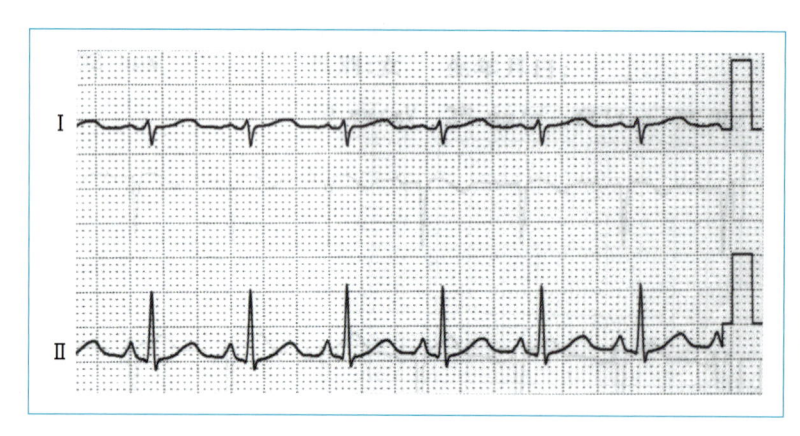

図 24　洞性頻脈
P 波を認め，PQ 間隔は 0.14 秒と正常であり，心拍数 105/分と頻脈を認める．

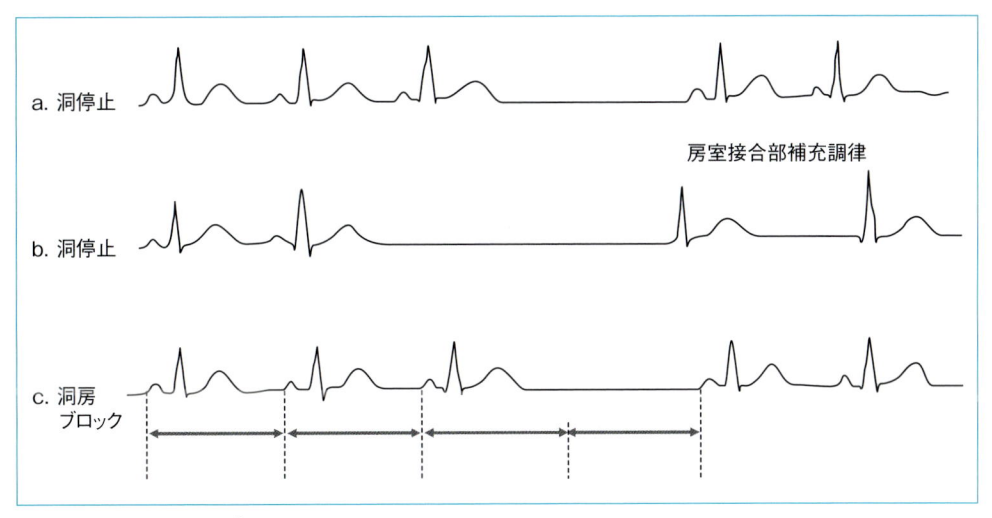

図25 洞停止・洞房ブロック
a．P波およびQRS波が突然欠如し，洞調律で回復する．
b．洞停止の時間が長いと房室接合部より補充調律が出現する．
c．洞結節から心房への伝導が障害されており，PP間隔は2倍を示す．

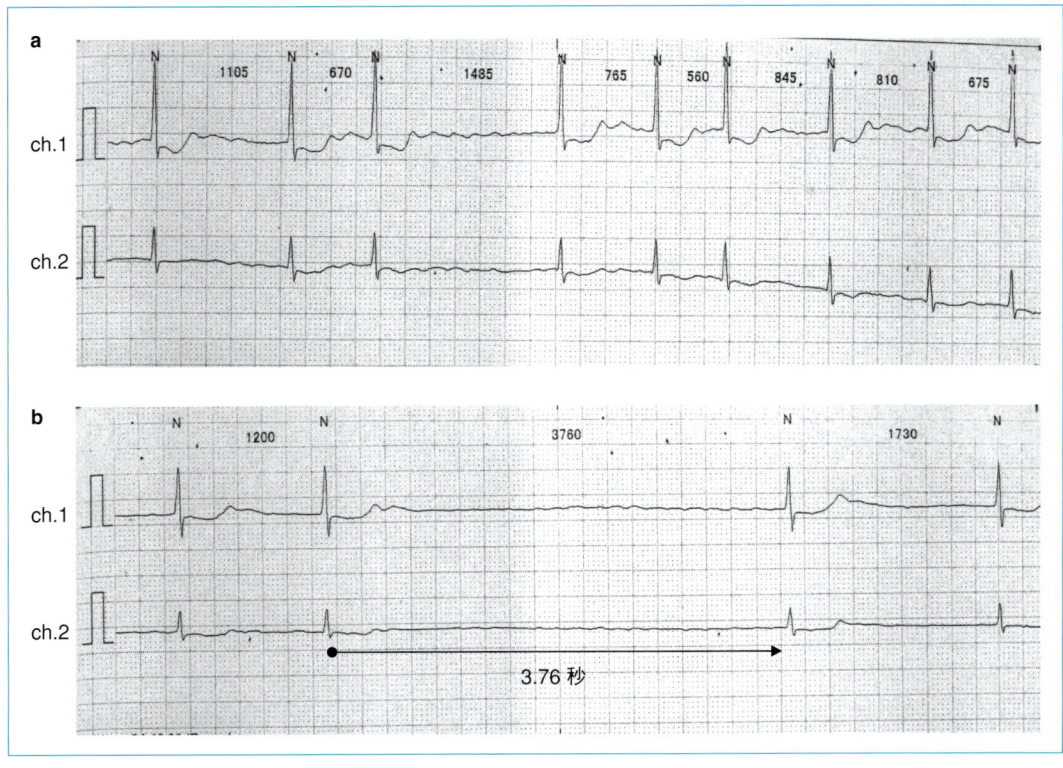

図26 洞不全症候群
Holter心電図上，心房細動を認め(a)，徐脈と最大3.76秒のRR間隔の延長を認めた(b)．

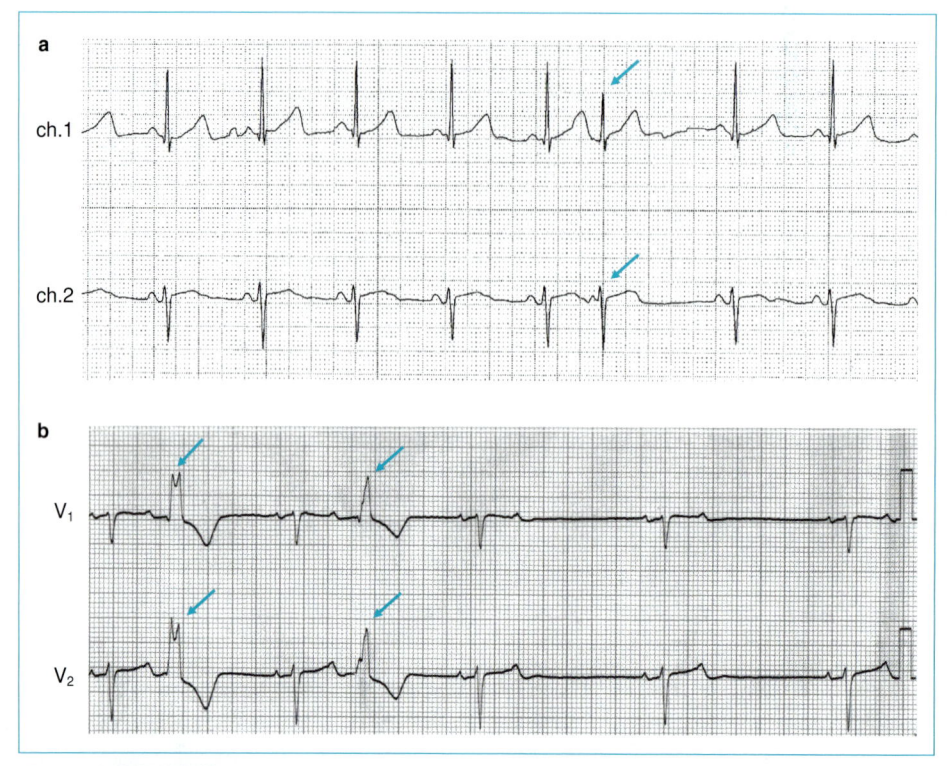

図 27　上室期外収縮
a．6拍目に上室性期外収縮（矢印）を認める（Holter 心電図）．
b．2拍目と4拍目は，心室内変行伝導を伴った上室性期外収縮（矢印）であり，右脚ブロック型を示す．

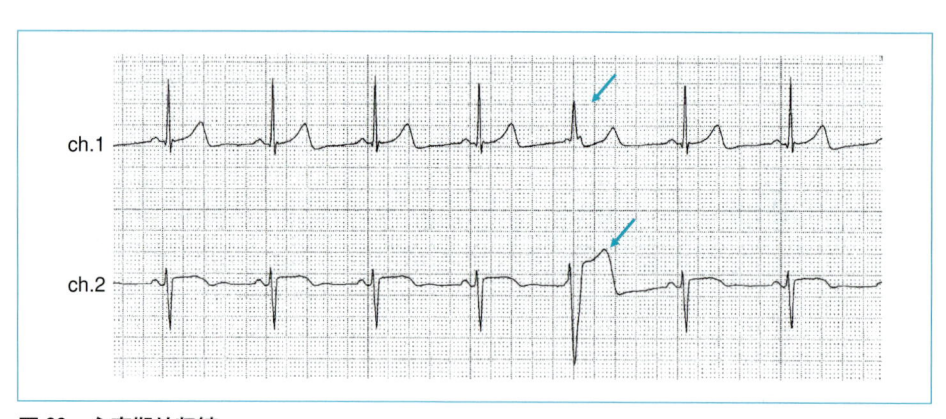

図 28　心室期外収縮
5拍目に心室性期外収縮（矢印）を認める（Holter 心電図）．

頻脈の後，数秒の洞停止が起こる状態）が生じ，めまいや失神が出現する病態を洞不全症候群（sick sinus syndrome；SSS）という．

6）上室期外収縮（図27）

心房あるいは房室接合部由来の異所性 P 波により，基本調律より早期に電気的興奮が起こることを上室期外収縮（supraventricular premature contraction）という．RR 間隔が突然短縮する．

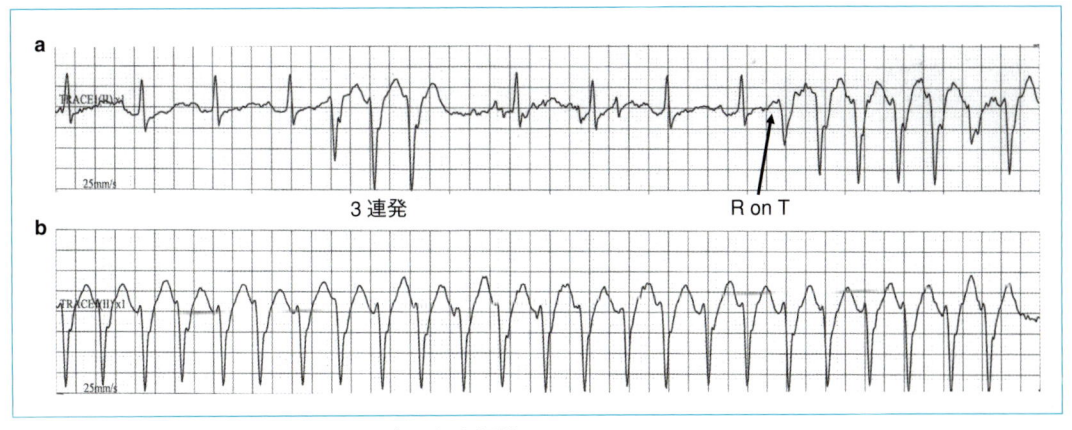

図29 心室期外収縮（3連発とR on T）と心室頻拍
薬剤性のQT延長に伴い，3連発（grade 4B）や，R on T（grade 5）の心室性期外収縮を認める．R on Tの期外収縮を契機に，持続性の心室頻拍（b）へ移行した．

表6 心室期外収縮の重症度分類（Lown分類）

grade 1	散発性
grade 2	多発性（1時間に30発以上）
grade 3	多源性
grade 4A	2連発
grade 4B	3連発以上
grade 5	R on T

QRS波の形は，ほぼ洞収縮と同じである（図27a）．期外収縮がより早期に出現すると，心室内変行伝導をきたし，QRS波が変形し右脚ブロック型になることが多い（図27b）．高頻度にみられる不整脈の1つで，過労，ストレスなどが誘因で出現する．

7）心室期外収縮（図28）

心室由来の異所性興奮により，基本調律より早期に電気的興奮が起こることを心室期外収縮（premature ventricular contraction；PVC）という．RR間隔が突然短縮する．また，先行するP波は欠如し，QRS波の形は，洞収縮と異なる．軽症で経過観察が可能なタイプから，重症で致死性不整脈の前兆となるタイプまであり，重症度の評価には，Lown（ラウン）分類（表6）が用いられる．grade 5のR on Tは，心室頻拍，心室細動など致死性不整脈に移行しやすいので，積極的な治療が必要である（図29）．

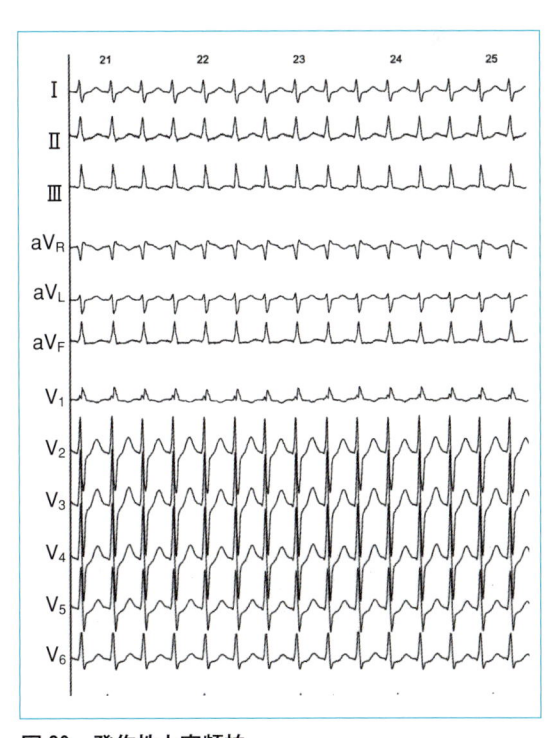

図30 発作性上室頻拍
電気生理検査中に誘発された，房室結節リエントリー性の発作性上室性頻拍．心拍数は190/分で，P波の検出は困難である．

8）発作性上室頻拍（図30）

His束より上位の伝導路を含むリエントリーによって突然生じる頻脈発作を発作性上室頻拍

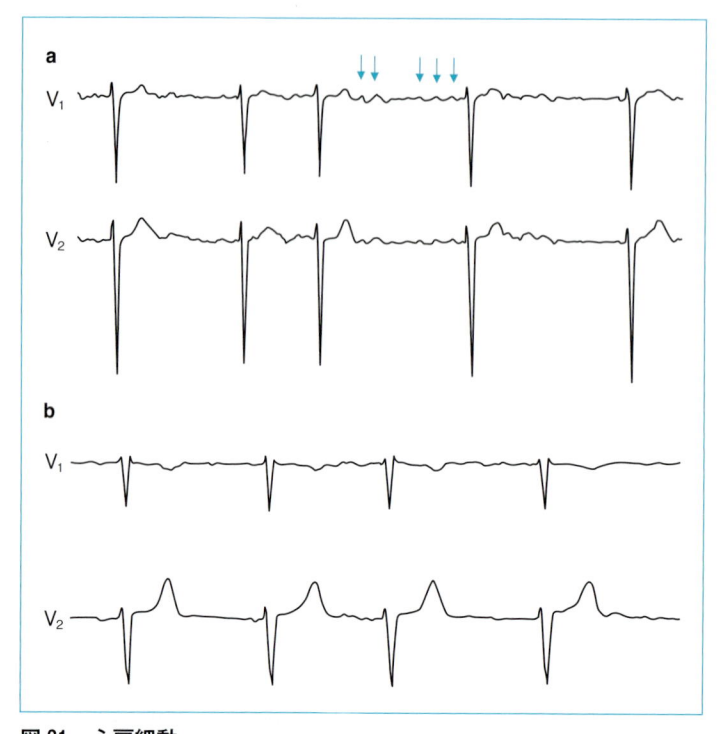

図31 心房細動
RR間隔は一定せず,P波は欠如している.aでは,f波(矢印)を容易に見つけることが可能であるが,bでは,f波を見つけることはやや困難である.

(paroxysmal supraventricular tachycardia；PSVT)という．心拍数は150～240/分で，RR間隔は一定で，QRS波の形は正常のことが多い(narrow QRS tachycardiaとよばれる)．リエントリー回路の違いにより，房室結節周辺を回路とする房室結節リエントリー性頻拍とWPW症候群など副伝導路を回路に含む房室リエントリー性頻拍に分類される．P波は逆行性に認めることが多いが，QRS波と重なり認められないこともある．

カテーテルを用いた電気的焼灼術(カテーテルアブレーション)により，根治が可能である．

9) 心房細動

心房細動(atrial fibrillation；Af)は，心房全体が不均一に興奮している状態であり，有効な心房収縮は消失している．心電図上，RR間隔はまったく一定せず(絶対性不整脈)，P波は欠如し，小さく不規則な基線の揺れ(f波)を認める．f波の頻度は400～700/分で，胸壁に比較的近いV_1，V_2誘導やⅡ誘導で見つけやすい(図31a)．罹病期間が長い例(慢性心房細動)や心房の拡大が進行した例では，f波が消失し，絶対性不整脈のみ認める場合もある(図31b)．僧帽弁狭窄症などの弁膜症，肥大型心筋症，高血圧症などに多く認め，心房内に血栓を形成しやすい．

サイドメモ：リエントリー

頻脈性不整脈の機序の1つであり，電気的興奮が旋回していることを意味し，旋回する部位はリエントリー回路とよばれる．リエントリーは，頻脈性不整脈が発生した後，持続することに大きく関与しており，WPW症候群や心筋梗塞部の周囲を旋回する持続性心室頻拍は代表的なリエントリーによる頻脈性不整脈である．電気生理検査によるリエントリー回路の同定は，カテーテルアブレーションの際に必須である．

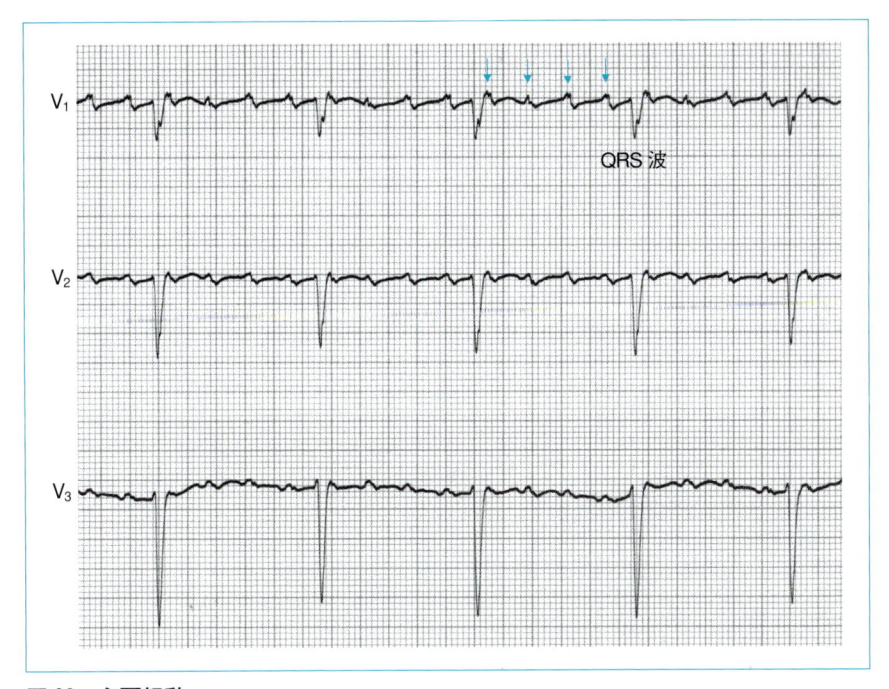

図32 心房粗動
4回のF波(矢印)に1回のQRS波が対応している(伝導比4:1の心房粗動).

10) 心房粗動(図32)

心房粗動(atrial flutter；AFL)は，心房内を興奮が旋回することにより，250〜350/分の高頻度で規則的に興奮している状態である．心電図上，RR間隔は通常一定で，P波は欠如し，F波とよばれる鋸歯状波を規則的に認める．F波とQRS波の関係は，2:1，4:1など偶数倍の伝導比を示すことが多い．抗不整脈薬の投与や電気的除細動により発作の停止が可能である．また，カテーテルアブレーションによる根治も可能である．出現頻度は，心房細動の約1/25とされる．

11) 心室頻拍

心室起源の異常興奮が3連発以上続く頻拍(100/分以上)を心室頻拍(ventricular tachycardia；VT)という．心電図上幅広いQRS波(0.12秒以上)を認め，QRS波の前に対応したP波を認めない(房室解離；atrioventricular dissociation)．30秒以上持続する持続性(図29)と，30秒未満に自然停止する非持続性(図33)に分類される．心筋梗塞や心筋症に合併することが多く，持続性心室頻拍は血行動態が破綻しやすいので，可能な限り早く，電気的除細動などにより停止させる必要がある．

心室頻拍のタイプの1つに，torsade de pointes(トルサード・ド・ポアンツ)がある(図34)．これは，QRS波がねじれるように見える多形性心室頻拍である．低カリウム血症，抗不整脈薬などによりQT間隔が延長した病態で出現しやすい．

サイドメモ：カテーテルアブレーション

頻脈性不整脈に対する非薬物的根治療法である．下肢の静脈から心腔内にカテーテルを留置し，高周波エネルギーを通電することで心筋を焼灼し治療を行う．現在，WPW症候群など発作性上室頻拍や心房粗動では成功率も高く確立した治療となっている．さらに最近では発作性心房細動や心房頻拍にも適応は広がりつつあるが，施設間によってその成功率にばらつきがある．また穿刺部出血，気胸，心タンポナーデや血栓塞栓症などの合併症が起こりうることも知っておくべきである．

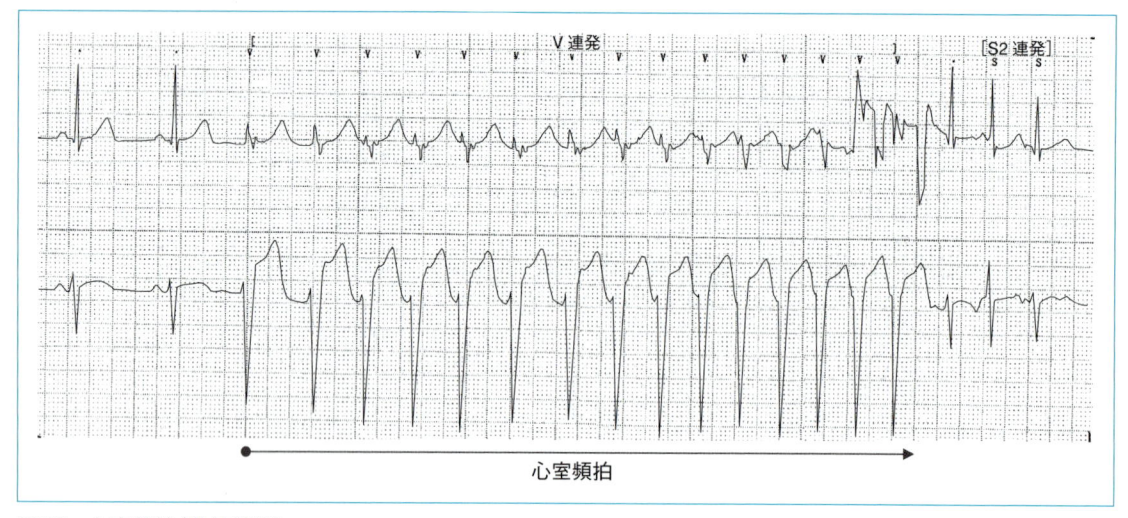

図33 心室頻拍(非持続性)
Holter検査にて発見された非持続性心室頻拍. 動悸を認めたが, 6秒で自然停止した.

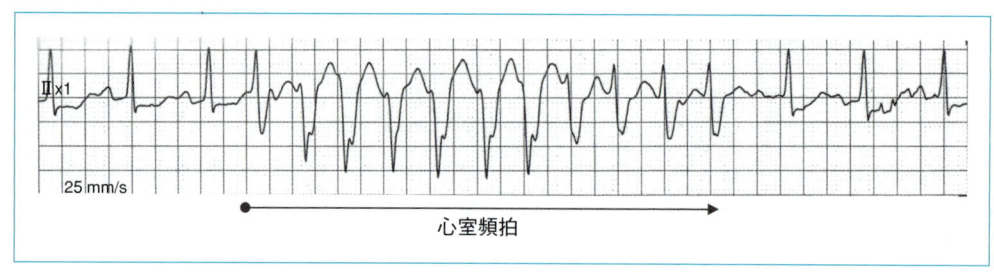

図34 心室頻拍(torsade de pointes)
抗不整脈薬によるQT延長を認め, R on Tからtorsade de pointesに移行したが, 4秒で自然停止した.

12) 心室細動(図35)

心室細動(ventricular fibrillation；Vf)は心室内でまったく不規則に電気的興奮が起こっている状態であり, 心電図上QRS幅は広く変形し, 形や大きさは不定である. 有効な心筋の収縮はなく, 心拍出量もほとんど0であるため, 意識消失や呼吸停止にすぐ至り, 数分で致命的となる. よって可能な限り速やかに, 電気的除細動などで停止させる必要がある.

器質的心疾患を有さないが, 突発的な心室細動により失神や突然死を起こす病態にBrugada(ブルガダ)症候群がある. 心電図上右脚ブロック様波形とV_1-V_3のST上昇が特徴的である(図36).

13) 房室ブロック

房室ブロック(atrioventricular block；AVB)は心房から心室への興奮伝導の異常が原因で生じ, その程度によりⅠ度からⅢ度に分類される. 心電図上は, PQ時間の異常として現れる.

Ⅰ度房室ブロック：房室結節からHis束にかけての伝導時間の延長により起こる. 心電図上PQ間隔は0.21秒以上であるが, P波とQRS波の関係は1対1と一定である(図37).

Ⅱ度房室ブロック：房室伝導が間欠的に途絶することにより生じ, PQ間隔が次第に延長し, ついにP波の後のQRS波が脱落を示すMobitz(モビッツ)Ⅰ型〔Wenckebach(ウェンケバッハ)型ともいう〕(図38)と, PQ間隔が延長せず, 突然P波

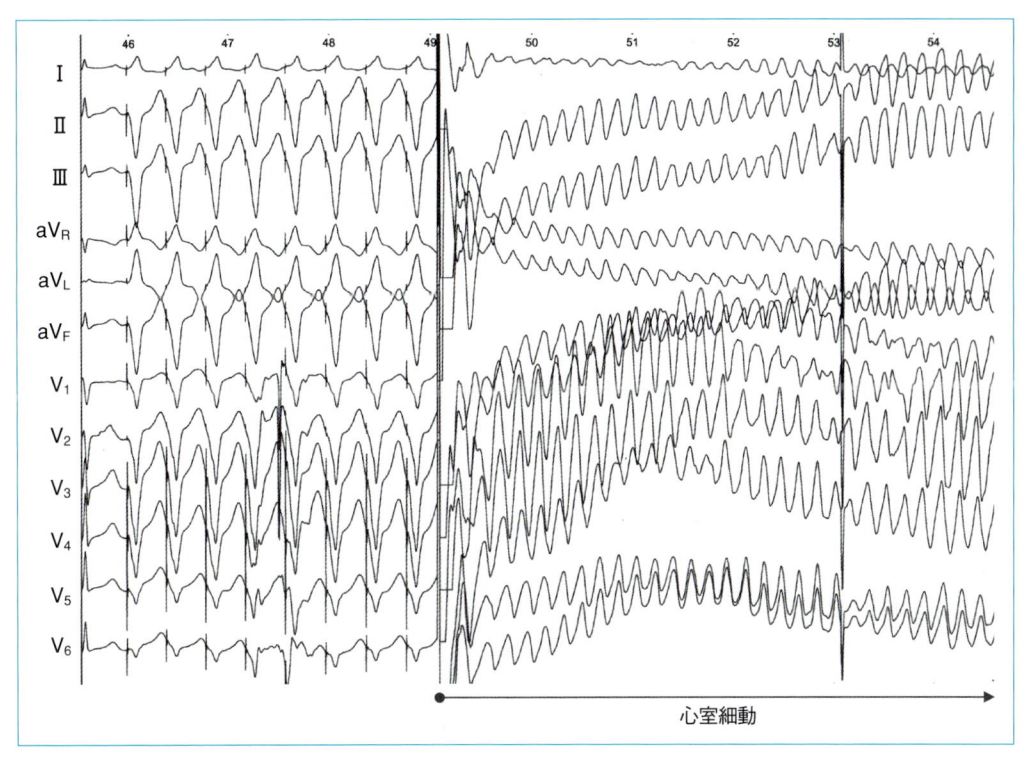

図35　心室細動
Brugada症候群の一例：電気生理検査中，心室への連発刺激によりR on Tとなり心室細動が誘発された．

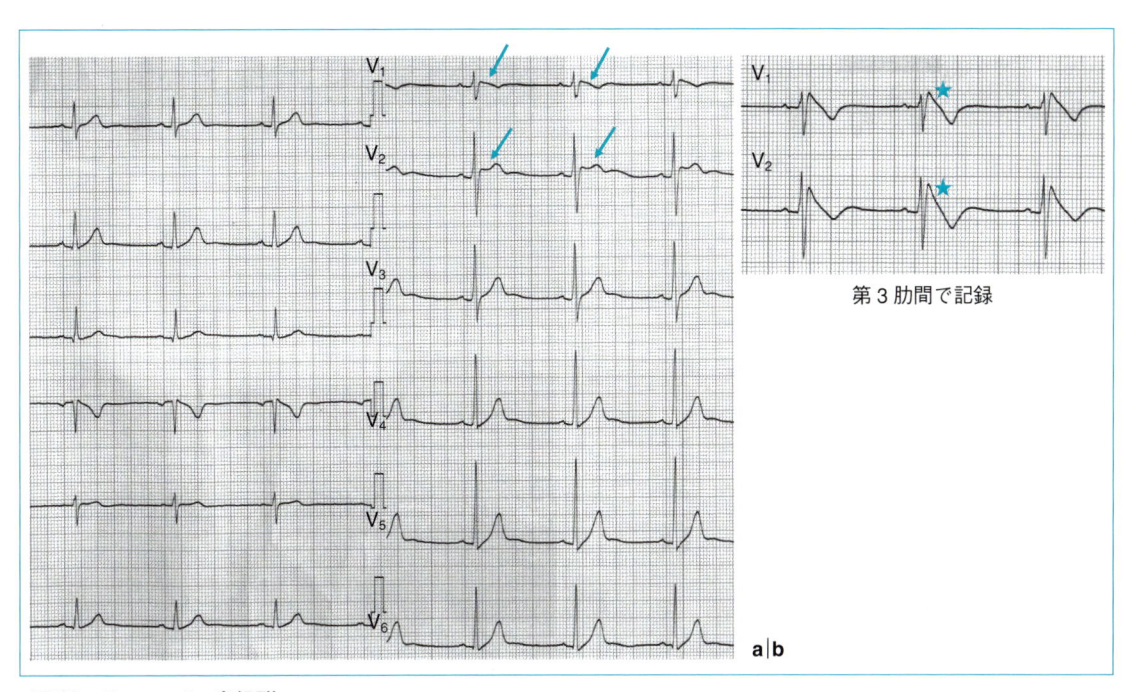

図36　Brugada症候群
右脚ブロック様波形とV₁，V₂誘導のST上昇（矢印）を認める(a)．
1肋間上げて記録すると，V₁，V₂誘導のST上昇（星印）はさらに著明になった(b)．

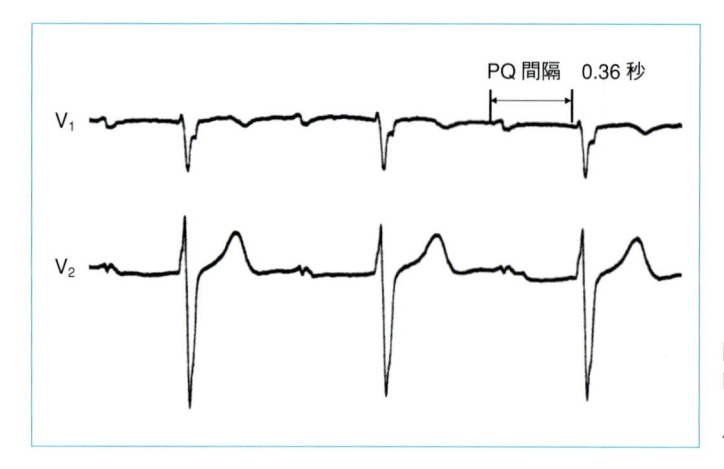

図37　I度房室ブロック
PQ間隔は0.36秒と著明に延長しているが，P波とQRS波の関係は1：1と一定である．

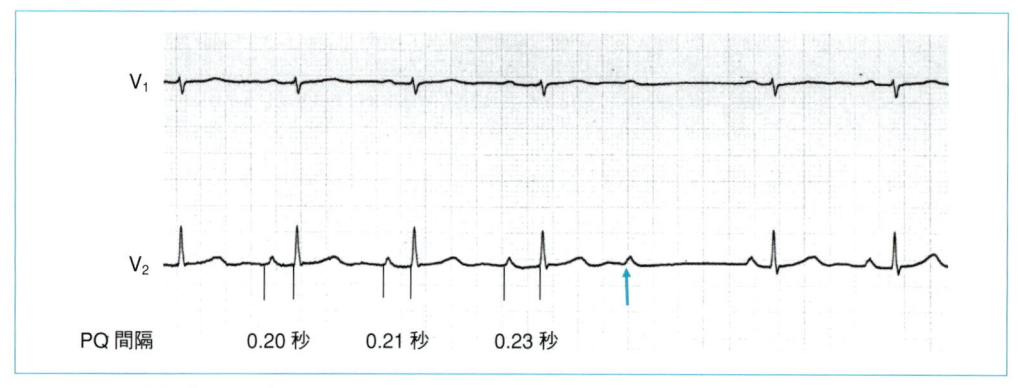

図38　II度房室ブロック（Mobitz I型）
PQ間隔が次第に延長し，ついにP波（矢印）の後，QRS波が脱落している．

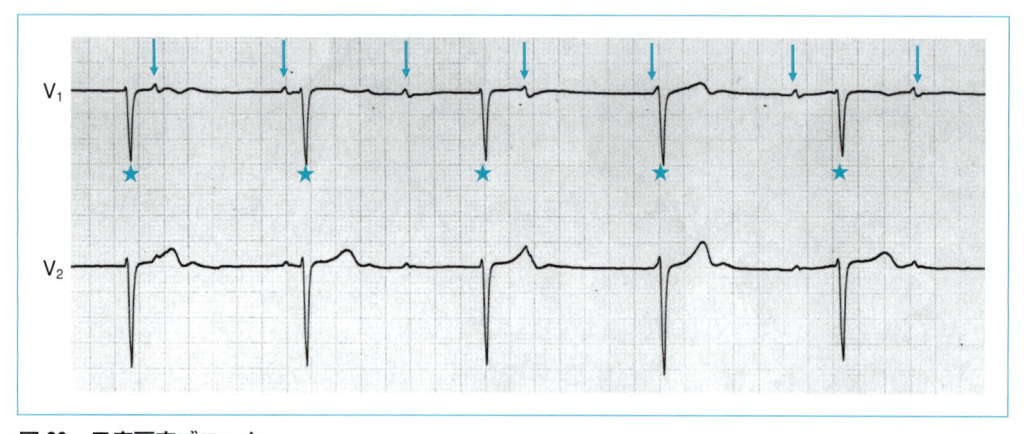

図39　III度房室ブロック
P波（矢印）とQRS波（星印）はまったく無関係に出現している．

の後のQRS波が脱落を示すMobitz II型の2つがある．Mobitz I型の多くは予後良好であるが，Mobitz II型は一般的に予後不良で，2：1房室ブロックや，III度房室ブロックへ移行することが多いため，慎重な経過観察が必要である．

III度房室ブロック：心房の興奮がまったく心室へ伝導されない状態で，完全房室ブロック（complete atrioventricular block）ともいう．心電図上

P波とQRS波はまったく無関係に出現する房室解離を示す（図39）．心拍は，房室接合部や心室からの補充調律により保持される．失神や心不全を認める場合，ペースメーカー植え込みの適応になる．

14）脚ブロック

刺激伝導路は，房室結節からHis束を経て右脚と左脚（前枝と後枝）へ分かれ，両心室へ分布している（→ p.6：図1）．心電図上QRS幅が0.12秒以上を完全脚ブロック（complete bundle branch block），0.10秒以上0.12秒未満を不完全脚ブロック（incomplete bundle branch block）という．

右脚の興奮伝導が障害されたものを右脚ブロック（right bundle branch block）といい（図40），心電図上V_1，V_2誘導のQRS波はrsR'パターン，V_5，V_6誘導で幅広いS波を認める．基礎疾患は明らかでないことが多い．著明なQRS軸偏位を示す場合には，左脚分枝ブロックの合併（2枝ブロック）を考慮する（図41）．

一方，左脚の興奮伝導が障害されたものを左脚ブロック（left bundle branch block）といい（図42），心電図上V_1，V_2誘導のrは小さく，S波は深く，幅は広い．V_5，V_6誘導のQRS波は上向きで，T波は陰性を示す．左脚ブロック例には，肥大型心筋症など基礎心疾患を有することが多いため，

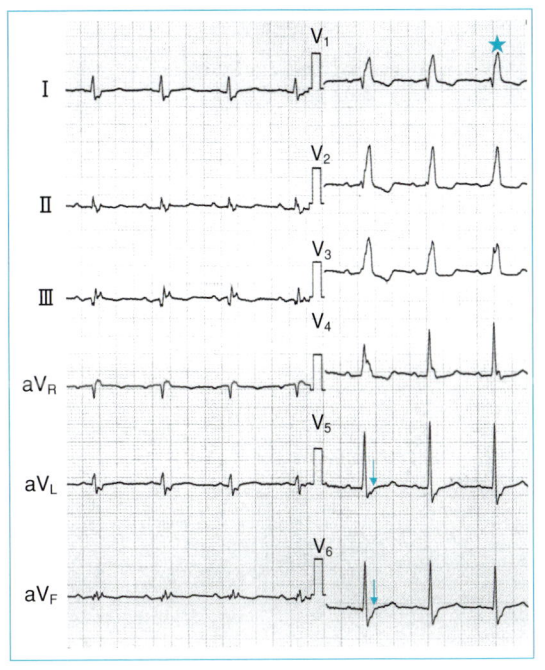

図40　完全右脚ブロック
QRS幅は0.20秒と延長し，QRS波形はrsR'パターン（星印），V_5，V_6誘導で幅広いS波（矢印）を示す．

心疾患の有無を精査する必要がある．

15）WPW症候群

心房と心室の間に副伝導路〔Kent（ケント）束とよばれる〕が存在し，心房の興奮が正常の伝導路

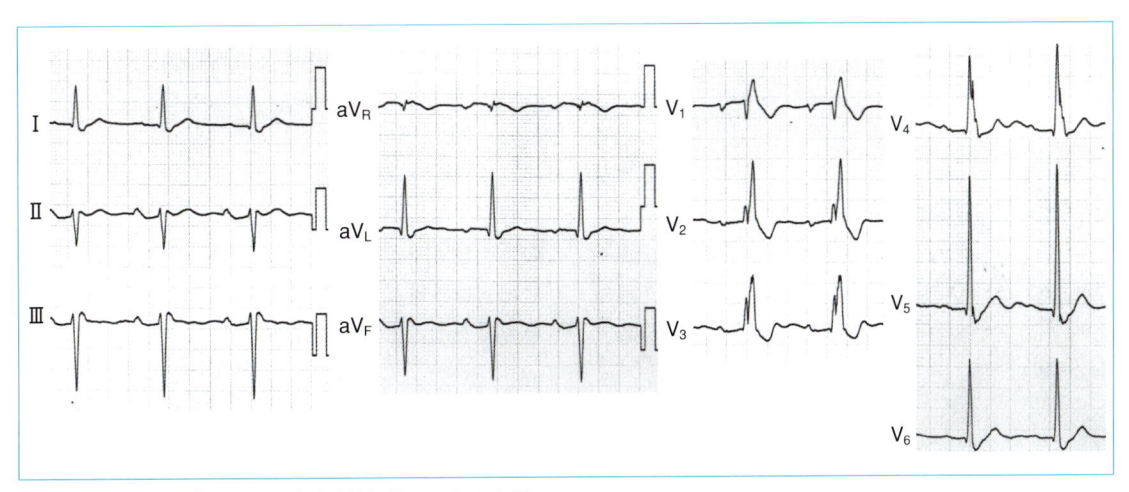

図41　完全右脚ブロックと左脚前枝ブロックの合併
完全右脚ブロックと著明な左軸偏位（−50度）を認める．さらにⅠ度房室ブロック（PQ間隔0.24秒）も認める．

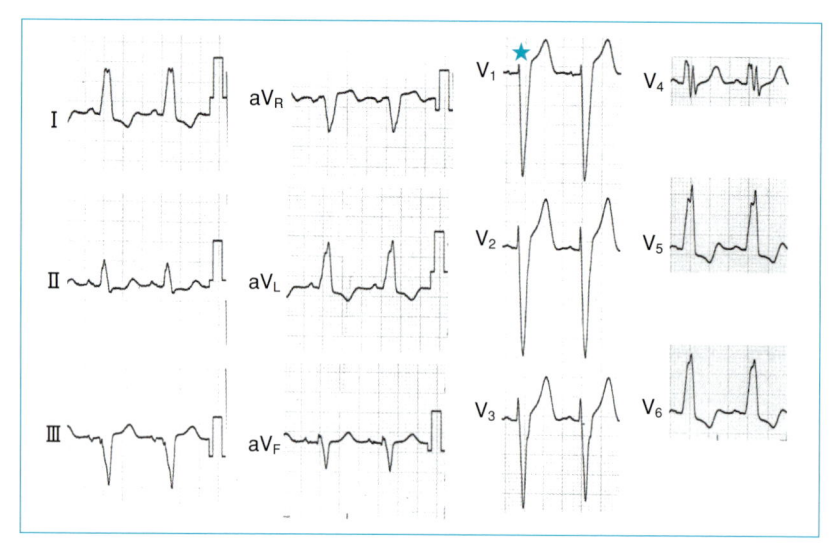

図42 完全左脚ブロック
QRS幅は0.16秒と延長し，V_1誘導のS波は幅広く深い(星印)．V_5，V_6誘導で結節やスラーを認める．

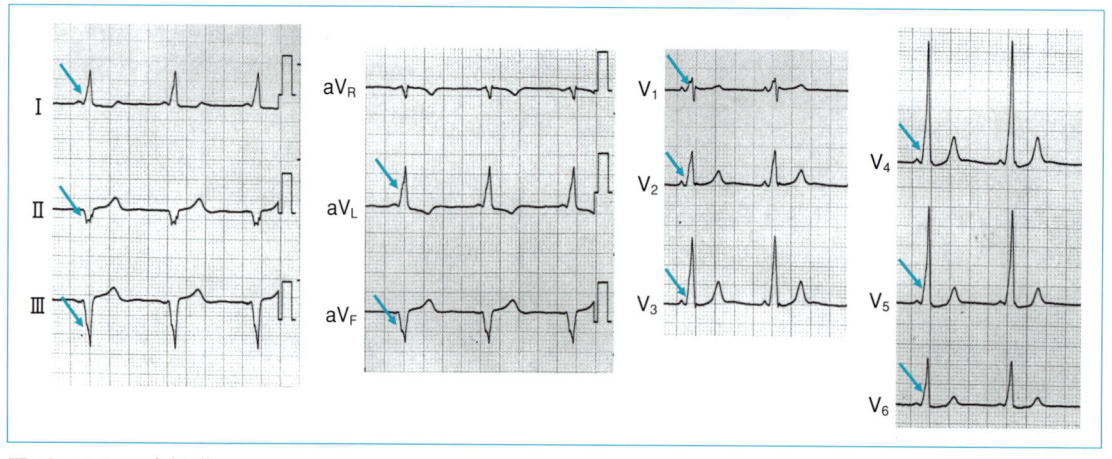

図43 WPW症候群
PQ間隔は短縮(0.08秒)，QRS幅は延長(0.12秒)し，QRS波の始まりにデルタ波(色矢印)を認める．

よりも早くKent束を経由して心室の一部を興奮させる病態である．心電図上PQ間隔は短縮し，デルタ波がQRS波の始まりに形成され，QRS幅は延長する(図43)．WPW症候群は，現在カテーテルアブレーションにより根治が可能な不整脈である(図44)．

16) QT延長症候群

QT間隔が生理的範囲を超えて延長した状態をいう．補正QT間隔(QTc)は0.44秒より長くなる．QT延長症候群は先天性(遺伝性)(図45)と後天性(低カリウム血症や低マグネシウム血症などの電解質異常や薬剤による影響)(図46)に分類される．QT延長症候群は，多形性心室頻拍や心室細動に移行しやすく失神や突然死の原因になる．

17) ペースメーカー心電図

洞不全症候群や房室ブロックなどにより心臓ペースメーカーを植え込まれた例では，特徴的な心電図波形を呈する．心電図上にスパイク信号が

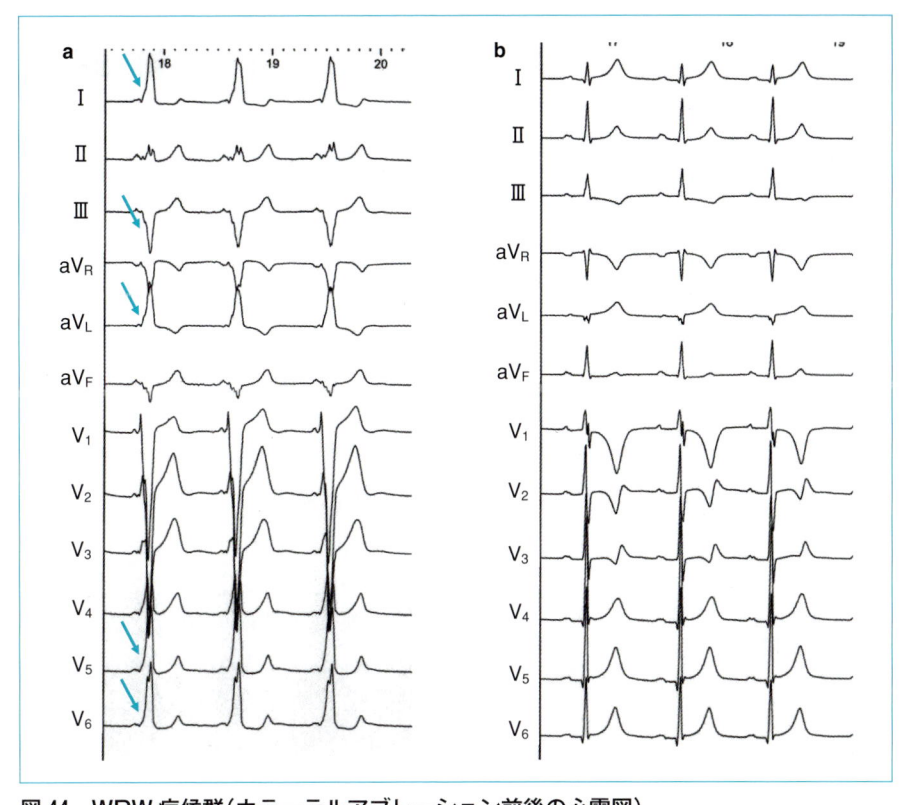

図44　WPW症候群（カテーテルアブレーション前後の心電図）
アブレーション治療前(a), QRS波の始まりに認めたデルタ波（矢印）は, 治療後(b)には消失した.

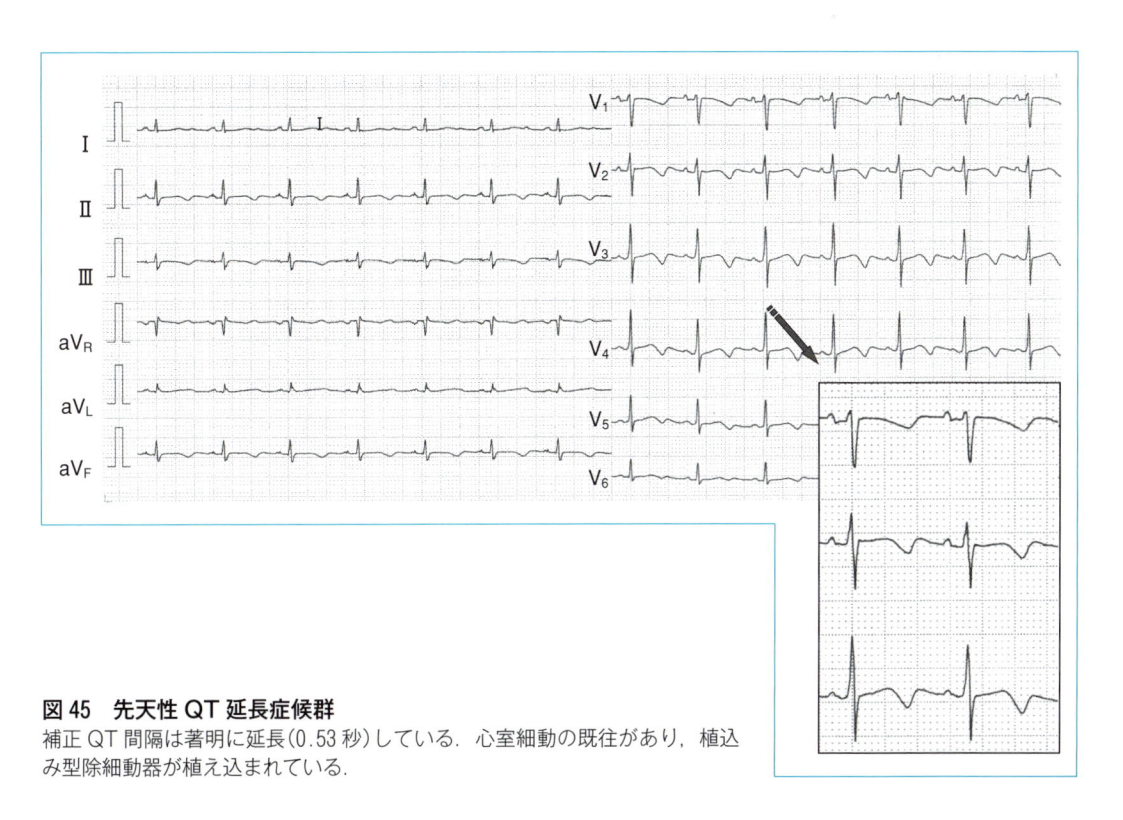

図45　先天性QT延長症候群
補正QT間隔は著明に延長(0.53秒)している. 心室細動の既往があり, 植込み型除細動器が植え込まれている.

記録される．心房ペーシングでは，心房刺激によりP波の直前，右室ペーシングでは，心室刺激によりQRS波の直前にスパイクを認める．心房心室順次ペーシングでは，P波とQRS波の直前にそれぞれスパイクを認める(図47)．右室を刺激する右室ペーシングや心房心室順次ペーシングでは，左脚ブロック型の心電図波形となる．

2. 波形の異常

a. 心筋梗塞(図48, 49)

心筋梗塞(myocardial infarction；MI)は，冠動脈の閉塞によって心筋に壊死が生じる病態で，突然の胸痛を伴って発症することが多い．心電図所見としては，異常Q波，ST上昇，冠性T波があげられる．

1) 異常Q波

心電図上幅が0.04秒以上かつR波高の1/4以上の深さを有するQ波をいう(図50)．心筋の壊死層を反映し，心筋梗塞のほか，肥大型心筋症(図51)，心筋炎などでも認める．心筋梗塞の異常Q波は，梗塞部位により出現する場所が異なる．異常Q波

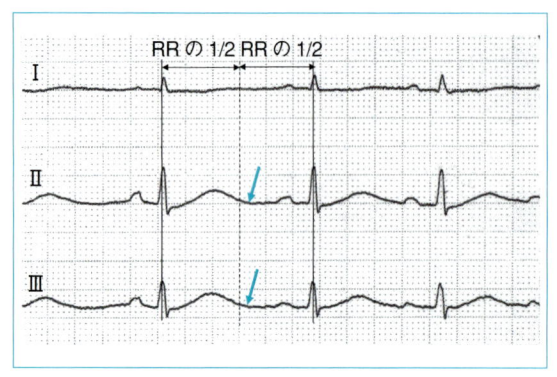

図46　後天性QT延長症候群
T波の終点(色矢印)はRR間隔の1/2を超え，補正QT間隔は著明に延長(0.62秒)している．

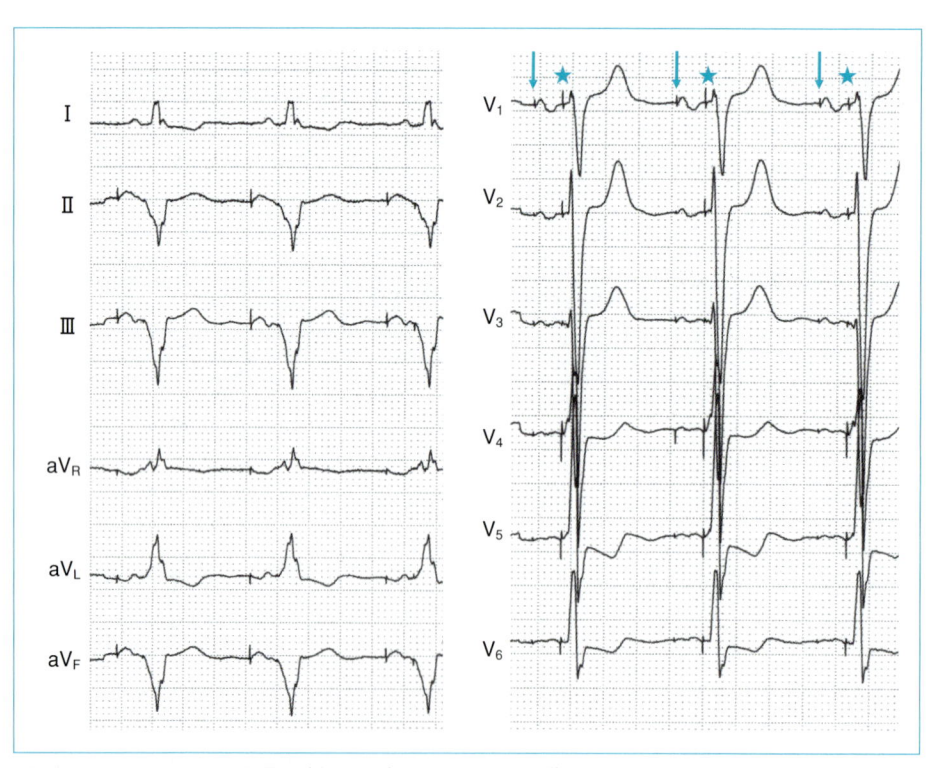

図47　ペースメーカー心電図(心房心室順次ペーシング)
P波の直前(矢印)，QRS波の直前(星印)にそれぞれスパイクを認める．

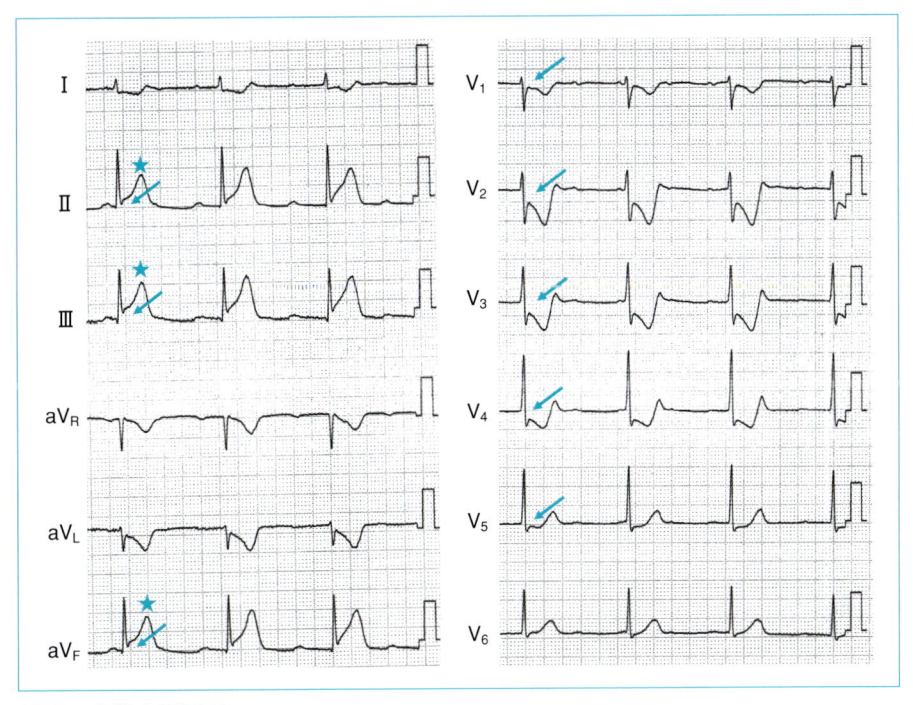

図 48 急性心筋梗塞
急性心筋梗塞（発症1時間）の心電図：Ⅱ，Ⅲ，aV_F 誘導でT波増高（星印）とST上昇（色矢印）と V_1-V_5 誘導でST低下（矢印）を認め，下壁梗塞が示唆される．心拍数が52/分と低下し，Ⅲ度房室ブロックも合併している．

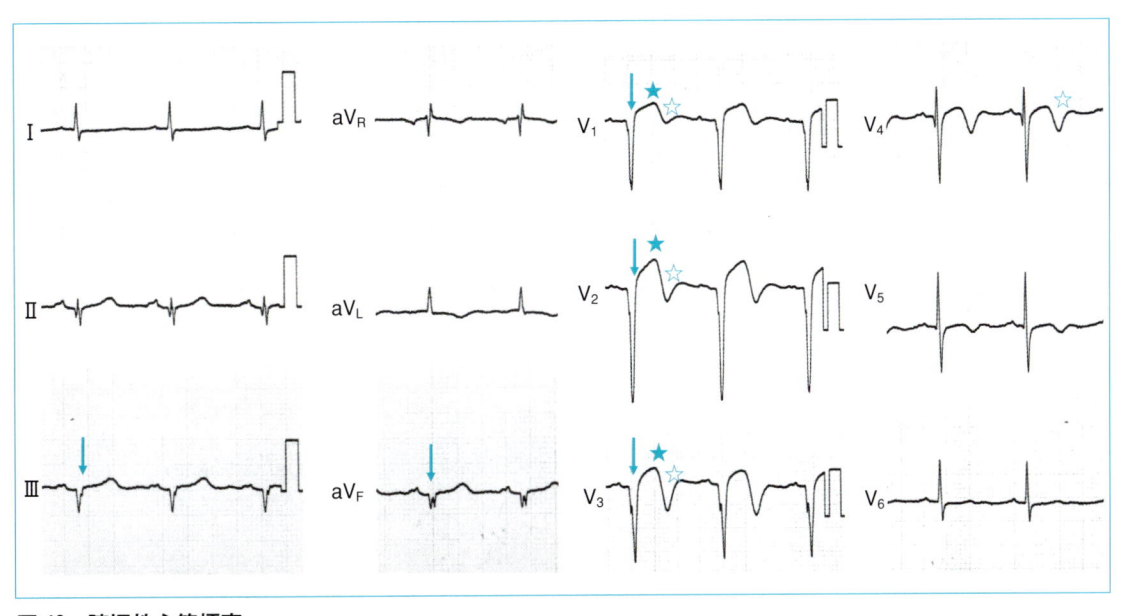

図 49 陳旧性心筋梗塞
Ⅲ，aV_F，V_1-V_3 誘導で異常Q波（色矢印），V_1-V_3 誘導でST上昇（★印），V_1-V_4 誘導で冠性T波（☆印）を認め，前壁および下壁の陳旧性心筋梗塞が示唆される．

の出現パターンにより，心筋梗塞の部位が推測可能である(表7).

2) ST 上昇

四肢誘導で 1 mm 以上，胸部誘導で 2 mm 以上の上昇をいう．心筋の障害層を反映する(図52a)．

3) 冠性 T 波

T 波の前半と後半が左右対称な陰性 T 波をいい，心筋の虚血層を反映する(図52b)．梗塞後の時間経過とともに心電図所見は変化していくが，異常 Q 波は最後まで残存する(図53)．

b. 狭心症

狭心症(angina pectoris；AP)は，心筋に血流を供給している冠動脈の狭窄により，心筋への酸素供給が低下し，心筋虚血が生じ，胸部圧迫感や胸痛が出現する病態である．冠動脈の器質的狭窄に起因する労作性狭心症と，冠動脈の攣縮(スパスム)に起因する異型狭心症に分類される．

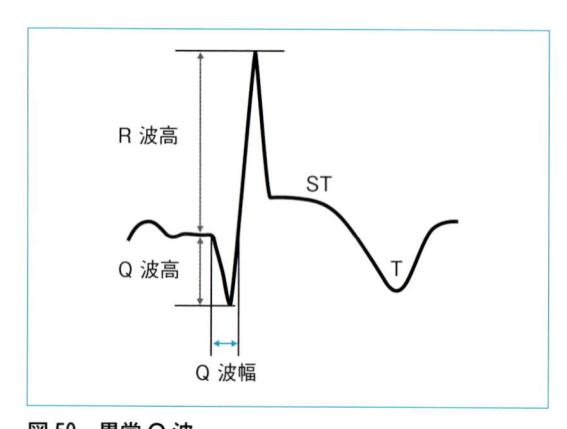

図 50　異常 Q 波
R 波高の 1/4 以上の深さで，かつ幅が 0.04 秒以上を異常 Q 波とする．

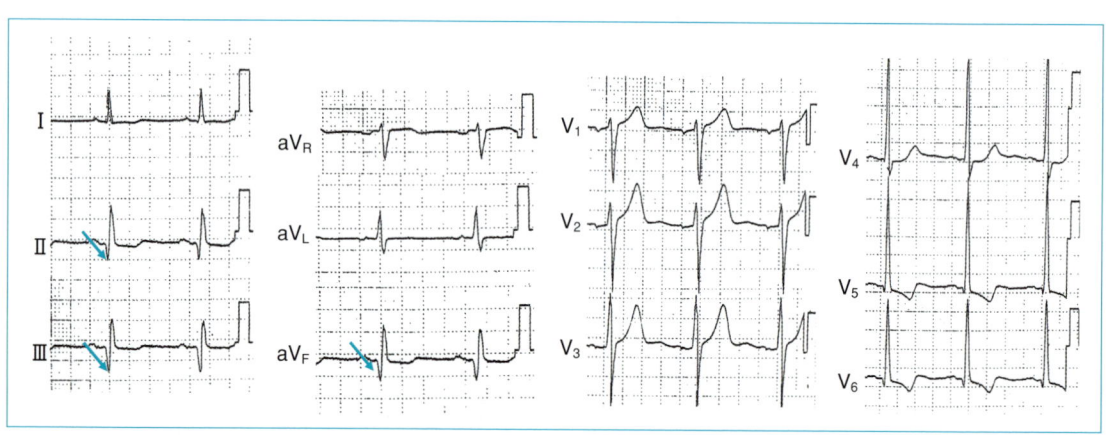

図 51　肥大型心筋症
II，III，aV_F誘導で異常 Q 波を認める(矢印)．

表 7　異常 Q 波の出現パターンからみた心筋梗塞の部位診断

梗塞部位	異常 Q 波が出現する誘導											
	I	II	III	aV_R	aV_L	aV_F	V_1	V_2	V_3	V_4	V_5	V_6
前壁中隔							○	○	○			
前壁側壁	○				○					○	○	○
広範囲前壁	○				○		○	○	○	○	○	○
側壁	○				○						○	○
高位側壁	○				○							
下壁		○	○			○						
下壁側壁	○	○	○			○					○	○

労作性狭心症（effort angina pectoris）は，階段昇降などの労作により胸痛が誘発され，心電図上ST低下（J点から0.08秒の点において，基線から0.5 mm以上の低下（図54a））を認める．発作時の水平型および下向き型のST低下（図54b ①，②）は，狭心症に比較的特徴的な所見である．高度な狭窄例では，発作時にST上昇を認めることがある．しかし安静時には心電図所見は正常範囲なことが多いため，Master（マスター）の2階段試験やトレッドミル試験などにより負荷後の心電図を評価することが重要である（図55，→ p.41～）．左前下行枝病変では，発作時にV$_4$-V$_6$誘導で陰性U波を認めることがある．

異型狭心症（variant angina pectoris）は，労作とは無関係に夜間から朝方にかけて，冠動脈が攣縮することで心筋虚血により胸痛が生じる病態で日本人に多い．心電図上ST上昇を認め，Holter（ホルター）心電図（→ p.46）がその検出に有用である（図56）．

c．心房肥大（atrial hypertrophy）

1）左房負荷

僧帽弁狭窄症や肥大型心筋症など左房への負荷により左房拡大を呈する疾患では，心電図上P波

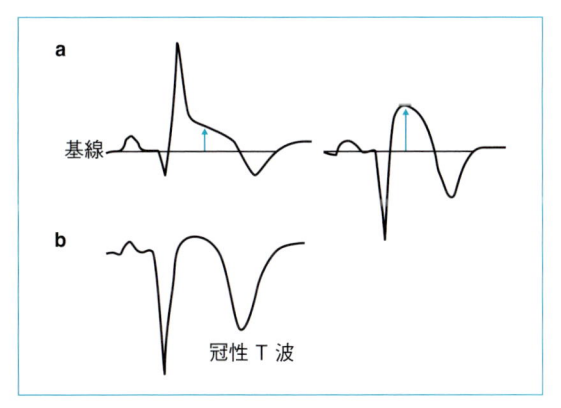

図52 ST上昇，冠性T波
基線より四肢誘導で1 mm以上，胸部誘導で2 mm以上の上昇（矢印）をST上昇（a），左右対称の陰性T波を冠性T波とする（b）．

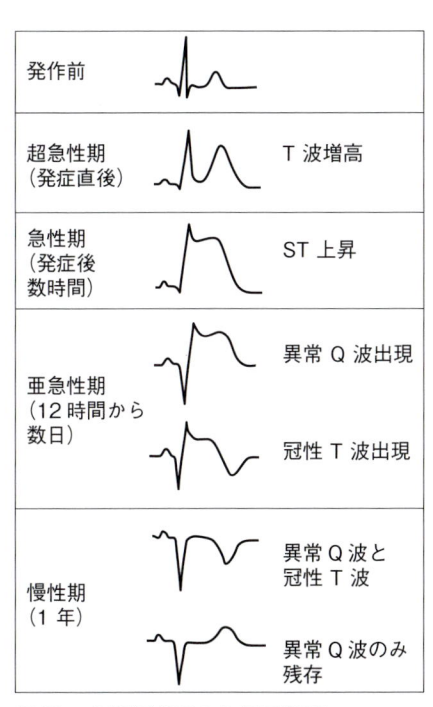

図53 心筋梗塞後の心電図経過
発症直後から急性期にはT波の増高とST上昇を認める．その後異常Q波や冠性T波が出現し，慢性期には異常Q波のみ残存することが多い．

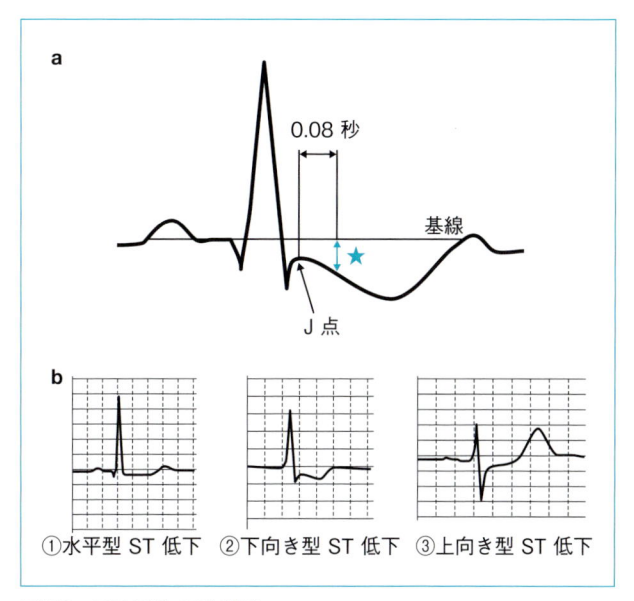

図54 ST偏位の計測法
心電図上J点から0.08秒の点において基線からの偏位（星印）を計測する（a）．0.5 mm以上の低下を有意なST低下とする．水平型および下向き型のST低下（b ①，②）は，狭心症でよく認める所見である．

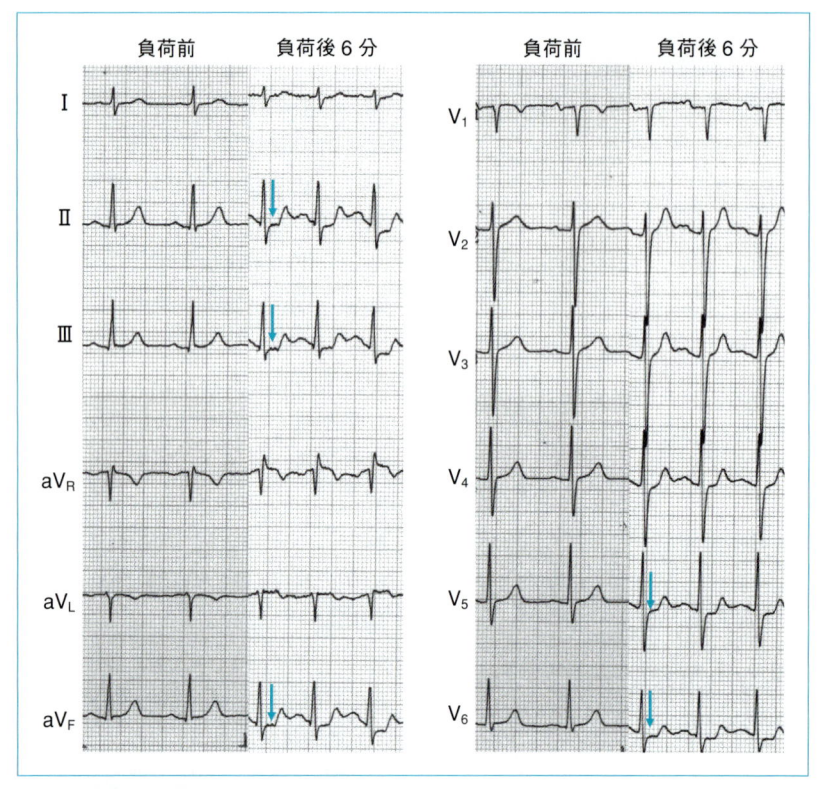

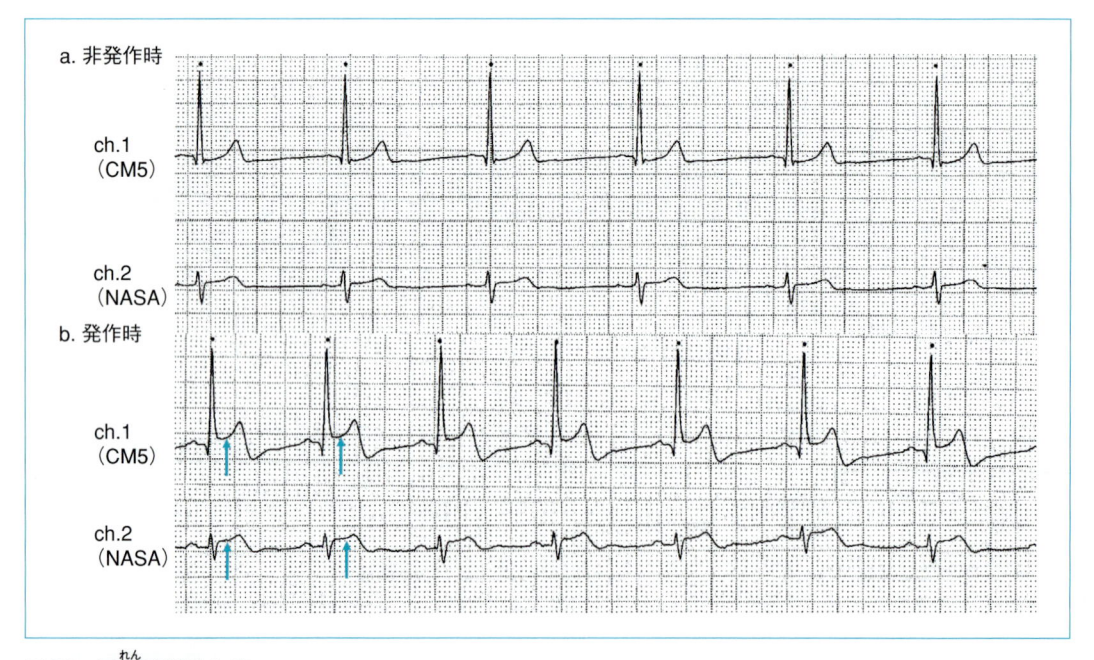

図 55 労作性狭心症
狭心症疑いでトレッドミル運動負荷試験を施行．負荷後 6 分に胸痛が出現し，心電図上 II，III，aV$_F$，V$_5$，V$_6$ 誘導で有意な（1.0 mm 以上）水平型の ST 低下（矢印）を認めた．後日施行した冠動脈造影では，左回旋枝に 99％狭窄を認めた．

図 56 冠攣縮性狭心症
胸痛精査目的に Holter 心電図を施行．午前 6 時に自覚した胸痛に一致して，明らかな ST 上昇（b．矢印）を認めた．

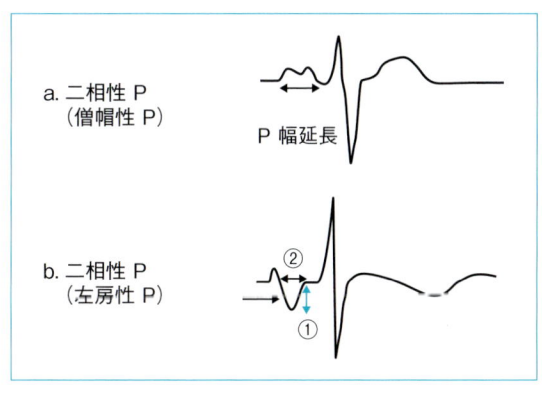

図57　左房負荷のP波
心電図上，I，II，V₅，V₆誘導のP幅の延長（僧帽性Pともよばれる）(a)やV₁誘導のP波の変形（後半の陰性成分が深い二相性，左房性Pともよばれる）を認める(b)．
後半成分の深さ(①)×幅(②)が0.04 mm・秒以上の場合を，Morris index 陽性とし，左房負荷を示唆する所見の1つである．

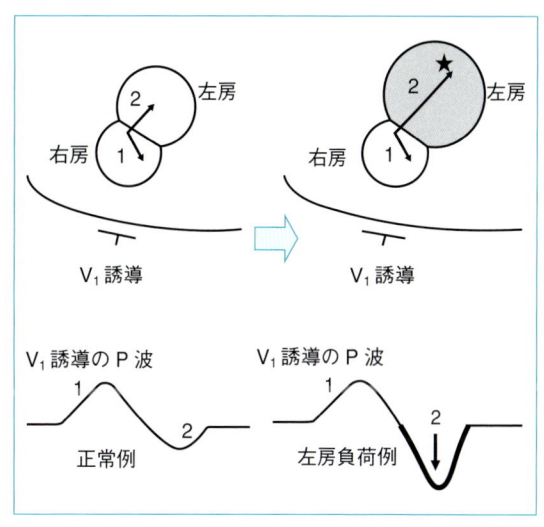

図58　左房負荷例のV₁誘導のP波の成り立ち
左房負荷により左房が拡大すると，左房成分の起電力（星印）がV₁誘導からより遠ざかるように大きくなるため，陰性の後半成分が深くなる（矢印）．

の延長（幅0.10秒以上，僧帽性Pともよばれる）や変形（後半の陰性成分が深い二相性，左房性Pともよばれる）を認める（図57, 58）．V₁誘導P波の後半成分の深さと幅の積が0.04 mm・秒以上の場合，Morris index（モーリスインデックス）陽性とし，左房負荷を示唆する所見の1つである．しかしながら，心電図上の左房負荷を示唆する所見から，心エコー検査で評価した左房拡大（左房径40 mm以上）を検出できる感度は60%程度とされる（図59）．

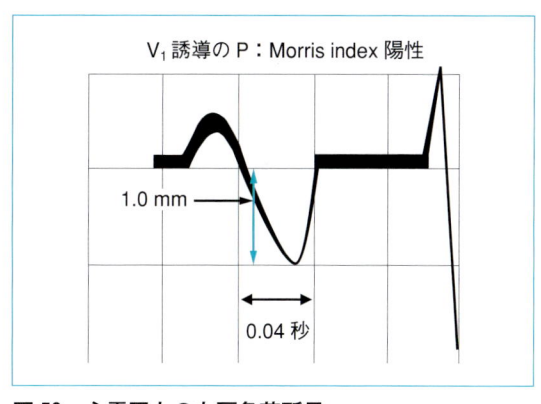

図59　心電図上の左房負荷所見

2）右房負荷
肺血栓塞栓症や心房中隔欠損症など右房負荷により右房拡大を呈する疾患では，心電図上II，III，aV_F誘導のP波の尖鋭化と増高（肺性Pともいう）を認める（図60）．

d. 心室肥大（ventricular hypertrophy）
1）左室肥大
大動脈弁狭窄症，高血圧性心肥大など左室への圧負荷により左室肥大を呈する疾患では，心電図上左側胸部誘導（V₅，V₆）の高電位（R波高の増高），ストレイン型のST-T変化（下向き型ST低下と陰性T波）や左房負荷所見を認める（図61）．
大動脈弁閉鎖不全症や心室中隔欠損症など左室への容量負荷により左室肥大を呈する疾患でも，心電図上左側胸部誘導（V₅，V₆）の高電位を認めるが，ストレイン型のST-T変化を示すことは少ない（図62）．
左室肥大の診断基準としては，V₅もしくはV₆誘導のR波高26 mm以上や，V₅もしくはV₆誘導のR波高とV₁誘導のS波高の和が35 mm以上をよく用いている（図63）．

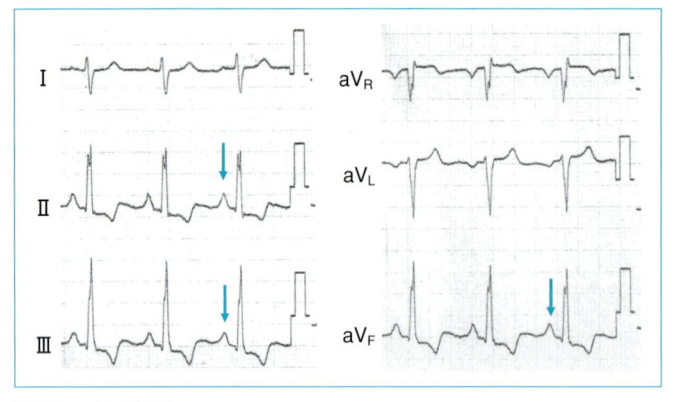

図 60　右房負荷
肺血栓塞栓症例の心電図．Ⅱ，Ⅲ，aV_F誘導においてP波の尖鋭化と増高（矢印）を認める．

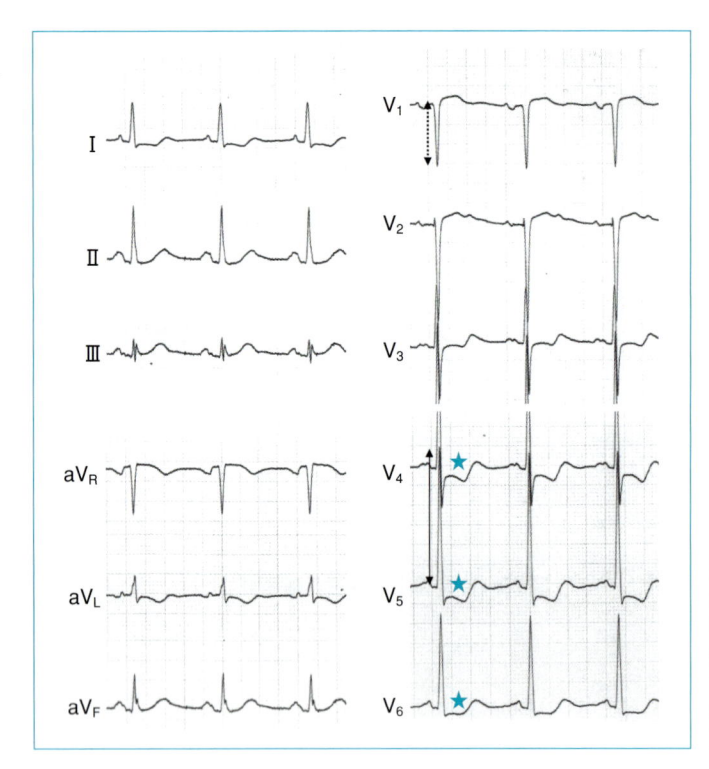

図 61　左室肥大（圧負荷）
大動脈弁狭窄症例の心電図．V_5誘導のR波増高（矢印，35 mm），V_1誘導のS波高（点線矢印）との和が50 mmと左室肥大所見を満たす．V_4からV_6誘導にかけてストレイン型のST-T変化（星印）を認める．V_1誘導のP波は左房負荷を示唆する．

心電図による左室肥大の診断は簡便ではあるが，心電図上のQRS波高は，心臓の起電力だけでなく，被検者の体格や胸郭における心臓の位置にも影響を受けるため，評価にあたり偽陽性（図64），偽陰性が存在することを知っておく必要がある（表8）．

2）右室肥大

特発性肺動脈性肺高血圧症や慢性肺血栓塞栓性肺高血圧症など右室への圧負荷により右室肥大を呈する疾患では，心電図上右側胸部誘導（V_1誘導，V_2誘導）のR波増高，ストレイン型のST-T変化（下向き型ST低下と陰性T波）や右房負荷所見を認める（図65）．心房中隔欠損症や心室中隔欠損

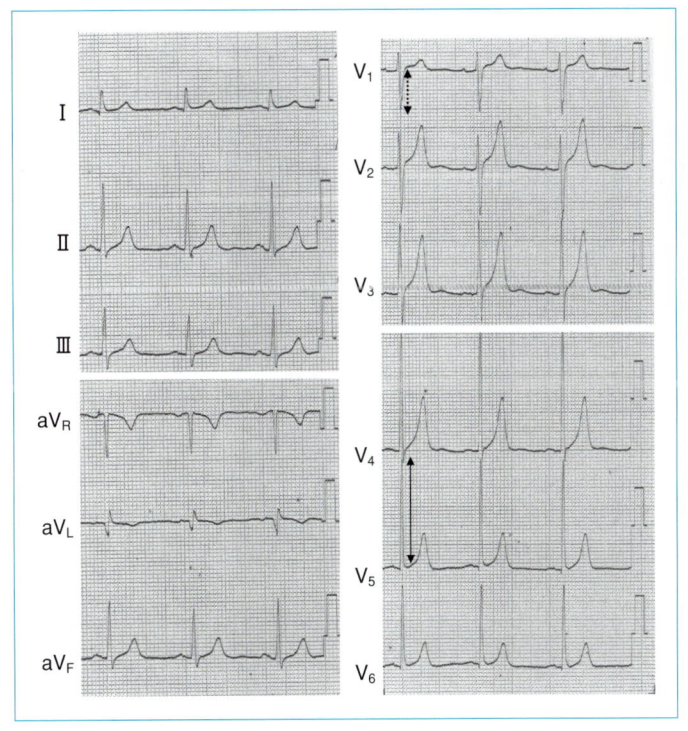

図62 左室肥大（容量負荷）
重度の僧帽弁閉鎖不全症例の心電図．V_5誘導のR波増高（矢印 28 mm），V_1誘導のS波高（点線矢印）との和が 38 mm と左室肥大所見を満たす．左側胸部誘導にストレイン型の ST-T 変化は認めない．

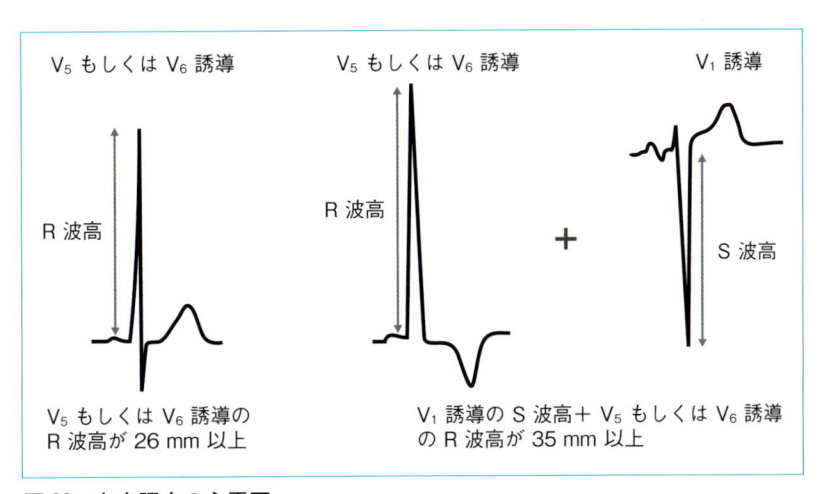

図63 左室肥大の心電図
V_5もしくはV_6のR波高か，R波高とV_1誘導のS波高の和から左室肥大を診断する．

- V_5もしくはV_6誘導のR波高が 26 mm 以上
- V_1誘導のS波高＋V_5もしくはV_6誘導のR波高が 35 mm 以上

症など右室への容量負荷により右室肥大を呈する疾患でも，心電図上V_1誘導のR波増高を認め，V_1誘導は，rsR′型の不完全右脚ブロックパターンを呈する（図66）．

右室肥大の診断基準としては，R波高＞7 mm，V_1誘導R波高がS波高より大きい（R/S 比＞1）がよく用いられている（図67）．

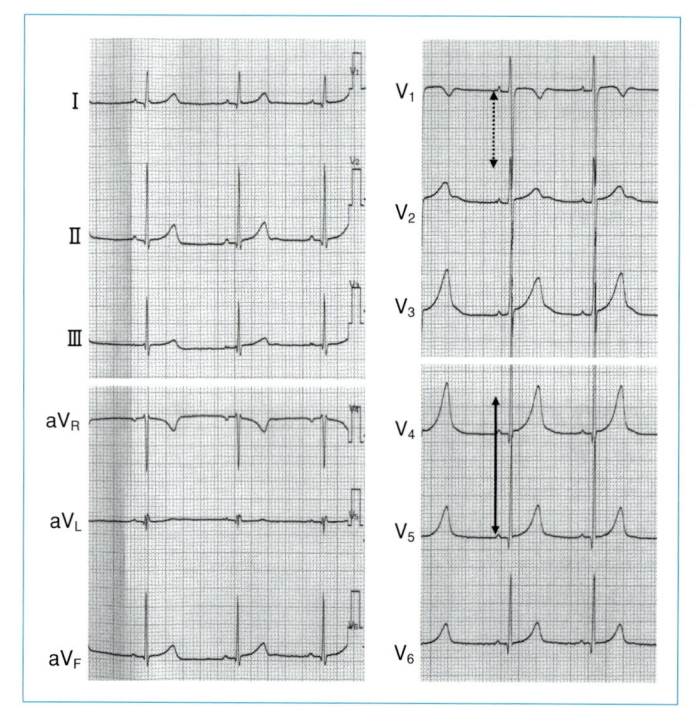

図64 左室肥大（偽陽性例）
若年男性の心電図：V₅誘導のR波増高（矢印），V₁誘導のS波高（点線矢印）との和が54 mmと左室肥大所見を満たすが，P波やST-Tの変化は乏しく，心エコー検査で左室肥大は認めなかった．

表8 心電図による左室肥大の診断の限界

偽陽性（左室肥大がないのに心電図で高電位を示す）
・若年男性
・痩身例
・大胸筋切除例
偽陰性（左室肥大があるのに心電図で高電位を示さない）
・肥満例
・肺気腫
・心嚢液貯留例

3) 両室肥大

僧帽弁狭窄症兼閉鎖不全症や肺高血圧を伴う心室中隔欠損症では，両室肥大を呈することがある．左室肥大の診断基準と右室肥大の診断基準をともに満たす．

・陰性T波が特徴的な肥大心として，心尖部のみ肥大し日本人に多いとされる心尖部肥大型心筋症（図68）や，精神的ストレスを契機に発症するたこつぼ心筋症（図69）があげられる．

・心嚢液貯留，甲状腺機能低下症に伴う浮腫や肺気腫例では，低電位（QRS波高がすべての四肢誘導で5 mm未満もしくはすべての胸部誘導で10 mm未満）を認める（図70）．

e. 電解質異常（electrolyte imbalance）

1) カリウムの異常

利尿剤の内服や原発性アルドステロン症などが原因で起こる低カリウム血症では，心電図上陽性U波，T波の平低化や陰転化を認める（図71a）．一方，腎不全などが原因で起こる高カリウム血症では，心電図上T波の尖鋭化（テント状T）やQRS波の延長を認める（図71b）．

2) カルシウムの異常

ビタミンD不足や原発性副甲状腺機能低下症などが原因で起こる低カルシウム血症では，心電図上QT間隔の延長を認める（図72a）．一方，原発性副甲状腺機能亢進症や腎不全などが原因で起こる高カルシウム血症では，心電図上QT間隔の短縮を認める（図72b）．

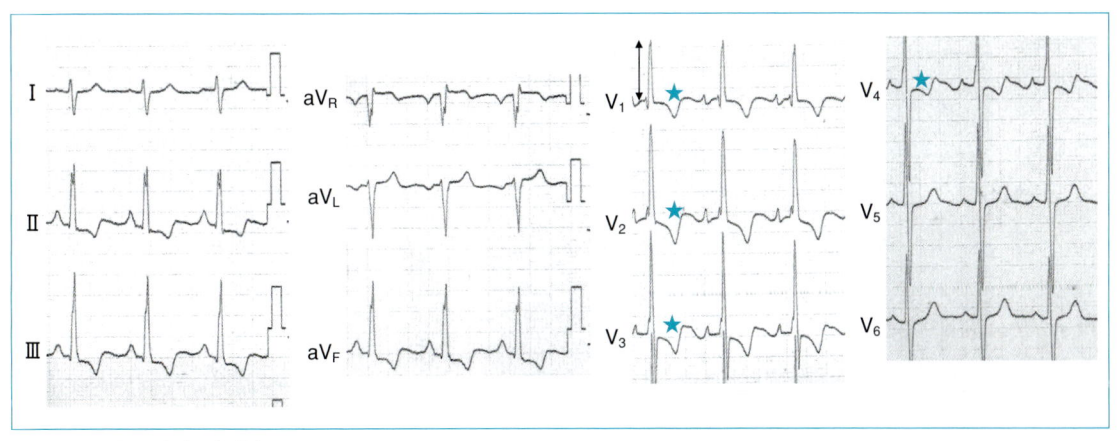

図65　右室肥大（圧負荷）
慢性肺血栓塞栓症例の心電図．V_1誘導のR波増高（14 mm，矢印），V_1-V_4誘導にストレイン型のST-T変化（星印），Ⅱ，Ⅲ，aV_F誘導においてP波の尖鋭化と増高を認める．

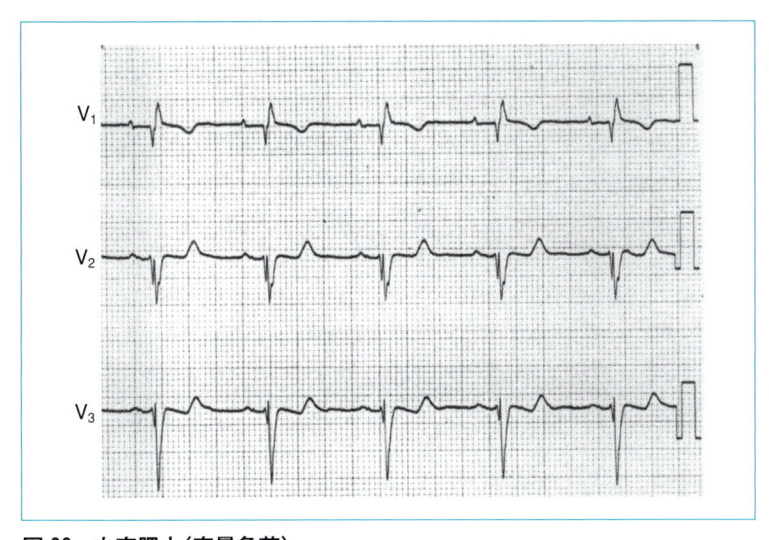

図66　右室肥大（容量負荷）
心房中隔欠損症（肺体血流比2.5）の心電図．V_1誘導のR波増高し，QRS幅は0.11秒で，rsR'の不完全右脚ブロックパターンを認める．

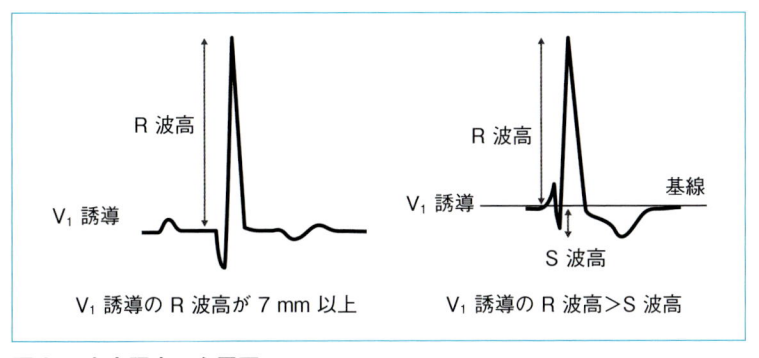

図67　右室肥大の心電図
V_1誘導のR波高もしくは，V_1誘導のR波高とS波高の大きさの違いから右室肥大を診断する．

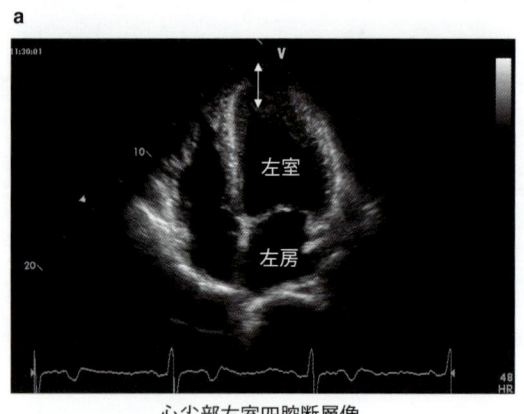

図68 心尖部肥大型心筋症
a. 心エコー図（断層法）．心エコー上，左室心尖部の肥厚（矢印，17 mm）を認める．
b. V_3-V_6誘導で10 mm以上の深さの巨大陰性T波（矢印）を認める．

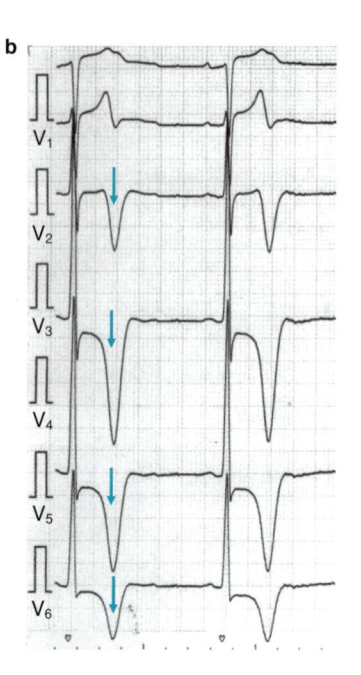

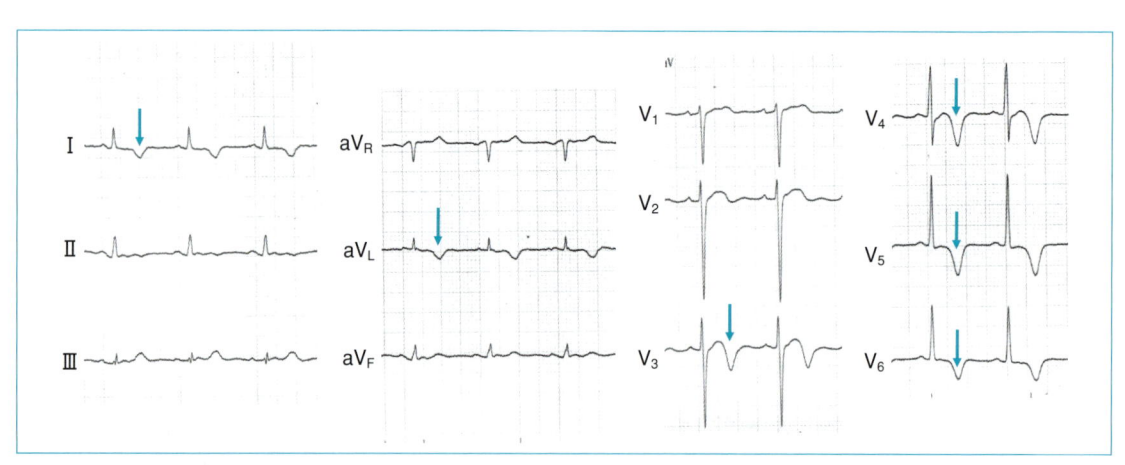

図69 たこつぼ心筋症
Ⅰ，aV_L，V_3-V_6誘導で陰性T波（矢印）を認める．

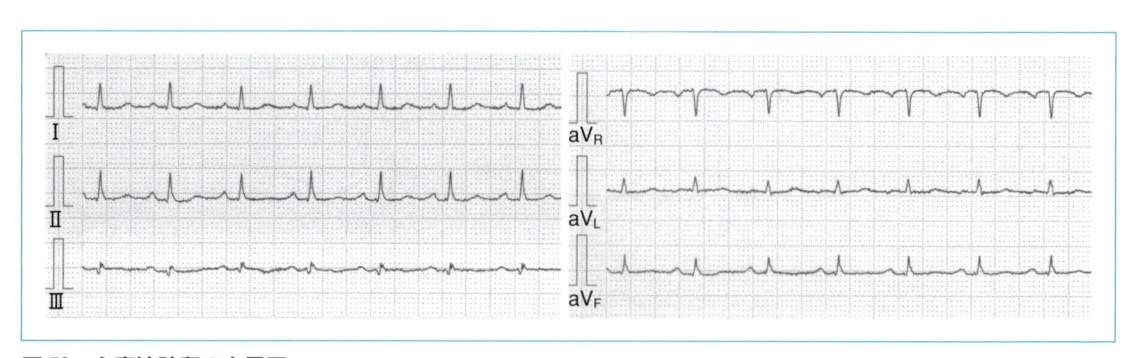

図70 心嚢液貯留の心電図
高度の心嚢液貯留例の心電図．Ⅱ誘導を除くすべての四肢誘導でQRS波高が5 mm未満の低電位を示す．

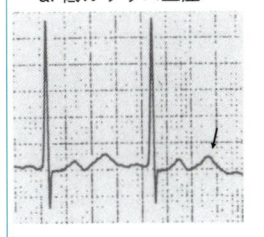

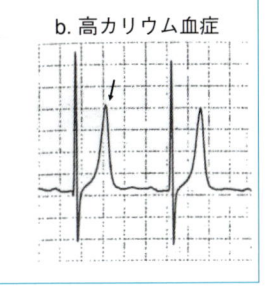

図71 電解質（カリウム）異常の心電図
a. 低カリウム血症では，陽性U波の増大（矢印）を認める．
b. 高カリウム血症では，T波の尖鋭化（矢印）を認める．

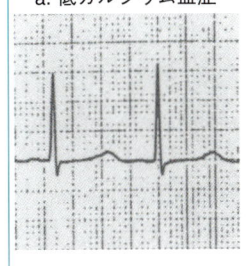

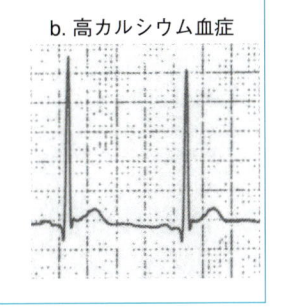

図72 電解質（カルシウム）異常の心電図
a. 低カルシウム血症では，QT間隔の延長を認める．
b. 高カルシウム血症では，QT間隔の短縮を認める．

C 運動負荷心電図

本項を理解するためのキーワード

❷ 心拍出量
心拍数と1回拍出量の積．
❸ 最大酸素摂取量
運動時に摂取できる最大酸素の量．
❹ METs (metabolic equivalents；代謝当量)
運動時の酸素摂取量を安静座位の単位体重あたりの酸素摂取量で除したもの．
❺ Master（マスター）の2階段昇降試験
決められた高さの2段式階段を年齢，性別，体重に応じて決められた速度で昇降する負荷試験．
❻ トレッドミル負荷試験
ベルトコンベアの上で，ベルトのスピードと傾斜を段階的に増大し，負荷量を漸増できる負荷試験．
❼ エルゴメーター負荷試験
機械的もしくは電気的に制動がかかる自転車（エルゴメーター）を用いて行う負荷試験．
❽ ST低下
心電図上基線よりもST部分が下方に偏位している状態．

1. 運動生理学の基礎

　運動は骨格筋の収縮により行われるが，その収縮には筋肉内のアデノシン3リン酸（ATP）の分解によって発生するエネルギーが必要である．生体内においてエネルギーの基となるATPの貯蔵は少ないため，再合成が必要であり，短時間で激しい運動時に用いられる無酸素的な機構と持続的な運動時に用いられる有酸素的な機構がある．

　運動時には交感神経が刺激され，心臓の収縮力と心拍数が増加する．その結果，血圧（主に収縮期血圧）と心拍出量（心拍数と1回拍出量の積）は増加し，活動する筋肉へ血流を増加させる．運動に伴い心拍数と血圧は増加するが，最大酸素摂取量となった時点からは定常状態になる（図73）．心拍出量の増加度は，運動耐容能の主な規定因子である．

　末梢への酸素運搬能を示す酸素摂取量は，心拍出量と動静脈酸素較差（動脈と混合静脈血の酸素濃度の差）の積で求められる．体全体の筋肉を使う動的運動時に摂取できる最大酸素の量が，最大酸素摂取量であり，運動耐容能を表す最良の指標とされる．

　最大酸素摂取量は，男性に比べ女性で低く，また20～30歳が最大であり，加齢とともに低下する．最大酸素摂取量は，通常心肺運動負荷試験から測定するが，トレッドミル負荷試験での最大運動時の各指標や運動時間などから推測も可能である．酸素摂取量は，mL/kg/分で表され，安静座位の単位体重あたりの酸素摂取量である3.5 mL/kg/分で，運動時の酸素摂取量を除した単位（METs）で表現される．1 METは3.5 mL/kg/分

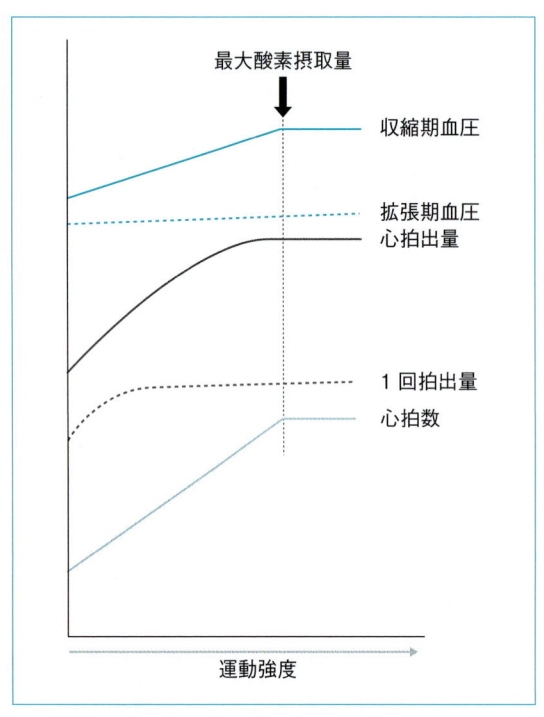

図73 運動漸増時の血圧, 心拍出量の変化
運動強度を上げていくと, 収縮期血圧および心拍数は直線的に増加するが, ある時点(最大酸素摂取量)からは, いずれも定常状態になる.

表9 年代, 性別, 体力レベルからみた日本人の最大METs

	年代	体力レベル		
		低い	普通	高い
男性	30歳代	10 METs以下	10～12 METs	13 METs以上
	40～50歳代	8 METs以下	8～11 METs	11 METs以上
	60歳以上	7 METs以下	7～10 METs	10 METs以上

	年代	体力レベル		
		低い	普通	高い
女性	30歳代	8 METs以下	8～10 METs	10 METs以上
	40～50歳代	6 METs以下	6～8 METs	8 METs以上
	60歳以上	5 METs以下	5～7 METs	7 METs以上

であり, 30歳代の日本人健常男性では, 平均10～12 METsの運動耐容能を有する(**表9**).

代謝とは, 食事により取り入れた栄養素が体内で熱エネルギーに変換される過程を意味する. 代謝の過程で酸素が消費されることから, 酸素消費量を測定することで, エネルギー代謝の程度を推測可能である. エネルギー代謝率とは, 日常労作でどのくらい運動したかその強度を示す指標の1つであるが, その測定には基礎代謝やさまざまな指標が必要で煩雑なため, 現在では主にMETsが用いられている. 基礎代謝量とは, 食後12～16時間, 温度20～25℃, 湿度40～60%の条件で, 安静にしている状態で測定される代謝エネルギー量であり, 成人男性で1,200～1,500 kcal/日, 成人女性で1,100～1,300 kcal/日である(→ p.179:V.基礎代謝の検査).

2. 運動負荷試験の目的と適応

運動負荷試験の目的は, 運動という最も生理的な負荷を身体に加えることによって, 安静時に認められない心血管系の異常(特に狭心症など虚血性心疾患)を明らかにすることである. 運動負荷試験の目的をまとめると, 以下のようになる.

❶ 労作性狭心症の診断(運動により狭心症が誘発されるか)
❷ 虚血性心疾患の重症度や予後の推定(どの程度まで日常生活や運動が可能か)
❸ 虚血性心疾患に対する治療効果判定(内科的もしくは外科的に行われた治療が有効か)
❹ 不整脈など潜在的心疾患の診断(運動により不整脈が誘発されるか)
❺ 心筋梗塞例に対する心臓リハビリテーション(退院後, どの程度まで運動をすべきか)

運動負荷試験の適応は, 狭心症, 心筋梗塞などの虚血性心疾患や運動誘発性の心室性期外収縮などの不整脈が挙げられる. 最近では, 呼気ガス分析装置の進歩により, 心肺運動負荷試験が普及し, 運動耐容能が容易に評価可能となり, 弁膜症や心不全例も運動負荷の適応となっている.

3. 運動負荷試験の種類と禁忌

運動負荷試験には，心電図のほか心エコーや核医学検査(心筋シンチグラフィ)が用いられるが，簡便，安価な点などから心電図が最も利用されている．運動負荷心電図は，労作性狭心症の診断や治療効果判定などに利用され，日常臨床の現場では，胸痛などの胸部症状を訴える例が対象になることが多い．運動負荷に伴う心拍数の増加と血圧の上昇により心筋酸素需要を増加させ，心筋虚血の誘発を試み，負荷前後の標準12誘導心電図を比較し，ST部分やT波の変化，陰性U波の出現の有無を評価し，狭心症を診断している．狭心症の診断に用いられる運動負荷には，Master(マスター)の2階段昇降試験(図74)，トレッドミル負荷試験(図75)，エルゴメーター負荷試験がある．一方，運動負荷試験の禁忌例も存在するので，検査前に問診などにより該当しないか必ず確認する必要がある(表10)．

a. Master(マスター)の2階段昇降試験

1段9インチ(22.8 cm)の凸型2段式階段を，年齢，体重，性別で決められた回数(表11)，1分半(マスターシングル法)，もしくは3分間(マスターダブル法)に昇降する運動を行い，負荷前後の心電図変化と血圧をみる方法である．心電図は，負荷直後だけでなく，3分後，6分後，さらにST-T変化が残存した場合，消失するまで記録を続ける．

簡便かつ安価な点が長所であり，虚血性心疾患が疑われる例に対し，スクリーニングとして利用されている．短所としては，負荷中の心電図や血圧モニターが困難な点があげられ，虚血性変化に気づかず検査を続け，不安定狭心症や心筋梗塞を引き起こしてしまう可能性がある．また，トレッドミル負荷試験などに比べ負荷量が少ないため，心筋虚血を検出する感度が低い点も短所の1つである．

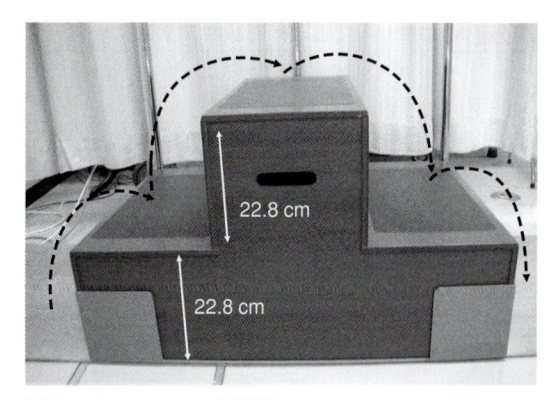

図74 Masterの2階段
2階段を上がって降りて1回と数える．

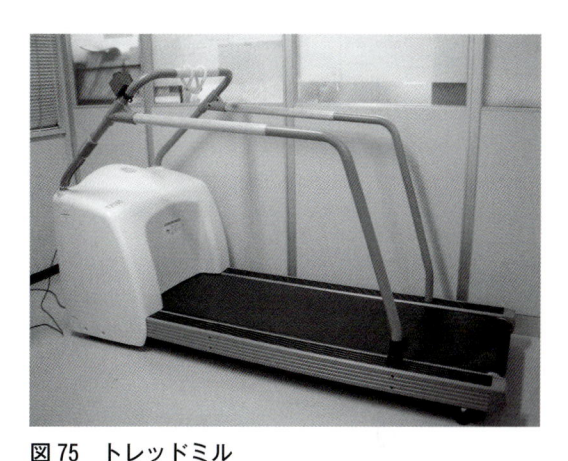

図75 トレッドミル
ベルトコンベア上でベルトのスピードと傾斜にあわせて負荷を行う．

表10 運動負荷試験の禁忌

絶対的禁忌	相対的禁忌
① 急性心筋梗塞	① 左主幹部狭窄
② 不安定狭心症(増悪型)	② Ⅲ度房室ブロック
③ 重症のうっ血性心不全	③ 電解質異常(低カリウム血症など)
④ 重度の大動脈弁狭窄症	④ 重度の大動脈弁狭窄症
⑤ 急性心筋炎	⑤ 多源性心室期外収縮
⑥ コントロールが不十分な重度高血圧症	⑥ 薬物中毒(ジギタリスなど)
⑦ 持続性心室頻拍	⑦ 未治療の内科疾患例(甲状腺機能亢進症，痛風，関節リウマチ)
⑧ 急性肺血栓塞栓症	⑧ 精神病，超高齢者
⑨ 急性大動脈解離	

表11 Masterの2階段昇降試験：マスターシングル法の昇降必要回数

体重(kg)	年齢性別	5〜9 男	5〜9 女	10〜14 男	10〜14 女	15〜19 男	15〜19 女	20〜24 男	20〜24 女	25〜29 男	25〜29 女	30〜34 男	30〜34 女	35〜39 男	35〜39 女	40〜44 男	40〜44 女	45〜49 男	45〜49 女	50〜54 男	50〜54 女	55〜59 男	55〜59 女	60〜64 男	60〜64 女	65〜69 男	65〜69 女
18〜22		35	35	36	35	33	33																				
23〜27		33	33	35	33	32	32																				
28〜31		31	31	33	32	31	30																				
32〜36		28	28	32	30	30	29																				
37〜40		26	26	30	28	29	28	29	28	29	28	28	27	27	26	27	24	26	23	25	22	25	21	24	21	23	20
41〜45		24	24	29	27	28	26	28	27	28	26	27	25	27	24	26	23	25	22	25	22	24	21	23	20	22	19
46〜49		22	22	27	25	27	25	28	26	28	26	27	25	26	24	25	23	25	22	24	21	23	20	22	19	22	18
50〜54		20	20	26	23	26	23	27	25	27	25	26	24	25	23	25	22	24	21	23	20	23	19	22	18	21	18
55〜59		18	18	24	22	25	22	26	24	27	24	26	23	25	22	24	21	23	20	22	19	22	19	21	18	20	17
60〜63		16	16	23	20	24	20	25	23	26	23	25	22	24	21	23	20	23	19	22	19	21	18	20	17	20	16
64〜68				21	18	23	19	24	22	25	22	24	21	24	20	23	19	22	19	21	18	20	17	20	16	19	16
69〜72				20	17	22	17	24	21	25	20	24	20	23	19	22	19	21	18	20	17	20	16	19	16	18	15
73〜76				18	15	21	16	23	20	24	19	23	19	22	18	22	18	21	17	20	16	19	16	18	15	18	14
77〜81						20	13	22	19	23	18	23	18	22	17	21	17	20	16	19	16	18	15	18	14	17	13
82〜86						18	13	21	18	23	17	22	17	21	17	20	16	19	16	19	15	18	14	17	14	16	13
87〜90						18	12	20	17	22	16	21	16	21	16	20	15	19	15	18	14	17	13	16	13	15	12
91〜95								19	16	21	15	21	15	20	15	19	14	18	14	17	13	16	12	15	11		
96〜99								18	15	21	14	20	14	19	14	18	13	17	13	17	13	16	12	15	11	14	11
100〜104								17	14	20	13	20	13	19	13	18	13	17	12	16	12	15	11	14	11	13	10

マスターシングル法では，40歳70kgの男性では，22回(色丸)の階段昇降を1分半で行う．
マスターダブル法では，その2倍(44回)の階段昇降を3分間で行う．

陽性基準

❶ ST部分が水平型もしくは下向き型(→ p.33：図54b)に0.5mm以上低下する
❷ ST部分の上昇
❸ 陰性U波の出現
❹ 新たな不整脈(左脚ブロックや多源性心室期外収縮など)の出現

b．トレッドミル負荷試験

ベルトコンベア(図75)の上を歩行し，ベルトコンベアのスピードと傾斜を段階的に増大することにより，負荷量を漸増する方法(多段階運動負荷法とよばれる)である．止まっているベルトコンベアの上で，血圧計のマンシェットを巻き，胸部にMason-Likar(メイソン・リカー)誘導法に準じて心電図の電極(図76)を付けてから検査を行うので，Master 2階段昇降試験と違い，検査中も心電図や血圧を経時的に監視が可能である．

どの程度の運動負荷をかけるかについては，さまざまなプロトコールがあるが，Bruce(ブルース)法(表12)もしくはmodified Bruce法(低心機能例が対象)がよく用いられる．

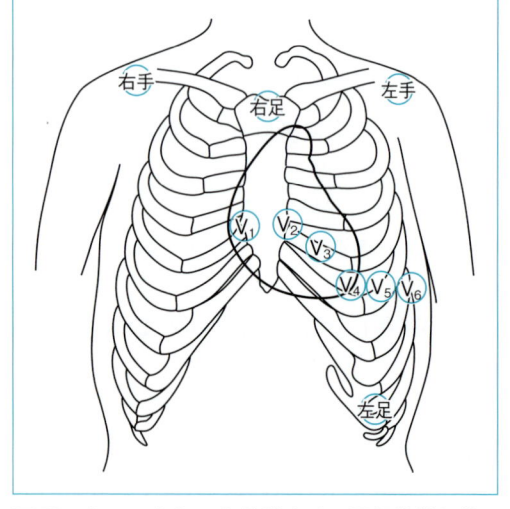

図76 トレッドミル負荷検査時の電極装着部位
Mason-Likar誘導法．

検査の手順

❶ 安静座位にて心電図を記録し，血圧を測定する．以前の心電図との変化の有無を確認した後，立位でも心電図の記録と血圧測定を行う．

表12 Bruce法のプロトコール

stage	速度(km/時間)	傾斜(％)	時間(分)	METs
1	2.7	10.0	3.0	4.6
2	4.0	12.0	3.0	6.0
3	5.4	14.0	3.0	9.0
4	6.7	16.0	3.0	11.5
5	8.0	18.0	3.0	14.2
6	8.8	20.0	3.0	16.9

傾斜は，100 mに対し上昇するm数を％で表わしている．3分ごとにstageが上がる．
臨床的にはstage 4をクリアできれば，運動耐容能は十分と判断可能である．

表13 トレッドミル負荷試験の中止基準

❶ 目標心拍数の到達
❷ 中等度以上の胸痛出現
❸ 1 mm以上の水平型もしくは下向き型のST低下
❹ 異常Q波がない誘導での1 mm以上のST上昇
❺ 下肢の疲労，呼吸困難，めまいなどの出現
❻ 危険な不整脈（多源性心室期外収縮，R on T，心室頻拍，Ⅱ度以上の房室ブロックなど）の出現
❼ 血圧の上昇（収縮期血圧250 mmHg以上，拡張期血圧120 mmHg以上）
❽ 血圧の低下（負荷前に比べ，収縮期血圧が10 mmHg以上低下）

❷ プロトコールに従って負荷を進める．明らかな心電図変化や胸痛などがなければ，目標心拍数〔年齢予測最大心拍数（220－年齢）の80％もしくは85％〕まで検査を行う．たとえば，40歳の目標心拍数は（220－40）×0.80で144/分となる．負荷中は，心電図変化や胸部症状の有無を常に観察することが重要である．

❸ 運動負荷の中止基準（表13）に合致するか運動終点に到達したら，運動を終了し，負荷直後の心電図を記録し，30秒ほどでかけてゆっくりベルトコンベアの速度と傾斜を戻す．その後座位にて，負荷後の心電図と血圧の回復過程を観察する．1分もしくは2分間隔で測定・記録を行い，症状，心電図変化がすべて消失したことを確認したうえで検査を終了する．

陽性基準

❶ ST部分が水平型もしくは下向き型（→ p.33：図54右）に1.0 mm以上（J点から60 msもしくは80 msで計測する）低下する（→ p.34：図55）．
❷ 異常Q波がない誘導で，ST部分が1.0 mm以上上昇する．
❸ 安静時心電図で既にST低下がある場合は，負荷前に比べ，さらに1.0 mm以上低下する．

陰性基準

❶ 目標心拍数に到達し，かつ胸痛と心電図変化が出現しない．

トレッドミル負荷試験による狭心症の診断能は，感度65％前後，特異度が85％前後とされ，35％前後の見落とし（偽陰性）と，15％前後の過剰診断（偽陽性）が存在する．偽陰性（冠動脈狭窄を有するが，心電図変化は陽性基準を満たさない）は，1枝（特に左回旋枝）病変で虚血の灌流域が狭い場合や負荷量が不十分な場合に起こりやすい．偽陽性（心電図変化は陽性基準を満たすが，冠動脈は正常）は，左室肥大，WPW症候群，左脚ブロック，ジギタリスの内服など，安静時の心電図ですでにST-T変化を有する例で起こりやすい．

c．エルゴメーター負荷試験

自転車エルゴメーターを用いて，ペダルを踏みながら，25～50 Wずつ3分ごとに負荷を増やしていく多段階運動負荷法である．座位で行う場合と仰臥位で行う場合とがある．長所としては，体動が少なく，運動中の心電図，血圧の監視が可能であり，呼気ガス分析も容易に行うことがあげられる．また，トレッドミルに比べ機器が安価である．負荷心筋シンチグラフィや心肺運動負荷試験には，この方法が用いられる．短所としては，高齢者などでは大腿筋の疲労をきたしやすいこと，自転車に慣れていない被検者では，負荷量が不十分で終了してしまうことなどがあげられる．陽性基準はトレッドミル負荷試験に準じる．表14に各運動負荷試験の特徴をまとめる．

表 14　運動負荷試験の特徴のまとめ

	Master 2 階段	トレッドミル	エルゴメーター
運動方法	階段昇降	坂道歩行	自転車こぎ
運動に対する慣れ	○（高齢者で難）	◎	○（高齢者で難）
最大運動強度	△（マスターダブルで 7 METs）	◎（15 METs 以上可能）	○（150 W で 10 METs）
運動中の心電図	△（モニター心電図なら可能）	◎	◎
運動中の血圧	×	◎	◎
価格	安価	高価	中間
長所	簡便	負荷量が大きい	体動が少なく採血や呼気ガス分析が容易
短所	負荷中の心電図監視が困難，転倒の危険性あり	転倒の危険性あり	運動に使用する筋肉が限定される
よい適応	スクリーニング	冠動脈疾患の診断	運動耐容能の評価

D　Holter 心電図

本項を理解するためのキーワード

❶ Holter 心電図
携帯型の心電計を用いて日中の心電図を長時間記録する方法.

❷ CM₅ 誘導
陰極を胸骨上端，陽極を V_5 に装着する誘導法.

❸ NASA 誘導
陰極を胸骨上端，陽極を胸骨下端に装着する誘導法.

表 15　Holter 心電図の適応

① 発作性上室頻拍など不整脈の診断と重症度（持続時間，頻度など）の把握
② 狭心症などによる虚血発作の診断と重症度（持続時間，好発時間など）の把握
③ 不整脈に対する抗不整脈薬による治療効果の判定
④ 虚血性心疾患に対する治療効果の判定
⑤ 致死性不整脈を合併しやすい病態（肥大型心筋症や WPW 症候群など）の重症度評価
⑥ ペースメーカーの作動状況や機能不全の有無の把握

a. Holter 心電図の適応

　めまい，動悸，息切れ，胸痛などの自覚症状が，不整脈（→ p. 24：図 33）や虚血発作（→ p. 34：図 56）によるものか，単なる自覚症状のみなのかの鑑別に有用である．また，症状がなくても致死性不整脈を起こす可能性のある病態での重症度評価にも有用である．Holter 心電図の適応を表 15 にまとめる．

b. Holter 心電図の実施方法

　従来は磁気テープ（カセットテープ）に記録するアナログ方式であったため，重く大きな記録装置を必要とした．現在は，メモリーカードを使用するデジタル記録方式（図 77）が主流となり，重さは 100 g 前後，大きさも手のひらサイズと軽量・小型化が進み，被検者の負担も以前に比べ軽減した．被検者は，記録装置を装着した状態で日常生活

　Holter（ホルター）心電図は，携帯型の心電計を用いて日常生活中の心電図を長時間（通常 24 時間）連続記録する方法である．Holter 心電図は，標準 12 誘導心電図では検出できない一過性の不整脈や虚血性変化をとらえることが可能である．記録時間は 24 時間が主流であるが，最近はより長い 48 時間記録が可能な Holter 心電図や，1 週間以上携帯し，発作が生じたときにのみ被検者がスイッチを押すことで記録が可能なイベント心電図も用いられるようになってきている．

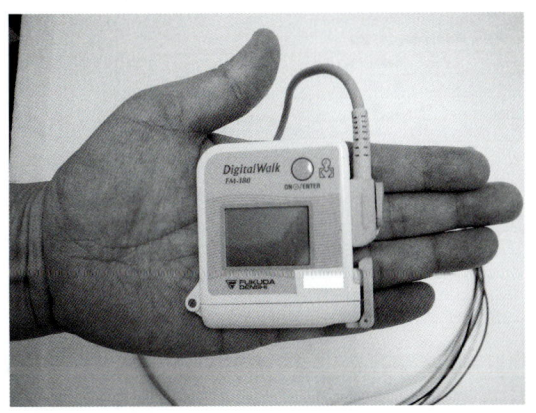

図77 Holter心電計（フクダ電子製 FM-180）
現在主流のデジタル記録方式 Holter 心電計の記録装置．大きさはおよそ 6×5 cm，重さは 100 g（ホルダーなど含めても約 200 g）と，以前の Holter 心電計の記録装置に比べ格段に小型かつ軽量である．

表16　Holter心電図装着中の注意点

① 翌日のほぼ同じ時刻に取り外しに来院してもらう
② 検査中はシャワーや入浴は不可
③ 電気毛布はノイズが混入するので使用しない
④ 検査中は記録装置をケースから出したりしない
⑤ 装着した電極やコードにはできるだけ触れない
⑥ 検査中は CT や MRI 検査は施行できないので，Holter 心電図と時間の調整を行う

を送り，その間の行動や自覚症状の出現状況を行動記録用紙に記載する．Holter 心電図の装着中，いくつか注意すべき点があるので，被検者へ事前に伝えておく必要がある（**表16**）．

電極の装着の際には，良好な記録を得るため，皮膚の汚れなどをアルコール綿やサンドペーパーにより十分除去し，接触抵抗をできるだけ小さくする．また，体動の影響で記録不良が起こらないように，電極と誘導コードを粘着テープで固定する．胸骨，肋骨や鎖骨の上は，筋電図の混入が少なく，皮膚のたるみによる移動も少ないため装着部位に適している．

誘導法にはいくつかあり，検査の目的によって適宜 2 種類の誘導法が選択される．CM_5 誘導と NASA 誘導が用いられることが多い（**図78**）．

1）CM_5 誘導は，標準 12 誘導心電図の V_5 誘導に類似した波形が得られるため，虚血性心疾患（特に前壁虚血）による ST 変化の検出に有用である．

2）NASA 誘導は，胸骨上に両電極を装着するため筋電図の影響を受けにくく，P 波が大きく表示されやすいので，上室性と心室性不整脈の鑑別に有用である．

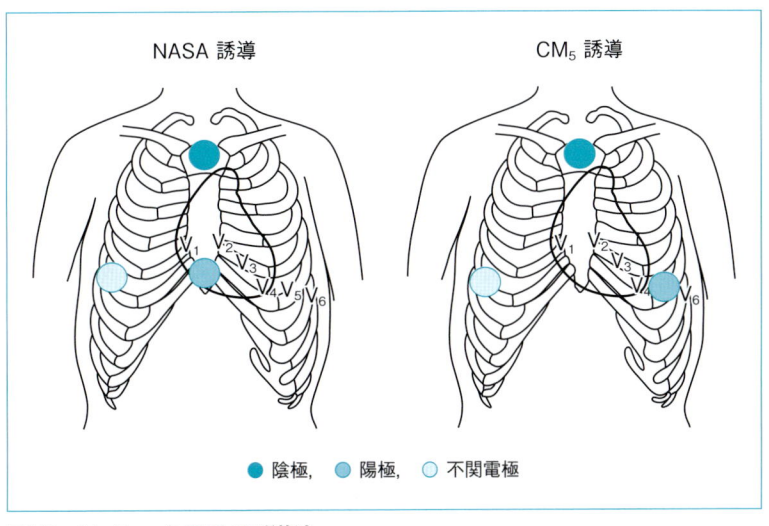

図78　Holter心電図の誘導法
NASA 誘導は，陰極は胸骨上端，陽極は胸骨下端に装着する．CM_5 誘導は，陰極は胸骨上端，陽極は V_5 に装着する．V_1–V_6 は心電図の胸部誘導の装着部位を示す．

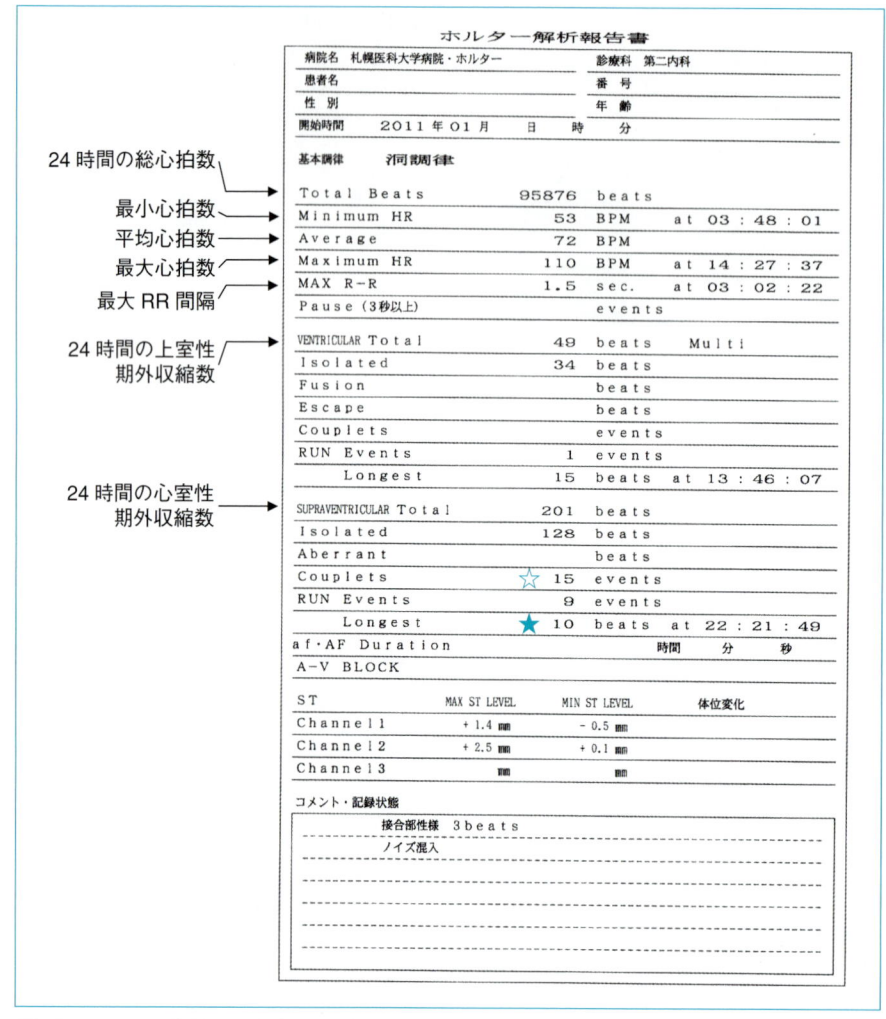

図79　Holter 心電図の解析報告書の読み方
本例では，総心拍数，最小や最大心拍数，最大 RR 間隔などは正常範囲であったが，16 回の心室性期外収縮の 2 連発（☆印）と最大 10 連発の非持続性心室頻拍（★印）を認めたことが読み取れる．

c. Holter 心電図の解析

記録装置により磁気テープもしくはメモリーカード内に記録されたデータは，再生装置で高速に再生され，波形自動認識システムにより自動的に解析される．解析に要する時間は，症例によって異なり，数時間要する場合もある．24 時間の総心拍数，平均心拍数，最大および最小心拍数，最大 RR 間隔，24 時間中の上室性期外収縮や心室性期外収縮の出現数などが自動的に算出され，解析報告書にまとめられる（図79）．24 時間中の各不整脈の出現回数や時間分布，ST 部分のトレンド（図80）は，グラフとして表示することが可能である．また，全記録の圧縮波形を自動再生することも可能であり，症状や異常波形の出現時には，実際に波形を再生できる（図81）．自動解析では，心電図上の基線の動揺や筋電図などのアーチファクトを誤って判定してしまうことがあるため，必ず解析者の目により修正を行う必要がある．

d. Holter 心電図の評価

1）心室性期外収縮

最も頻度の高い不整脈であり，その重症度評価

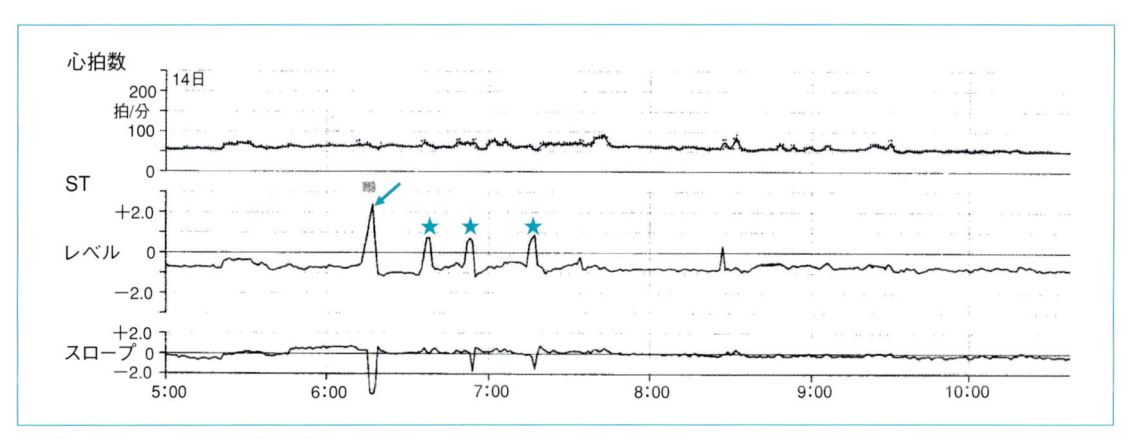

図80 Holter 心電図 ST トレンド
胸痛精査目的に Holter 心電図を施行.
午前6時15分ごろ明らかな ST 上昇(矢印)を認めた. 行動記録表では同じ時刻に胸痛を自覚していた. その後も症状は認めないが, 3回 ST が一過性に上昇を示していた(★印). その後の精査にて, 冠攣縮性狭心症と診断された.

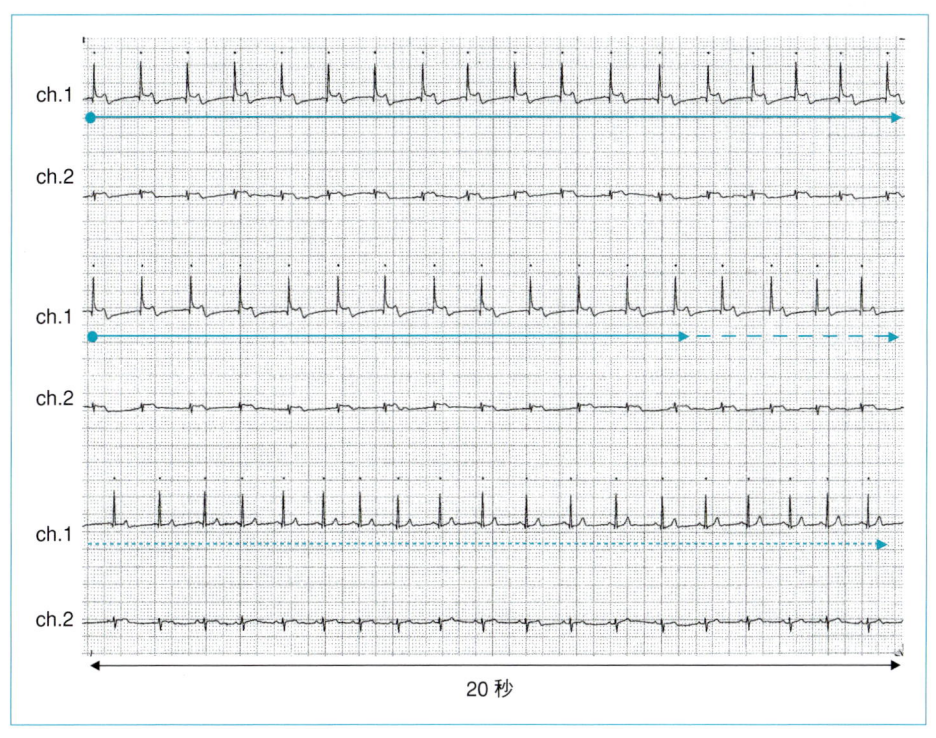

図81 ST 上昇発作時の実際の波形
胸痛発作にて生じた ST 上昇(実線)は, その後次第に回復し(破線), 最後には正常化した(点線).

には, Lown 分類(→ p.21:表6)が用いられることが多いが, 一般的には基礎疾患の有無により異なる. 一般的に, 健常例では心室期外収縮が予後に関連することは稀である. 心室期外収縮に対する治療方針は, Lown 分類だけでなく, 自覚症状の強さや運動などの労作に対する出現頻度により決定される.

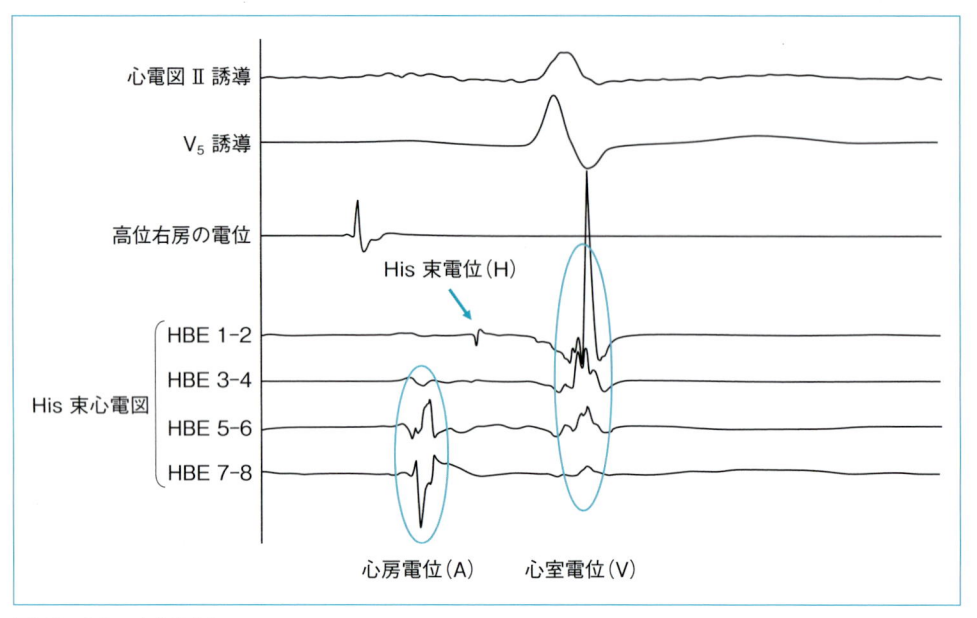

図82　His束心電図
カテーテルをHis束のある房室弁輪部付近に留置し記録する．心房電位(A)と心室電位(V)の間にHis束電位(H)を認める．

2) 心房細動

Holter心電図は，症状の有無にかかわらず発作性心房細動の検出および診断が可能である．抗不整脈薬やカテーテルアブレーション治療前後でHolter心電図を施行することにより，発作性心房細動に対する治療効果の判定が可能である．一方，持続性および慢性心房細動でも，Holter心電図により高度な頻脈や徐脈，最大RR間隔の延長(3秒以上)の有無を評価する．

3) 虚血性ST変化

胸痛などの症状出現時に，Holter心電図によりST変化の有無を評価することで，労作性狭心症や冠攣縮性狭心症の診断につながる．しかしながら，体位変換などでもST変化が起こるため，確定診断には，冠動脈CTや冠動脈造影などが必要である．

E　His束心電図

刺激伝導系の一部で，房室筋節から左右の脚分枝部までの間の線維束をHis(ヒス)束といい，右房側の房室弁輪部に存在する．His束心電図とは，心臓カテーテル法により静脈穿刺を行い，カテーテルを房室弁輪部付近に留置し，電位を記録するものである．His束心電図では，心房電位(A)，His束電位(H)および心室電位(V)が記録され(図82)，各電位の立ち上がりまでの時間を計測する．AH時間は，房室結節の伝導時間(正常60〜125 ms)，HV時間は，His束-Purkinje線維間の伝導時間(正常35〜55 ms)に相当する．

His束心電図は，房室ブロックの部位診断に有用である．ブロックがHis束より近位(つまり房室結節)の場合，AH時間が延長を示すAHブロックとよばれ，比較的良性な房室ブロックと判断できる．一方，ブロックがHis束より遠位(つまりHis束以下)の場合，HV時間が延長を示すHVブロックとよばれ，心室から補充収縮が出現するため，心電図上のQRS幅は広い．心拍数も40/分以下と著明な徐脈を示し，ペースメーカーの植え込みを必要とすることが多い．また，発作性上室頻拍に対するカテーテルアブレーションの際に，心房に高頻度刺激を加え，リエントリー回路(→ p.

表17 加算平均心電図で計測する指標の定義，意義および判定基準

名称	定義	意義	判定基準
f-QRS幅	フィルタ後のQRS幅	心室興奮の伝導時間	>114ミリ秒
LAS40	QRSの終末点からさかのぼって40μV以下の電位が持続した時間	QRSの終末点において低電位が持続した時間	>38ミリ秒
RMS40	QRSの終末点から40msにおいて記録された電位が2乗の平均値の平方根	QRSの終末点における低電位が出現強度	<20μV

判定基準のカットオフ値は使用機種により異なる．
なお，上記の判定基準は，米国心臓協会（AHA），米国心臓病学会（ACC），欧州心臓病学会（ESC）の共同声明（Breithardt G, et al：Circulation 83：1481-1488, 1991）による．

22：サイドメモ）の同定を行うが，刺激伝導路の連続性を評価するため，His束電位は記録されている．

F 加算平均心電図

　加算平均心電図とは，複数の心電図波形を加算平均することにより，心腔内からしか記録できなかった微小電位を体表から記録する検査法である．臨床的によく利用されているのは，心室内遅延電位（late potential）であるが，発作性心房細動の予測が可能な心房内遅延電位や，これまで観血的にカテーテルを用いてしか評価できなかったHis束電位の検出も試みられている．加算平均心電図の長所は，非侵襲的に短時間で微小電位を検出可能で，繰り返し評価ができる点である．

　心室内遅延電位は，心筋梗塞や拡張型心筋症などにおいて壊死や変性などの心筋組織障害が存在し，その部位での刺激伝導が途絶や遅延した結果，心室の脱分極後期（心電図上QRS波の終末部）に現れる高周波の微小電位である．この電位は，通常の12誘導心電図では検出困難であるが，300〜400拍の心電図波形を加算平均して，ノイズを減らすことにより評価が可能となる．心室内遅延電位は，持続性心室頻拍のリエントリー回路の形成に関与するため，心室を起源とした致死性不整脈やそれに関連した突然死の予測に利用できる．

　記録法としては，Simson（シムソン）らの方法がよく用いられている．

記録・計測法

❶ 双極XYZ誘導法により，安静状態で5〜10分間，心電図を収集する．
❷ 収集したXYZ誘導法の各心電図を加算平均する．なお，この際，ノイズが混入した心電図や期外収縮は加算対象から除外される．
❸ 除去フィルタにより，ノイズを低減させる．
❹ ベクトルマグニチュード波形から，LAS40，RMS40，f-QRS幅（**表17**）を自動的に計測する（**図83**）．

計測した3指標中，2指標以上判定基準を満たす場合，心室内遅延電位陽性とする（**図84**）．

　これまでの検討で，心室内遅延電位を用いた突然死の予測は，陰性的中率は90％前後と有用（つまり陰性の場合，ほとんど突然死をしない）であるが，陽性的中率は20％前後（つまり陽性であっても必ずしも突然死はしない）と低く，この方法単独での突然死の予測には限界があることが判明している．また，脚ブロックや心房細動例では心室内遅延電位の正確な判定は困難とされている．

G モニター心電図

　モニター心電図とは，12誘導心電図と異なり，前胸部の2点電極間の電位差をとる双極誘導であり，3点誘導（陽極，陰極，不関電極）が用いられる（**図85**）．モニター心電機器には，有線式と無線式がある．無線式の場合，被検者がモニターと電極

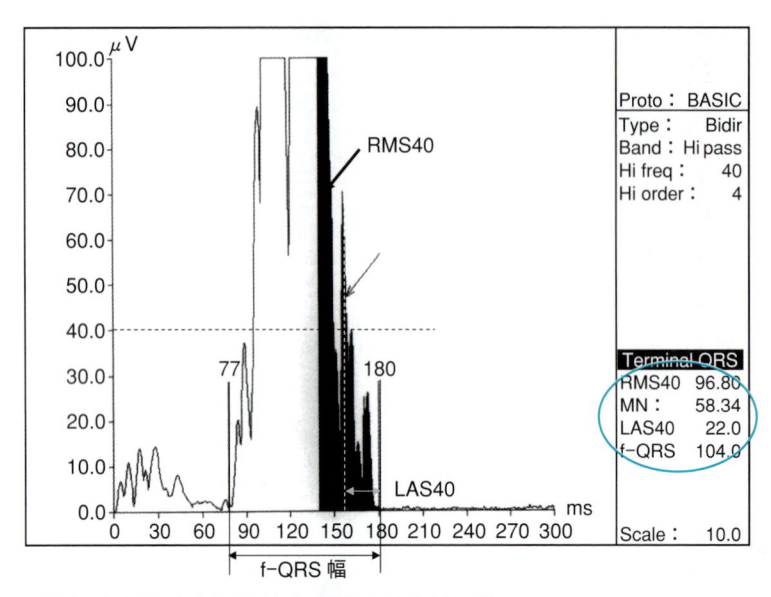

図83 加算平均心電図（心室内遅延伝導陰性例）
健常例の加算平均心電図．f-QRS は 104 ms，LAS40 は 22.0 ms，RMS40 は 96.8 μV（色丸）といずれの指標も判定基準を満たさない．

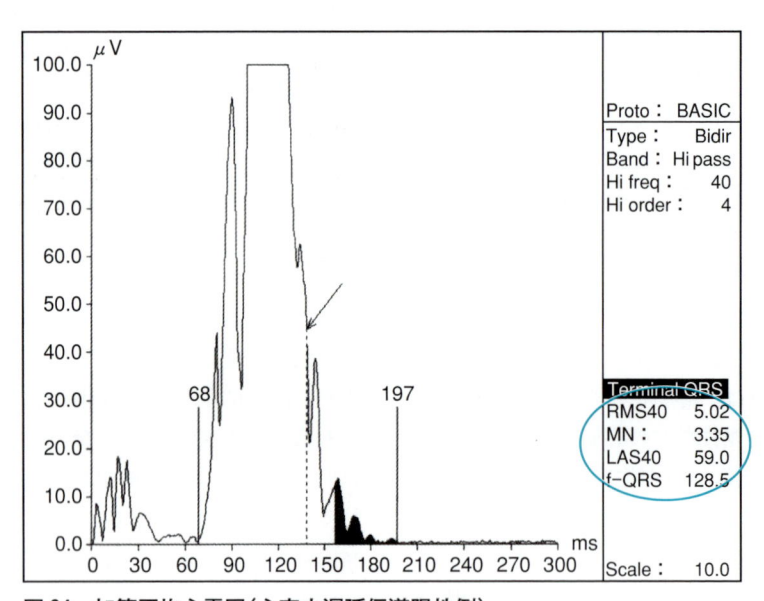

図84 加算平均心電図（心室内遅延伝導陽性例）
肥大型心筋症例の加算平均心電図．f-QRS は 128.5 ミリ秒，LAS40 は 59.0 ミリ秒，RMS40 は 5.02 μV（色丸）といずれの指標も判定基準を満たす．

コードで拘束されないので，移動も容易で，離れたところでも心電図波形のモニター監視が可能である．モニター心電図は一般病棟だけでなく，ICU や CCU，手術室などで用いられる．モニター心電図の目的は，不整脈の監視と心筋虚血による ST-T 変化の監視の 2 点に分けられる．モニター心電図で，不整脈や虚血性変化を監視する際のポイントは，心拍数，RR 間隔の規則性，P 波の有無，

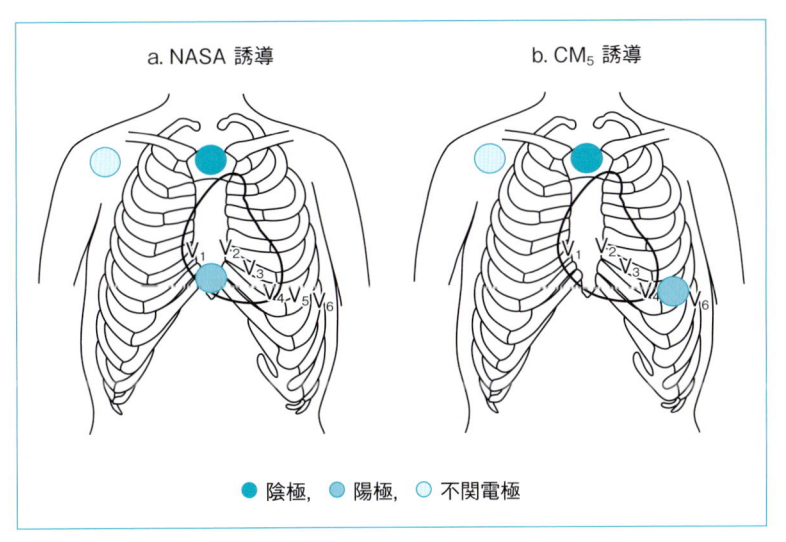

図85 モニター各誘導の装着部位
V_1-V_6は心電図の胸部誘導の装着部位を示す.

P波とQRS波との関係, QRS波の形や幅, ST部分の異常な上昇や低下などである.

モニター心電図の誘導法は, P波や心房細動のf波を評価しやすいNASA誘導(図85a)や変動第Ⅱ誘導, 虚血性変化に伴うST-T変化を検出しやすいCM_5誘導(図85b)やCC_5誘導がよく用いられる. きれいな波形を得るためには, 呼吸に伴う基線の変動や筋電図が混入しないよう, 肋間を避けて電極を装着するとよい.

H ベクトル心電図

ベクトル心電図は, 心臓の電気現象を立体的にとらえ, 心臓の起電力ベクトルの変化を3次元の図形として, 時間的, 空間的, 定量的に把握する方法である. 心臓の1心拍の間に変化するベクトルの軌跡を, 前額面, 水平面, 矢状面の3面に投影する. ベクトルの軌跡は, 心電図のP波, QRS波, T波に一致して, それぞれP環, QRS環, T環を形成する(図86).

ベクトル心電図により, 心疾患に起因する電気的異常を3次元的に評価可能である. 心筋梗塞では, 心筋障害部位により特有の梗塞ベクトル(特にQRS環)の圧迫パターンを認めることから, 心筋梗塞の部位診断に有用とされていた. しかし, 心エコーやMRIなどにより梗塞部位の診断が容易となった現在では, ベクトル心電図が心電計にオプション機能として組み込まれていても, 臨床的に利用される頻度はきわめて少ない.

参考文献
1) 日本医師会(編):心電図のABC 改訂第2版. 日本医師会, 2005
   ※心電図の基礎から不整脈まで, 幅広くわかりやすく解説されている
2) 斎藤宗靖(編):心臓病と運動負荷試験. 中外医学社, 1993
   ※運動負荷の基礎と運動負荷心電図の解釈について解説されている
3) 川久保清(編):運動負荷心電図 その方法と読み方. 医学書院, 2000
   ※運動負荷時の呼吸や循環反応, 運動負荷心電図の方法および解釈について, 詳細に解説されている
4) 清水昭彦, 笠貫 宏(編):新・心臓病プラクティス 心電図で診る・治す. 文光堂, 2006
   ※ホルター心電図, 加算平均心電図やモニター心電図の意義, 解釈について解説されている
5) 金井正光(監修):臨床検査法提要 改訂第33版. 金原出版, 2010
   ※ホルター心電図, 加算平均心電図について, 詳細に解説されている

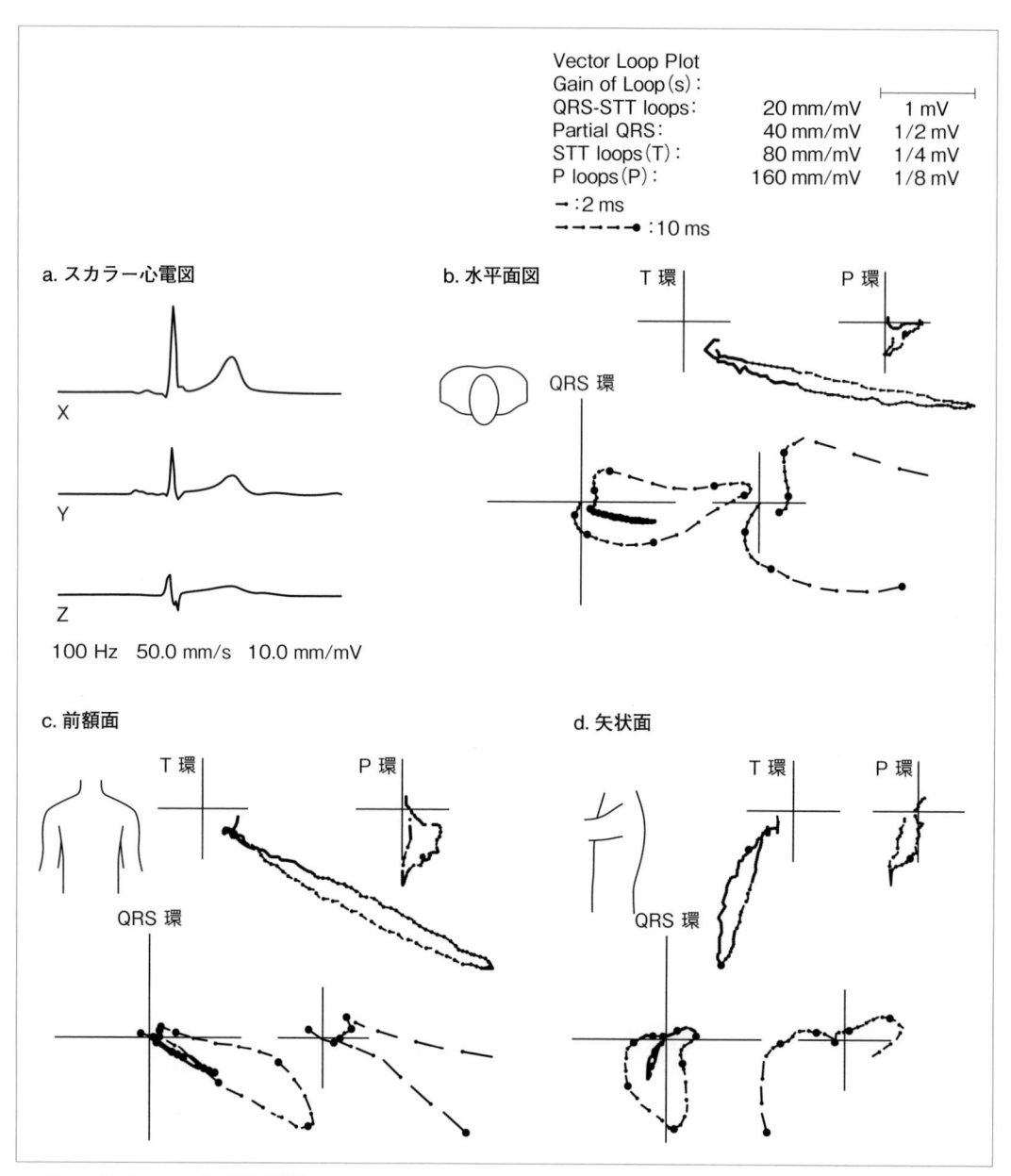

図86 ベクトル心電図（健常例）
心臓の1心拍の間に変化するベクトルの軌跡を，心電図のP波，QRS波，T波に一致させて，水平面，前額面，矢状面に撮影している．

第2章 心音図

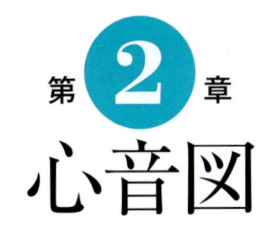

学習のポイント

❶ 心音の発生する機序を理解する．
❷ 代表的心雑音を理解する．

本章を理解するためのキーワード

❶ **正常心音**
Ⅰ音とⅡ音がある．Ⅰ音～Ⅱ音が収縮期，Ⅱ音～Ⅰ音が拡張期である．

❷ **Ⅱ音の分裂様式**
正常では吸気にのみ分裂する．

❸ **過剰心音**
Ⅲ音とⅣ音．左室負荷時に拡張期に生じる．

❹ **心雑音**
弁膜症や先天性心疾患でそれぞれの特徴がある．

A 心音図の基礎

聴診は，生体の体表面からの疾患の情報を得るうえで重要な技術である．この技術は，聴診器によって，患者の体表面に伝達された心臓の弁膜および大血管に由来する振動音を，正常な心音あるいは心疾患による心雑音としてとらえ，そのリズム，音色，および音量の大小を聞き分け，心疾患のメカニズムと照らし合わせて病名・病態を推し量ることをさす．心音の聴診を行っているときは，頭脳の内部では横軸に時間軸として心音のリズムを描き，縦軸には心音のエネルギーの大きさをとり，正常の心音と心疾患による心雑音とを識別して判断している．このような頭の中に描かれた聴診のイメージを電子工学技術を駆使して聴診音を示したのが心音図（phonocardiogram）である．

心エコーの飛躍的発展により，心音図を撮る機会が減ってきている．しかし，心音の正確な評価には心機図（mechanocardiogram；心音図と脈波）が不可欠である．

1. 心周期と心音 (図1)

a. 心室収縮

等容収縮：心室収縮の開始は心電図のR波の頂点および第Ⅰ心音の開始とほぼ一致する．左心系においては，左室圧波曲線上で，左房収縮に引き続く左室圧の立ち上がり開始点として示される．左室収縮期開始から大動脈弁開放までの時間を等容収縮期とよぶ．

駆出：大動脈弁の開放は駆出期の開始を表す．駆出は大動脈弁の閉鎖（Ⅱ音）によって終了する．

b. 心室拡張

等容性弛緩：大動脈弁閉鎖と僧帽弁開放との間の期間を等容性弛緩期とよび，左室容積が変わらずに左室圧が急激に低下する．

急速充満：左室充満の大部分は，左房に還流した血液が僧帽弁の開放により急速に弛緩した心室へ流入することにより起こる．この左室の充満期を急速充満期とよぶ．第Ⅲ心音（Ⅲ音）を発生することもある．

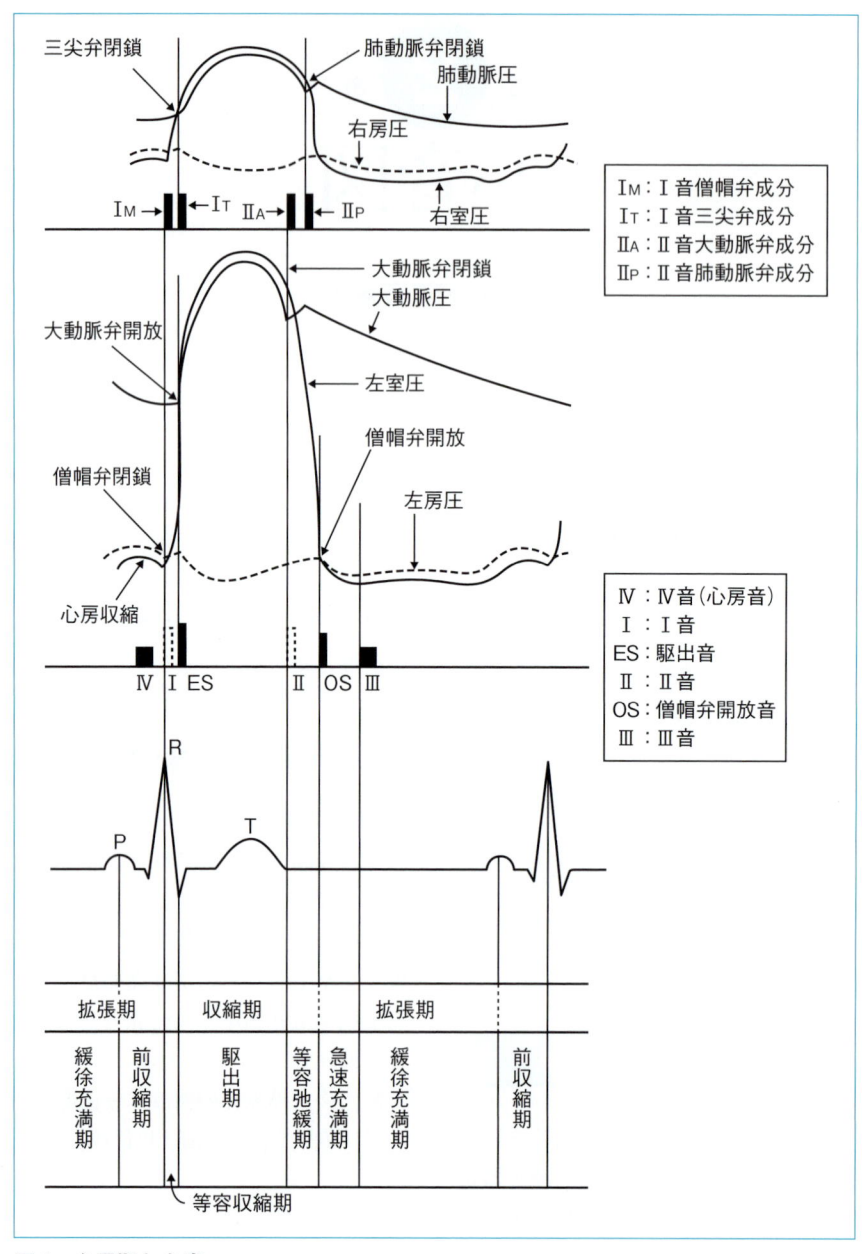

図1 心周期と心音

c. 緩徐充満

急速充満期のあとに緩徐な充満の時期があり，緩徐充満停滞期ともよばれる．

d. 左房収縮（前収縮期）

左房の収縮の開始は心電図のP波（心房の脱分極を表す）の開始に引き続き起こり，左房収縮の蠕動運動によって左房から左室へ血液が移動することによって左室充満が完了する．左房収縮による小さな振動が第Ⅳ心音（Ⅳ音；心房音）となる．

2. 心音計

心音計（phonocardiograph）は，変調方式と非変

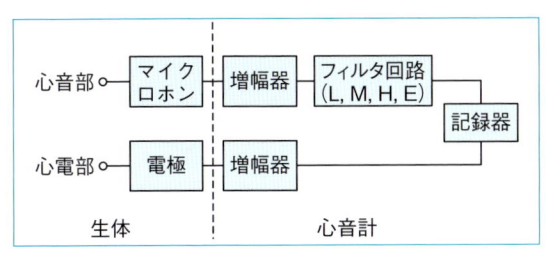

図2 心音計の計測系
被測定生体から記録器までの流れ.

調方式とがある．近年では周波数特性が改善されたことにより変調方式は減少し，心音図を変調せずに直記記録する非変調方式により，学童健診用の心電・心音図の解析装置に利用されている．

図2に示すように，心電・心音計の構成は大別して心音部と心電部とからなり，心電部は主に心音図の参考誘導図として使用される．心音計の特徴は，心音マイク，イコライザ，およびフィルタである．

a. 心音マイク（心音変換器）

主に使用する心音マイクは次の3種に分類されている．

空気伝導形：音圧を電気量に変換する形式のもので，動電形が多い．
加速度形：振動を電気量に変換する形式のもので，圧電形が多い．
ペロッテ形：接触子が電気変換素子に直接振動を伝える形式のもので，圧電形，あるいは動電形がある．

昨今は心音マイクの性能も向上しているが，忠実な心音図を記録するためには，いろいろな注意が必要である．すなわち騒音，測定部位，測定時の呼吸の停止などである．このような注意を払うことにより，聴診で認めた心音を記録することが可能であり，より的確な診断ができるようになる．

b. イコライザ

心音マイクが3種類あり，それぞれ周波数特性が異なる．

c. フィルタ

心臓および大血管に由来する機械振動音が胸壁まで伝導された音の強度傾斜を空気伝導形心音マイクで測定すると，100 Hz以上では，12～18 dB/octで減衰する傾向がある．

B 心音の性質

a. Ⅰ音

Ⅰ音は心室の収縮開始に伴い心室内圧が上昇，心房圧を凌駕し房室弁が閉鎖する時期に生じる．Ⅰ音の主成分は僧帽弁閉鎖成分と三尖弁閉鎖成分からなる．基本的には僧帽弁の閉鎖成分が主体であるため心尖部で最もよく聴取される．

b. Ⅱ音

Ⅱ音は拡張期に心室圧が下降，動脈圧より低くなり，半月弁が閉鎖する時相に生じる．Ⅱ音の成分には大動脈弁閉鎖成分，肺動脈弁閉鎖成分があり，心基部（第2肋間）で最もよく記録される．

1）正常呼吸性分裂

正常では呼気時に右心の静脈還流が増加し，Ⅱ音肺動脈弁閉鎖成分（Ⅱp）は遅れ，Ⅱ音の分裂間隔は大となり，呼気時には小となる．正常のⅡ音の分裂間隔は約55ミリ秒である．

2）Ⅱ音の病的分裂

病的な分裂間隔の増加は肺動脈血流の増加，すなわち心房中隔欠損症，部分的肺静脈還流異常があり，電気的に右室の収縮が遅れる右脚ブロックなどで認められる．また，肺動脈弁狭窄では右室

サイドメモ：心音計に関する用語解説

変調方式：情報を最適な電気信号に変換する操作の方式である．
動電形：動作原理は「Fleming（フレミング）左手の法則」を利用している．磁界の中で電気伝導体（コイル）に電流を流し，振動する力を発生させる．
圧電型：圧電型加速度ピックアップを機械電気変換素子として用いたセンサである．

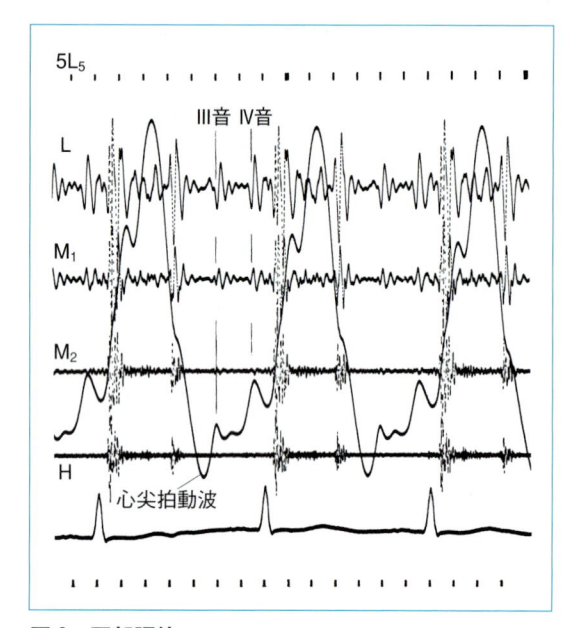

図3 四部調律
Ⅲ音とⅣ音が明瞭に記録されている．

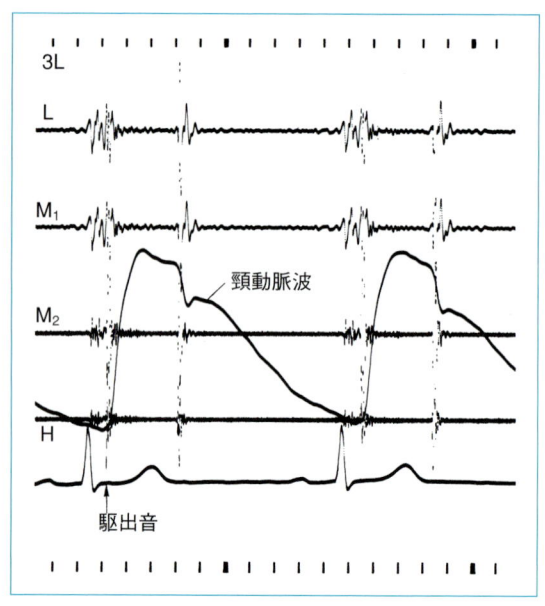

図4 駆出音と頸動脈波の関係
駆出音は頸動脈波の立ち上がり点と一致する．
心音図は心臓弁膜症や先天性心疾患の基本的な診断に有用である．心エコーとの併用により，その病態がよりわかる．

の駆出時間が延長し，Ⅱ音の分裂間隔は大となる．

3) 奇異性分裂

正常のⅡ音の分裂間隔と異なり，分裂間隔が呼気に大となり，肺動脈弁閉鎖が大動脈弁閉鎖の前に出現する場合を奇異性分裂または逆分裂とよぶ．電気的興奮の異常による奇異性分裂に左室の収縮が遅れる左脚ブロック，右室ペーシングがあり，機械的には左室の駆出時間が延長する大動脈弁狭窄または肥大型閉塞型心筋症がある．

4) 固定性分裂

心房中隔欠損では呼吸で分裂間隔が変化せず，固定性分裂とよばれる．

c. 四部調律，重合奔馬音

病的なⅢ音は頻脈に伴い三部調律となり，奔馬音(ギャロップ)とよばれ，Ⅲ，Ⅳ音が重なり合う場合は重合奔馬音(四部調律；図3)という．いずれも心不全による血行動態の悪化を示し，頻脈を伴うことが多い．

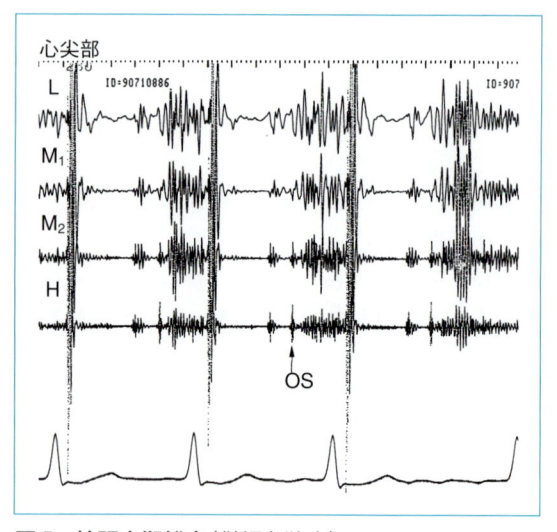

図5 拡張中期雑音(僧帽弁狭窄)
↑は僧帽弁開放音(opening snap；OS)

d. 駆出音(図4)

半月弁の開放に伴い発生する高調な心音で，Ⅰ音の後半成分の病的な増強と考えられる．大動脈弁狭窄，肺動脈弁狭窄によることが多いが，拡張

した大血管(大動脈瘤，特発性肺動脈拡張症，肺高血圧)が駆出音の原因となる場合もある．

e. クリック

高調な周波数成分を有し，僧帽弁逸脱が原因と考えられている．通常収縮中期に記録され，クリックは1個のことも複数個記録されることもある．

f. 開放音(図5)

開放音(opening snap)は僧帽弁狭窄などの房室弁狭窄で，弁の可動性が保たれている場合に聴取される．通常第4肋間から心尖部で最強点のあることが多い．周波数は高調で，Ⅱ音から約80〜120ミリ秒の時相に発生する．僧帽弁狭窄と類似の病態を示す左房粘液腫などで出現する，いわゆるtumor plop(腫瘍音)も鑑別の対象となる．

C 心雑音の性質

心雑音は心臓・大動脈の中で血流が渦を形成することで発生する．多くの場合，弁の逆流，狭窄また短絡が関係すると考えられ，血流速度の増加や血液粘度の変化も原因となる．

a. 心雑音の音量

聴診ではLevine(レバイン)の分類(表1)が使用される．1〜6度に分け，たとえば1/Ⅵと書く．

b. 心雑音と心時相(図6)

1) 心時相による分類

収縮期か拡張期か，また収縮期であれば収縮の早期，中期，後期または全収縮期であるのか，拡張期もまた同様である．収縮期と拡張期に連続して存在する場合を連続性という．

> **サイドメモ：tumor plop**
> 左房粘液腫の脱出型で認める拡張早期過剰心音である．僧帽弁開放音とⅢ音の中間の音調であり，ある程度持続をもち，雑音様に聴かれる．

表1 Levineの分類

1度：	非常に静寂な環境で聴診器を使った場合，注意して初めて雑音を聴く．
2度：	聴診器を当てて即時に雑音を聴取する．
3度 4度：	5度に至らない中間の雑音を3，4に分類する．
5度：	聴診上最大の雑音．
6度：	聴診器をあてなくても雑音を聴取する．

2) 駆出型，逆流型

駆出性雑音：半月弁を通過する血流により生ずると考えられ，大動脈弁狭窄などの左心性の駆出性雑音と，肺動脈弁狭窄などの右心性の駆出性雑音がある．

逆流性雑音：房室弁または半月弁を逆行する血流により生ずると考えられる．僧帽弁，三尖弁逆流は収縮期であり，大動脈弁・肺動脈弁逆流は拡張期に記録される．

3) 心雑音と形

漸減性雑音(初め大きく次第に雑音が漸減)，漸増性雑音(次第に漸増する)，また漸増漸減雑音などと表現する．

4) 心雑音と音質，周波数

僧帽弁逆流や大動脈弁・肺動脈弁逆流は高周波成分に富み，吹鳴性，灌水性とよぶ．大動脈弁狭窄などでは低い周波数成分で粗い雑音といわれる．また，僧帽弁狭窄ではさらに周波数が低く，雷鳴性(ランブル)とよぶ．

5) 心雑音と記録部位

僧帽弁疾患では心尖部で最もよく聴診されるが，開放音はやや胸骨左縁のほうがよく記録することができる．三尖弁逆流では胸骨左縁下部で，吸気で雑音の音量が増加することが特徴である．肺動脈弁逆流は胸骨左縁第2肋間で，大動脈弁狭窄・逆流の雑音は胸骨右縁第2または第3肋間または胸骨左縁第3肋間で記録する．

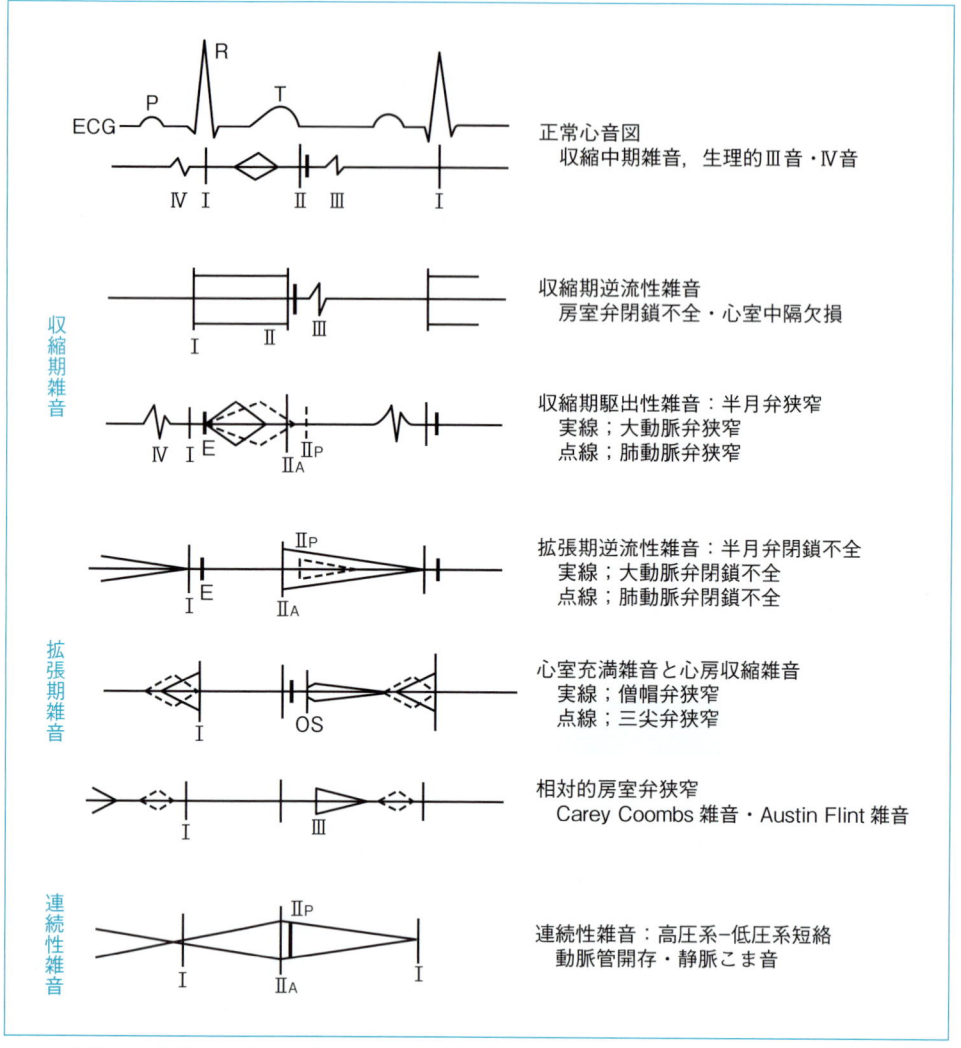

図6 心雑音の分類と心音との関係
心雑音には収縮期雑音，拡張期雑音と連続性雑音がある．連続性雑音は，全周期を通じて，高圧系から低圧系に流入する血流音であり，Ⅱ音をまたぐ雑音である．

D 心疾患と雑音

心音図は，心臓弁膜症や先天性心疾患の診断に有用である．

a. 大動脈弁狭窄

収縮期の漸増漸減性駆出性雑音で，胸骨右縁第2肋間または胸骨左縁第3肋間で聴収され，頸部へ伝播する．Ⅱ音の分裂は正常と異なり奇異性分裂を示すことが特徴で，Ⅳ音および駆出音を聴く．

b. 左室流出路狭窄，肥大型閉塞型心筋症

大動脈弁狭窄と雑音は類似し，Ⅱ音の音量は正常で，Ⅳ音を記録するが駆出音はない．

c. 肺動脈弁狭窄

肺動脈弁狭窄では収縮期の漸増漸減性駆出性雑音で，胸骨左縁第2肋間で最強点を有し，駆出音は呼気で増強する．Ⅱ音の分裂間隔は幅広く，肺

動脈弁閉鎖成分は小さい．Ⅳ音を聴く．

d. 僧帽弁閉鎖不全

収縮期雑音で全収縮期または収縮後期，収縮早期に聴取，収縮後期雑音は漸増性雑音である．最強点は心尖部で，雑音の放散は左腋窩方向である．周波数は高く吹鳴性といわれ，Ⅲ音を伴う．また房室弁を通過する血流の増加により，拡張期にランブルを聴くことがある．雑音の音量は疾患，病態によってさまざまである．僧帽弁腱索断裂では音質はきわめて粗く，音量も大きい．僧帽弁逸脱では収縮中期クリックと収縮後期雑音が典型例であるが，全収縮期雑音の場合も稀ではない．乳頭筋機能不全症候群では，一般に音量の小さい高調な雑音を聴く．騒音の強い場所で聴診すると聴き落とすことがある．急性リウマチ熱における僧帽弁閉鎖不全で心尖部で拡張中期ランブルを聴くことがあり，これを Carey Coombs（ケアリー・クームズ）雑音という．

e. 三尖弁閉鎖不全

収縮期雑音で全収縮期または収縮早期に聴取する．最強点は胸骨左縁下部である．周波数は高く，吸気で音量は増大する〔Rivero-Carvallo（リヴェロ＝カルヴァロ）徴候〕．Ⅲ音を聴取し，また拡張期にランブルを伴う．

f. 僧帽弁狭窄

拡張中期に周波数が低い輪転様または雷鳴性（ランブル）の雑音を特徴とする．心尖部で最もよく聴診され，開放音はやや胸骨左縁の方がよく記録される．Ⅰ音は僧帽弁腹の可能性が良好であれば音量は大きい．また，心房収縮期にⅠ音まで続く漸増性の雑音（前収縮期雑音）を聴く．

g. 大動脈弁閉鎖不全（図7）

拡張期逆流性雑音でⅡ音大動脈弁閉鎖成分に続き，漸減性に聴取される．周波数成分は高く灌水性雑音とよぶ．胸骨左縁第3肋間（Erbの領域）または胸骨右縁第3肋間で聴診が可能で，Ⅲ音，また拡張期にランブルを聴く〔Austin Flint（オース

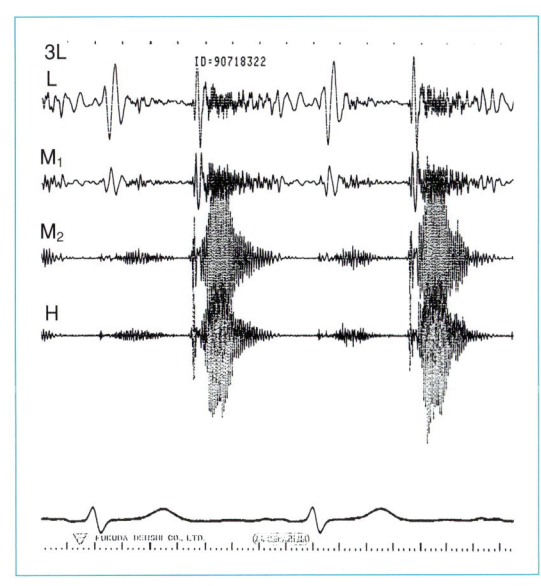

図7　拡張早期雑音
大動脈弁閉鎖不全：感染性心内膜炎．雑音は楽音様で，音量も大きい．

チン・フリント）雑音〕．大動脈弁が感染性心内膜炎などで弁の破壊を伴うと，音量の大きい楽音様雑音を聴く．大動脈弁狭窄兼閉鎖不全では収縮期雑音と拡張期逆流性雑音を聴診し，お互いの音量が大きい場合に往復雑音（to and fro murmur）という．

h. 肺動脈弁閉鎖不全

拡張期逆流性雑音でⅡ音肺動脈弁閉鎖成分に続き，漸減性に聴取される．周波数成分は高く，大動脈弁閉鎖不全による雑音と類似する．胸骨左縁第2肋間で聴診し，通常Ⅱ音肺動脈弁閉鎖成分は大きい．Graham Steell（グレーアム・スティール）雑音は肺高血圧に伴う肺動脈逆流性雑音をいう．

i. 心房中隔欠損

肺動脈を通過する血流の増加に伴い，収縮期の漸増漸減性駆出性雑音を胸骨左縁第2肋間で聴取，肺動脈性の駆出音を記録する．Ⅱ音肺動脈成分は大きく，またⅡ音の分裂間隔は幅広い．呼吸で明らかな変動がない場合に固定性分裂という．

j. 心室中隔欠損

全収縮期の音量の大きい雑音で，最強点は胸骨左縁第3～4肋間でⅢ音，拡張期にランブルを記録する．また，心室中隔欠損の経過観察中に大動脈弁閉鎖不全雑音を合併してくる例があり，大きな全収縮期雑音と拡張期逆流性雑音を聴くため連続性雑音と誤ることもある．

k. 動脈管開存(図8)

Botallo(ボタロー)管開存ともよぶ．大動脈と肺動脈の間の血流の短絡による雑音が収縮期，拡張期を通して連続して記録され，最強点は胸骨左縁第1～2肋間である．きわめて粗く，音量の大きい雑音で機械様雑音ともよばれる．本症で肺高血圧が著明になると収縮期の雑音が消失する．右房または右室，肺動脈と交通がある場合，冠動脈瘻といい，柔らかい高調性の連続性雑音を聴取する．

l. Valsalva 洞動脈瘤破裂

Valsalva(バルサルバ)洞動脈瘤の破裂により大動脈と右房または右室と短絡があり，収縮期から拡張期まで続く連続性雑音を聴取する．音量の大きい雑音で，最強点は胸骨左縁第3肋間であることが多い．

m. Fallot 四徴症

心室中隔欠損にロート部肺動脈弁狭窄，大動脈弁の騎乗があり，右室肥大があるものを Fallot (ファロー)四徴症という．心雑音は肺動脈弁狭窄による雑音で，最強点は胸骨左縁第3肋間である．肺動脈弁狭窄のためⅡ音は単一に聴こえる．

n. 心膜摩擦音

心室収縮期，拡張期の急速流入期また心房収縮期に引っ掻くような(時には楽音様)雑音を聴き，機関車様雑音とよばれる．体位で雑音が変化する場合のあることが重要である．

o. 無害性雑音

収縮期の駆出性，漸増漸減性の雑音で，周波数は高くも低くもない．最強点は胸骨左縁第2肋間または心尖部である．心疾患がないという意味で機能性雑音，生理的雑音ともいわれる．

p. 静脈こま音

頸部で聴取する連続性雑音で，時に上胸部で記録されることもある．周波数は低く，静脈の圧迫により雑音は聴こえなくなる．

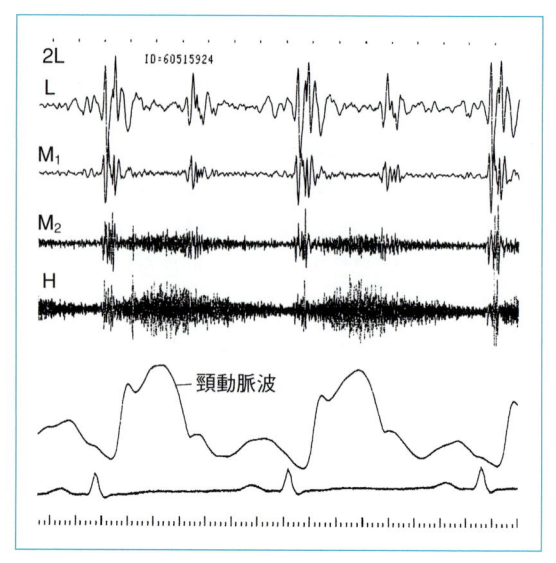

図8　連続性雑音(動脈管開存)
高調成分において，Ⅱ音付近に最大値をもつ雑音が明らかである．

E 心音に影響を与えるもの

吸気で肺が膨張するため，ほとんどの心音は減弱する．例外的に三尖弁閉鎖不全の雑音は吸気時に増強する．体動によってノイズが入るので，安静にした状態で記録することが大切である．

参考文献
・福田信夫：心疾患の視診・触診・聴診，医学書院，2002
　※最も信頼性のある心音，脳波の解説である．

第3章 脈波

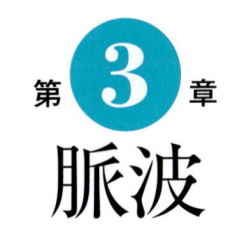

学習のポイント

1. 心臓および血管の拍動を記録する.
2. 触診所見を客観的に表現できる唯一の検査手段である.
3. 心尖拍動波, 頸動脈波, 頸静脈波が重要である.

本章を理解するためのキーワード

1. **心尖拍動波**
   心臓(左室)の運動を記録する. 心音図との併用が非常に有用である.
2. **頸動脈波**
   頸動脈の動きを記録する. 頸動脈切痕とⅡ音(大動脈成分)との関係が重要である.
3. **頸静脈波**
   頸静脈の動きを記録する. 右心房の動態をよく反映する.

A 脈波の意義

心臓の拍動に伴う大血管の機械的振動や胸壁の振動を記録したものが脈波(pulse wave)である.

脈波には頸動脈波, 頸静脈波, 心尖拍動波などがあり, これらを圧脈波ともいう. 圧脈波は心音・心電図と同時記録することが多く, これを心機図という. 心機図は心疾患の血行力学的変化を客観的に把握するうえに役立っている. 圧脈波は心臓の機械的現象を表し, その周波数は心音成分の下限である 20 Hz 以下の低い現象である. したがって音としてとらえることは困難で, 視診や触診によって拍動部を探し, そこにトランスデューサ(ピックアップ)を当て, 振動をとらえて記録する. 心音は 50 Hz(フィルタ L の遮断周波数)から 1,000 Hz の帯域にあるのに対して, 脈波は 0.05 Hz(時定数 3.2 秒)から 20 Hz の帯域にある.

B 記録法

a. 記録装置

脈波の計測系は図1で示されるように, トランスデューサ, 増幅器, 記録器, 波形観察用のモニタから構成される.

1) トランスデューサ

頸動脈波, 頸静脈波, 心尖拍動波など圧脈波用トランスデューサは, 振動ピックアップ(振動のエネルギーを電気量に変換する空気伝導型マイクロホン)が使用されることが多い.

2) 増幅器

脈波は 20 Hz 以下の周波数であるため, 時定数

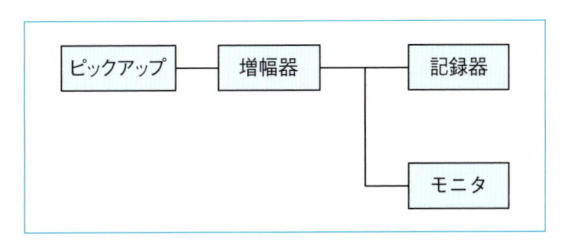

図1 脈波の計測系
被測定生体に付けたピックアップから記録器までの概略である.

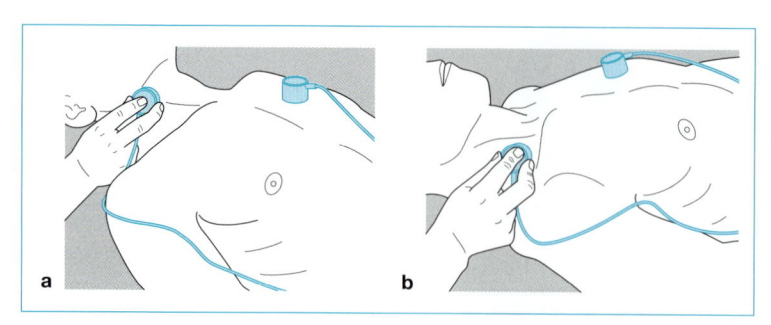

図2 脈波の記録部位
a. 頸動脈波の記録部位．心音用マイクロホンは2Lまたは3Lに装着する．
b. 頸静脈波の記録部位．心音用マイクロホンは2Lまたは3Lに装着する．

が長く(3秒程度でよい)，高域特性は100Hzあれば十分である．通常はピックアップの出力を心音計のDC入力端子に直接接続する．

3) 記録器
20Hz以下の成分を記録する．

b. 頸動脈波の記録
枕を外し，仰臥位(場合によって左側臥位)にする．右頸部を軽く伸展させ，視診，触診によって総頸動脈の拍動がよく触れる部位にピックアップをあてる．ピックアップには適度な圧が加わるよう手で調整し，記録する．平静呼気停止の状態で数心拍記録する(図2a)．

c. 頸静脈波の記録
右内頸静脈球部(鎖骨上部，胸鎖乳突筋の鎖骨部と胸骨部の分岐部)で，拍動がよく触れる部分にピックアップを軽くあてる(図2b)．呼吸は平静呼気停止で行う．圧脈波のなかで最も記録が難しい検査である．

d. 心尖拍動波の記録
仰臥位または左側臥位の体位で，視診，触診により心尖部拍動が触れるところを探す．ピックアップを拍動部に強く固定し，平静呼気停止の状態で記録する．

C 各種脈波の臨床的意義

a. 頸動脈波(図3)
頸動脈波(cartoid arterial pulse)の立ち上がりの開始点をUS(upstroke)という．

収縮期に大動脈への血液の駆出により生じる峰を衝撃波(percussion wave; PW)とよぶ．衝撃波に続く小さい二次波を朝汐波(tidal wave; TW)という．左室の駆出が終了し大動脈弁が閉鎖すると，頸動脈波の下行脚に切痕部(dicrotic notch; DN)を形成する．頸動脈波切痕はⅡ音大動脈弁閉鎖成分から10〜40ミリ秒後に生じる．

1) 大動脈弁狭窄(図4)
upstroke timeは延長し，頸動脈波の上行脚は緩やかで，鶏冠状(shudder，シャダー)を呈する．

2) 肥大型閉塞型心筋症(図5)
頸動脈波の上行脚は急峻であるが，収縮早期にピークを形成した後，再びなだらかな山を作り，いわゆるspike and dome型を呈する．

3) 大動脈弁閉鎖不全
一般に収縮期に二峰性を呈し，その立ち上がりは急峻である．

b. 頸静脈波(図6)
頸静脈波(jugular venous pulse)は右房の圧波形とよく一致する．心房の収縮による陽性波をa波といい，心電図のP波の後に現れる．心房細動では消失し，右房圧の上昇で増高する．a波は頸

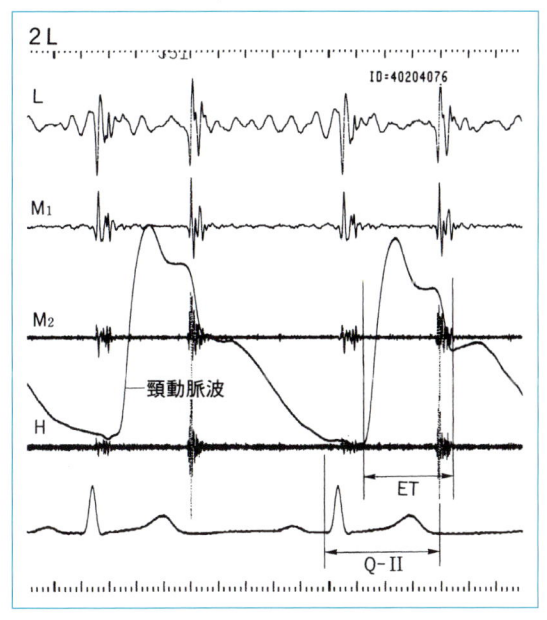

図3 正常心音と頸動脈波，左室収縮時間(systolic time intervals)の計測
ET：ejection time，PEP：(Q-Ⅱ)-ET.

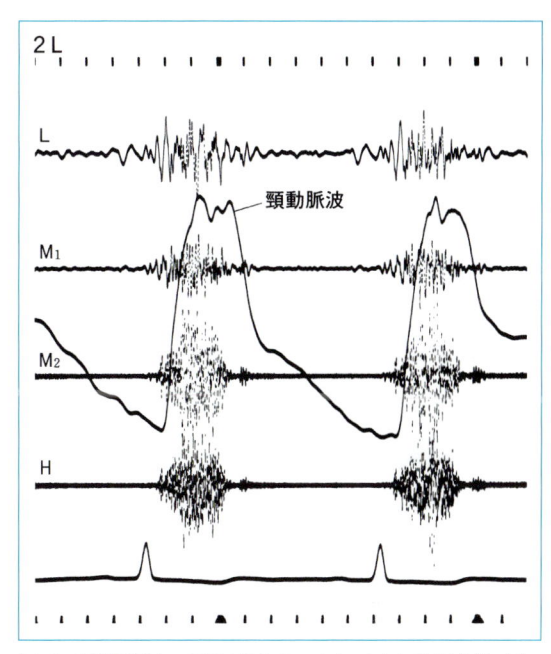

図4 頸動脈波，鶏冠状(shudder)（大動脈弁狭窄）
収縮期に鶏冠状の波形が見える．

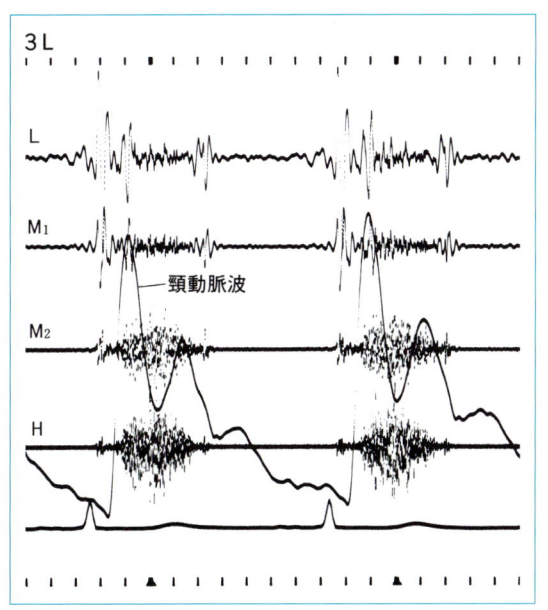

図5 頸動脈波，二峰性（肥大型閉塞型心筋症）
収縮期波の立ち上がりが鋭く，収縮中期に陥凹を有する特徴的波形である．

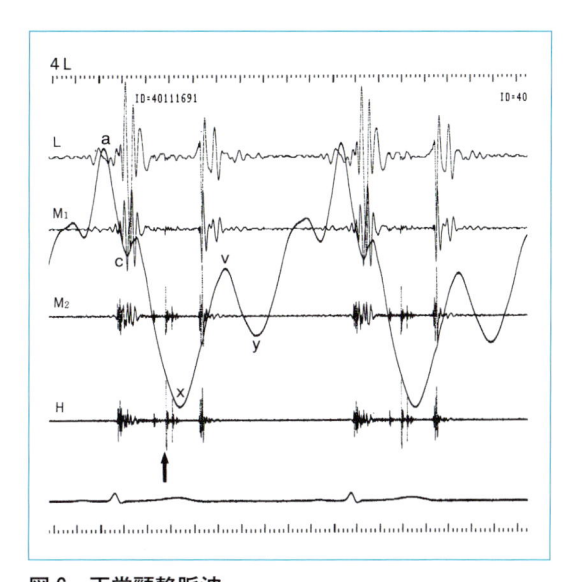

図6 正常頸静脈波
↑は収縮期クリックを示す．

静脈波のなかで最も高い．a波に続いて起こる陽性波をc波という．閉鎖した三尖弁が右房方向に膨隆することによるという説と，大動脈が左室か らの血液の駆出に伴い前方に運動することに起因するという説がある．c波に続いてx谷を形成する．心房の弛緩に伴い内頸静脈から右房への血液

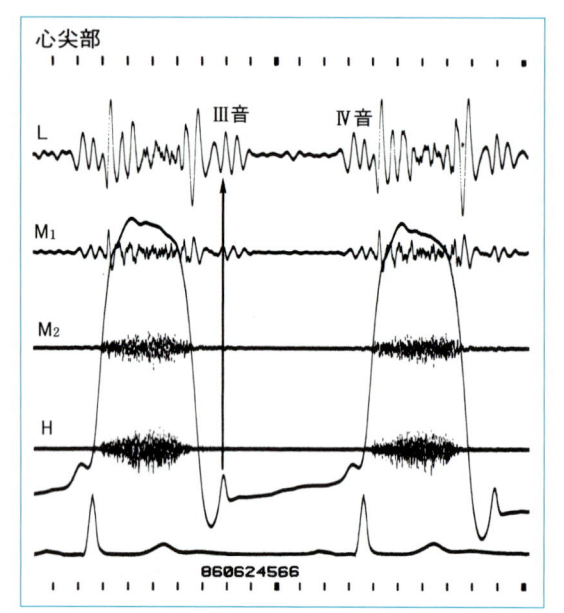

図7 心尖拍動波，急速流入波の頂点とⅢ音の一致
拡張期急速流入波に一致してⅢ音が記録されている（矢印）.

の流入による頸静脈の虚脱を現す．x 谷を形成した後，心房は充満し陽性波の v 波，さらに再び下降し y 谷を作る．y 谷は右房から右室への血液の急速な流入に伴う静脈の虚脱を現す．y 谷は x 谷より浅いのが通例である．

1) 肺動脈弁狭窄，肺高血圧
右房圧が上昇し，a 波は著明に高い．

2) 三尖弁閉鎖不全
右室から右房への逆流により右房は充満し，x 谷は浅く v 波は増高，いわゆる陽性静脈波を作る．

3) 収縮性心膜炎
深い y 谷を形成した後，急峻に上行脚を作り，いわゆる square root sign を示す．

c. 心尖拍動波
心尖部で触知する拍動波で，心房収縮期，心室収縮期，急速流入期（拡張早期）の3つの陽性波からなる心房の収縮による陽性波を a 波といい，心電図の P 波の後に現れる．心房細動では消失し，左房圧の上昇で増高する．a 波は左室拡張末期圧の上昇を現す．左室の脱分極に伴い陽性波を作り，血液の駆出の終了に伴い下行脚を作る．左室が弛緩し O 点を作り，左房から左室への血液の急速な流入に伴い RF（rapid filling）波を作る．a 波高が全波高の15％以上である場合，a 波の増高という．

1) 左室肥大（大動脈弁狭窄など）
a 波は増高し，収縮期に抬起性に持ち上がる．

2) 僧帽弁閉鎖不全（図7）
僧帽弁逆流に伴う左室から左房への逆流血液と正常の肺静脈還流の血液により，左室拡張早期（急速流入期）には，鋭く高い RF 波を作る．RF 波の頂点にはⅢ音が一致する．

3) 僧帽弁狭窄
左房から左室への血液流入量の減少に伴い RF 波が減少する．

D 脈管疾患検査

動脈の弾性（硬さ）の程度，下肢血管の血流障害（詰まり）の程度の2種類の検査を行うのが血圧脈波検査装置である．

1. 指尖容積脈波

容積脈波（volume pulse wave）は末梢血管の容積変化を，ヘモグロビン量の変動としてとらえるものである．測定部位は毛細血管の密な指先で測定する指尖容積脈波が一般的である．指尖容積脈波は，動脈硬化性疾患の評価として臨床的に使われる．

1) 記録装置
容積脈波の測定法の光電式容積脈波計について述べる．
図8は光電式容積脈波の計測系である．指先の爪床部に光（700 m 付近の波長）を当て，指を透過または反射した光を光電セル（CdS など）で検出

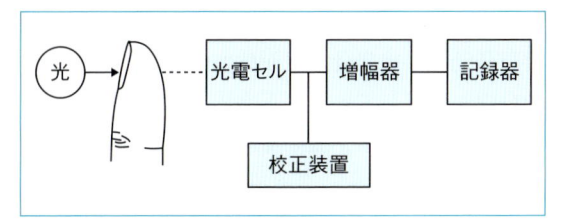

図8 光電式容積脈波の計測系

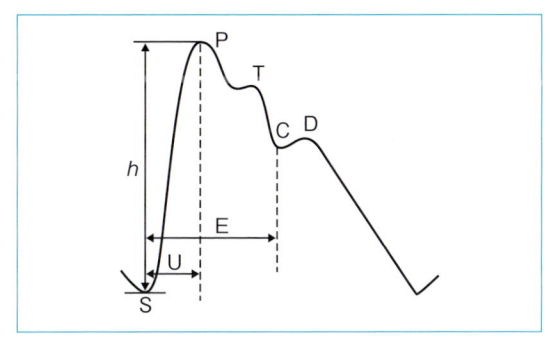

図9 容積脈波の名称
S：立ち上がり点，P：衝撃波（縮期峰），T：退潮波，C：重拍切痕，D：重複波，U：昇脚時間（U-time：t^u），E：駆血期（E-time：t^e），h：波高

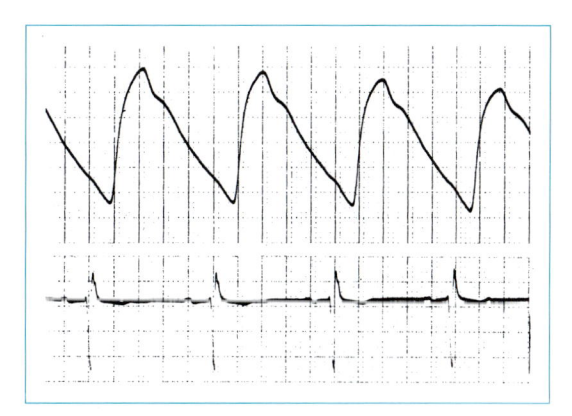

図10 健常若年者の脈波

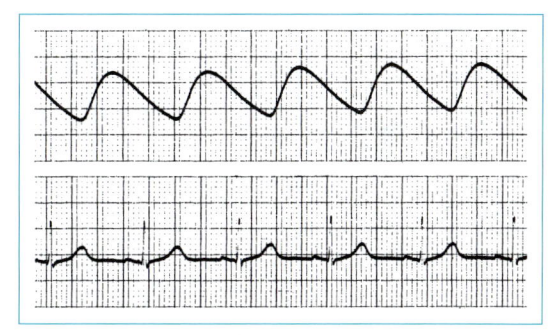

図11 動脈硬化の脈波

し，増幅・記録する．

2）記録法

❶ 心電図の電極を装着する（第Ⅱ誘導）．
❷ 脈波のヘッドを指に装着する．指は左右どちらかの第2指を使うが，右手首に心電図用電極を使用する場合は左手を使うとよい．

3）波形の名称

指尖容積脈波の名称は頸動脈波と似ている．図9に示すように，脈波の立ち上がりの開始点は心臓から動脈への血液の駆出を表し，収縮期にPWを作る．衝撃波に続く小さい二次波をTWという．左室の駆出が終了し大動脈弁が閉鎖すると，脈波の下行脚に重拍切痕（dicrotic notch）（図9のC）を作る．切痕の後に描かれる小さな峰を，重複波（dicrotic wave；DW）という．

健常若年者（図10）：脈波の立ち上がりから頂点までの時間は心臓の収縮力が正常であれば短く，鋭い．

動脈硬化（図11）：血管の伸展性が低下すると衝撃波，津浪波は一体となり，頂点は遅延し，外方に凸の形状となる．また，脈波の下行脚の切痕が明瞭でなくなり，収縮，拡張期に単相性の波形を描くことが多い．老人性梯形波とよばれる波形は頂点が段を形成し，三角波の移行したものと考えられる．

2. 足関節上腕血圧比（ABPI）と脈波伝播速度（PWV）

a. ABPI

足関節上腕血圧比（ankle brachial pressure index；ABPI）とは無侵襲的検査法で測定した収縮期血圧が，足関節より中枢の動脈閉塞の存在と，その代償程度を反映していることに基づき考えられた指標である．経時的な血圧変動や患者間の変動を除去して標準化するために，足関節で測定さ

れた収縮期血圧を上腕収縮期血圧で除し，比として表す．

> ABPI＝足関節血圧(mmHg)／左右のいずれか高いほうの上腕血圧(mmHg)
> ［正常範囲：0.9～1.3］

1) 測定原理

ドプラ血流計による足関節血圧測定：腕用カフを下腿の後脛骨動脈，前脛骨動脈の2つの主幹動脈が十分包まれる位置で，内顆の2～3cm上に巻く．ドプラプローブは8～10Mzの連続波ドプラを用いる．血流音が聞こえる部位にドプラを保持し，音が完全に聞こえなくなる20～30mmHg上まで上げ駆血する．徐々に駆血解除し，血流音が再び聞こえたときの血圧値を収縮期血圧とする．足関節部においては，足背動脈，後脛骨動脈の2か所の血圧を測定し，そのいずれか高いほうの値を評価に用いる．

オシロメトリック法(振動法)：自動血圧計に用いられている方法で，減圧過程で動脈拍動によって生じるカフ内の空気圧の振動を検出し，その振幅がそれ以前の値より急に大きくなる変曲点を収縮期血圧，急激に小さくなる点を拡張期血圧，また振幅が最大を示すポイントを平均血圧としている．簡便で，検者によるばらつきがない．同時相での四肢の収縮期血圧の測定が可能で，呼吸や生理的な血圧の変動に伴うABPI値の影響を除去できる．ただし，検者に不随意運動，細やかな筋収縮，不整脈があるときは測定できないことがある．また，下肢動脈全体を束にしているので，1本1本の動脈の血圧は測れない．

2) ABPIの臨床的見方

安静時の収縮期圧は閉塞や狭窄の程度のよい指標で，足関節血圧は有意な狭窄がなければ上腕より高く，ABPI≧1.0である．ドプラ法において，測定における変動性を考えて，フォローアップ目的でのABPI値の変化が±0.15の範囲にあれば検査の測定誤差とみなされ，逆にこの範囲を超えると疾患の進行を示唆するものと判断される．

膝窩動脈より中枢に疾患がない場合で，例えば前脛骨動脈，後脛骨動脈が閉塞していても太い腓骨動脈が開存していると正常の圧力が得られることがある．また，下肢動脈壁の石灰化などで足関節血圧が著明に高くなる可能性がある(ABPI＞1.3)．ABPIの値のみでなく，上腕血圧との差，血圧絶対値はその部位での灌流の大まかな指標となり，40～50mmHgの絶対値は潰瘍治癒に最低必要な皮膚灌流圧として重要な意味を持つ．

3) ABPIの臨床応用：運動負荷

間欠跛行の自覚症状がありABPIが0.9～1.0のボーダーライン付近の場合は，正常と異常の鑑別が困難である．この場合，運動負荷により足関節血圧の低下がみられるかどうかで閉塞性病変の有無が判断できることがある．運動負荷後の足関節血圧低下がみられない場合は，整形外科的な疾患(例えば脊柱管狭窄症など)が疑われる．また閉塞性疾患と脊柱管狭窄症が合併していることもありうる．症状が出るまでの距離，運動負荷量とABPIの回復時間をみることは，閉塞の程度と側副血行の発達を評価しうる機能的診断法として有用である．

下肢に対する運動負荷法はさまざまあり，血管外科ではトレッドミルを用いる方法(条件は傾斜12%，速度40m/分，距離200m)が一般的である．下肢に閉塞性病変がある患者は虚血性心疾患など全身の動脈硬化が疑われるので，検査中は必ず患者のそばに立ち，無理しないように患者の状態を観察しながら行う．

> **運動負荷時の重要な測定条件**
> ① 血圧に影響を与える環境条件を避ける
>   a．膀胱充満，食事，喫煙などの刺激を避ける
>   b．環境温度を22～25℃に保つ
>   c．緊張の緩和
> ② 測定前5～10分の安静，強い虚血の疑われる場合は15～20分の安静が必要である．来院直後では運動負荷後の回復途中を測定していることがあるためである．

b. PWV

1）測定原理

　管腔の中を脈波が伝播するとき，その管のいずれかの2点で脈波を記録し，その2点の脈波の時間差(pulse transmission time；PTT または ΔT)と2点間の距離(L)を計測すれば，その管腔内を伝播する脈波の速度が計測でき，脈波の伝わる速度はL/PTTで表すことができる．これを人体の動脈波に応用したのが脈波伝播速度(pulse wave velocity；PWV)計測である．脈波はその管が硬ければ硬いほど，内腔が細ければ細いほど，その管の壁厚が厚いほど速く伝播することが知られ，動脈硬化の指標になるとされている．

　PWV測定の歴史は古く，最初の報告はBramwellとHillらの1922年の論文に遡る．彼らは，右頸動脈と右橈骨動脈に脈波計を当て，その脈波立ち上がりの時間差(ΔT)を計測し，右胸鎖関節から橈骨動脈の測定点と右胸鎖関節から右頸動脈の測定点までの長さの差(L)を ΔT で除して右上肢のPWVを求めている．そうして得られたPWVは年齢とよく相関しており，PWVが動脈の弾性の指標になると示唆している．

　なお，PWVは，頸動脈-大腿動脈間，上腕動脈-足首動脈間などの部位で計測されているが，いずれの方法でも，同じ動脈系の中枢と末梢でない2点間で計測するため，単純に2点間の測定距離をLとすることはできない．そこで，大動脈弁口からおのおのの測定点までの距離を計測し，その差を求め距離Lとして用いている．

　脈波速度計測のもう1つの方法に心音図のⅡ音を利用する方法がある．大動脈弁閉鎖により，Ⅱ音が発生するのと同時に動脈波に重拍切痕(dicrotic notch)が形成される．重拍切痕は大動脈弁閉鎖に伴う大動脈弁口の圧変化により生じる脈波変化であり，Ⅱ音との時間的ずれは，脈波が大動脈弁口から末梢の測定部位まで伝播するのに要した時間に相当する．したがって，大動脈弁口から測定部位までの距離とⅡ音と動脈波の重拍切痕の時間が計測可能であれば，身体のどの部位でも大動脈弁口からの脈波速度が計測できることになる．

2）PWVの測定法

a）頸動脈-大腿動脈(carotid-femoral PWV；cfPWV)法

　最も一般的な方法である．

① Frank(フランク)法(図12a)

　測定は，脈波の頸動脈と大腿動脈で行う．距離は，図のごとく頸動脈脈波採取部位から胸骨上窩までの距離a，胸骨上窩から臍部までの距離b，臍部より大腿動脈までの距離cを計測し，大動脈起始部から頸動脈と大動脈起始部から大腿動脈の距離の差を(b+c-a)として求める．

②吉村法(図12b)

　頸動脈と大腿動脈脈波に加えて心音を同時記録する．このとき，Ⅱ音と頸動脈波の重拍切痕の間隔を大動脈弁口から頸動脈までの脈波伝播時間とし，頸動脈と大腿動脈の脈波立ち上がりの時間差に加えることにより大動脈弁口から大腿動脈までの脈波伝播に要する時間とする．この際，大動脈弁口から大腿動脈の距離を推定するのに胸骨右縁第2肋間から大腿動脈までを計測し，その値に解剖的補正値として1.3を乗じて求めている．

　①，②の両手法とも，頸動脈と大腿動脈の2か所の拍動のよく触れる場所に脈波計を安定して固定し計測するという手技の煩雑さ，頸部と大腿部を同時に検査するという患者の精神的負担などが問題となり，広く普及するに至らなかった．これらの問題点を解消すべく，四肢に血圧測定カフを巻き，その容積脈波からPWVを測定する方法が開発された．

b）上腕動脈-足首動脈間(brachial-ankle PWV；baPWV)法(図13)

　四肢(両上腕，両足首)に血圧測定カフを巻き，四肢血圧測定に引き続いて，低圧で巻いたカフ内の容積脈波から両上腕と両足首の脈波を記録する．本法は，上腕と足首の脈波から立ち上がりの時間差 ΔT(PTT)を測定するもので，cfPWV法と同様に直接距離を計測することはできないが，大動脈弁口～上腕，大動脈弁口～足首の長さは，身長から算出する計算式で代用している．

　この方法を用いた form PWV/ABI は baPWV 計測を実用化したもので，PWVの計測のなかで

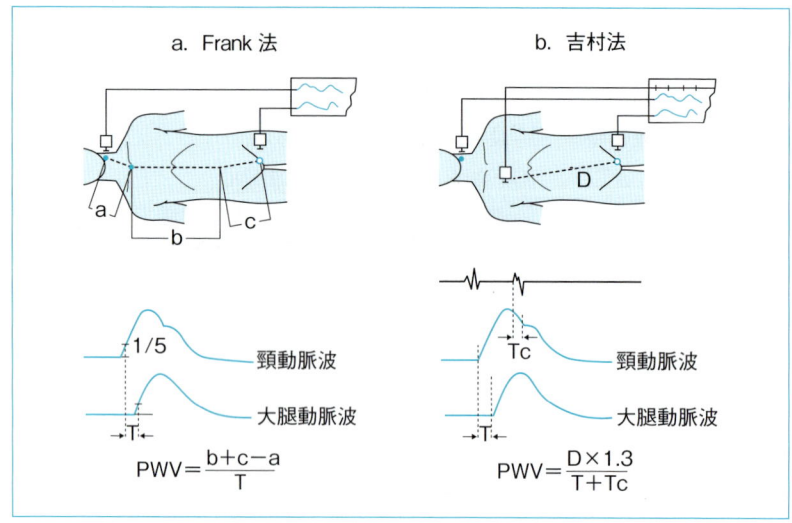

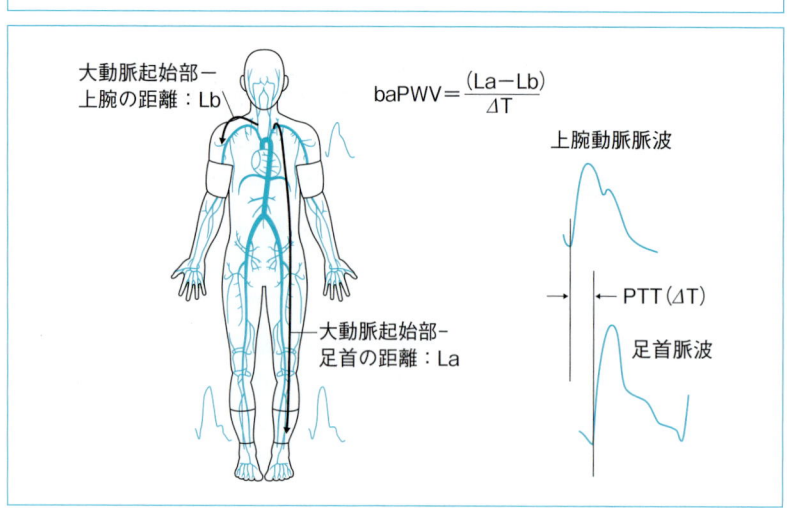

図12 cfPWV法
a. Frank法
b. 吉村法

$$PWV = \frac{b+c-a}{T}$$

$$PWV = \frac{D \times 1.3}{T + Tc}$$

$$baPWV = \frac{(La - Lb)}{\Delta T}$$

図13 baPEV法
四肢の血圧も同時に測定するので、PWVとともにABIを計測できる。

最も多く利用されている．この方法では血圧測定カフを四肢（両上腕，両足首）に巻き，身長を入力するのみで，コンピュータにより自動検出した上腕と足首の脈波の解析を行うことができる．本法では四肢の血圧も同時に測定するので，PWVと同時に足関節上腕血圧比（Ankle-Brachial Index；ABI）を同時に計測できる長所もある．

c）基準値

PWVは加齢，血圧，動脈硬化の存在により増加し，男性で高い値を示す．

健常受診者で心血管疾患や動脈硬化危険因子がなく正常血圧であった約5,700名の健常者から得たbaPWV値の年代別男女別の平均値±1 SDによると，20歳代では10～11 m/秒台であるが，60歳代では14 m/秒前後となる．14 m/秒を超えると，脳・心血管系疾患の発病リスクが高まる．

3. 血管内皮機能検査

血管内皮は，血管の内側にある一層の薄い細胞の相からなり，血管の恒常性（ホメオスタシス）の維持に深くかかわっている．その働きには血管トーヌスの調節，血液透過性の調節および抗血栓作用といった，さまざまな生理活性物質の産生・分泌があり，生体内最大の内分泌器官といわれている．その内皮機能が障害されることにより，動脈硬化が進行し，最終的には心血管合併症が引き起こされる．そのため血管内皮機能を評価するこ

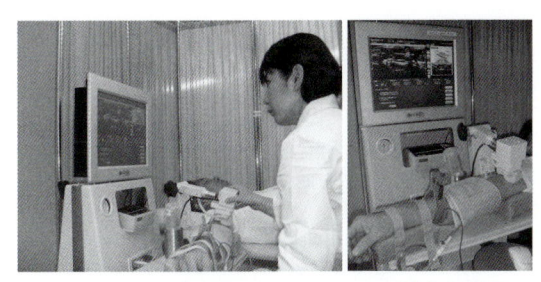

図14 プローブ保持器を用いた FMD 測定の様子
（ユネクスイーエフ；ユネクス社製）

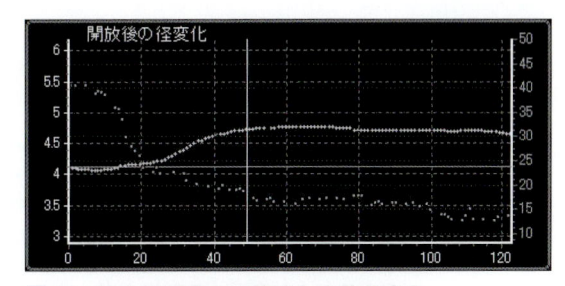

図16 駆血解除後の血管径と血流の変化
1拍ごとの血管径と血流速度の変化を連続的に測定する．

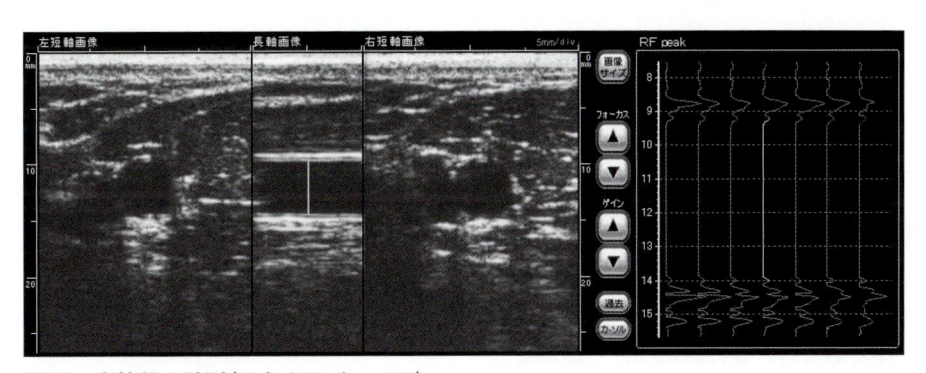

図15 血管径の計測（ユネクスイーエフ）
H型プローブにより，短軸・長軸のBモード画像を同時に描出することができ，プローブを常に計測に適切な位置に維持できる．長軸画像より，内膜間距離を測定する．血管径はAモード信号を用いることにより，高い精度で測ることが可能．

とは，心血管イベントの早期発見・早期治療において重要な意味をもつ．

血管内皮機能の障害因子としては，生活習慣病や加齢，肥満，喫煙などがいわれているが，内皮機能障害は不可逆的変化ではなく，生活習慣の改善や薬物療法などにより改善が可能である．内皮機能を改善することは，心血管障害リスクを抑制し，生命予後を改善するものと期待されている．

血管内皮機能評価方法にはいくつかあるが，そのなかで現在最も広く使われている血流依存性血管拡張反応（flow-mediated dilation；FMD）について述べる．

1）測定原理

前腕もしくは上腕を駆血用カフで圧迫し，上腕動脈の血流を一次的に遮断した状態で5分間維持する．その後，圧迫を一気に解除することで血流増大を起こさせると，血管内皮細胞へのずり応力（shear stress）がかかり，一酸化窒素（NO）が産生される．産生されたNOの作用によって血管平滑筋が弛緩し，血管拡張を引き起こす．この血管拡張の程度を超音波で評価する方法がFMD検査である．また，血管平滑筋に直接作用するニトログリセリンを投与することにより，内皮非依存性血管拡張反応（NTG）にて平滑筋機能を評価する方法がある．

2）FMD 検査の実際

検査の準備と手順

7～12 MHz のリニア探触子を有する超音波画像診断装置と血圧計を用意する．プローブ固定器やアームサポート器具があると計測中のずれを最小限に抑えることができる．現在では専用の装置も開発されている（図14）．血管内皮機能はさまざまな因子により影響を受けるため，条件を統一することが必要である．検査は12時間絶食後の朝

表1 FMD検査の手順

1. 被検者は，暗く室温が一定に保たれた部屋で10分間程度安静を保つ．
2. 心電図モニター，血圧計，前腕もしくは上腕部に駆血用カフを装着する．
3. 駆血とは反対側の上腕部で血圧を測定する．
4. 安静時の上腕動脈を長軸断層像にて描出する．上腕動脈はnear wall(体表近位側)およびfar wall(遠位側)を明瞭に描出できる位置で探触子を固定し，拡張末期の血管径を測定する．その際，最低3点以上の平均値を計測値として使用する(図15)．
5. 収縮期血圧＋50 mmHg(少なくとも＋30 mmHg以上)の圧で5分間駆血する．
6. 5分後に駆血解除し，ただちに安静時と同部位の上腕動脈血管径を記録し，安静時と最大拡張反応時の血管径にてFMDを算出する．最大血管径は駆血解除後，約60秒でみられることが多いが，個人差が大きいため2〜3分程度は連続的に記録する(図16)．また刺激となる血流の増大を同時に計測される血流速度にて確認する．
7. NTG検査を行う場合，FMD測定後15分間程度安静を保つ．安静時の血管径に戻ったことを確認後，ニトログリセリン投与前の安静時血管径の測定を行う．
8. ニトログリセリンを投与する．ガイドラインでは0.3 mg舌下噴射を推奨しているが，過度の血管拡張をきたすことから最近では1/4錠(75 μg)投与が推奨されている．
9. ニトログリセリン投与後，3〜5分程度で最大血管拡張反応となる．FMDと同様に血管径を測定し，NTGを算出する．

に行うのが望ましい．午後検査する場合は，朝食は軽食とし，最低4時間は絶食とする．検査前6時間は運動，カフェイン・高脂肪食・ビタミンCの摂取，喫煙を避ける．女性の場合は月経周期による影響も考慮する必要がある．また，検査は室温が一定(23〜26℃)に保たれた，暗く静かな場所で行うのが望ましい．手順と，実際の計測画像はそれぞれ**表1**と**図15,16**を参照．

%FMDの算出

安静時血管径と駆血解除後の最大径変化の割合を算出したものが，%FMDとなる．

$$(\%)FMD = \frac{最大拡張径 - 安静時径}{安静時血管径} \times 100$$

$$(\%)NTG = \frac{最大拡張径 - 安静時径}{安静時径} \times 100$$

3) 臨床での今後の普及

FMD検査は，心血管イベント発症を予測するとともに，治療介入による心血管イベント抑制効果判定のサロゲートマーカーとして用いられている．高齢社会において予防医学が重視されるなか，いかに早期発見できるかが鍵となってくる．動脈硬化の指標・治療の効果判定・予防の側面において活用できるFMD検査は，血管機能評価法のスタンダード検査として今後より広く普及することが期待される．

参考文献

1) Frank O：Der arterielle Pulse. Sitzungsber Gesell Morph Physiol 37：33-54, 1926
   ※cfPWV(PWVゴールデンスタンダード)の解説書
2) Asmar R：Arterial Stiffness and Pulse Wave Velocity. Clinical applications：Elsevier, 1999
   ※動脈硬化と脈波速度の臨床応用が詳しく解説されている
3) 小澤利男，他：脈をどう診るか 新しい脈波の臨床応用．メジカルビュー社，2003
   ※脈波の非観血的記録法(トノメトリ法)の原理と実際を学べる
4) Corretti MC, Anderson TJ, Benjamin EJ, et al：Guidelines for the ultrasound assessment of endothelial-dependent flow-mediated vasodilation of the brachial artery：a report of the International Brachial Artery Reactivity Task Force. J Am Coll Cardiol 39(2)：257-265, 2002
   ※Correttiら欧米の研究者によって提唱されたFMD測定のガイドラインである
5) Inoue T, Matsuoka H, Higashi Y, et al：Flow-mediated vasodilation as a diagnostic modality for vascular failure. Hypertens Res 31(12)：2105-2113, 2008
   ※Inoueらによる日本におけるFMD測定のガイドラインである
6) 水上尚子：内皮機能測定の実際と注意点．Medical Technology 34(1)：41-48, 2006
   ※FMD測定の手技の解説が詳しい
7) 加藤徹，野出孝一：血管内皮機能の意義．Vascular Lab 6：83-86, 2009
   ※血管内皮機能についての総説

III 神経・筋機能検査

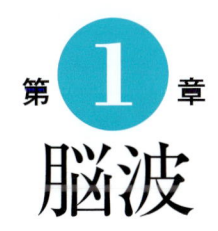

第1章 脳波

学習のポイント

❶ 神経や筋が活動すると，細胞内外でイオンの移動による電位変化が生じる．この項では生体に生じる微弱な電気現象を正しく測定するための原理と技術を学ぶ．
❷ 脳の神経細胞は昼夜を問わず活動しており，生じた電位変動を頭皮上に置いた電極によりリアルタイムで記録したものが脳波である．臨床検査技師は正しい脳波測定技術を身につけなければならない．
❸ 誘発脳波は，感覚器官を刺激したあとに神経系で生じる微弱な電位を，何回も加算することにより背景から浮かび上がらせて記録する検査である．

　ヒトの脳波（electroencephalogram）を初めて記録したのはドイツの精神科医 Hans Berger（ハンス・ベルガー）で，1924年にヒトの頭蓋骨欠損部から刺入した白金針電極さらには頭皮上電極により一定の電位変動を記録した．当時は動物実験の結果からヒトの脳も電気活動をしていると考えられていたが，記録装置の感度が悪く測定できなかった．脳波は，心電図の1/1,000のマイクロボルトオーダー（マイクロは10^{-6}）の微弱な電位で，それをとらえるには増幅器を必要としていた．1910年代の後半に真空管という増幅器が開発され，Berger はいち早くこれを取り入れて脳活動を記録することに成功し，てんかんなどの脳疾患の記録を1927年に発表した．当初は何らかのノイズと相手にされなかったが，やがて脳の活動を記録できていると認められ，医学だけでなく，さまざまな分野でなくてはならない機器として今日に至っている．これまで生体検査機器は，工学系の進歩を取り込むことで発展してきた．脳波は神経系の臨床生理学の中心となる検査法で，臨床検査技師は正しい検査能力を身につけることが求められている．

A 臨床検査と脳波の意義

本項を理解するためのキーワード

❶ シナプス後電位
神経細胞は他の神経細胞から伸びてきた軸索の末端にあるシナプスを介して情報を受け取る．シナプスで放出される神経伝達物質により膜電位を陽性方向に向かわせる場合を興奮性シナプス後電位，陰性方向に向かわせる場合を抑制性シナプス後電位といい，これらが脳波のもとの電位となる．

❷ デジタル脳波計
生体計測用の機器は近年急激に従来のアナログ方式からデジタル方式に変わってきた．脳波という連続するアナログデータを，変換器で細かく区切りデジタルデータとして記録している．

❸ 10-20電極配置法
頭皮上にほぼ均等に電極を貼り付ける国際臨床神

経生理学会がすすめる方法である．臨床検査技師はこの方法を正しく身につけておく必要がある．

脳は頭蓋骨という固い入れものに守られ，生きたまま内部をのぞき見られることを拒んできた．1970年代にX線によるコンピュータ断層（CT）撮影装置が開発されるまで，脳波は脳を非侵襲的に簡単に調べられる数少ない検査法であった．脳波は，脳卒中などの局在病変の診断にはX線CTやMRIといった画像検査にその役割を譲ったが，てんかんや睡眠や意識障害など脳機能の測定には必須の検査として臨床の第一線でさかんに行われている．

1. 脳の構造と脳波の電位発生機構
（図1）

電気を発生する生体組織は，神経や筋で，細胞膜にナトリウムなど特定のイオンだけを通過させるイオンチャネルをもっている細胞は，外側に比べて細胞内が−80 mV程度に電位が維持されている．

脳の神経細胞はその形から，大きく星状細胞，紡錘状細胞，錐体細胞に分けられる．それらのなかで錐体細胞は，その構造からみて極性があり脳表側の先端樹状突起のところにプラスイオンが流入する入力があると，興奮性シナプス後電位（excitatory postsynaptic potential：EPSP）とよばれる電位変化が生じ，錐体細胞内を深部側に電流が流れる．一方，逆にマイナスイオンが流入する過

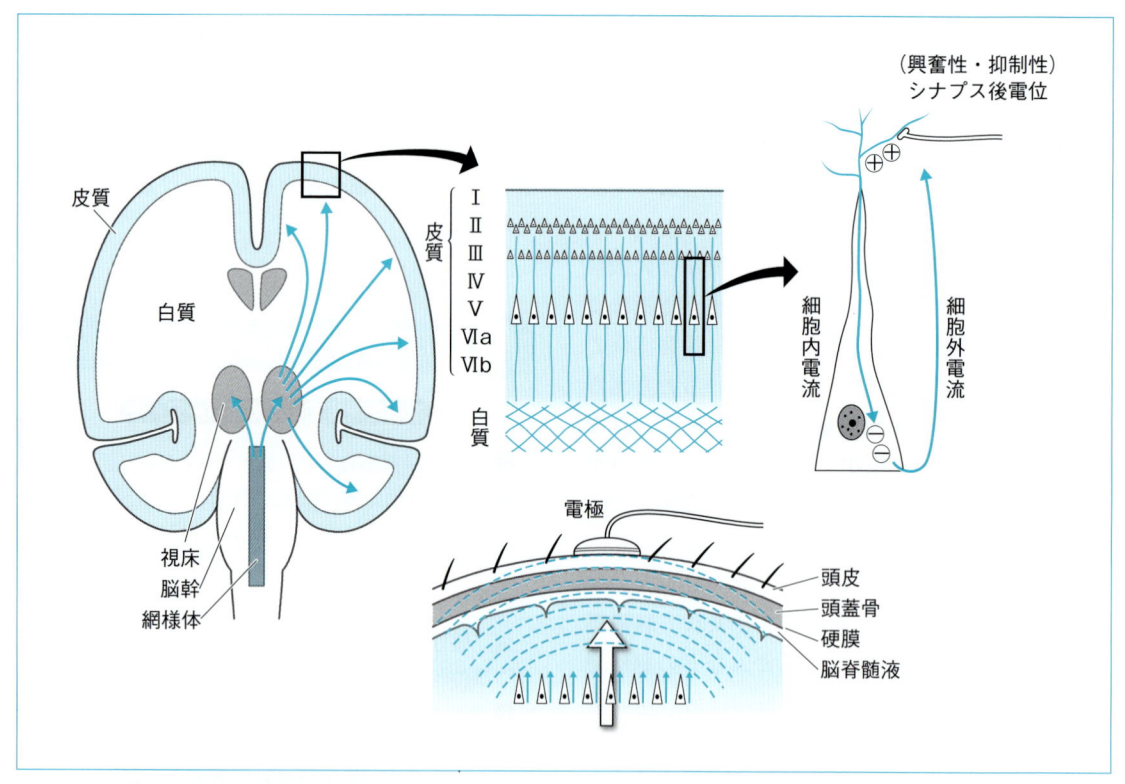

図1　脳の構造と脳波の電位発生機構
大脳皮質は層状に神経細胞が並んでいて，そのなかで上部がとがった形の錐体細胞の先端樹状突起へシナプスを介して興奮性の入力があると陽性側にシナプス後電位が生じ，細胞内に電位勾配が生じて細胞内電流が流れる．この電流は細胞外を流れ，多くの細胞で同期すると全体として大きな電流が流れたのと同じことになる．この電流が頭蓋骨を通過して頭皮上に湧き出してきたものを記録したのが脳波である．大脳皮質の神経細胞は，全体として脳幹網様体から視床を介した入力によりコントロールされている．

分極性の入力があると，抑制性シナプス後電位（inhibitory postsynaptic potential；IPSP）とよばれる電位により，細胞内を流れる電流は深部側から脳表向きになる．このように常に変動する細胞内電流は，細胞外に出て細胞の周囲を上行あるいは下行する．1つの細胞の周囲に発生する電位はきわめて小さいが，錐体細胞は大脳皮質に層状に並んでいるので全体として一定の同じ方向に流れて合流すると大きな電流になる．この合体した細胞外電流が全体として集まって脳脊髄液，くも膜，硬膜，頭蓋骨，帽状腱膜，皮膚を通過して頭皮上に湧き出しており，それを測定したものが脳波であると考えられている．

なお，多数の興奮性入力により神経細胞のイオン濃度が急激にプラス側に大きく変動して一定の閾値を超えると，その細胞は脱分極という現象を生じて興奮し，発生した活動電位は軸索を伝わって次の細胞にインパルスを送る．ただし，この電位は瞬間的で全体としては大きな電位変動にはならず脳波には反映しない．

サイドメモ：脳波のリズム形成

脳波はα波などのように一定の周波数のリズムを形成する．このリズムは視床で発生してシナプス後電位の変動を通じて大脳皮質先端樹状突起に入力され，錐体細胞周囲で発生する電位に一定のリズムを生じさせる．視床の膜電位水準が，脱分極状態だと速波帯域の，中等度の過分極状態では睡眠紡錘波，深い過分極では徐波帯域になるとされる．さらに視床ニューロンは，脳幹網様体の活動により制御を受けている．

サイドメモ：脳幹網様体

脳幹はその特徴的な形から，延髄，橋，中脳，に分けられ，呼吸中枢など生命維持に重要な機能が並んでいる．脳幹には意識を維持し睡眠覚醒に関与する網目様の神経ネットワークである網様体も存在する．ここには末梢から多数の感覚性入力があり，眠っている人に対して大声で呼んだり手足を触ると覚醒するのは，感覚入力が脳幹網様体を興奮させたからである．脳波は睡眠により大きく変化するが，脳幹網様体の活動が視床を介して大脳皮質の活動に影響を与えたためである．

---

2. 脳波記録の原理と脳波計の構造

電位測定には基準点と導出点の2点が必要で，生体表面の二点間の電位差が時々刻々と変動すると波として記録される．頭皮上に多数の電極を貼り，電極間の電位差の時間的変動を記録したものが脳波である．

電極と皮膚との間には皮脂や垢など患者の状態によって変動する接触抵抗が存在する．これが大きいと正しい記録ができないのでアルコール綿などでしっかり拭き取る必要があるが，さらにこの影響が無視できるように大きな内部抵抗を脳波計の中に入れてある．実際の電極接触抵抗は数 kΩ（$k=10^3$），生体内部の抵抗は数百 Ω であり，それらに比べて十分に大きくなるように脳波計の内部抵抗は JIS 規格では 10 MΩ（$M=10^6$）以上を選ぶよう決められている（図2）．

脳波計（electroencephalograph）は入力部と増幅部と記録部からなる．入力部には脳波だけでなく環境から雑多な信号が入ってくるため，フィルタが重要になる．フィルタは必要な周波数を通過させる機能をもち，ある一定数の周波数より下の低周波成分を除く低周波遮断フィルタ（高周波通過フィルタ；high path filter）と，一定数の周波数より上の高周波成分を除く高周波遮断フィルタ（低周波通過フィルタ；low path filter）がある．

フィルタは電気をためるコンデンサと電気を通しにくい抵抗とをつなぎ合わせたもので，コンデンサが回路内にあると，直流電流は流れないが交流電流は高周波になるほど流れやすくなり，さらに回路内の抵抗との関係によってフィルタの特性が決まる．

生体機能計測機器は，増幅器の前に低周波遮断フィルタがある．皮膚と電極の間に生じる拡散電位や電極電位は数百 mV の直流電圧を生じうるが，そのような直流電流が流れ込まないような役割を果たしている．この回路の特性を表すのに時定数という指標を用いるが，時定数とはそのフィルタに一定の電圧をかけたときに，コンデンサに溜った電気が抵抗を流れて減衰していく時間を秒で示しており，始めの電圧から 1/e（e：自然対数

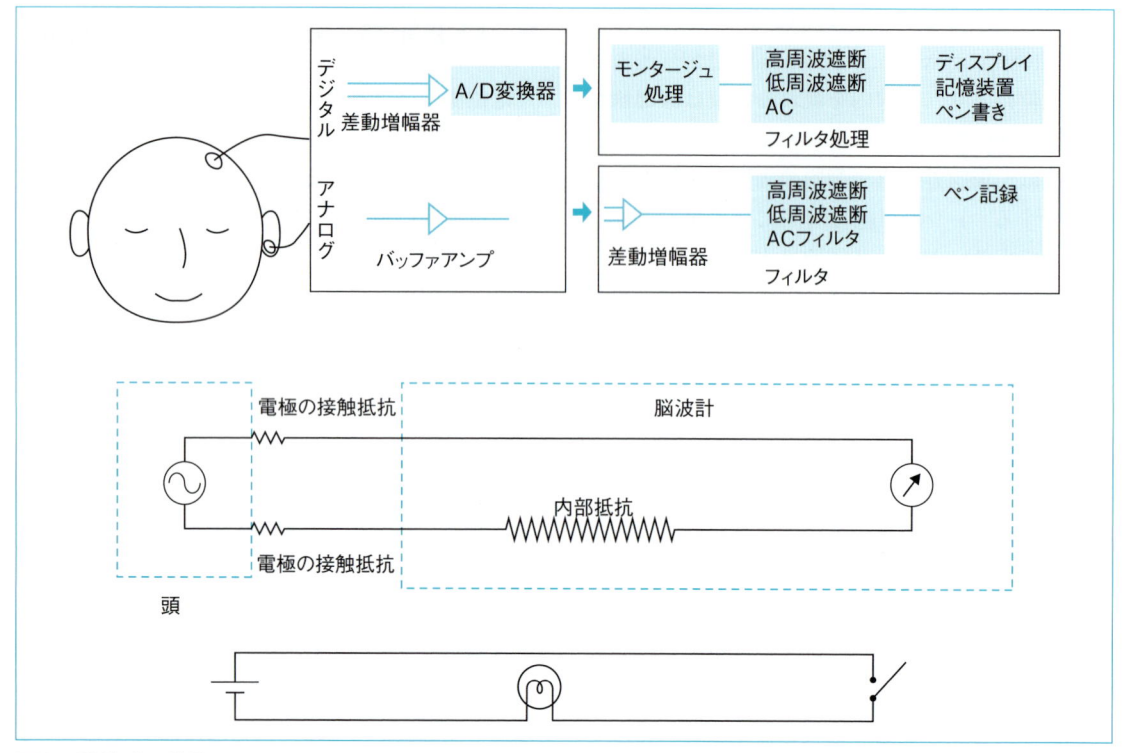

図2　脳波計の構造
脳波測定の際の電気回路は簡単な回路で置き換えることができる．脳が電池に相当し，脳波計の中を流れる電流を測定する．電極の接触部は皮脂や垢があるができるだけそれらを拭き取り抵抗値を下げる．さらに脳波計の中にはこの接触抵抗を無視できるくらいに大きな抵抗が入っている．脳波計の方式は従来はそのままアナログ方式で紙に記録していたが，最近は連続する電位変動をデジタル化して記録保存している．

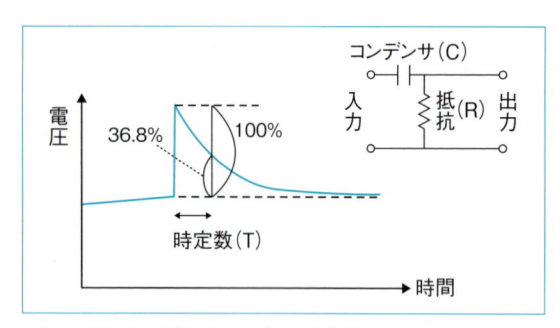

図3　低周波遮断フィルタと時定数
コンデンサと抵抗を図のように繋いだ回路に一定電圧を入力すると，グラフのような電位が記録される．電圧が最初の36.8％に減衰するまでの時間が短いほど低周波が通過できないので，この時間を時定数とよんでこのフィルタの性質を表している．

の底，2.71828…）すなわち36.8％に減衰する時間（秒）のことである．コンデンサの容量（C）が大きく抵抗値（R）が大きいと時定数（T）は長くなりCR＝Tの関係が成立する．時定数が長いほど通過できる周波数がより低くなる（図3）．脳波記録の際には時定数は一般的には0.3秒を用いるが，発汗などで基線が変動している場合は時定数を0.1秒に短くすると低周波である基線の変動が除かれて脳波が安定する．遮断される周波数（f）と時定数（T）との関係は反比例しており$f=1/2\pi T$となる．時定数0.3秒なら遮断される低周波は0.53 Hz，0.1秒なら1.6 Hzとなる．

高周波遮断フィルタは測定したい脳波の周波数より高い周波数の感度を下げるもので，30 Hz，60 Hz，120 Hz，offなど切り換えるようになっている．それぞれの周波数の感度が70.7％（−3 dB）に減衰する数字で示しているが，周波数によっては速波や棘波も減衰する．なお50 Hzないし60 Hzの交流を選択的に除去する役割をもつノッチフィルタも別に設置されている．

次に増幅部の中には増幅器が何段階にも並んで

いて，微小な電位差を増幅する．2つの電極に同じ位相の波が入った際には増幅せず，位相が異なる成分だけを増幅させる差動増幅器によって環境交流などの雑信号を除く．

近年脳波計の方式は従来のアナログからデジタルになり，フィルタもデジタルになると実際はコンデンサや抵抗を用いないが同じ特性を実現している．デジタル脳波計は入力されたアナログ信号を，アナログデジタル変換器（A/D変換器）でデジタル信号に変えて記録している．デジタル方式の特徴は，基準になる電位点をシステムレファレンスとして設定していることで，後に説明する10-20法のC3とC4（あるいはF3とF4など）の電極をつないだものをすべての基準としている．デジタルで記憶しておくといつでもモンタージュ変換やフィルタの条件変更をすることができるし，大量の紙を消費せずに液晶画面で判読が可能となるなどのメリットがある．

3. 脳波の記録法

a. 検査前の説明と準備

脳波検査は主治医からオーダーが出て予約される．この際に「脳波は痛くない検査で，頭に電極を貼ってベッドで横になっていればよい，前日は洗髪し油性の整髪料などはつけず，いつもより1時間くらい睡眠時間を減らしてください」などの説明がなされる．

臨床検査技師は，予約患者の年齢や疾患名などを前日までに確認し，疾患名に合わせて必要な検査の段取りを考えておく．脳波計が正しく動くように普段からメンテナンスにも気を配っておくことも大切で，脳波計のアースが正しく効いているか，電極コードは断線していないか，電極糊など消耗品は十分量あるか，さらには部屋の環境は快適か，清潔に保てているか，などにも気を配る．最近はデジタル脳波計が普及するとともに，ペーパーレスになっているが，もし紙記録をする場合には校正波形を記録したときに，ペン先が正しく動くか感度とペン圧を調整し，時定数を変えたときにも正しく動くか確認する．

b. 検査当日

受付に被検者が来たら，まず大切なことは本人確認である．ご本人に名乗ってもらうことが最も確実で「お名前を教えて下さい」などとにこやかに話しかけ，相手の信頼を得るため「本日脳波検査を担当する○○です」と自分も名乗るとよい．検査のための来院時は採血のため朝食を抜くことが多いが，脳波検査は何か軽く食べた後のほうがスムーズに進むので空腹でないか，あるいはトイレは大丈夫か，なども確認する．

c. 電極貼り

初心者にとって正しく電極を貼ることができれば脳波検査は半分できたといえる．注意するポイントは，正しい位置に貼ることと，接触抵抗を十分に下げることであるが，この間に患者さんと気楽な世間話をして緊張をほぐし信頼を得れば，記録の際に余分な力が入らなくなり睡眠記録もできるようになる．

正しい位置とは10-20法とよばれる国際臨床神経生理学会がすすめる電極配置法で，比較的簡便に頭部にほぼ均等に電極を配置できる．図4のように鼻根と後頭結節を結ぶ線の中点を巻尺で正確に測り，左右へのずれがないように左右の耳介前点との距離を等しくする点Czを決める．この点はすべての起点となるので，ここがズレないように細心の注意を払う必要がある．

左耳介前点からCzを通り右耳介前点までの間を100％とすると，左耳介前点から10％上がった点をT3，さらに20％上がった点をC3，さらに20％の点はCz，さらに右側に20％の点をC4，さらに20％をT4，さらに10％先が右耳介前点となる．このように10％，20％という数字で区分するので10-20法と称されている．電極の順番は特に決まったものがあるわけではなく，座位なのか仰臥位かで異なるし，各施設によって異なるので操作しやすい順にすればよい．頭に貼る電極の数は，頭皮上に19か所，左右の耳朶，アース，の計22か所である．さらに心電図のために左右の手，眼球運動記録のために片眼の対角線上にも付けることが普通である．

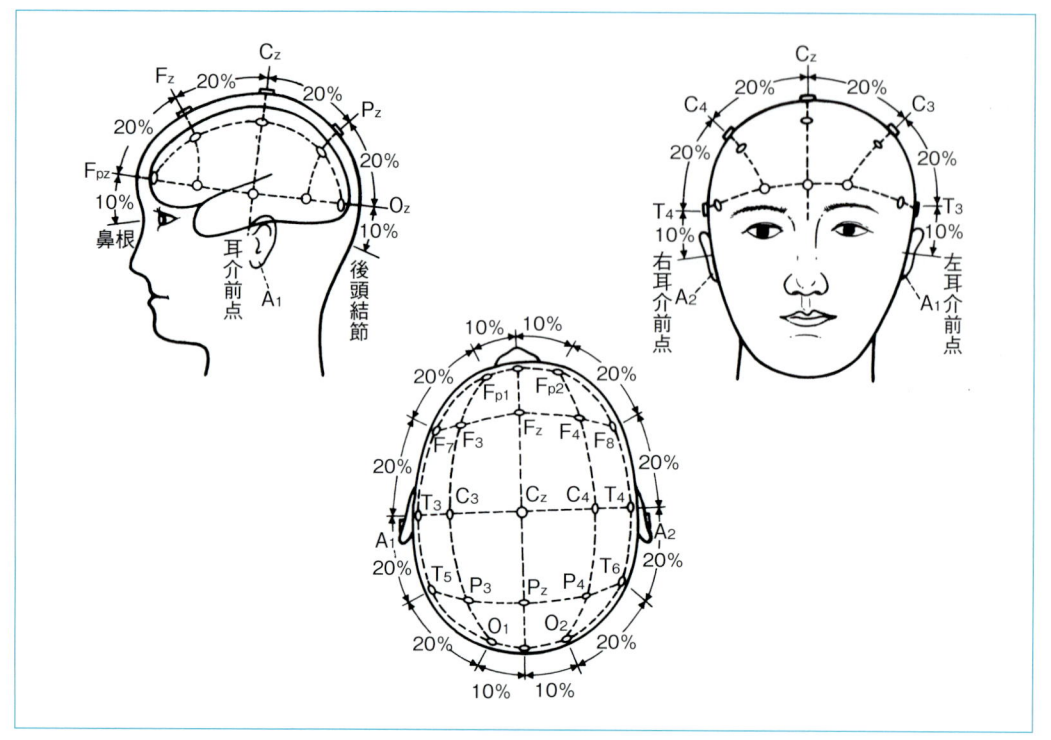

図4 脳波電極配置法(10-20法)
頭皮上にほぼ均等に電極を貼る方法で，後頭結節，鼻根，左右の耳介前点，の4点を基準にする．

電極を貼る際には，頭髪をよくかき分けて皮膚を露出しアルコール綿などで垢や皮脂を取り除き，電極糊を電極の大きさに塗り，その上に糊(ペースト)をつけた電極を載せるように貼る．糊が横に大きくはみ出さないように，糊の量をあらかじめ加減しておく．電極を貼ったら入力ボックスに場所を確認しながら刺し込んでいく．電極の接触抵抗は10kΩ以下であることが望ましいので，もし高値を示すようなら抵抗を落とす．

脳波記録はモンタージュ(図5)を選んで画面に表示する．耳朶との間の電位差を表示する基準電極法と，隣り合う電極間の電位差を表示する双極誘導法がある．基準電極法で基礎律動を把握し異常波が出ているなら，異常波の出ている部位を確定するのに双極誘導法を用いる．

双極誘導で局在を判定するには，位相逆転がみられないか確認する．注目する波形の向きが，陽性向きから陰性向きに変わる電極の下にその波の発生部位がある(図6)．

d. 脳波記録の実際

準備ができたら，患者に検査のアウトラインを説明する．すなわち「今から行う検査は，電気は流れず痛くもないこと，もし眠くなったら眠ってよいこと，何かあれば遠慮なく声を出してよいこと，身体の力は抜いてリラックスすること，光刺激の際にフラッシュが点滅すること，過呼吸負荷の際は掛け声に合わせて大きく深呼吸を繰り返すこと，特に指示しない場合は眼は閉じておくこと」などを1つずつ説明する．理解できたのを確認してから記録を開始する．

脳波計の記録条件は，低周波遮断フィルタが約0.53 Hz(時定数0.3秒)，高周波遮断フィルタはoffか60 Hz，120 Hzなどで行い，記録スピードは3 cm/秒で行う．交流除去フィルタはoffにしておく．

まず50 mVの校正波を記録したのち，基準電極法のモンタージュで画面をみて覚醒度を確認する．もしα波が後頭部を中心に認められたら覚醒

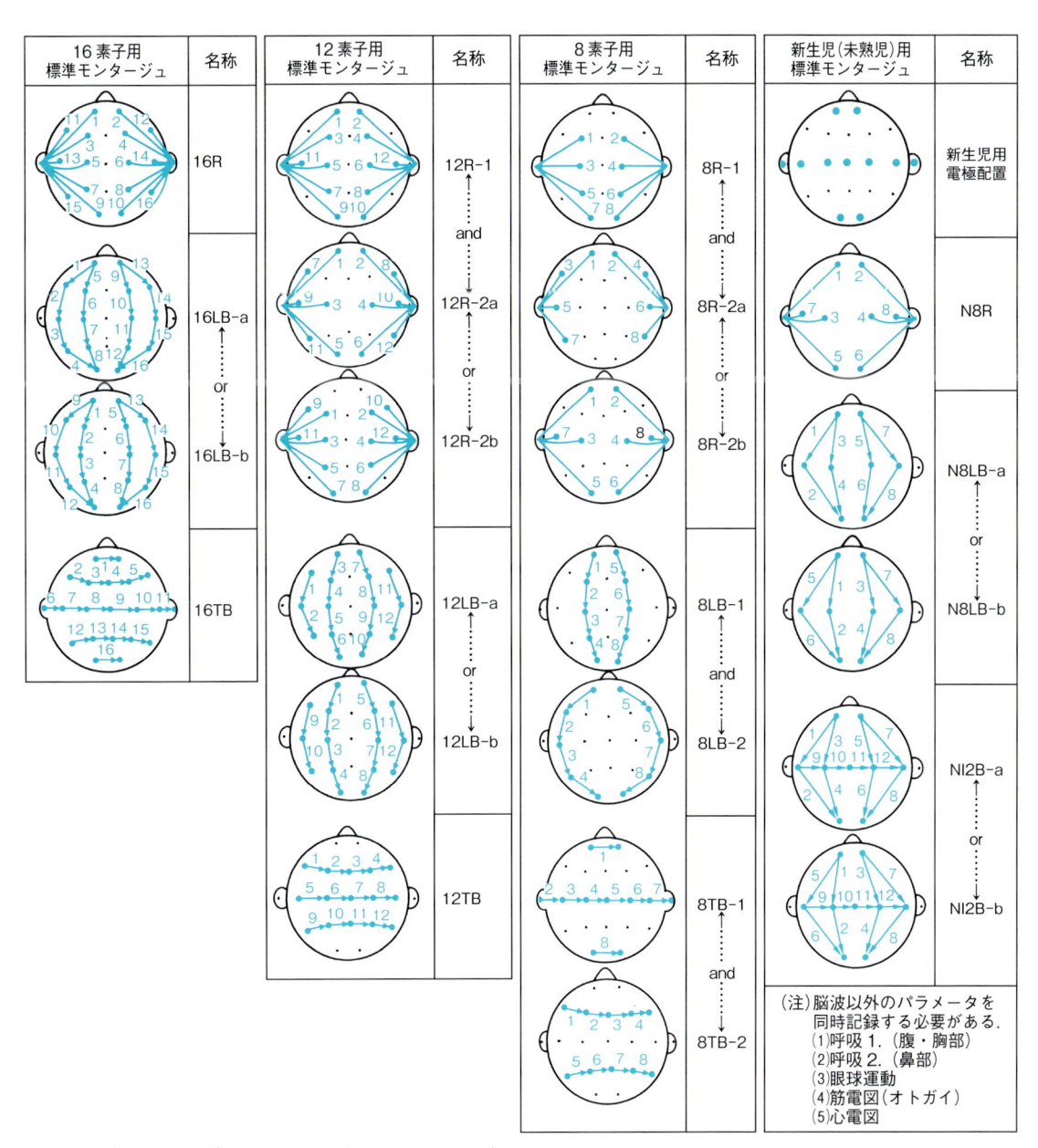

図5 脳波モンタージュ(日本脳波・筋電図学会，1985)
どの電極を用いて記録するかを示したパターン表で，耳朶を基準として各電極との電位差を測定する基準電極法と，隣り合う電極間の電位差を記録する双極誘導法がある．双極誘導法は縦につなぐ縦双極と横につなぐ横双極があり，三角につなぐ場合もある．

しているので，開眼閉眼を数回繰り返し，開眼によりα波が抑制されるのを確認する(**図7**)．

1) 賦活法：光刺激

次は光刺激を行う．閉眼したまま眼前の約30 cm先にストロボライトを置き，3 Hz, 6 Hz, 9 Hzと3の倍数などのフラッシュ刺激を30 Hzまで10秒間刺激し10秒以上休みを入れる．刺激中だけ光誘発反応が後頭部に認められることがある．この反応は正常で認められるが，刺激と同じ周波数の脳波が出る場合を基本駆動(fundamental driving)とよび，その倍数で同期すると高調駆動(har-

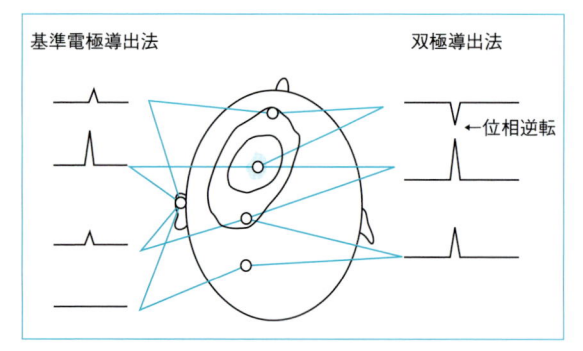

図6 焦点性棘波の導出法による違い
1か所から棘波が出ている場合に，基準電極法では焦点に最も近い電極の電位が高くなる．双極電極法では位相が逆転している棘波が出た電極が焦点である．

monic driving)，逆に半数などの周波数で同期した場合を低調駆動(subharmonic driving)とよんでいる．網膜に入った光情報は電気信号に変換され視神経を伝って脳の後頭葉に到達するが，そこは一定の周波数の刺激がくると同期しやすい性質をもっていると考えられる．なぜこの負荷をするかというと，光に過敏なてんかんの場合に，てんかん性異常波が出現し診断に役立つからである．

2) 賦活法：過呼吸

次は過呼吸負荷を行う．2～3秒に1回の割合で深呼吸を繰り返しながら3～5分間行い，動脈血中のCO_2を低下させる．深呼吸の際に肩が動くと頭も連動して動き，後頭部の電極の動きや筋電図によるアーチファクトが生じるので，いわゆる腹式呼吸で行うように説明する．なお，うっ血性心不全や喘息発作，すでにもやもや病と診断確定している患者ではこの負荷を行わない．過呼吸開始後2分くらいから徐波が出始め，やがて高振幅の徐波が全般性に出るようになるとビルドアップ(build-up)とよばれる状態である(図8)．ビルドアップ自体は異常ではないが，負荷終了後30秒くらいでほぼ消失し1分までに元のパターンに戻れば正常である．もし1分以上も高振幅の徐波が消えない場合は，低血糖や低酸素血症でなければ異常と判定する．てんかんでは過呼吸負荷中にてんかん性の異常波が出やすく，たとえば学童期にみられる欠神発作では3Hzの棘徐波複合(図9)が出現しやすい．

3) 賦活法：睡眠

途中で眠そうであれば，睡眠記録を優先する．

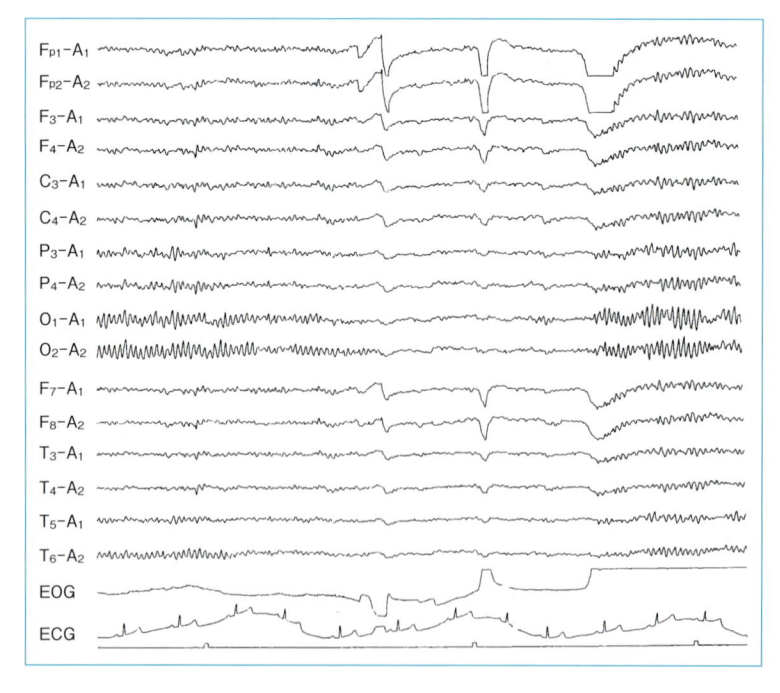

図7 開閉眼時のα波の変化(αブロック，α減衰)
安静覚醒時に開眼するとα波は抑制され，閉眼すると再び出現する．Fp1とFp2に開眼の際の上向きのアーチファクト，閉眼の際の下向きのアーチファクトが出ていることに注意．なお眠気が出てα波が出なくなっているときに，無理に開眼させると覚醒度が上がったため逆にα波が出現することがあり，逆説的αブロックとよばれる．

α波の振幅が低下し，途切れ始めたら睡眠が始まっている．患者が眠るかどうかは臨床検査技師の腕の見せ所であり，眠りに入りやすい環境を整えることが重要になる．眠るための条件は，静かであること，気がかりがなく安心できること，適度な室温であること，空腹でないこと，信頼して任せられると思ってもらえることなどであり，さらに前夜に睡眠不足であればより望ましい．睡眠段階については後に述べるが，日常のルーチン検査では睡眠紡錘波やK-complexが出る睡眠Ⅱ期まで行えばよい．

e. アーチファクトの処理

生体検査はアーチファクトをいかに減らして記録するかが重要であり，臨床検査技師の技量が問われる．ノイズの発生部位は，生体，電極，脳波計内部，外部環境などがある．生体由来のものには，心電図(図10)，脈波，筋電図(図11)，開眼・閉眼やまばたき(図7)，眼球運動，発汗などがある．電極によるノイズについては，脳波電極は通常金属電極が用いられるが，電極と皮膚の間にはNa$^+$イオンやCl$^-$イオンを含んだペーストを用いるのでイオン化しやすさの差により起電力が生じる．これは直流電圧なので一定であれば問題はないが，電極接着部が変動するなどして電圧が変わると脳波の基線が大きく揺れる(図12)．イオン化しにくい銀を用いた銀-塩化銀(Ag-AgCl)電極を

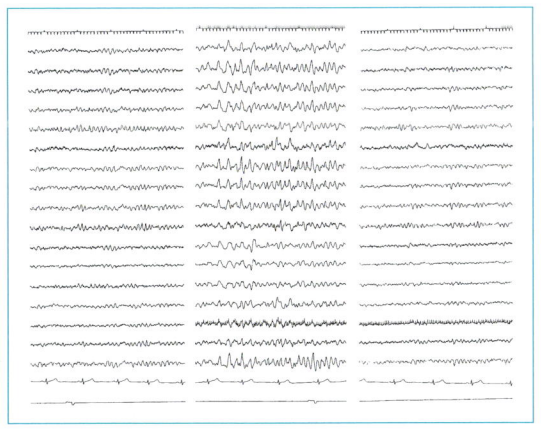

図8　過呼吸負荷(左より開始直後，約4分，終了後30秒)
過呼吸開始直後はそれまでの基礎律動のα波が出現している．過呼吸を4分継続すると高振幅の徐波が全般性に出現している．過呼吸終了後30秒程度でほぼ元に戻っている．

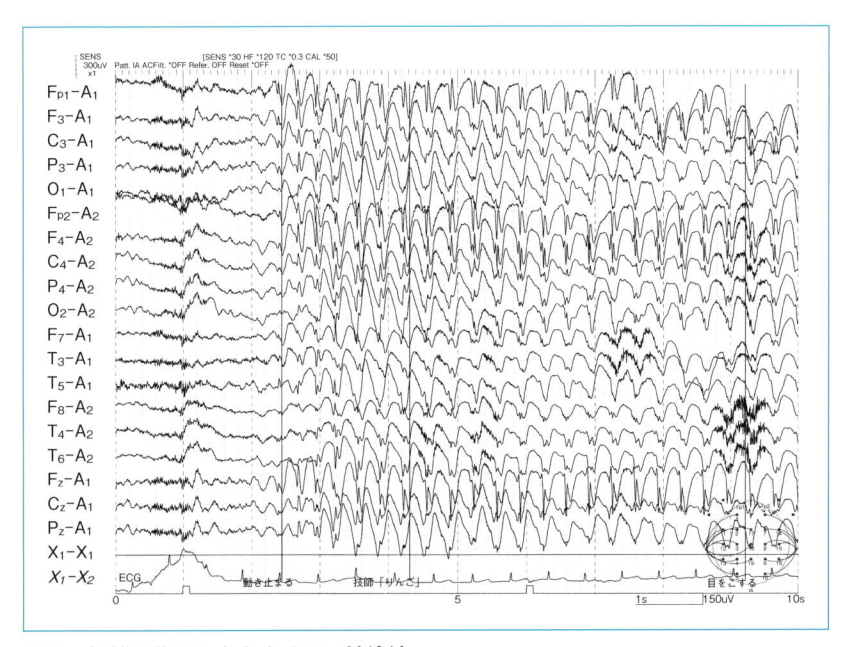

図9　欠神発作でみられた3Hz棘徐波
過呼吸負荷中に3Hzのspike and waveが全般性に出現した．技師が呼びかけても反応しないが，約7秒後に目をこする動作をして意識が回復した．

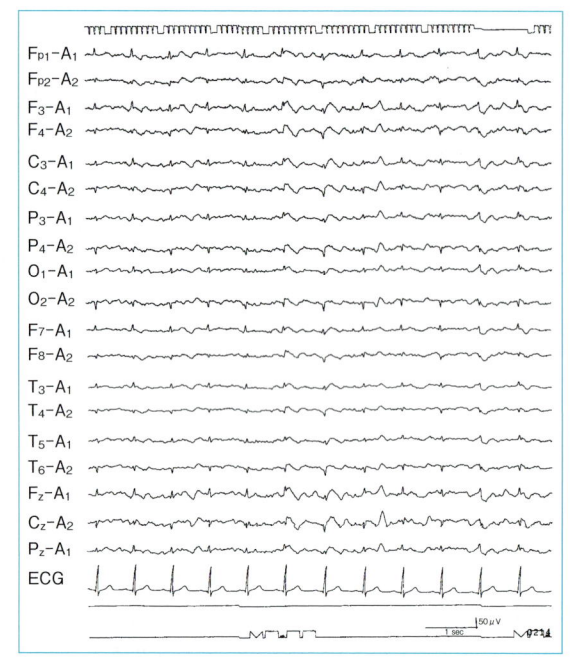

図 10　心電図のアーチファクト
全誘導に規則正しい周期の尖った波形が出ている．下の心電図と位相が一致しており，心電図のアーチファクトであることがわかる．心電図は脳波の1,000倍の電位をもっており混入しやすいので，棘波と間違えないようにする．

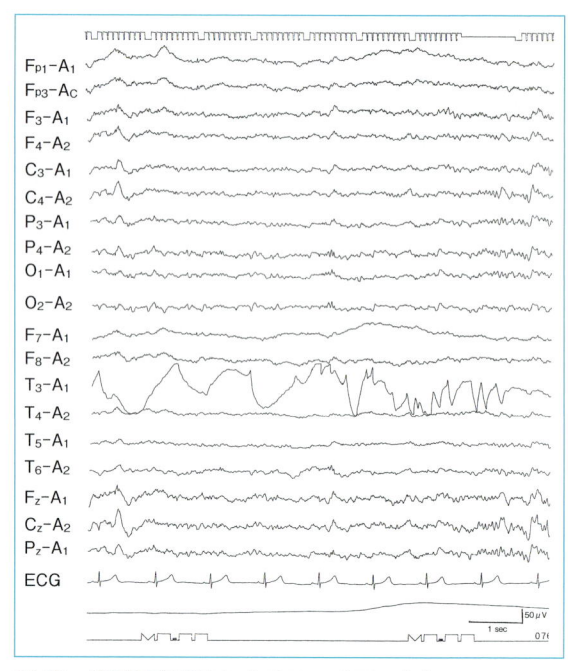

図 12　電極接着不良によるアーチファクト
睡眠時の記録であるが，T3のみ基線が上下にゆれている．電極がはずれそうになっている場合にこのような波形が出る．なお完全にはずれてしまうと，交流が入ることが多い．

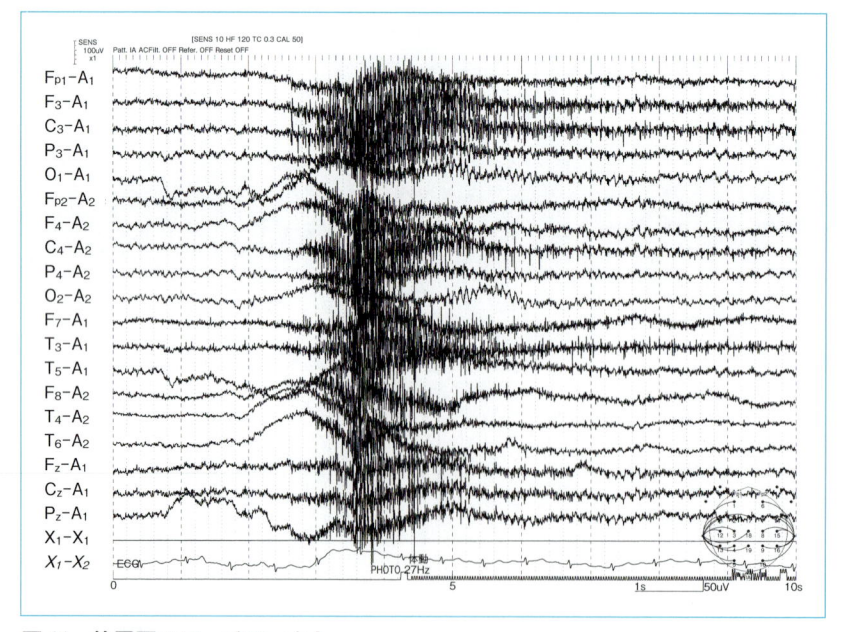

図 11　筋電図のアーチファクト
全誘導に高振幅高周波の電位がみられるがこれは患者が動いたことによる筋電図である．頭の周囲には前頭筋，側頭筋，後頭部の項筋などの収縮による筋電図が混入しやすい．

用いることもあるが，皮膚接触抵抗を十分に落すことが大切である．新しい電極を使う時は，一晩生理食塩水につけて，電極の表面に塩化膜を作るとよい．

脳波計の内部雑音は，JIS規格では3μV以上のノイズが1秒間に1回以上あっていけないし，0.5～100 Hzの周波数範囲で0.5μV以下でなければならない，とされている．点検するには入力端子同士をショートさせ，さらに感度を通常の5倍以上にして基線の振れを確認する．

外部環境によるノイズは測定室の環境にも依存している．脳波室は通常電気的に最もよい環境に設計整備されているが，ICUなど重症患者のベッドサイドに出かける際にはノイズ対策が重要で，特に脳死の判定の場合には細心の注意を払う必要がある．混入してくるノイズには，交流雑音，静電気などもある．

交流は，電灯線などから漏れた電流がベッド周囲を伝わってくるもので，湿度の高い日などにみられやすい．これに対してはベッドアースをつけ，壁面との距離を空けるようにする．

電灯線や周囲の医療機器電源部分からは，交流によって生じる静電誘導が起こる．これに対しては絶縁シートの上に患者を寝かせ，電極リード線をシールド線つきのものにする．さらに電灯線や電源から出る磁力線による誘導電流に対してはできるだけ患者と電源との距離をおき，電源線を患者と平行に這わせないようにする．

電気メスや医用機器から発生する高周波が，電極リード線を介して混入するが，除去するのは困難なことが多く高性能のフィルタが必要になることもある．

乾燥した部屋で脳波記録中に傍を誰かが通ると，衣服に帯電した静電気が全誘導に大きなアーチファクトを生じる．

4. 脳波記録の読み方の要点

記録した脳波の読み方に関する基本的な要点を以下に説明する．

表1 脳波の種類

名称	周波数(Hz)	形態
δ(デルタ)波	0.5～4未満	徐波
θ(シータ)波	4～8未満	徐波
α(アルファ)波	8～14未満	
β(ベータ)波	14～30未満	速波
γ(ガンマ)波	30以上	速波

a. 周波数

測定した波が，1秒間に何回出現するか数字で表したものでHzで表す．脳波では周波数に応じて名前がついている(表1)．

b. 振幅

波の高さを振幅といい，上向きの波の左右の谷に左右につなぐ線を引き，そこへ山の頂から垂線を下ろして交わったところまでの高さを測り，何μVに相当するか換算する．

c. 分布

α波は後頭部や頭頂部に優位に出現する．基準電極法でα波が全般性に認められることもあるが，双極誘導でみると後頭部だけに出ていることが多く，このような場合は基準電極をおいた耳朶にα波が及んでいるためにそうなる．一方，覚醒しているにもかかわらずα波を認めず，低振幅速波のみが認められる場合もあるが異常ではない．

d. 位相

特定の波が一方向のみの場合を1相，基線を1回横切る場合を2相，2回横切る場合を3相とよぶ．2つの波が時間的に揃って同じ方向に出ている場合に同位相，向きが上下反対になっている場合を逆位相とよんでいる．

e. 波形

α波の波形は，正弦波様であり，時に尖った棘波のように見えることもあるが，これも正常である．

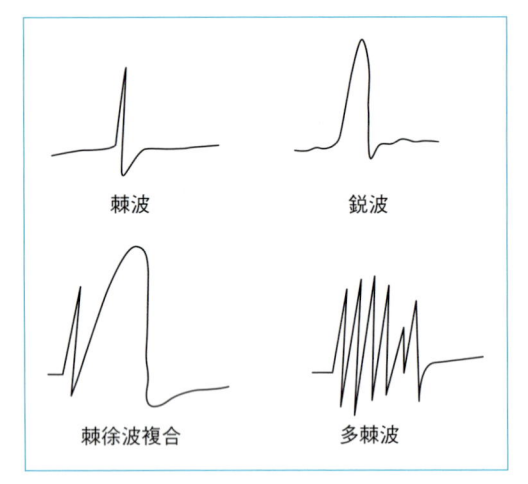

図13 異常波の形
異常と判定する波形で，棘波と鋭波の違いは持続時間だけであり異常ということでは同じ意味をもつ．

f. 出現様式

時間的な表現については，持続性（continuous）や，一過性（transient）がある．突発的に出た波が複数の誘導に同期している場合にバースト（burst）と表現する．特定の波が一定間隔で繰り返す場合は周期性（periodic），不規則にみられる場合を散発性（sporadic）という．

空間的な表現については，ある部位だけの場合は，焦点性（focal）あるいは限局性（localized）と表現する．左右については対称性（symmetric）あるいは左右差がある（asymmetric）場合もある．たとえば振幅に左右差があるときに，低いほうが異常とは必ずしもいえないので，判読の際に注意する必要がある．広範囲に出ている場合には，広汎性（diffuse）という．

g. 反応性

脳波は周囲からのさまざまな刺激により変化する．開眼によるα波の抑制（αブロック）や閉眼によるα波の出現，過呼吸中の徐波の混入，光刺激，音刺激，暗算などの精神集中などでも脳波は変化する．さらには睡眠中の外部刺激に対するK複合波や，小児にみられる入眠時あるいは覚醒時の過剰同期などがある．

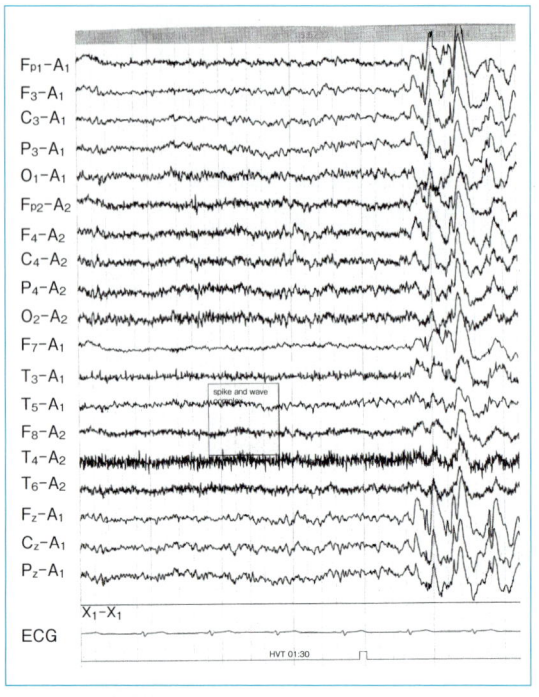

図14 棘徐波複合
過呼吸中に棘徐波複合が前頭部優位に認められた．なお全体的に力が入って筋電図のアーチファクトがみられる．

h. 異常波（図13）

異常波には棘波や鋭波と徐波，さらにはこれらの複合波がある．**棘波**は背景から明らかに区別できる尖った波で，持続時間が80ミリ秒以下である．**鋭波**は同じく背景から区別できるが，持続時間は80〜200ミリ秒である．棘波も鋭波も反復している場合に異常とし，全記録で1回のみしか認められない場合は通常は異常とは判定しない．

2つの波が結合して出現すると複合波とよばれる．棘波や鋭波は高振幅徐波と複合すると，棘徐波複合（spike and wave complex）や鋭徐波複合（sharp and wave complex）とよばれる（図14）．

B 正常脳波

本項を理解するためのキーワード

❶ アルファ(α)波
脳波は様々な周波数の連続波形で，頭皮上に湧きあがってきた連続する電位変化を時間軸で記録しているが，そのなかで 8〜13 Hz の周波数の脳波は α 波とよばれている．

❷ 徐波と速波
α 波より遅い 8 Hz 未満の周波数の波は徐波とよばれ，そのなかで 4 未満はデルタ(δ)波，4 以上 8 未満はシータ(θ)波である．一方 14 Hz 以上は速波とよばれ，30 Hz までをベータ(β)波，それより速いものをガンマ(γ)波とよんでいる．

❸ ノンレム睡眠とレム睡眠
睡眠にはさまざまな段階があるが，一般的に眠り始めはノンレム睡眠とよばれるが徐波が目立つ睡眠が 1 から 4 までの段階が続く．その後に徐波はみられなくなり，一見覚醒しているように見間違える波があり，眼球が急速に動く rapid eye movement (REM) 睡眠(レム睡眠)がみられ一連の睡眠の一周期が終わる．

a. 年齢による変化

脳波パターンは年齢と密接に関連しており，出生後成長に伴って変化していく．思春期にほぼ成人のパターンに近づき，その後はあまり変わらないが高齢になると加齢の影響がみられるようになる．脳波をみる場合には年齢を常に考えて判断しなければならず，特に成人では異常と判断する場合でも小児は正常な場合があり，経過をみながら判断することもある．

小児脳波は，生後 3 か月で急激な δ 波の減少と θ 波の増加がみられ，3 歳で後頭部の α 波がみられるようになり，8〜9 歳ごろに 10〜12 Hz の α 波の増加があり，12 歳ごろにほぼ成人の脳波に近づき，18 歳には完全に成人の脳波になる．

新生児の特徴的な脳波は，在胎 44 週までの quiet sleep とよばれる睡眠期にみられるトラセアルテナン (tracé alternant) で，低振幅パターンと不規則高振幅徐波が交互に出現する．

また，生後 5 か月ごろより睡眠ステージ 1 で，高振幅徐波群 (hypnagogic hypersynchronous phase) がみられ，3〜4 Hz から年齢とともに周波数が増加し 6 Hz の高振幅徐波が全般性に出現する．

一方，成人の脳波は加齢により変化するが個人差が大きい．40 歳代半ば頃から側頭部徐波がみられるようになり，60 歳を超えると α 波の周波数が低下するとともに低振幅化していく．θ 領域の徐波も散在性に認められるようになるが，β 波はむしろ増加傾向を示す．睡眠時は，深睡眠期やレム睡眠期が減少する．

b. 覚醒時

脳は覚醒閉眼時には最小限の活動しかしておらず，車でいえばエンジンは回転しているが走っていないアイドリング状態である．α 波が連続しており，いわゆる脳がリラックスした状態にある．この α 波は基礎律動あるいは基礎波とよばれ，基準になる波である．脳波判読は，この基礎律動と比較しながら賦活時も含めてどのように変化していくかをみる作業である．基礎律動の α 波については，周波数は 9〜11 Hz で，振幅は 20〜50 μV 前後，出現部位は後頭部優位，左右差なく，波形は正弦波様である．出現率とは眠気がない記録中にどの程度 α 波が出ているかをみる．振幅は一定ではなく常に大きくなったり小さくなったりを繰り返している．生命活動は常にゆらぎがみられるが，α 波の振幅にもこのゆらぎが認められ，waxing and waning とよばれている．

c. 睡眠脳波 (→ p.166 も参照)

睡眠は脳波を詳しく分析するまでは，段階があるとは考えられていなかった．睡眠が深くなるにつれ α 波が消えて軽睡眠期，さらには徐波が出現する徐波睡眠の期間がある．記録をとり続けると徐波が消えて一見目が覚めているような脳波になるが，このときは眼が活発に動き (rapid eye movement；REM)，筋肉の緊張がなくなり，呼吸リズムや心拍の乱れあるいは陰茎の勃起など自律

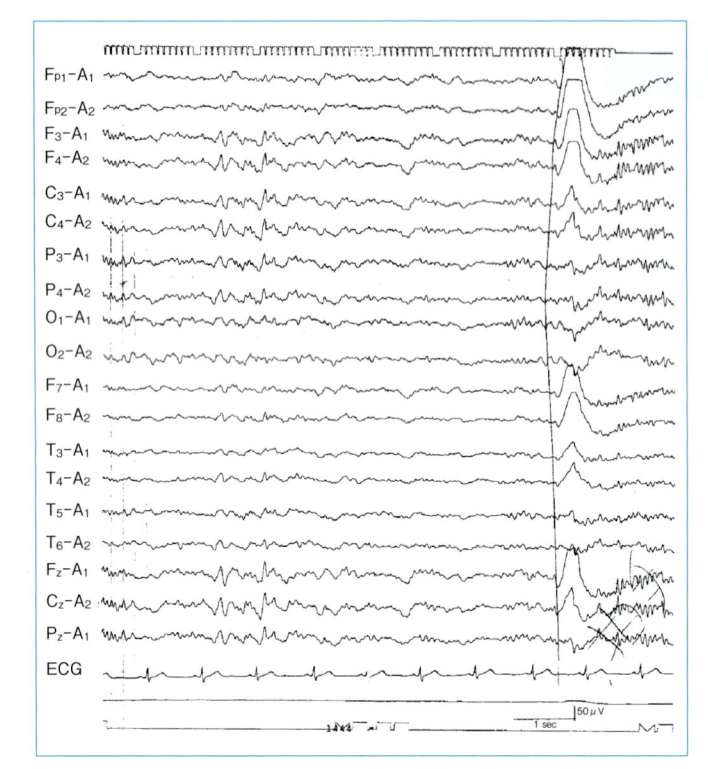

図15 頭蓋頂鋭波（瘤波）と紡錘波，およびK複合波

睡眠2期の記録で，中心部から頭頂部優位に頭蓋頂鋭波（瘤波）と紡錘波が出現している．右端に拍手により誘発されたK複合波が認められる．

神経のさまざまな症状が変動しているのが観察され，このときに無理に覚醒させると夢を見ていたと答える．この期間はレム睡眠（REM sleep）あるいは逆説睡眠ともよばれる．なお徐波睡眠はノンレム睡眠（non-REM sleep）ともよばれる．睡眠中は脳も休んでいると考えられがちであるが，神経伝達物質の動きや記憶などの研究結果から，睡眠中でも重要な活動をしていることが明らかになっている．

覚醒時から睡眠に入るとき，脳波は特徴的な段階を経る．第1期（stage 1）ではα波の振幅が低下し，周波数の減少，さらには連続性が途切れ始める．間もなくα波は消失し，低振幅のθ波とβ波が不規則に現れ漣波期ともよばれる．さらに第1期から第2期にかけて，中心部から頭頂部優位に突発性の鋭波が出現し，瘤のように見えるので瘤波（hump）あるいは頭蓋頂鋭波（vertex sharp wave）（図15）とよばれる．第2期（stage 2）は紡錘波で特徴づけられる．紡錘波の周波数は14 Hz前後で，睡眠が深くなると12 Hz程度に下がる．stage 2に音などの外部刺激が入るとK複合波（K-complex）が出現する（図15）．これは前頭部から頭頂部にみられる高振幅δ波とそれに続く徐波が複合しており，睡眠を継続しようとする波とされるが，これをきっかけに目が覚めることもある．

さらに睡眠を続けると stage 3 になる．ここでは2 Hz前後の高振幅δ波が全体の50％未満の範囲で出現している．高振幅δ波が50％以上になると stage 4 である．てんかんの診断を目的とした臨床検査の場合は stage 2 まで記録できればよく，stage 3 や stage 4 ではてんかんの異常波は出にくくなる．

一連の睡眠の最後の段階にはレム睡眠がみられるが，臨床のルーチン検査ではここまで記録することは普通ない．一晩の睡眠で一連の睡眠段階を5回程度繰り返して朝になる．不眠症や過眠症などで睡眠自体を検査する場合は，自然睡眠が可能な部屋で終夜睡眠脳波検査を行う．ナルコレプシーでは入眠時にすぐにレム期がみられる．

睡眠時無呼吸症候群については175頁を参照．

C 脳波異常を示す疾患

本項を理解するためのキーワード

❶ てんかん
てんかんはWHOによれば，種々の病因によって起こる慢性の脳障害で，大脳のニューロンの過剰な発射の結果起こる反復性発作を主徴とし，これに種々の臨床症状および検査所見を伴うものと定義されている．近年さまざまな治療薬が開発されているが，薬によって効くタイプが異なるのでどのタイプのてんかんであるのか見極めることが大切である．

❷ 肝性脳症
肝臓の機能低下により解毒できず，脳に対して毒性がある物質が血液中を回り始めると意識障害が起こって，昏迷状態や興奮状態，さらには昏睡状態に陥り生命の危機状態になる．この脳症の発症早期に脳波検査を行うと特徴的な三相波を認める．

❸ Creutzfeldt-Jakob 病
亜急性に進行する高次脳機能低下とミオクローヌスが出現するプリオン病の一病型で，プリオン蛋白の立体構造が変化して水に不溶性となり神経細胞機能を障害し，脳は急速に萎縮する予後不良の疾患である．脳波では律動的な周期性同期性鋭波が連続して出現する．

❹ 平坦脳波
脳死と判定する際に，脳活動がみられないという客観的な資料として平坦脳波を記録しておくことが求められている．脳死は外傷や脳病変のために生じた脳圧亢進の結果として，一定時間以上にわたり頭蓋内圧が収縮期血圧を上回った結果，脳に酸素が供給されず脳組織が破壊され自己融解したものである．このような状態の際には必ず人工呼吸器をはじめさまざまな生命維持用機器が装着されているが，臨床検査技師はそれらの横で脳波検査を正しく行えるように技術を身につけておかねばならない．

1. 発作性異常脳波

a. てんかん

てんかん（epilepsy）は脳波検査を行う疾患のなかで最も多く，診断が目的の場合と，治療効果の確認のため定期的に検査する場合とがある．てんかんは人口の0.8〜1％にみられる一般的な病気であり，乳児から高齢者まで発症する．てんかんは大きく全般性と局在性に分けられ，発作自体も全般発作と部分発作に分けられている（表2）．全般発作と部分発作では効く薬剤が異なり，脳波で異常波の出現様式を確認することが治療方針の決定に重要である．

1) 全般性てんかん

乳児では脳がまだ成熟していないため成人のような強い痙攣にはならず，たとえばWest（ウェスト）症候群では数秒ごとの間欠的な体幹の屈曲を示す．脳波にはヒプサリズミア（図16）とよばれる高振幅のδ波やθ波が全般性に持続し，そのなかに多焦点性の棘波が混じる不規則な波を認める．

幼児期に発症するLennox-Gastaut（レノックス・ガストー）症候群は，両上肢を伸展強直させる強直発作と意識が数時間にわたって減損する非定型欠神発作を示す．この疾患の脳波は，遅棘徐波（slow spike and wave）と睡眠時の棘波群発がみられる．

学童期に発症する小児欠神てんかんは，突然約10秒程度意識がなくなり，食事中なら箸を，勉強中なら鉛筆をポロっと落してしまうが，姿勢を維

表2　てんかんの発作型国際分類（2006年改訂）

部分発作
A　局在性
B　同側への伝播を伴うもの
C　対側への伝播を伴うもの
D　二次性全般化
全般発作
A　強直または間代を呈する発作
B　欠神発作
C　ミオクロニー発作
D　てんかん性スパズム
E　脱力発作

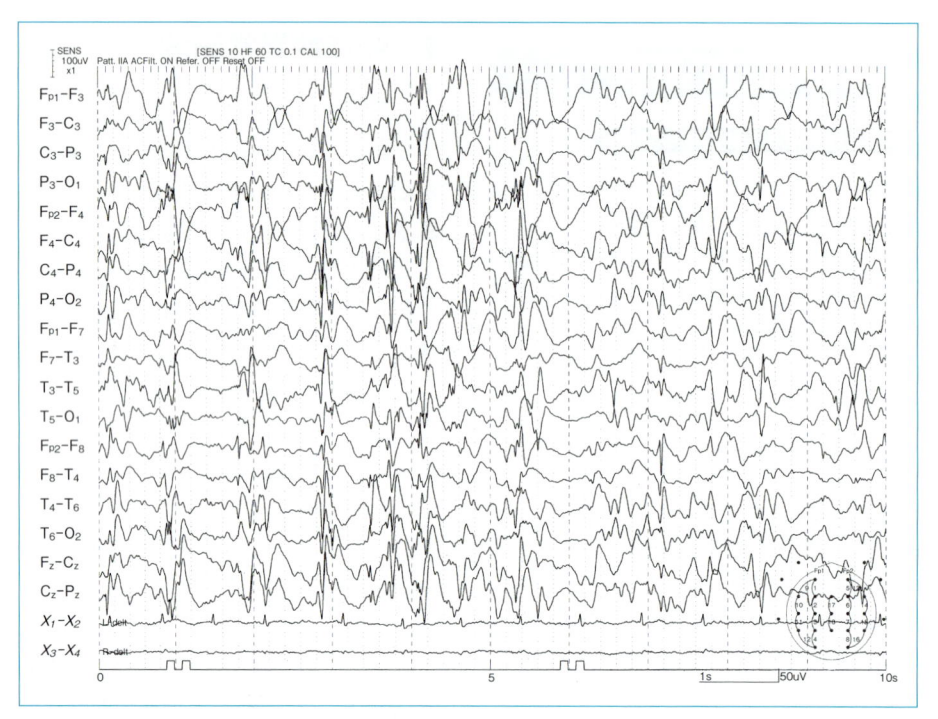

図16　West症候群の脳波
8か月の乳児にみられたヒプサリズミア（hypsarrhythmia）で，高振幅の徐波と多焦点性棘波や鋭波が認められる．hypsとは「高い」，arrhythmiaは「不整リズム」の意である．

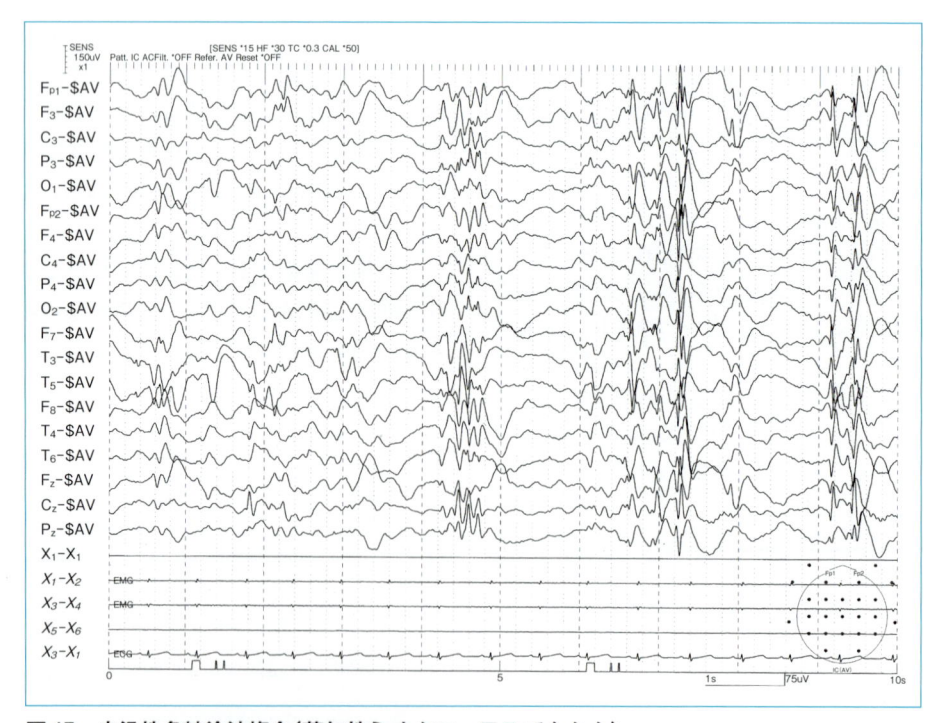

図17　広汎性多棘徐波複合（若年性ミオクローヌスてんかん）
若年性ミオクローヌスてんかんの18歳男性に認められた多棘徐波で，棘波が複数出たあとに徐波が続く．

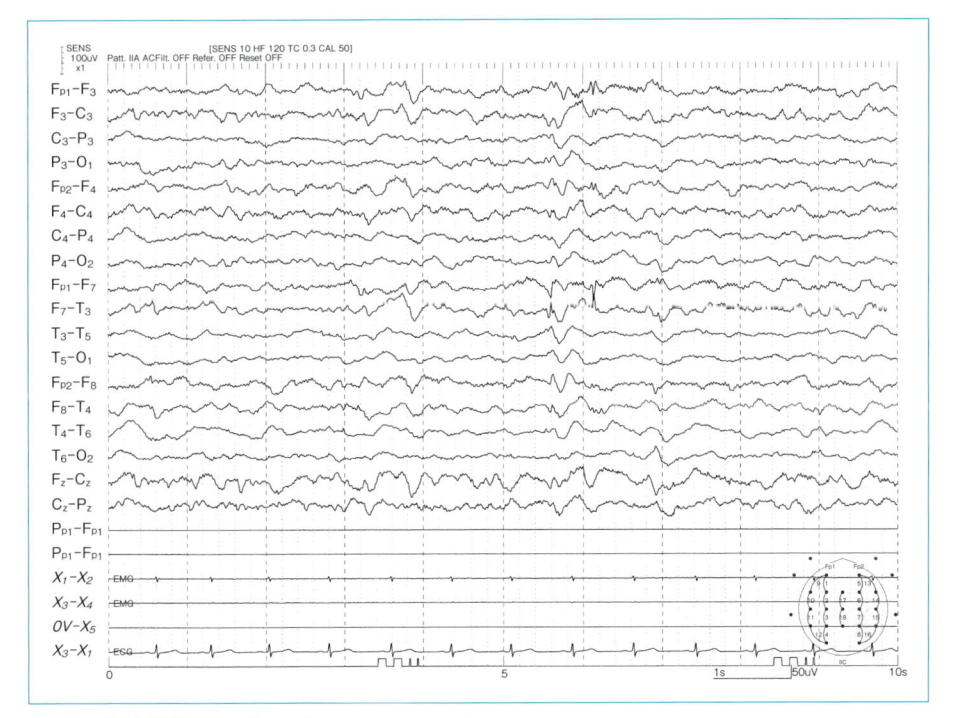

図18 左前頭部のspike phase reversal
中央やや右に棘波の位相逆転が認められ，共通する電極であるF7に焦点があることがわかる．

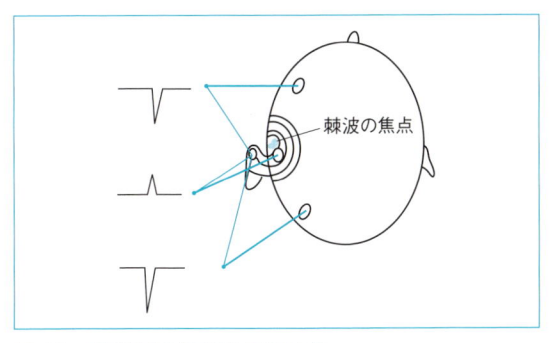

図19 基準電極（耳朶）の活性化
側頭葉など耳のすぐそばに棘波の焦点があると耳朶にその電位が及ぶことがあり，耳朶が基準でなくなる．その場合には基準電極法の同側の焦点以外のすべての誘導に下向き（陽性）の棘波が出現する．

持する抗重力筋は保たれているので転倒しない定型欠神発作を認める．脳波では3 Hzのspike and wave(→ p.81：図9)が全般性にみられる．

思春期に発症する若年性ミオクローヌスてんかんでは，覚醒時のミオクローヌス発作と全般性強直間代発作を示し，脳波は広汎性多棘徐波複合(multiple spike-and-slow-wave complex)を認める(図17)．

2) 局在性てんかん

焦点性の棘波や鋭波が限局して出現するもので，双極誘導で棘波の出現する部位を特定する（図18, 19）．特発性の側頭葉てんかんや脳皮質形成異常，脳腫瘍，脳卒中後遺症による症候性てんかんなどがあり，画像診断とあわせて部位診断をする．局在性てんかんの発作波が脳全体に広がると二次性全般化とよぶ．発作波が片側の脳に限局しているときには意識は保たれているが，反対側へ発作が及んだ際に意識を消失する．

2. 持続性または周期性の異常脳波

a. 全般性異常

1) 意識障害の脳波

脳炎，頭部外傷，代謝異常などにより意識レベルの低下が起こると，基礎律動の徐波化や低振幅がみられる（図20）．なお，ヘルペス脳炎では炎症の部位に左右差があり周期性一側性てんかん形放電(periodic lateralized epileptiform discharges；PLEDs)という特徴的な異常波をみることがある．

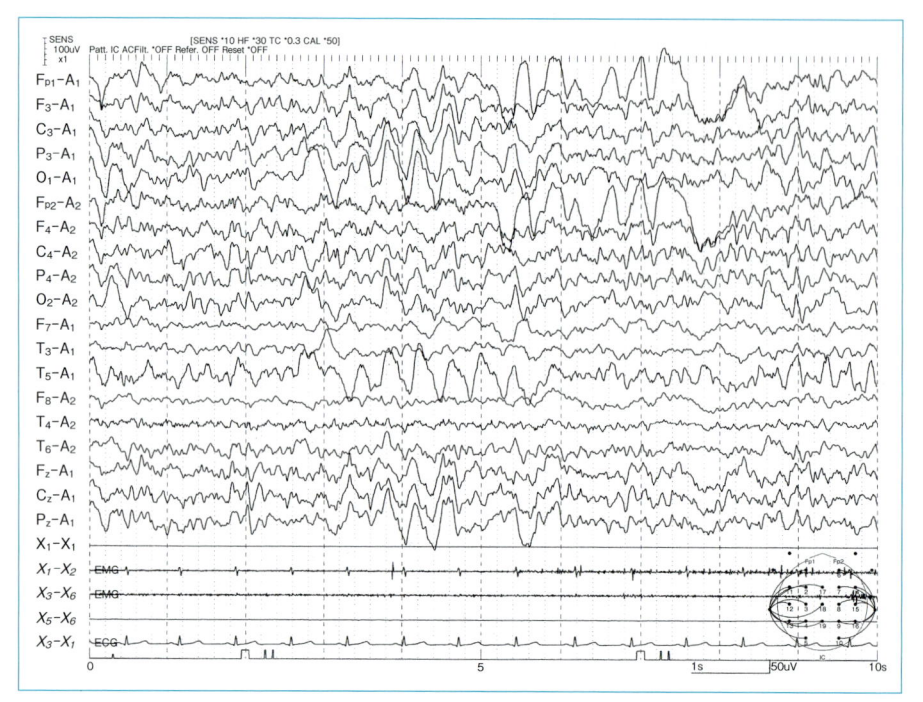

図20　脳炎の脳波
意識障害を示す脳炎の脳波で，高振幅のθ波やδ波が認められる．

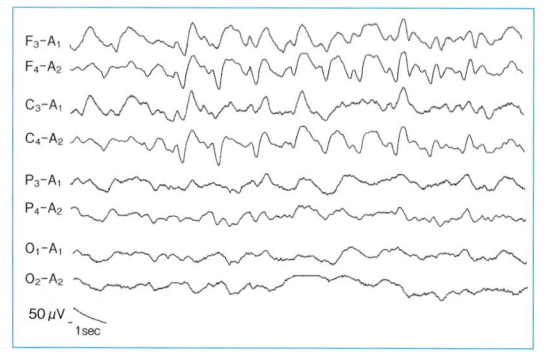

図21　三相波
肝硬変の患者がつじつまの合わないことを言い始めたためポータブル脳波計を用いてベッドサイドで記録したもので，小さな上向き（陰性）の波のあとに深い陽性波が続き再び陰性波につながる一連の波が三相波である．

　脳血管障害で脳幹網様体の機能が障害されると低振幅化，徐波化などの異常脳波がみられる．特殊な場合として橋出血などで中脳より上が保たれている場合には，意識が低下しているにもかかわらずα波が出るα昏睡（α-coma）がみられることがある．

　代謝異常では，肝硬変の末期に肝臓で分解できなくなったアンモニアや活性アミン類などが脳に作用して肝性昏睡（肝性脳症）になる．発症早期の昏迷期に高振幅の陽性電位の前後に低振幅の陰性電位をともなう**三相波**（図21）を認めるが，昏睡が深くなるとこの波は認められなくなる．

2）脳死

　脳死は，脳圧亢進を生じる疾患の経過中に出現することがある．脳細胞が不可逆的に障害された状態で，脳波は平坦化し脳活動を示す電位変動は何ら認められない（図22）．呼吸中枢が障害されて自発呼吸ができない状態に陥っており，人工呼吸器に頼らなければ呼吸循環系を維持できない．わが国の脳死判定基準に平坦脳波という項目があり，詳細は省略するが感度を上げても脳の電位変動が認められないことなど，種々の測定条件に沿って，臨床検査技師は正しく記録しなければならない．

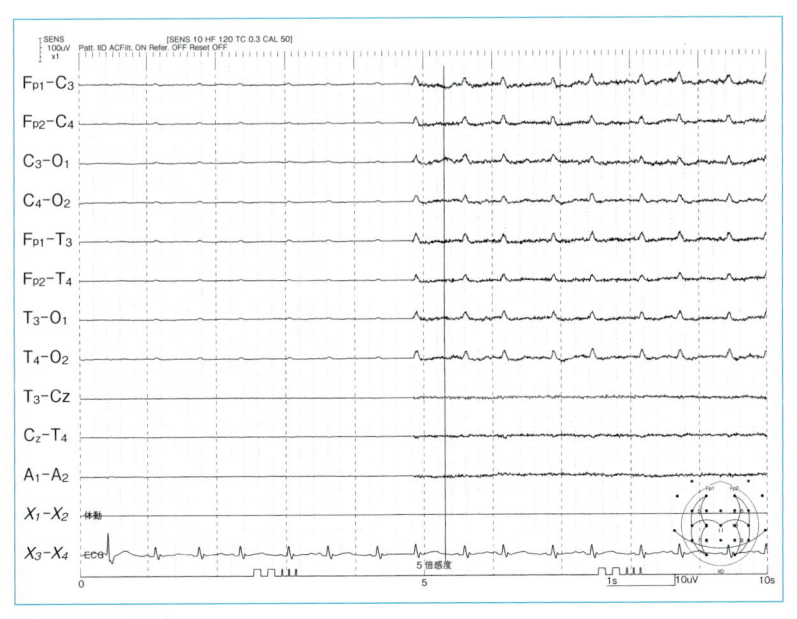

図 22　平坦脳波
頭部外傷による脳挫傷で昏睡状態にある脳波で，感度を 5 倍にしても心電図のアーチファクト以外には電位変動を認めない．

3）Creutzfeldt-Jakob（クロイツフェルト・ヤコブ）病

プリオン蛋白（PrP）の立体構造が変化した変異蛋白が伝搬して発症する脳疾患で，発症後は亜急性に脳障害が進行するとともに全身性にミオクローヌスを認める．脳波には約 1 Hz の周期性同期性放電（periodic synchronous discharge；PSD）という鋭波を認め，病期によってはミオクローヌスと同期して出現することもある．なお，牛海綿状脳症（狂牛病）が若年者に伝搬して発症した変異型 Creutzfeldt-Jakob 病では，PSD を認めないことが特徴であった．

4）亜急性硬化性全脳炎（SSPE）

麻疹ウイルスによるスローウイルス感染のため，重篤な脳障害を示す小児の稀な疾患である．脳波では多相性鋭波が周期性に出現する．

b．局在性異常脳波

1）脳血管障害や脳腫瘍

脳波には病変部位を反映した異常波が認められる．異常波は，脳幹病変では全般性に，視床の片側性病変では片側全体に，大脳病変では限局性に認められる．脳血管障害の後遺症として病巣を焦点とするてんかん性異常波が認められる場合もある．

D 誘発脳波（誘発電位）

本項を理解するためのキーワード

❶ 加算平均
誘発脳波を記録する際に加算平均することは必須の方法で，刺激から一定の潜時で出現している電位を背景ノイズから分離できる．現在は記録したあとコンピュータにより容易に波形処理が行われる．

❷ 誘発電位
末梢の感覚受容器に刺激が入ると脳までその情報が送られる．その際のインパルスの伝達状態は 1 回刺激しただけでは判定できないが，何度も加算平均すると感覚入力のあとに一定潜時の明瞭な電位が出てくるのでそれを記録して臨床検査に用いている．よく行われている感覚刺激としては，体性感覚，聴覚，視覚の 3 つである．

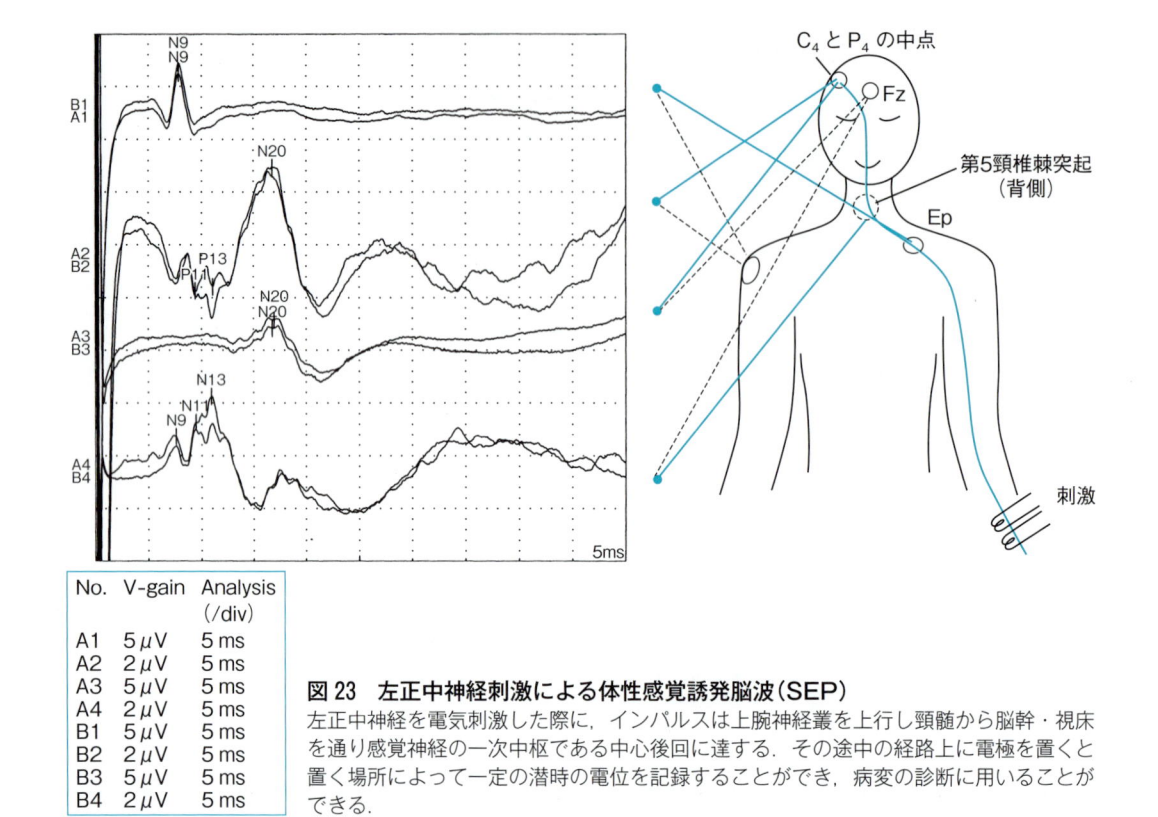

No.	V-gain	Analysis (/div)
A1	5 μV	5 ms
A2	2 μV	5 ms
A3	5 μV	5 ms
A4	2 μV	5 ms
B1	5 μV	5 ms
B2	2 μV	5 ms
B3	5 μV	5 ms
B4	2 μV	5 ms

図 23　左正中神経刺激による体性感覚誘発脳波（SEP）
左正中神経を電気刺激した際に，インパルスは上腕神経叢を上行し頸髄から脳幹・視床を通り感覚神経の一次中枢である中心後回に達する．その途中の経路上に電極を置くと置く場所によって一定の潜時の電位を記録することができ，病変の診断に用いることができる．

❸ 事象関連電位

脳は外界からの刺激に常に反応しており，一定の事象（イベント）に対する脳の反応を加算平均して記録したものは事象関連電位とよばれている．記録，判断，注意などを反映するタスクが色々と工夫されており，高次脳機能の臨床検査としての発展が期待されている．

脳波は脳活動をリアルタイムで記録しているが，そのままでは外来刺激に対してどのように反応しているのか判読できない．その理由は外来刺激が脳波上に与える電位変動が，常に変動している脳波の振幅に比べてきわめて小さいためである．これを解決するには脳波を加算する方法があり，この分野を切り拓いた神経生理学者は，繰り返して刺激した際の脳波記録を磁気テープにとり，手作業で刺激ごとに加算して波形を観察した結果，脳の反応を記録することに成功し，現在ではコンピュータの発達により脳の機能検査に広く利用されることになった．

a. 体性感覚誘発電位（somatosensory evoked potential；SEP）(図 23)

末梢の感覚神経を電気刺激するのが一般的で，上肢では手首の正中神経，下肢では足首の後脛骨神経を刺激し，発生したインパルスが脊髄後索を経由して大脳皮質の体性感覚一次中枢部位に達するまでを導出電極を置いて記録する．検査法は1997年に誘発電位測定指針が当時の脳波筋電図学会（現臨床神経生理学会）からまとめられており，それに従って行うことが推奨されている．

刺激の強さは，末梢神経を弱い刺激強度から徐々に強くすると刺激を感じ始める感覚閾値と，さらに強くすると筋運動が始まる運動閾値との両閾値を加えた数値，または感覚閾値の3倍の強さで行う．刺激は単相矩形波の電気刺激で，持続時

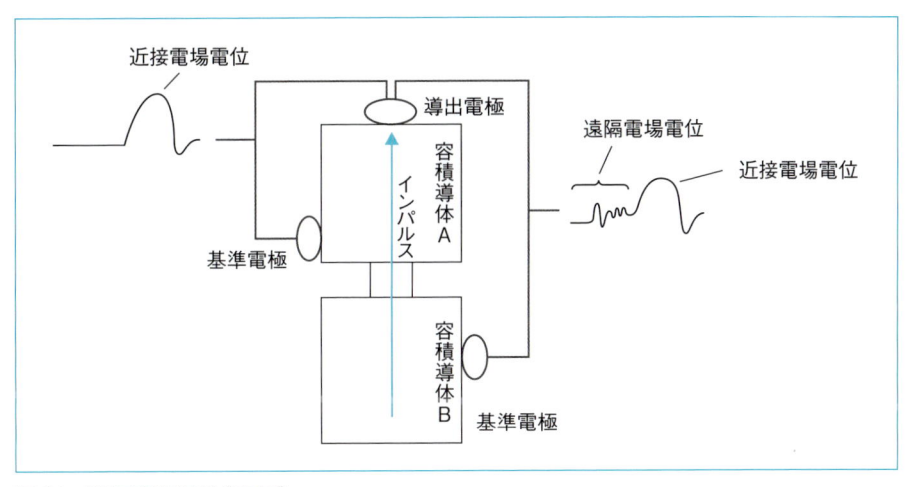

図24 遠隔電場電位(FFP)
SEPなど誘発脳波を記録する場合に基準電極をどこに置くかによって得られる電位が異なる．異なる容積導体をまたぐように基準電極を置くとインパルスがすぐそばを通過しない遠方の電極にも一定潜時の電位が記録され，これを遠隔電場電位という．

間は0.1～0.3ミリ秒，頻度は3Hz前後にし，刺激回数は500～2,000回行う．刺激電極はインパルスの伝わる方向が中枢向きになるように，陰極を近位側にする．記録時間は上肢が40～60ミリ秒，下肢は60～80ミリ秒で，再現性を確認するために2回同じ刺激を行い記録を重畳する．

インパルスが伝導する状態を記録するために，経路に導出電極を数か所置く．上肢では，鎖骨上窩で上腕神経叢の部位であるErb点(EPi：iは刺激と同側の意味)，第5頸椎棘突起上，刺激側と反対側の大脳感覚野上(国際10-20法のC3-P3またはC4-P4の中点)に置く．基準電極は頭部外の刺激対側肩に置くが，場合によっては前頭部のFzを用いることもある．得られる電位は刺激後9ミリ秒後にErb点でN9とよばれる電位(近接電場電位)が得られ，頸髄後索のN11，および大脳皮質中心後回3b野のN20などが記録される．神経内を上行するインパルスが電極のそばを通過する際に記録できる電位を近接電場電位といい，上記のN9，N11，N20などがそれにあたる．

一方，下肢では左後脛骨神経を刺激した場合，導出電極は下から第12胸椎棘突起(T12S)，第5頸椎棘突起(C5S)，Pz，刺激と同側の頭頂部(C_3とP_3の中間)に置き，基準電極は，T12Sに対しては刺激対側の腸骨稜を用い，残りの3つに対してはFpzとする．神経を十分な強度で刺激することが大切で，特に下肢で行う際に注意が必要である．筋電図が入ると波形が乱れ加算回数を増やさなければならなくなるので，被検者によく説明し，力を抜いて検査を受けてもらえるかがうまく検査できるために重要である．

b. 聴覚誘発脳波

耳に入った音刺激は蝸牛で電気信号に変換されて脳に達する．この経路の反応を記録したものが聴覚誘発脳波である．脳幹内を伝達する反応は聴性脳幹反応(auditory brainstem response；ABR)とよばれ，刺激後8ミリ秒までの範囲の短潜時成分である(→ p.190)．

聴覚入力が到達する大脳皮質は側頭葉の一次聴

サイドメモ：遠隔電場電位

誘発電位を記録する際には，基準電極の置く場所により遠隔電場電位(far field potential：FFP)が記録できる．これは導出電極と基準電極とが異なる容積導体をまたいで置かれていると，その境界をインパルスが通過する際に，インパルスの通過経路から離れた電極で特定の潜時の電位が記録される(**図24**)．

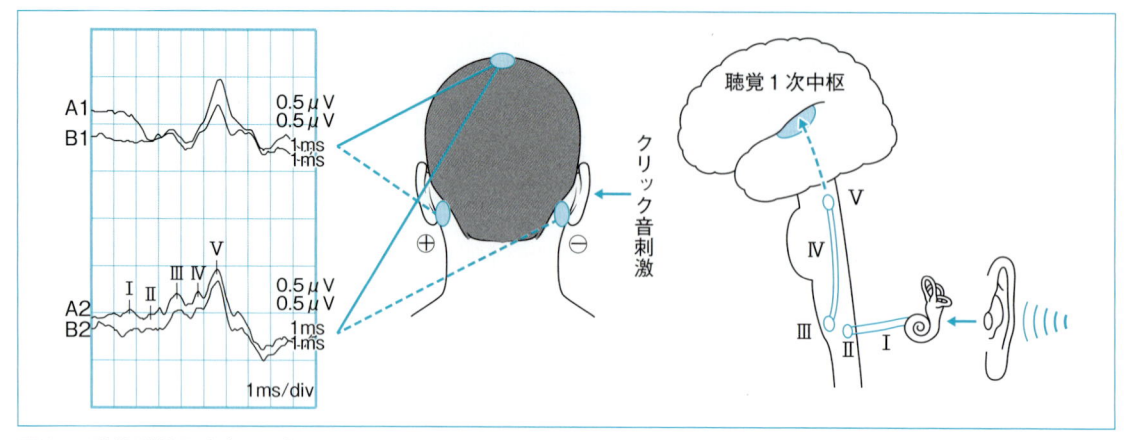

図25 聴性脳幹反応（ABR）

右耳に音刺激を行い，左耳にはザーという white noise を聞かせて記録したもの．Ⅰ波からⅤ波までのピークが認められ，特にⅠ波，Ⅲ波，Ⅴ波は安定して出現しやすい．

覚野であるが，8ミリ秒から50ミリ秒までが中潜時成分とされる．さらに50ミリ秒以降は長潜時成分で，一次聴覚野以降の認識に関与する反応である．

臨床検査でルーチンに行われているのは，睡眠や薬剤の影響を受けない短潜時成分のABRで，脳幹の微細な病変を疑う場合，新生児や幼児の聴覚機能診断，脳死など脳幹機能の確認などに広く用いられている．

電極は10-20法のCzに導出電極，基準電極を両側の乳様突起または耳朶に，アースはFpzに置く．両耳にヘッドフォンを装着し，プチプチと聞こえる10Hzの矩形波のクリック音を1,000～2,000回聞かせて加算する．音の強さは90dBで行い，無反応であれば音圧を上げる．左右別々に音刺激を行い，刺激と同側の基準電極を用いて記録し局在診断に用いる．

一般的に神経生理検査の記録は上向きが陰性側であるが，歴史的に聴性脳幹反応の場合だけ陽性成分が上向きになるように記録されてきたため，それを踏襲している．この陽性波はⅠ波からⅦ波まで認められる．Ⅰ波は末梢神経の聴神経，Ⅱ波は蝸牛神経核，Ⅲ波は上オリーブ核，Ⅳ波は外側毛帯，Ⅴ波は下丘，Ⅵ波は内側膝状体，Ⅶ波は聴放線の反応とされている（図25）．この反応はすべて脳幹から遠く離れた頭頂および乳様突起との電位差であり，直接脳幹に電極を置いたものではない．これは遠隔電場電位（→p.93）の一種で，音刺

サイドメモ：運動関連脳電位（motor related cortical potential；MRCP）

大脳皮質の運動関連領野では，運動に先だって電位が発生している．この電位は近年急激に発展している脳とコンピュータをつなぐ技術である brain machine Interface（BMI）の分野で，運動意思を先に読み取る研究対象として注目されている．

サイドメモ：術中モニタリング

脳神経外科や整形外科の手術の際に，後遺神経障害を残さないように術中に神経機能を確認しながら行う術中モニタリングが行われている．臨床検査技師が手術場に入り，外科医や麻酔医と共同して手術を進める施設も増えてきた．術中に影響を受ける可能性がある神経経路をモニターする誘発電位検査を選ぶ．手術場には電気メスなど多くの高出力の電気機器があり，正しく検査できるように技術を磨いておく必要がある．

たとえば運動誘発電位では，開頭して大脳皮質運動野を直接電気刺激し，脊髄を下行する電位あるいは筋電位を計測する．神経機能は麻酔時に用いる薬の影響をまともに受けるが，運動野，脊髄前角細胞，神経筋接合部の3か所に影響する薬剤があり注意が必要である．近年は静脈麻酔のプロポフォールにフェンタニルなどを併用してモニタリングを行っている．

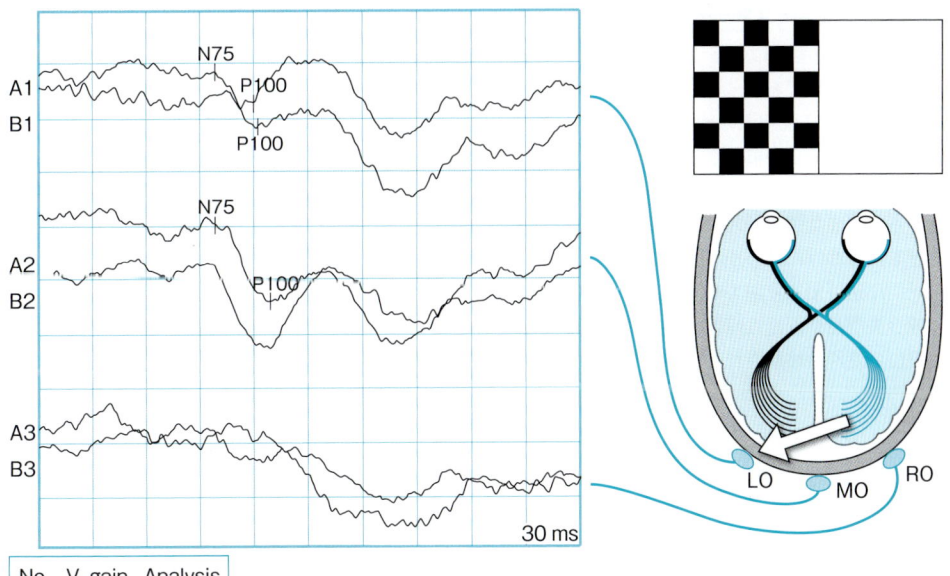

図26 視覚誘発脳波
視覚刺激として白黒の格子模様を全視野または半側視野に提示し加算すると，視覚の一次中枢がある後頭葉に一定潜時の電位が記録される．左半側視野を刺激すると右後頭葉に刺激が入るが，発生する電位ベクトルの方向が斜め後向きになるので右後頭部の電極には反応が出てこない．

No.	V-gain	Analysis
		(/div)
A1	5 μV	30 ms
A2	5 μV	30 ms
A3	5 μV	30 ms
B1	5 μV	30 ms
B2	5 μV	30 ms
B3	5 μV	30 ms

激により発生したインパルスが脳幹を通過する際に，周囲に広がる電位変化が記録できている．Ⅰ波とⅢ波とⅤ波が安定して出現するので，この波の頂点潜時を測定して潜時差を計算することにより伝導遅延や伝導障害を判定する．

この検査は聴覚器官だけでなく脳幹内の微細な病変も反映するので，耳鼻科，神経内科，脳神経外科，小児科などで行われている．また，意識のない場合でも安定して反応が出るので，乳児の聴覚機能の確認のためや救命救急センターなどで脳死が疑われる際にも行うことがある．

c. 視覚誘発脳波
(visual evoked potential；VEP)

目に入った視覚情報は網膜で電気信号に変換され，視神経，視神経交叉部，視索，外側膝状体，視放線を経て後頭葉の視覚1次中枢の鳥距溝周囲に達する．この経路の伝導状態を記録するのが視覚誘発脳波である．視覚刺激の方法はストロボライトのフラッシュ刺激は反応が不安定なため，普通は白黒の格子縞模様の白黒反転（パターンリバーサル）が用いられる．刺激頻度は一秒に1周期の白黒反転とし，刺激回数は60〜200回行う．導出電極は後頭結節から5cm上とその左右5cmに置き，基準電極は鼻根部から12cm上に置く．

正常では潜時約100ミリ秒に高振幅の陽性電位（P100）とその前後に陰性電位（N75, N145）が認められる．全視野刺激と半側視野刺激を行い病変の部位を判定する．多発性硬化症では症状に出ない程度の病変でも，異常を認める場合もある（図26）．

d. 事象関連電位
(event-related potential；ERP)

特定の事象（event）に関連して生じる脳活動は，事象に同期して脳波を加算平均すると明らかになる．認知，注意，判断，記憶などの高次脳機能が測定できると考えられ，近年P300やミスマッチ陰性電位（mismatch negativity；MMN）が，簡便で再現性よく記録できるため測定されている．

サイドメモ：ミスマッチ陰性電位

P300と異なり被検者には何ら注意をさせずに，連続した標準刺激を与えておき，途中にそれと異なる逸脱刺激を入れると，逸脱刺激の約100〜200ミリ秒後に前頭部から中心部の正中に陰性電位が記録できミスマッチ陰性電位とよんでいる．ヒトに限らず生き物には環境からさまざまな情報が入ってくるが，それらすべてに注意を払うわけにはいかないため，注意すべきものを自動的に選び出す役割をもっていると解釈されている．統合失調症や双極性障害や広汎性発達障害などでこの電位の活用が検討されている．

サイドメモ：脳磁図

脳内に電流が流れると右ネジの法則で周囲に磁力線が発生し，それが頭皮外に湧き出したところを高感度の磁場センサーで測定したものが脳磁図である．磁場センサーは超電導技術を利用しており，液体ヘリウムによりコイルを冷却すると超電導状態になり電気抵抗がゼロになる現象を利用している．電気抵抗がほぼゼロのコイルであれば，きわめて微弱な磁力線により発生した微弱な誘導電流でも流れることができるので磁場を感知できる．このセンサーを多数配置したヘルメットに頭を入れて測定する（図27）．現時点ではまだ研究用が多いが，一部の疾患で保険点数が認められ臨床にも普及しつつある．技術の進歩により普及型の磁場センサーが開発されれば，脳波検査に取って代わる可能性も秘めている．

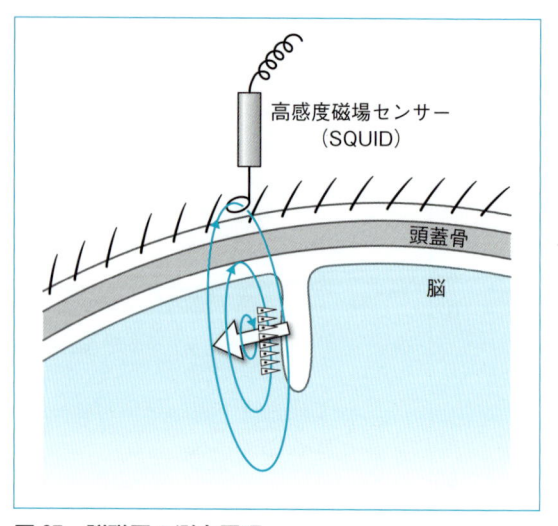

図27 脳磁図の測定原理
脳溝に層状に並んだ錐体細胞の細胞内電流が全体として大きなベクトルの電流双極子となりその周囲に右ネジの法則で磁場が発生する．磁場は脳や頭蓋骨はそのまま通過して頭皮外に出てくるので，それを超電導状態にした高感度磁場センサーで測定することができる．

1) P300

2種類の刺激を被検者に対して80％の高頻度刺激と20％の低頻度刺激として与え，低頻度刺激に注意を払うように指示しておくと，注意を払う刺激のときに潜時約300ミリ秒に陽性電位が発生する．認知症や高次脳機能障害で異常が指摘されており，臨床検査として普及しつつある．また，筋萎縮性側索硬化症や閉じ込め症候群など意識はあるが発声や書字が不能の患者が，外部とのコミュニケーションのため頭に浮かんでいる文字を自動的に検出する機器も開発されている．これは患者の前に文字盤を置いて一定の間隔で文字を順に光らせ，患者が特定の文字に集中しているとその文字が光ったときだけP300が発生することを応用している．

参考文献

1) 柳澤信夫，柴崎浩：臨床神経生理学，医学書院，2008
   ※脳波や誘発脳波に関する専門書として，最先端の知識がわかりやすく書かれている
2) 宮武邦夫，増田喜一：実践生理機能検査テキスト，メディカ出版，2005
   ※臨床検査技師の立場で書かれた実践的な解説書
3) 大熊輝雄，松岡洋夫，上埜高志：脳波判読 step by step 入門編，医学書院，2006
   ※初心者が脳波を判読できるようにわかりやすく解説している

第2章
筋電図

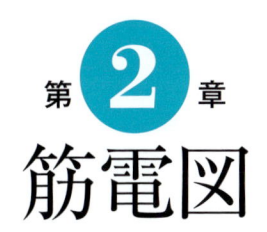

学習のポイント

❶ 筋電図（electromyogram）は骨格筋の活動により生じた電位変化を直接筋内に刺した針電極または体表に貼った皿電極で記録する.
❷ 末梢神経伝導検査は，対象の神経を電気あるいは磁気で刺激して誘発される反応を測定する.

本章を理解するためのキーワード

❶ 神経伝導検査
末梢神経を電気あるいは磁気で刺激し，運動神経，感覚神経，自律神経の伝導状態を測定する.

❷ 磁気刺激法
円形コイルや8の字コイルに，コンデンサに溜めた電気を一気に流すと，右ネジの法則でパルス磁場が発生する．生体内をパルス磁場が通過すると，それを打ち消す方向に生体内に誘導電流が生じ，流れた電流により神経が刺激される.

❸ 針筋電図
2点間の電位差を測定できる構造の針の形をした電極を，筋力低下などの異常が認められる骨格筋に刺し，その筋から生じる電位変化を記録する．得られる電位変化を分析すれば，筋力低下の原因が筋肉自体にあるのか，筋に命令を送っている神経にあるのかを鑑別できる．針を刺すのは医師が行い，機器の操作を臨床検査技師が行う．痛みを辛抱しながら筋に力を入れたり抜いたりする必要があるので，患者の協力が得られる場合に行われる.

❹ 運動単位と運動単位電位
脊髄前角の1個の運動神経細胞が支配している多数の筋線維群全体を運動単位（motor unit）といい，前角細胞が興奮すると支配筋全体が同期して筋収縮するため一定の同じ電位を生じ運動単位電位とよばれる.

❺ M波，F波，H波
末梢神経を電気刺激すると支配筋が収縮するが，この筋収縮の際に出現する電位をM波とよぶ．このときに刺激部位から中枢側に上行したインパルスは脊髄前角細胞を興奮させ，今来た経路を下行して最終的には筋電位を発生させる．この電位をF波とよぶ．この波は運動神経の近位側の病変の検索に有用である．末梢神経を弱い強度で電気刺激すると，まず筋の収縮状態をモニターしている筋紡錘から上がってきた感覚神経がまず興奮を始め中枢側にインパルスが上行して，シナプスを介して脊髄前角細胞を興奮させる．その結果支配筋に小さな筋電位が認められる．この電位をH波とよぶ．この電位は腱反射とよばれている反射の際に刺激が通過する経路と同じである.

❻ ワーラー変性
末梢神経の病変の起こり方の一種で，末梢神経の途中が圧迫あるいは切断された際にその部位から末梢の軸索が変性する．しかしもし神経がつながっていれば，脊髄にある細胞体から軸索輸送で修理に必要な物質を運んできて最終的には回復する．四肢末端を事故で切断したような場合でも，急いで再接着して細かく神経を正しく縫合すれば，何か月もかけて神経が伸びて回復することが期待できる.

❼ 脱髄
末梢神経は細胞体から伸びてきている軸索だけでは，インパルスは正しく伝わらない．絶縁体にある髄鞘が存在することで速い伝導が維持され，末端まで減衰することなく伝わる．髄鞘はシュワン細胞という名前の細胞で作られて，軸索の周りに

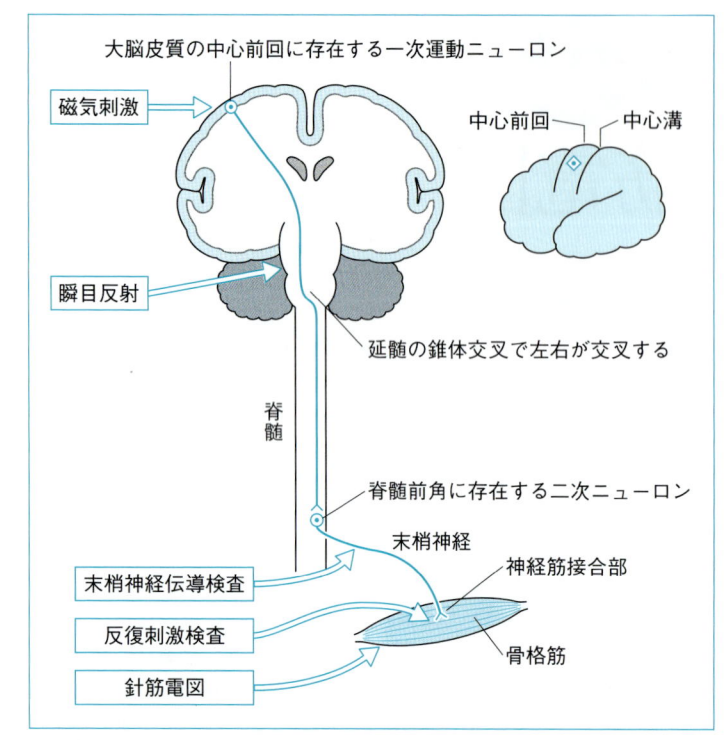

図1 運動系の神経経路と神経生理検査

筋肉を動かす運動神経は中心溝のすぐ前の中心前回に存在し顔や手足など決まった領域に配置されている．そこから出る軸索は錐体路を下行し延髄で左右交叉し，さらに脊髄側索を下行し前角細胞にシナプスをつくる．脊髄前角細胞から出た軸索は末梢神経となって前根および神経叢を通って最終的には骨格筋に至る．各部位の機能検査が臨床現場で行われている．

巻きついているがそれが剥がれてしまうと脱髄とよばれる病変になる．

❽ ダイイングバック(dying back)

末梢神経は脊髄にある細胞体から軸索を手足の先まで相当な距離を伸ばしており，全体の構造体の維持だけでなく代謝も細胞体が行っている．そのためもし細胞体の機能が低下すると，最も遠い軸索の末端から変性が始まり，徐々にその変性が上行してくる．そのような病変の状態を称してdying backといい，実際の患者は足や手の先がしびれ始め，徐々に上行して広がってきていると訴える．

近年，生活習慣病としての糖尿病や高齢化に伴う神経筋疾患が増加しており，筋電図の必要性が増している．骨格筋に針を刺す操作を除き，電気や磁気での刺激はもちろん電極貼りから記録まですべてを臨床検査技師が行うので，神経の走行をもとに刺激ポイントを理解し，疾患特異的な所見，反応が出にくい場合の対応など応用力も必要とされる大変やりがいがある検査である．

臨床現場で行われる筋電図には大きく分けて筋肉から出る電位を直接記録する針筋電図と，神経組織を刺激して反応をみる誘発筋電図とがある．

A 筋電図を学ぶための基礎知識

1. 神経の解剖生理

骨格筋を動かす神経細胞は2つある．中心溝のすぐ前の前頭葉皮質に存在する一次運動ニューロンが，筋を動かせという指令を出す．そこから出た軸索は錐体路を下行し延髄で交叉して，脊髄前角にある二次運動ニューロンにシナプスを作る．二次ニューロンの軸索は，脊髄根から末梢神経内を下行し神経筋接合部を介して骨格筋に至り，筋が収縮する（図1, 2）．

脊髄にある1個の前角細胞とそれが支配する筋線維全体を運動単位(motor unit)とよび，前角細胞が興奮すると支配筋は同時に収縮して運動単位

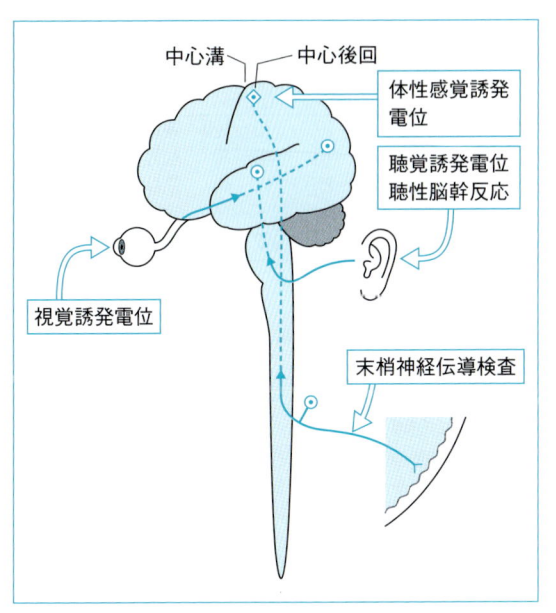

図2 感覚系の神経生理検査
感覚神経は末梢に分布する感覚受容器から始まり上行して脊髄後根に達する．後根には後根神経節がありそこには大型の神経細胞が存在しており，軸索を末梢側と中枢側の2方向に伸ばす双極細胞の形になっている．中枢側の軸索は脊髄後索あるいは側索などを上行し，途中シナプスを介してニューロンを変えながら最終的には中心後回に至る．図に示すような検査が臨床検査として頻繁に行われている．

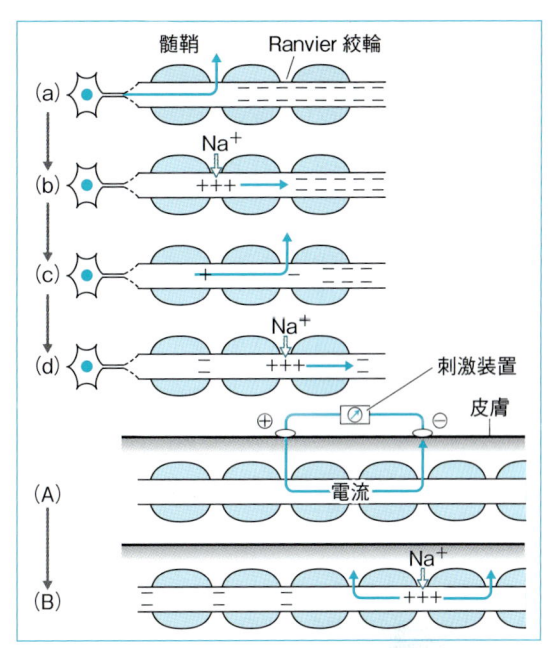

図3 神経伝導のメカニズムと電気刺激の際の反応
ニューロンが発火してインパルスが下行し始めると軸索内を電流が流れる．髄鞘は脂肪の膜が何重にも巻いたもので絶縁体の役割をもっている．髄鞘は一定間隔で途切れておりRanvier（ランビエ）の絞輪とよばれナトリウムチャネルが高濃度に存在する．ここで軸索内を流れてきた電流が外向きに流れるが，細胞内から外へ電流が流れるとナトリウムの透過性が上がり細胞外からナトリウムイオンが流入して脱分極する．すると新たに電位が発生し隣のRanvier絞輪へ電流が流れ，跳躍伝導とよばれる伝わり方をする〔(a)～(d)〕．ここに人為的に電流を流すと，陰極の真下で細胞内から外へ電流が流れるので，ここから脱分極が始まり両方向へ跳躍伝導が始まる(A，B)．

電位(motor unit potential；MUP)を発生する．

骨格筋は運動神経の先に神経筋接合部を介して存在する線維組織で，アクチンとミオシンという線維蛋白がカルシウムイオンの存在の有無により結合あるいは解離し収縮弛緩を繰り返す．筋細胞の基底膜内外で電位差があり，細胞内がマイナスになっている．神経筋接合部にインパルスが達するとそこからアセチルコリンが放出され筋側にあるアセチルコリン受容体に結合するとナトリウムイオンチャネルが開いて，細胞外から内へプラスの電荷をもつナトリウムイオンが流入する．このことにより内外の電位差が逆転して筋線維表面を電流が流れて興奮が広がると，筋線維周囲の縦管内に溜まっているカルシウムイオンが放出されて筋が収縮する．この際に筋線維周囲で生じる電位変化を針電極でとらえたものが針筋電図である．

末梢神経はRanvier（ランビエ）絞輪部で細胞内から外へ電流が流れた部位から興奮が始まる．細胞膜にイオンチャネルをもつ細胞は静止膜電位が常に変化しており，閾値以上に陽性側に変化すると脱分極という興奮現象が起こる．脱分極が起こると細胞内から外へ電流が流れるが，それを電気刺激で人為的に起こすことができる．電極を末梢神経の走行部位に置き，電流を流すと末梢神経の中をプラス極の下の部位で細胞外から内へ電流が流入し，末梢神経の中を通ってマイナス極の下の部位で細胞内から外へ電流が流出する．この細胞内から外へ電流が出たところで脱分極が起こり興奮が始まり両方向へ興奮が伝わる(図3)．

末梢神経はさまざまな太さをもった線維の束(図4，表1)で，興奮しやすさ(閾値という)は異なっている．弱い刺激から徐々に刺激強度を上げていくと，興奮する線維数が増えていき最終的に

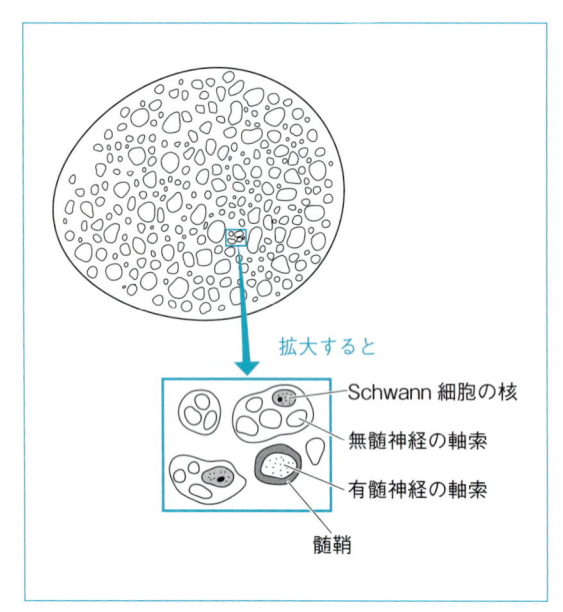

図4 末梢神経の断面の模式図
末梢神経は多数の神経線維の束からなっている．髄鞘で包まれた太い軸索の有髄神経や細い有髄神経，さらには光学顕微鏡では見えない無髄神経が隙間に存在する．無髄神経は絶縁されていないわけではなく，末梢神経の髄鞘をつくるSchwann細胞の細胞体の中に埋もれるように存在している．

表1 神経線維のタイプ

		太さ	伝導速度	機能
		(μm)	(m/秒)	
A	α	有髄 13〜22	70〜120	運動，固有感覚
	β	有髄 8〜13	40〜70	触覚
	γ	有髄 4〜8	14〜40	筋紡錘内の筋線維
	δ	有髄 1〜4	5〜15	温覚，鋭い痛み
C		無髄 0.2〜1.0	0.2〜2.0	重い痛み，自律神経

表2 末梢神経の伝導原則

1. 絶縁伝導
2. 不減衰伝導
3. 両方向伝導
4. 刺激電極の陰極部位で神経興奮開始
5. 刺激時間が長いほど興奮の閾値は低くなる
6. 有髄神経の伝導速度は神経線維の直径に比例
7. 温度が高くなると伝導速度は増加

はすべての末梢神経が興奮することになる．

末梢神経の伝導様式には以下の特徴(**表2**)がある．末梢神経は束になって走っているので混信しないように，有髄神経は髄鞘で，無髄神経はSchwann(シュワン)細胞の細胞体に囲まれ絶縁されている．インパルスが伝わる際に，髄鞘が途切れる部位(Ranvier絞輪)で毎回新しく脱分極が起こるため，そのつどエネルギーが補充されインパルスは減衰することがない．脱分極した部位からは両方向に隣のRanvier絞輪まで軸索内を電流が流れ，隣を脱分極させるためインパルスは両方向に伝導する．刺激電極の陰極部位で神経興奮が始まる．電気刺激が強くなるほど，あるいは持続時間が長いほど，末梢神経が興奮を始める閾値は低くなる．有髄神経の伝導速度は神経線維の直径に比例し，太い神経ほど伝わる速さは速くなる．温度が上昇すると伝導速度は速くなり，冬など，寒さで手足が冷えると伝導速度は低下する．

2. 筋電計の構造

a. 機器本体

生体の電位変化を記録する機器の基本構造はすべて共通で，入力部と増幅器と観察画面さらには記録装置である．筋電図の電位は μV から mV までの広範な電位，さらには 1〜10,000 Hz の周波数を増幅することが求められる．筋電計(electromyograph)に特徴的な装置は電気刺激装置で，定電圧または定電流の矩形波を出すことができる．また，スピーカーが付いており，検者は得られた電位変化を音として聞いて判断しながら検査を進める．現在はコンピュータ制御によって，検査目的に応じた条件設定を登録して選択できるようになっている．

b. 電極

針電極は，一般的によく用いられているのは一芯同心針電極である．構造は針が二重になってお互いに絶縁されていて，内側がマイナス極，外側がプラス極になっていて，針先の斜めの部位の周囲 2 mm くらいの範囲の電位変化を測定する．ほかにも双極針という外套針のなかに 2 本の細い電極針が封入されたもので，狭い範囲の電位変化が測定できる．

B 針筋電図検査

1. 針筋電図検査の概要

針筋電図検査では医師が筋力低下や筋萎縮の状態をみて，検査すべき筋肉を決めて針を刺し，臨床検査技師は機器を操作して必要な記録をとる．この検査は痛みを伴う侵襲検査で患者の協力が得られないとできないので，臨床検査技師は患者の状態に気を配り，患者の協力が得られるように支援する必要がある．

医師が刺す骨格筋の名前をあらかじめ知っておく必要があり，どの筋の記録かを的確に入力記載する．

針筋電図では，針刺入時，安静時，軽収縮時，中等度収縮時，強収縮時，最大収縮時，の電気活動波形を観察記録して診断に用いる．

終了後は，ディスポーザブルの針は感染性物質として廃棄する．

繰り返しができない検査であり，普段から機器のメンテナンスにも注意を払う．

2. 針筋電図の正常・異常所見

a. 刺入電位

正常では針を筋内に刺入した際には筋膜を突き破った際の刺入電位が発生するが，すぐにおさまって平坦になる（図5）．刺入電位がいつまでも続く場合は筋膜の興奮性が高く脱分極を繰り返す場合で，**筋強直性ジストロフィー**（myotonic dystrophy）の場合に典型的な刺入電位の持続がみられる（ミオトニー放電）（図6）．

b. 安静時～軽収縮時電位

正常では安静時にはなんら電位変化は生じないため波形は平坦であるが，軽収縮時には運動単位電位（MUP）が分離して認められるので，それを記録する．針先を移動させながら一定の形の電位がでるところを記録する．繰り返し同じ形の電位が出現していれば，運動単位電位を記録できていると考えられるので，その電位について振幅と持続時間さらには位相の数を測定する（図7）．振幅は針電極との距離で大きく変動するので刺す位置を変えて調べる．持続時間は2～10ミリ秒であるが筋により異なる．位相は通常は4相までである．

骨格筋に脱力などの症状がみられる原因として，筋を支配している運動神経に異常がある場合と筋自体に異常がある場合〔**進行性筋ジストロフィー**（progressive muscular dystrophy）など〕がある．脳血管障害などで大脳の一次運動ニューロンおよびその軸索が障害された場合には，針筋電図で運動単位電位には異常が認められない．一方，脊髄前角の二次運動ニューロン以下に障害が起こる筋萎縮性側索硬化症（amyotrophic lateral sclerosis；ALS）などでは安静時に**線維性電位**（fibrillation）や**線維束攣縮**（fasciculation）が認められる（表3，図8）．収縮時には運動単位電位が多相性に

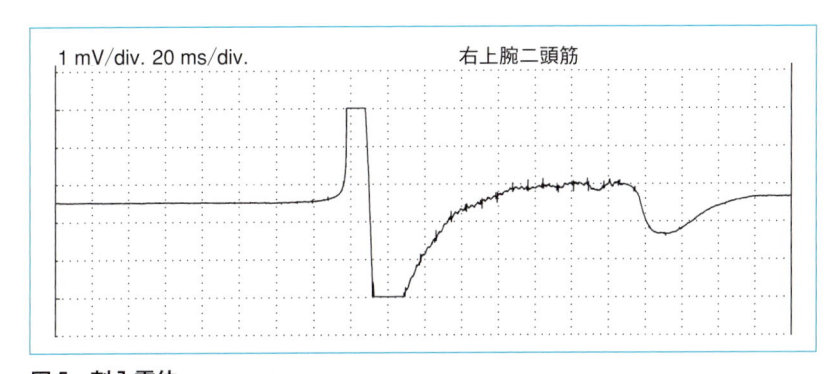

図5 刺入電位
針筋電図で筋に針を刺した際に刺激されて短時間電位が発生するが，すぐに平坦になる．

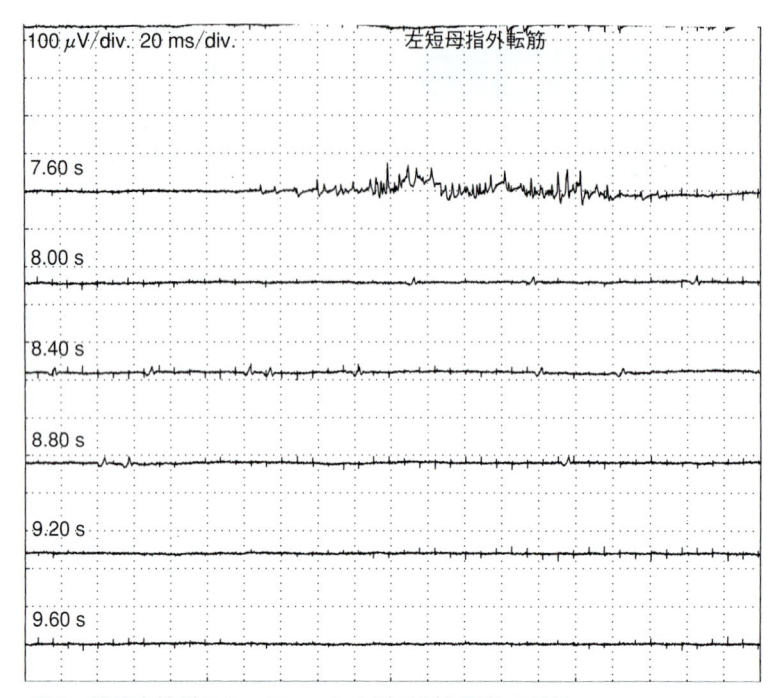

図6 筋強直性ジストロフィーにおける刺入電位の持続
筋強直性ジストロフィーでは膜電位が不安定なため，針を刺入した際にいつまでも電位が持続しやすい（ミオトニー放電）．このときの音は従来は急降下爆撃音とよばれていたが，戦争を経験した人が少なくなるにつれて使われなくなり，最近は「オートバイのふかし音」と表現するほうが理解されやすい．

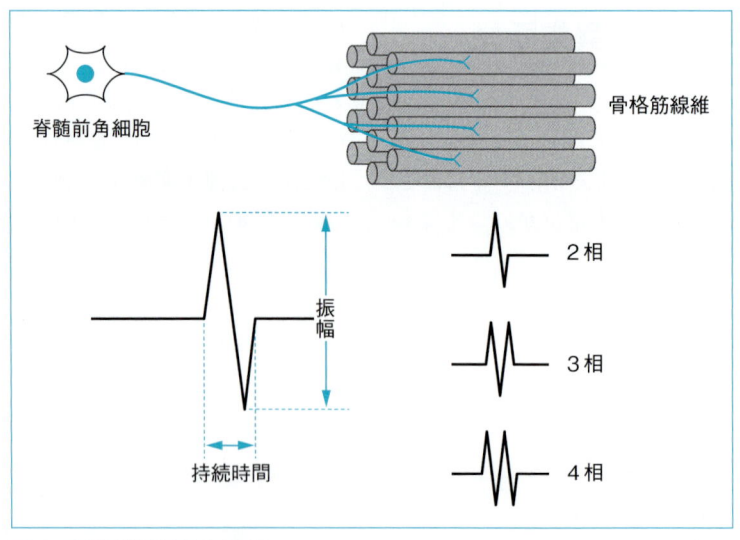

図7 運動単位電位と位相
運動神経の二次ニューロンである脊髄前角細胞から出た軸索は末端で分岐して複数の筋線維を支配する．そのため1個の神経が興奮すると支配筋は同期して収縮し，針筋電図で一定の形の電位を示す．この電位を運動単位電位とよび，針先の位置を動かして複数の角度から測定した運動単位電位の振幅や持続時間を計測して診断する．

なり(図9),持続時間が長くなり,また,経過が長くなると再支配の結果1つの前角細胞が支配する筋の量が増え,電位は高振幅となる(図10).

表3　神経原性電位と筋原性電位

神経原性電位 (neurogenic pattern)	線維性電位 線維性攣縮	多相性電位 長持続電位
筋原性電位 (myogenic pattern)	低振幅短持続電位	

Guillain-Barré(ギラン・バレー)症候群など脱神経が急激に生じた場合には,早期に陽性鋭波(positive sharp wave)が出現し,その後回復過程で多相性電位や長持続電位が認められるようになる.

多発性筋炎や筋ジストロフィーなど骨格筋自体に異常がある場合は,収縮力の低下のため低電位化するとともに持続時間も短くなる(図11).

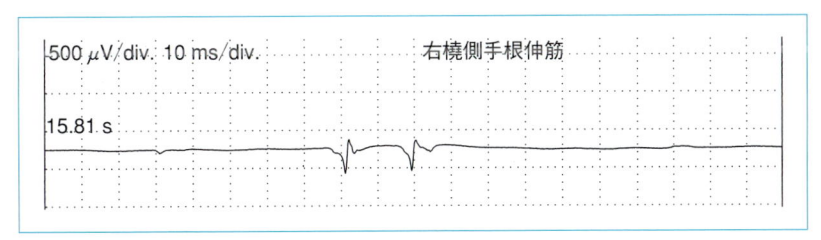

図8　筋萎縮性側索硬化症にみられた線維束攣縮
筋萎縮性側索硬化症の橈側手根伸筋に安静時に認められた線維束攣縮.線維束攣縮はピクピクとした小さな筋の動きで肉眼でも観察することができる.

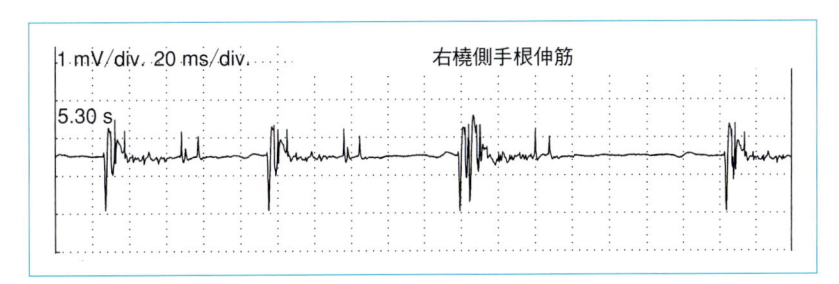

図9　筋萎縮性側索硬化症にみられた多相性電位
筋萎縮性側索硬化症では前角細胞の変性に伴い,比較的健常な前角細胞の軸索が伸びて神経再支配が起こる.しかしその際に位相がずれて運動単位電位が多相性になる.筋電図では同じ形の多相性の電位が出ていることを確認する必要があり,図では左から2つの多相性電位は同じ形で中央やや右は異なるが,右端は同じ形になっている.

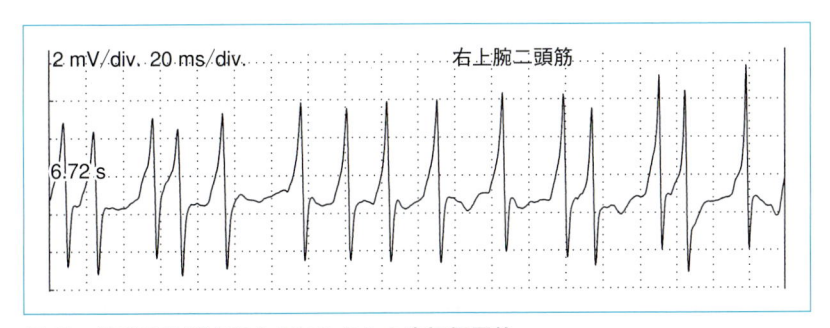

図10　筋萎縮性側索硬化症にみられた高振幅電位
筋萎縮性側索硬化症で神経再支配が繰り返し起こると,1個の前角細胞が支配する筋線維が大量になり高振幅で持続時間の長い電位が出現するようになる.この図では最大で10 mVの大きな電位が記録されている.

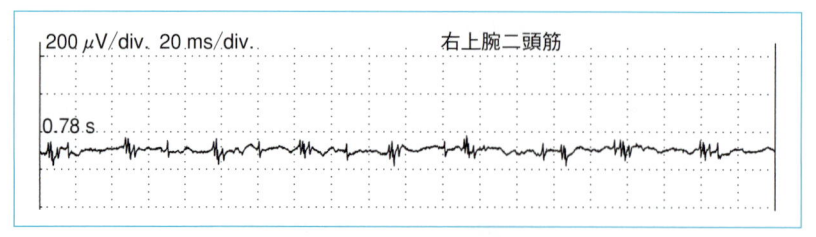

図11　筋ジストロフィーにみられた低振幅短持続電位
肢体型筋ジストロフィー(limb-girdle muscular dystrophy)で測定されたものであるが，200 μVに満たない低電位の持続時間も短い電位が記録されているのみである．神経には異常はないので神経筋接合部まではインパルスは来ているが，筋線維自体が変性して収縮力がなくなった状態である．

C 誘発筋電図検査

　医師が神経学的診察を行い末梢神経に異常が生じていると判断した場合に，その病変の性質を明らかにするため誘発筋電図検査がオーダーされる．異常はどの末梢神経に生じているのか，軸索なのか髄鞘なのか，有髄神経の大径線維か小径線維かあるいは無髄神経なのか，などを客観的に判定するためには，誘発筋電図を行い電位の潜時や振幅や伝導速度，さらには誘発される波形などにより病変の部位や性質を明らかにすることができる．末梢神経は病理組織的な検索をすることができないことが多く，誘発筋電図のもつ臨床的意義は大きい．

　その結果により末梢神経がどのように障害されているか原因も含めて診断を行うことで，最適の治療法を選択することが可能になる．さらに治療開始後もその効果判定のために，誘発筋電図を行って比較し改善の有無をチェックする．

1. 検査法

　末梢神経を電気で刺激する伝導検査は，皮膚の上から電気刺激できるものが対象になる．磁気刺激法を用いると，皮膚の直下でなくても刺激可能な部位もあるが，項を改めて記載する(→ p.110)．神経を興奮が伝わる際の原則はすでに述べた(→ p.100：表2)．

　電気刺激は専用の刺激電極で行う．電極はフェルトあるいは金属製で，フェルトの場合はあらかじめフェルトをはずし水に漬けておいて電流が流れやすくしておく．検査目的の末梢神経が皮下のどこを走っているか，基本的な解剖を頭に入れておく必要がある．刺激電極は，刺激したい方向に神経内を電流が流れるように，陰極と陽極の位置を決める．目的の神経を選択的に電気刺激する必要があるので，特に皮下脂肪が厚い場合は電極を強く押しつける必要があるが，金属製の先が尖った電極を強く押し当てると痛みが強いので注意が必要である．運動神経を刺激すると支配筋の収縮が認められるので，目的の神経に当っているかどうか知ることができる．感覚神経が単独で走っているところでは，解剖に基づいて刺激して反応をみていく．

　運動神経でも感覚神経でも，刺激電極と導出電極の置き方は，測定したい部位の内側にそれぞれの陰極を置き，その外側を陽極で挟むようにする．

　上肢では，正中神経，尺骨神経，橈骨神経などが一般的に行われ，病変が疑われる神経によってより細かいところまで測定する．下肢は後脛骨神経，腓骨神経，腓腹神経などが一般的に行われる．

a. 運動神経伝導検査

　運動神経を検査する場合は，導出電極の陰極は支配筋の筋腹(belly)に置き，陽極を電位が発生しない遠位側の腱(tendon)に置く(belly-tendon法)．刺激電極の最適位置を求め，支配筋の良好な収縮が得られたら強度を上げ，複合筋活動電位(compound muscle action potential；CMAP)の振

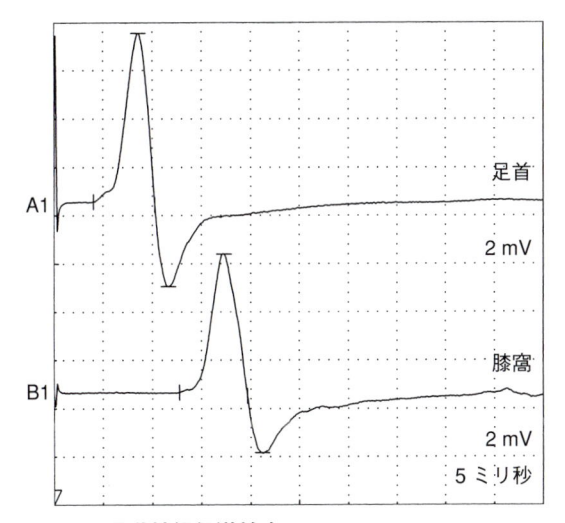

図12 運動神経伝導検査
後脛骨神経を膝窩部と足首とで電気刺激した際に得られた複合筋活動電位である．同じ形をしているが，潜時（刺激から反応が出るまでの時間）が異なっており，この時間差が途中の末梢神経を伝わっている距離の差に相当する．複合筋活動電位は大きいので，記録の一目盛は2mVである．伝導速度は立ち上がり潜時で計算するが42.8mm/秒であった．

幅がそれ以上増加しない強度のさらに20%以上の最大上刺激で記録する．刺激強度を上げるにつれてCMAPの立ち上がりが徐々に早くなるのが観察される．したがってすべての神経が刺激される強度で刺激しなければ，最速の伝導速度を測定することができない．このようにして得られた波をM波とよんでいる．運動神経末端にインパルスが伝わったあと筋収縮までに，神経筋接合部で時間の遅れを生じるため，純粋に末梢神経の伝導状態を検査するためには，1本の運動神経を近位と遠位の2か所で刺激して神経筋接合部での遅れを差し引く必要がある（図12）．

b．F波

運動神経の脊髄までの近位側を検査する方法としてF波測定がある．末梢神経を最大上刺激し，導出電極を支配筋に置くと，まず直接下行してきたインパルスによるM波の収縮がみられ，その後数十ミリ秒遅れてマイクロボルトオーダーの小さな筋収縮の電位が出現するがこれがF波である．この波は刺激部位からインパルスが運動神経を逆行性に上行し，脊髄前角細胞に到達する．ここで前角細胞が約1ミリ秒の遅れののち興奮し，新たに生じたインパルスが下行して筋を収縮させたものである．F波の潜時は一定ではないので，十数回測定してそのなかで最も早い潜時のものを選び，最大のF波伝導速度を計算する（図13）．なお刺激電極の向きは陽極を遠位に置くことにより，神経内を流れる電流の向きを中枢側に向ける．

c．感覚神経伝導検査

感覚神経では本来情報の伝わっていく方向は末梢から中枢であるので，皮膚をリング電極などで電気刺激しインパルスが走行する神経の上に導出電極を置いて記録する．ところがこの順行性とよばれる方法では電位をとらえにくい場合があり，インパルスの走行方向を逆にして，感覚神経を電気刺激し支配皮膚の上に導出電極を置いて記録する逆行性で行うこともある（図14）．刺激強度はそれ以上刺激を強くしても振幅が増加しない「最大上」で行うが逆行性では筋収縮によるアーチファクトが入るのが欠点である．単発刺激で電位が明瞭でない場合は加算平均を行う．導出された感覚神経活動電位（sensory nerve action potential；SNAP）の波形および伝導速度と振幅を測定する．

d．反復刺激検査

神経筋接合部の検査が必要な場合に行われる．運動神経伝導検査を行うのと同じ電極設定を行い，反復刺激を行う．

神経筋接合部の後側に存在するアセチルコリン受容体に対する自己免疫疾患である重症筋無力症（myasthenia gravis；MG）では，10回の連続刺激を2〜3Hzで刺激し，複合筋活動電位（CMAP）の振幅あるいは面積の変化を測定する．1発目と比較して10%以上の減衰があれば陽性と判定する（図15）．治療に用いる抗コリンエステラーゼ阻害薬を使用していると，結果が陽性にならないこともある．

一方，神経筋接合部の前側に存在する電位依存性カルシウムチャネルに対する自己免疫疾患のLambert-Eaton（ランバート・イートン）症候群の

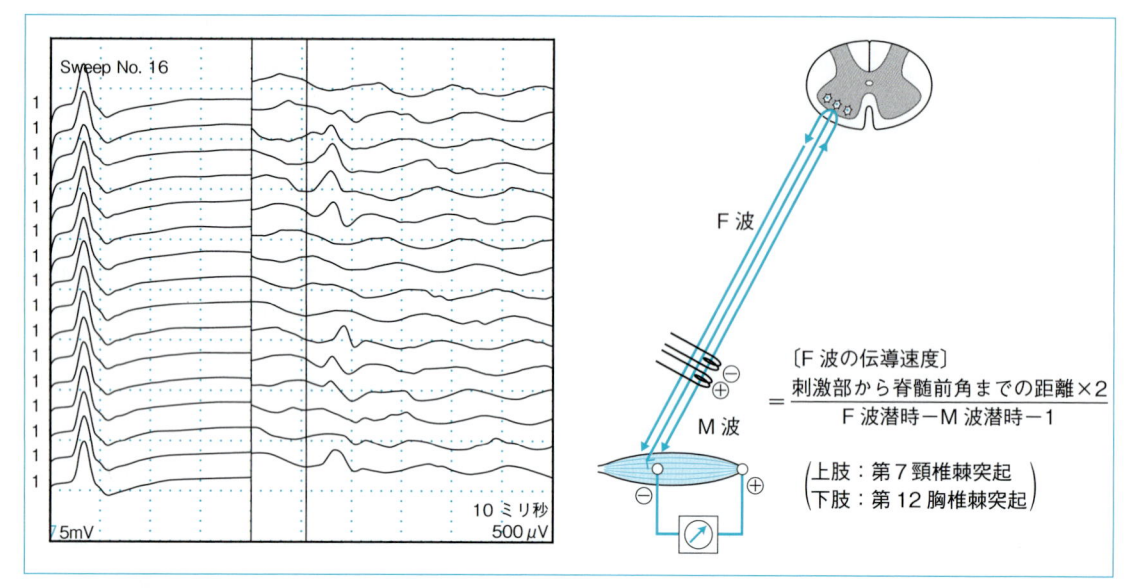

図 13　F 波の測定
F 波は末梢運動神経を最大上で電気刺激して記録する．まず M 波の電位が認められたのち，50 ミリ秒前後に小さな振幅の電位が認められている．F 波は異なる潜時を示し，形も同じではないのが特徴である．運動神経の近位部の状態を検査できるので診断によく利用されている．F 波の伝導速度の計算法を図に示すが，分母の潜時のところで 1 ミリ秒余分に引いている理由は，上行してきたインパルスが前角細胞にぶつかった際に前角細胞が興奮してインパルスが下行し始めるまでに 1 ミリ秒かかるためである．

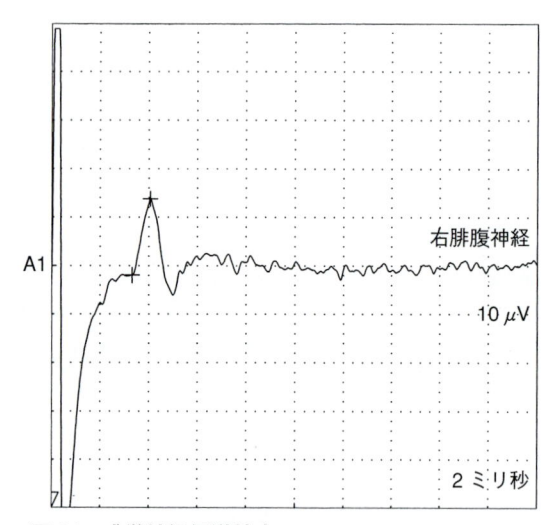

$$\text{[F 波の伝導速度]} = \frac{\text{刺激部から脊髄前角までの距離} \times 2}{\text{F 波潜時} - \text{M 波潜時} - 1}$$

（上肢：第 7 頸椎棘突起　下肢：第 12 胸椎棘突起）

図 14　感覚神経伝導検査
腓腹神経を逆行性に電気刺激して支配領域の皮膚の上に置いた導出電極で記録したもの．運動神経とは異なり極めて小さい電位であるので感度を上げて記録しており，一目盛が 10 μV であることに注意．

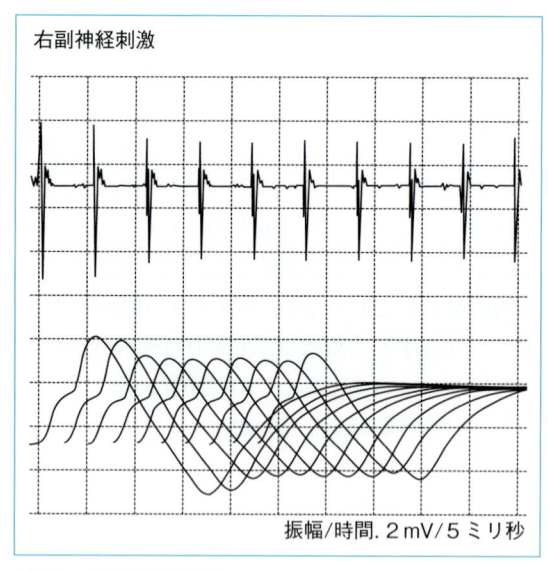

図 15　反復刺激検査
重症筋無力症の胸鎖乳突筋後部で副神経を 3 Hz で 10 回刺激し，僧帽筋で複合筋活動電位を導出したものである．振幅がはじめの数回で急激に 76％まで低下しており陽性である．

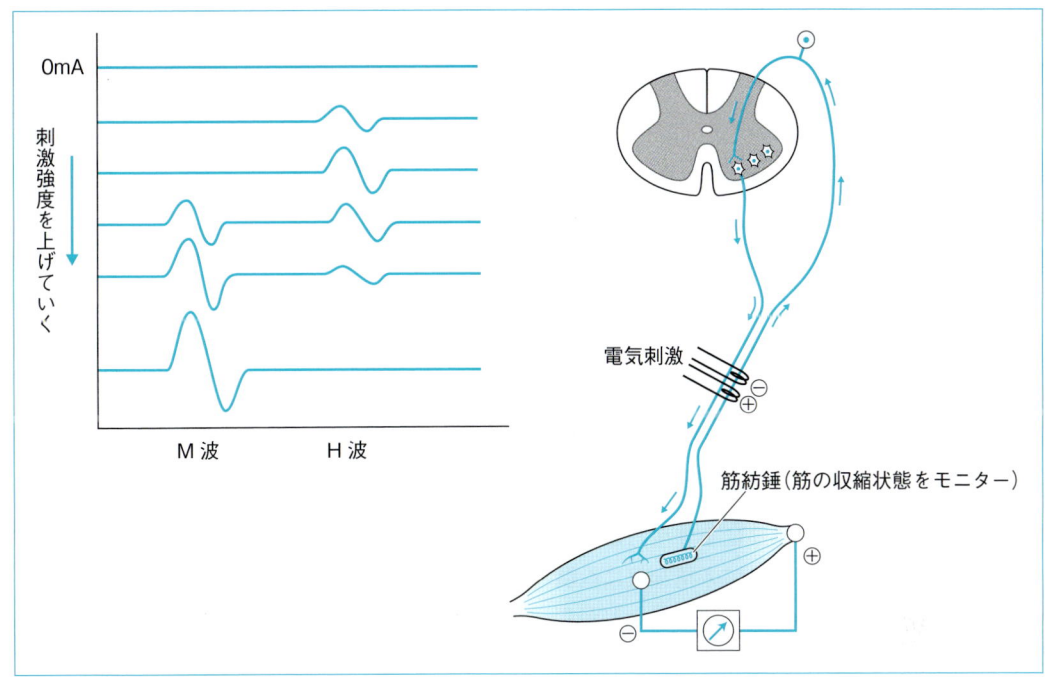

図16　H波の出現機構
筋の収縮状態をモニターしているのは筋紡錘という感覚器官で，腱をハンマーで叩くとこの筋紡錘が伸展され，発生したインパルスが反射経路を介して筋の収縮が生じる．H波測定はこの腱反射の経路の機能を電気刺激により測定する方法で，電気刺激の強度が弱いと閾値の低い感覚神経がまず刺激されインパルスは求心路を通って前角細胞を興奮させる．そこで新たに発生したインパルスは軸索を下行し，筋を弱く収縮させH波として記録される．徐々に電気刺激を強くしていくと運動神経の閾値に達し，直接下行路を下るインパルスにより先に筋が収縮しM波が記録され，さらにその後遅れてH波も記録される．さらに刺激を強くすると，逆にH波は抑制されてしまい出現しなくなる．

場合は，20〜50 Hzの高頻度で数秒間持続刺激してCMAPが2倍(200%)以上に増高すれば陽性と判定する．身体のどこかに腫瘍が存在しそこで抗体が作られて遠隔部に症状が出る傍腫瘍性症候群(paraneoplastic syndrome)としてみられることが多い．運動神経をインパルスがおりてきても，アセチルコリンが放出されず筋肉の力が出ないが，頻回にインパルスがおりてくるとアセチルコリンが放出され力が少し出てくる．この現象を利用して反復刺激検査をすると，筋収縮力が増加して振幅が増加する．

e. 反射の検査

感覚神経に入力刺激を与えると，中枢を介して運動神経をインパルスが下行し筋収縮を生じるが，これを反射という．腱反射の経路を検査する方法としてH波がある．最も反応が出やすいのは膝窩部で脛骨神経を刺激し，ヒラメ筋で導出する場合である．弱い強度で電気刺激するとヒラメ筋から弱い筋電位が記録されるが，これはヒラメ筋の収縮状態をモニターしている筋紡錘内の感覚神経線維が膝窩部で刺激され，この神経はヒラメ筋を支配する脊髄前角細胞にシナプスを作るので，上行したインパルスが前角細胞を興奮させた結果，脛骨神経の運動神経内を下行してヒラメ筋を収縮させたものである(図16)．この検査は反射経路全体をみることができる以外に，脊髄前角細胞の興奮性についても測定できる．

2. 誘発筋電図の異常とそのメカニズム

a. 神経炎

　神経炎(neuritis)とは末梢神経に炎症が生じている疾患という意味であるが，歴史的には末梢神経障害と同じ意味で用いられてきた．しかし末梢神経生検などで病理形態的所見が明らかになるにつれ，必ずしも炎症所見は認められないものも多いことが明らかになった．そのため近年は炎症を生じていない末梢神経疾患についてはニューロパチー(neuropathy)とよばれて区別している．厳密な意味での神経炎は，ジフテリア神経炎，らい性神経炎，梅毒性神経炎など感染により生じるものと，感染後に免疫機序が関与して末梢神経に脱髄性の炎症が生じる Guillain-Barré 症候群などが含まれる．原因によって軸索が障害されるもの，髄鞘が障害されるもの，両者が混在するものなどがあり，誘発筋電図でその病変の状態を検査し，診断治療に役立てる．

b. 筋萎縮性側索硬化症(ALS)

　筋萎縮性側索硬化症(amyotrophic lateral sclerosis)は大脳と脊髄に存在する運動神経が徐々に変性消失する疾患で，外眼筋や膀胱直腸括約筋など一部の例外を除いて全身の随意筋の筋力低下および筋萎縮が緩徐に進行して寝たきりとなり，発語機能低下により意思疎通が困難となり，嚥下機能低下により流動食でないと栄養を維持できなくなる．さらに最終的には呼吸筋が麻痺し人工呼吸器に頼らなければ生命維持ができなくなる神経難病疾患である．大脳皮質中心前回に存在している一次運動ニューロンから出る軸索は，錐体路とよばれる束となって脊髄の側索を走り脊髄前角に存在する二次運動ニューロンにシナプスを作る．本症ではこの一次運動ニューロンが変性消失して側索内の軸索も消失し，筋力低下に加え四肢の腱反射亢進やバビンスキーなどの病的反射が認められるようになる．

　さらに脊髄の二次運動ニューロンも変性消失して，筋力低下，筋萎縮，腱反射低下が生じ，筋肉が小さくピクピク動く筋線維攣縮も認められるようになる．針筋電図を行うと一次運動ニューロンの変性だけであれば針筋電図には異常は認められないが，二次運動ニューロンの変性により種々の神経原性の異常所見が認められるようになる．

　まだ原因が解明できず，根本的な治療法が確立されていない難病ではあるが，家族性発症例のなかには，スーパーオキサイドディスムターゼ1(SOD1)の変異が認められる場合があり，この酵素の欠損により発症するのではなく神経細胞内においてこの変異蛋白が凝集して処理出来なくなり神経細胞が変性すると考えられている．孤発性の場合も類似のメカニズムで発症すると考えられるようになってきた．根本的な治療法はまだ開発できていないが，多方面からの試みがなされている．

c. 重症筋無力症(MG)

　末梢の運動神経が骨格筋につながるところには神経筋接合部と呼ばれる特殊な構造体があり，神経末端側から放出されたアセチルコリンが筋肉側にあるアセチルコリン受容体に結合することにより運動指令が筋に伝達される．重症筋無力症(myasthenia gravis)は，この筋側のアセチルコリン受容体に対する自己免疫疾患である．持続性の収縮が必要な随意筋に特に症状が出やすく，瞼が下がる眼瞼下垂，外眼筋の不均一な筋疲労による複視，などがみられ，筋力低下が一日のなかで変動する．時にクリーゼとよばれる急性増悪がみられる場合があり，球麻痺とよばれる嚥下障害や構音障害，さらには呼吸筋麻痺で救急処置が必要となる場合がある．多くの症例では血液中の抗アセチルコリン受容体抗体が陽性になり，一部では筋特異的[チロシン]キナーゼ(MuSK)抗体が陽性になる．運動神経を低頻度で反復刺激すると複合筋活動電位の振幅漸減を認める．胸腺組織には，抗MuSK抗体陽性の例を除き，過形成や腫瘍が高頻度で見いだされるため，まず行う治療は外科的に胸腺を切除し異常な免疫反応が起こっている部位を取り除く．さらに症状の改善にコリンエステラーゼ阻害薬，異常な免疫反応を抑制する目的で副腎皮質ステロイド薬や免疫抑制薬を用いる．

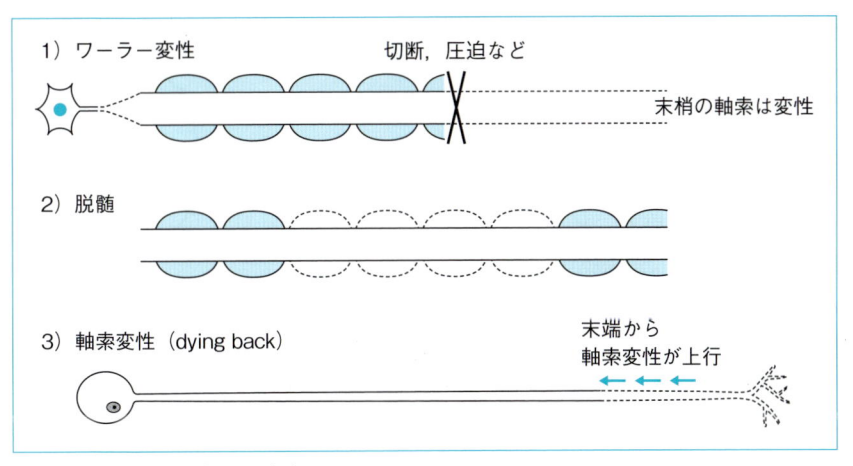

図17 末梢神経に生じる病変

ワーラー変性は末梢神経の途中に切断や圧迫により損傷が生じた場合で，その部位より末端の軸索は変性してしまう．しかし損傷の原因がなくなれば，細胞体は問題ないため回復に必要な蛋白を活発合成し軸索内を輸送して修理を始め，残っている髄鞘内を伸びて最終的には回復する．脱髄病変は軸索の周囲を取り巻いている絶縁体である髄鞘の障害により生じる．感染を契機に髄鞘の構成成分に対する異常な免疫機序が生じて，髄鞘が剥がれる脱髄が起こることが多い．原因がなくなり軸索が保たれていれば，残ったシュワン細胞が突起を伸ばして軸索に巻きつき再髄鞘化して回復する．dying back病変は，長い末梢神経の代謝を一手に引き受けている細胞体に何らかの異常が生じ，長い神経の機能を維持できなくなった状態で，細胞体から最も遠い先端から変性が始まり，徐々に上行する．これに伴い感覚異常の部位が足の先から下腿次いで大腿と上行し，上肢も指先から前腕次いで上腕と広がる．

末梢神経に生じる病変（図17）は，①ワーラー変性（wallerian degeneration），②脱髄，③dying backの3つに分けられる．ワーラー変性の典型的な例は末梢神経の切断で，断端より末梢の軸索は変性消失する．しかし断端の中枢側から軸索が伸び始め，もとの髄鞘が残っておれば，その中を伸びて末端までつながり最終的には機能回復する．ワーラー変性の場合は末梢神経伝導検査で振幅低下を認めるが，伝導速度は髄鞘に変化がなければ低下しない．

一方，髄鞘が剥がれる脱髄病変の典型的な例は，Guillain-Barré（ギラン・バレー）症候群である．細菌やウイルス感染のあと数日してから急激に筋脱力が生じ呼吸筋麻痺を呈すると人工呼吸器を装着しなければならなくなる．発症後数日して脱髄病変がおこり，伝導速度の低下や時間的分散（図18），あるいは伝導ブロックを呈する．ただし，場合によっては軸索が強く障害されるタイプもあり，その場合は振幅が著明に低下する．

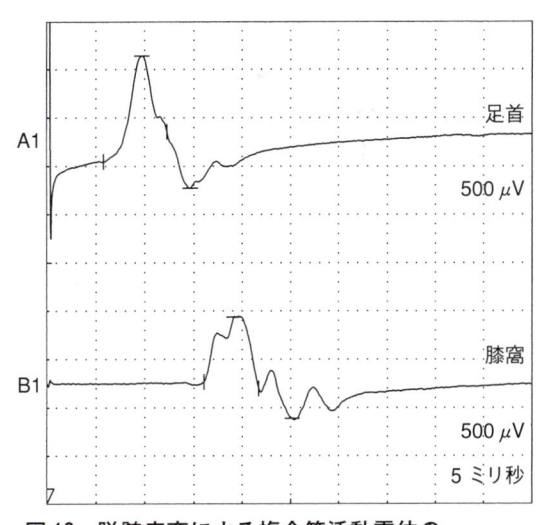

図18 脱髄病変による複合筋活動電位の時間的分散

脱髄により複合筋活動電位が早く伝わるものから遅れて伝わるものまで伝導がばらばらになり，筋線維が同期して収縮しなくなったものである．脱髄のためランビエの絞輪で跳躍伝導の電流が漏れ，活動電位が生じるのに時間がかかるようになり隣の神経と時間のずれが生じるためである．下の膝窩刺激のほうが足首刺激よりも長い距離をインパルスが通過するので，時間的なズレがより大きくなり時間的分散が明瞭に認められる．

dying back 病変は末梢神経を維持している細胞体が機能低下を起こす場合にみられる．感覚神経の細胞体は脊髄後根神経節にあり，末梢側と中枢側と両方向に長い軸索を伸ばしており，機能を維持するために活発に蛋白を合成し，軸索内をモーター蛋白により輸送している．ビタミン欠乏や糖尿病や有機溶媒中毒などで細胞の代謝が低下すると，最も遠い末端から機能低下が始まりやがて徐々に中枢側に上行していく．そのためはじめは足の先だけに感覚障害がみられたのが，徐々に下腿さらには大腿と範囲が上に広がり指先も障害されるようになる．この時には伝導検査は，軸索と髄鞘がどの程度障害されるかによるが，病因により障害のされかたも変わる．

D 経頭蓋磁気刺激検査

頭皮上から大脳運動野を電気刺激することは研究レベルでは行われていたが，痛みが強く臨床応用は困難であった．それに代わり磁気刺激法が登場した．原理は，生体に密度を集中させた磁力線を入れると，その磁力線を打消すような渦電流（eddy current）が生体内に誘導され，この電流により神経が刺激される．

刺激には，円形コイル，8の字コイル，ダブルコーンコイルなどをそれぞれの目的に応じて用いる．コイル内部には何重にもコイルが巻かれていて，機器本体内のコンデンサに溜めた電気を，スイッチを押して一気に流すとコイルから右ネジの法則（図19）により高密度のパルス磁場が発生する．

臨床検査で行われているのは運動系の機能検査で（運動誘発電位），運動神経の一次ニューロンが存在する大脳皮質を刺激し（図20），支配筋の収縮を記録すれば運動神経から筋までの全体の伝導時間を測定することができる．一方，頸部神経根を磁気刺激するか，あるいはF波を測定して，末梢神経部分を差し引けば，大脳皮質から脊髄レベルまでの伝導状態を評価することもできる．

磁気刺激はどの部位が刺激されているのかが電

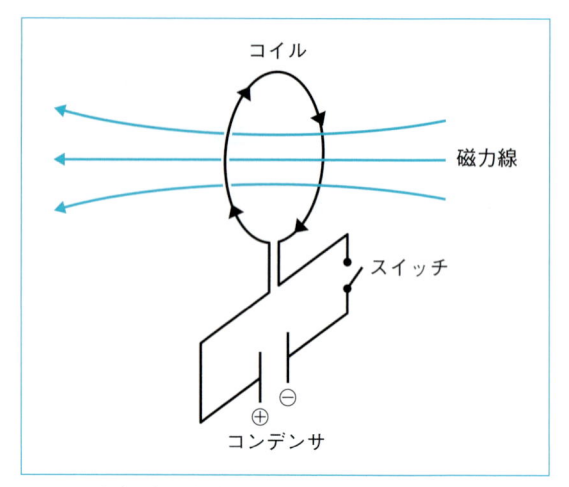

図19 右ネジの法則
一般に電流が流れると流れる向きの周囲に右回りの磁力線が発生するが，これを右回りに回すと前方へ進むネジの名前をとって右ネジの法則とよんでいる．磁気刺激法はこれを応用したもので，スイッチを入れてコンデンサーに溜めた電気を一気にコイルに流すと，コイルを流れる電流の周りに右回りの磁力線が生じ，全体が合わさって図の様にコイルの中を貫く磁力線になる．

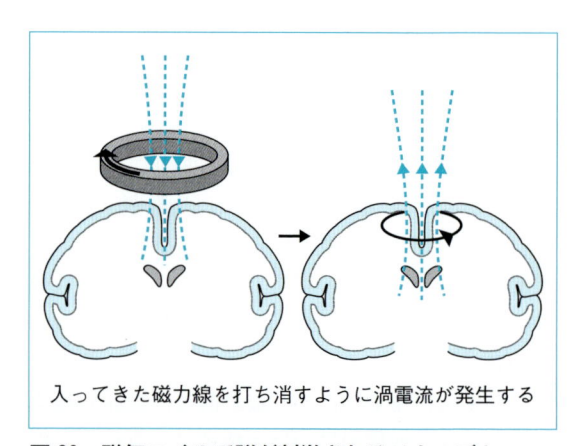

図20 磁気コイルで脳が刺激されるメカニズム
左図のように頭の上に置いたコイルに矢印の方向に急激に電流を流すと上から下へコイルの中を貫く磁力線が生じる．これに対して生体内では急激に生じた磁場変化を打消す方向に誘導電流（eddy currentという）が生じる．すなわち右図のように下から上向きに磁力線が生じるように脳内に電流が流れる．流れた電流が神経を興奮させる閾値を超えていれば，インパルスが発生して脳内を伝わっていく．

気刺激ほど明瞭ではないため，運動系の刺激以外の臨床応用は進んでいない．しかしながらこれまでできなかった部位の刺激ができるため，新しい検査法の確立を目指し検討が行われている．

参考文献
1) 木村淳,幸原伸夫:神経伝導検査と筋電図を学ぶ人のために.医学書院,2003
   ※神経伝導検査と筋電図に関する専門的な事項がわかりやすく詳細に解説されている
2) Perotto AO(著),栢森良二(訳):筋電図のための解剖ガイド四肢・体幹 第3版.西村書店,1997
   ※解剖に基づいて神経走行部位を解説してある
3) 園生雅弘,馬場正之:神経筋電気診断の実際.星和書店,2004
   ※実践的なポイントを解説し,陥りやすいピットフォールにも言及している

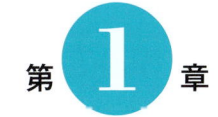

IV 呼吸器系の検査

第1章 呼吸器系の検査の基礎，生理

学習のポイント

1. ヒトは呼吸によって空気中から酸素（O_2）を取り入れ，不要になった二酸化炭素（CO_2）を体外に排出する（外呼吸）．これに対し，内呼吸とは組織・細胞レベルにおける O_2・CO_2 の出し入れを行い，生命維持に必要なエネルギーを確保することをいう．
2. 呼吸器系臓器は，気道（気管支・細気管支）と肺胞，肺を入れる容器としての胸郭と横隔膜，O_2・CO_2 の運搬にかかわる肺循環，呼吸運動をつかさどる呼吸中枢の4つの要素としてとらえる．
3. 呼吸機能に重要な解剖や生理は常に代表的疾患（気管支喘息，COPD，肺線維症など）を念頭に置きながら理解することが重要である．

本章を理解するためのキーワード

❶ 気道
外界と肺胞をつなぐ管であり，鼻腔，喉頭，気管，気管支，細気管支と枝分かれを繰り返し細くなりながら肺胞に達する．気管支喘息や慢性閉塞性肺疾患（COPD）などの閉塞性換気障害はこの気道が病気の主病変になる．

❷ 肺胞
実際にガス交換を行う袋であり，拡張と収縮を繰り返すことにより O_2・CO_2 の出し入れが行われる．肺線維症では十分な拡張が行われず，拘束性換気障害の原因となる．

❸ 換気機能
呼吸器系の最も基本的な機能である．正常な換気とは，吸気によって正常な太さの気道を経由してすべての肺胞に均等に十分な空気が送られ，呼気によって肺胞から吸気と同じ量の空気が気道を経由して余すことなく外界に排出される過程である．

　ヒトは呼吸によって空気中から酸素（O_2）を取り入れ，不要になった二酸化炭素（CO_2）を体外に排出する．その一連の機能（ガス交換）を営むのが呼吸器系であり，その異常によって体内に O_2 が取り入れられなくなり，CO_2 も体内に蓄積すると生命維持に支障をきたす．これが呼吸不全（respiratory failure → p.162）である．呼吸機能検査は，こうしたガス交換障害を評価する検査の1つである．

　呼吸機能検査により，① 呼吸器系に機能異常が存在するか（疾患のスクリーニング），② 病変はどこに存在するのか（機能異常の部位診断），③ どの程度の異常か（異常の定量的評価），④ どのように悪化または改善しているか（経過観察と治療効果の判定）などが評価できる．

　呼吸機能検査は呼吸器系の機能評価を行ううえで重要な検査ではあるが，解剖学的・微生物学的・病理学的な評価は行えず，画像検査や気管支鏡検査など他の臨床検査にとって代わるような万能な検査ではない．しかし，呼吸機能検査は非侵襲的

表1 呼吸器疾患の分類

部位による分類		病態による分類	
上気道疾患	かぜ症候群 鼻炎 急性鼻炎 慢性鼻炎 扁桃炎 急性口蓋扁桃炎 咽頭炎 急性咽頭炎 慢性咽頭炎 喉頭炎 急性喉頭炎 慢性喉頭炎 咽頭癌 喉頭癌 声帯ポリープ	感染性疾患	肺炎 結核
		閉塞性肺疾患	慢性閉塞性肺疾患 （COPD：肺気腫, 慢性気管支炎） 気管支喘息 びまん性汎細気管支炎
		拘束性肺疾患	間質性肺炎(肺線維症) じん肺 無気肺 肺水腫
		肺腫瘍	肺癌
		アレルギー性疾患	過敏性肺臓炎 気管支喘息
		肺循環障害	肺高血圧症 肺水腫
気管・気管支疾患	気管支炎 急性気管支炎 慢性気管支炎 気管支拡張症 気管支喘息	機能的呼吸障害	睡眠時無呼吸症候群
		その他	サルコイドーシス
肺疾患	肺炎 肺気腫 肺水腫 肺結核 肺癌 間質性肺炎(肺線維症) 過敏性肺炎		
胸膜疾患	気胸 胸膜炎 胸水		

検査であり，胸部X線像では診断が難しい気管支や肺胞の障害の早期診断ができるという長所がある．このように，呼吸機能検査の有用性と限界を理解し，他の検査と組み合わせて呼吸器疾患の病態評価を行うことが重要である．

呼吸機能検査を一から学び始めると難解な理論や数式に直面し，「呼吸機能検査嫌い」になってしまいがちである．本編では，国家試験の出題基準に準拠し，臨床検査技師を目指し卒前教育を受けている学生にとって現場での必要最低限の知識が身につくよう配慮した．特に呼吸生理機能に関する難解な理論や数式に関する詳細は**web付録**に一括して掲載し，学習の流れが途切れないように工夫した．より深い理解の一助になれば幸いである．

呼吸器疾患は多種多彩である(表1)が，生理学的な呼吸機能検査の対象となる疾患はさほど種類が多いわけではない．すなわち，いずれの呼吸器疾患も大なり小なり呼吸機能検査異常を呈するものの，それらの異常は，いずれも疾患の基本病態ではなく，付随する二次的な変化であることが多い．これに対し，閉塞性換気障害(obstructive ventilatory impairment)をきたす代表的疾患である気管支喘息と慢性閉塞性肺疾患〔chronic obstructive pulmonary disease；COPD(慢性気管支炎と肺気腫)〕，拘束性[換気]障害(restrictive defect ventilatory impairment)をきたす代表的疾患である間質性肺炎(特に肺線維症)は，基本病態に由来する呼吸機能検査異常が引き起こされる．これらはいずれも有病率の高い疾患であり，気管支

喘息は日本人の3～5％，COPDは530万人ともいわれ，現在も増加し続けている．また，間質性肺炎は，膠原病における合併症や昨今の新しい薬剤（分子標的治療薬など）の副作用として重要な位置を占めている．したがって，生理学的な呼吸機能検査を理解するには，これら代表的疾患を念頭に置いて学習することがポイントである．

なお，本編ではCOPDにおける2つの亜型を便宜的に慢性気管支炎と肺気腫と呼称する．元来，喫煙によって引き起こされる呼吸器疾患として，気道である気管・気管支に炎症を引き起こす慢性気管支炎と肺胞が破壊される慢性肺気腫（単に肺気腫）が定義されていたが，いずれも喫煙が原因であり，呼吸機能検査で閉塞性換気障害〔1秒率（FEV_1％）の低下〕がみられ，しかも臨床的には両疾患のオーバーラップが認められることから，最近はCOPDとして一括して扱われるようになった．しかし，呼吸機能検査を理解するうえでは，慢性気管支炎と肺気腫では明らかに異なる機序で閉塞性換気障害が引き起こされるので，本編ではあえて「慢性気管支炎」や「肺気腫」のような表現を用いることとした．

A 呼吸器の構造と機能

呼吸器系は鼻腔に始まり，咽頭を経て気管支，肺胞へとつながる空気が通る気管支・肺胞系，その容器である横隔膜・胸郭系，O_2・CO_2を運搬する循環系などに分類できる（図1）．呼吸器系の機能はO_2を取り入れCO_2を排出することであるが，肺によるO_2・CO_2の出し入れを外呼吸（external respiration），血液を介する組織・細胞のO_2・CO_2の出し入れを内呼吸（internal respiration）とよぶ（図2）．

1. 鼻腔・気管支・肺の構造と機能

鼻腔はKiesselbach（キーセルバッハ）部位の毛細血管による空気の温度調節と鼻毛による外界からの異物の除去が主な作用である．

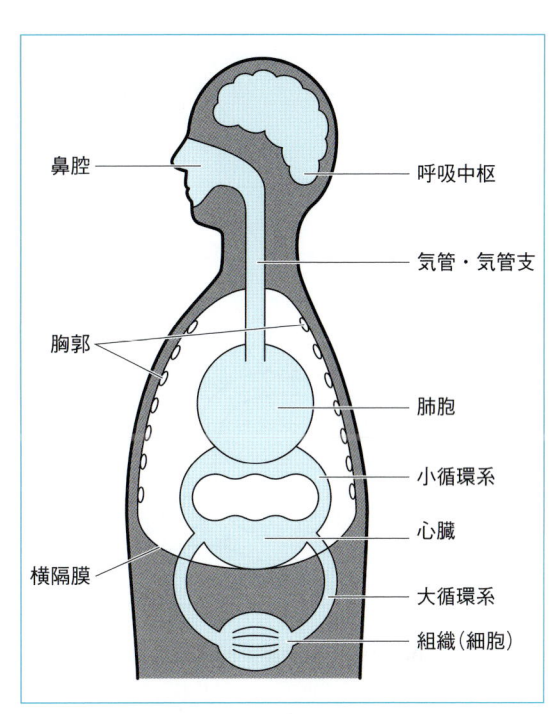

図1 呼吸器系の構造（概念図）
鼻腔，咽頭，気管支，肺胞へとつながる気管支・肺胞系，横隔膜・胸郭系，循環系，呼吸中枢系からなる．

空気の通る道は気道とよばれ，上気道（気管，気管支）と下気道（細気管支，肺胞）に区別される．気管支内部には粘液細胞や線毛細胞があり，異物を喀痰にして排泄し，感染症などを防御する機能がある．気管支は2分岐を23回繰り返して次第に細くなり，細気管支を経て肺胞につながる．細気管支は粘液細胞や線毛細胞もなく，疾患に対する防御機能が劣る．太い気管支が閉塞を起こすと重篤な呼吸不全が引き起こされるため硬い軟骨により保護されているが，細気管支は軟骨で保護されておらず，容易に閉塞を起こす（肺気腫ではこの領域が呼気時に閉塞をきたす）．細気管支は数が多いため，いくつかの細気管支が閉塞を起こしても呼吸不全を起こすことはなく，サイレントゾーンとよばれる．しかし，細気管支は肺胞がブドウの房のようにぶら下がってガス交換に関与しているので，細菌感染などが生じ広範囲の細気管支が閉塞すると，ガス交換障害による呼吸困難の症状が強くなる傾向がある（図3）．

肺は約3億個の肺胞（約90 m²）から構成されて

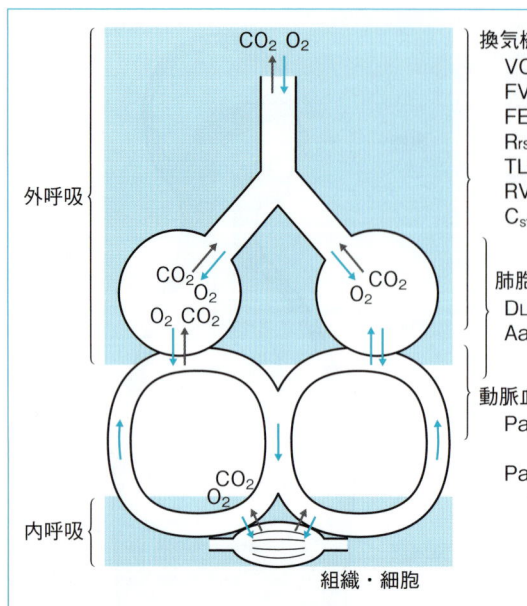

図2　外呼吸・内呼吸と呼吸機能検査の関係
呼吸は外呼吸と内呼吸に分けられ，換気機能と肺胞機能により外呼吸機能を評価し，動脈血液ガス分析により内呼吸における O_2 供給や CO_2 産生を評価する．

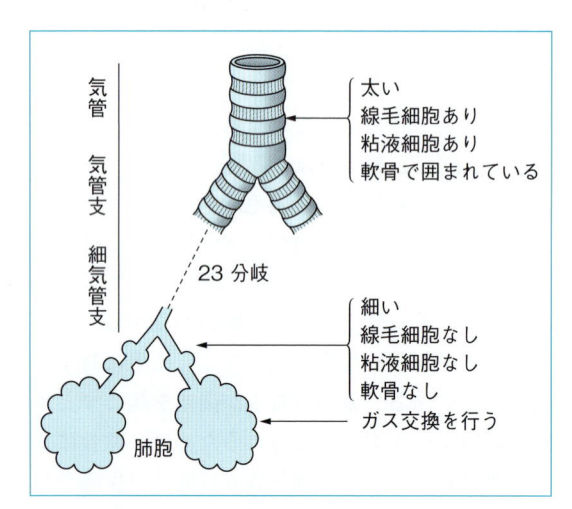

図3　気管支の分岐と構造
気管支は気管より23回分岐を繰り返して肺胞に至る．気管や太い気管支は軟骨で覆われ，閉塞(虚脱)しないように保護されている．

おり，その表面は2種類の上皮細胞(Ⅰ型とⅡ型)に覆われている．Ⅰ型上皮細胞は扁平な細胞で肺胞内面を広く覆いガス交換に関与する．立方形のⅡ型上皮細胞の封入体からは，呼気終末に肺胞の虚脱を防止するための表面活性をもった肺サーファクタント(pulmonary surfactant)が分泌されている．低出生体重児にみられる呼吸促迫症候群(respiratory distress syndrome；RDS)は，肺の未成熟によりこの肺サーファクタントが欠乏し，肺胞が開かなくなるために引き起こされる重篤な呼吸不全である．

　ガス交換は「肺胞単位(alveolar unit)」とよばれる肺胞と肺毛細血管床との間で行われる．両組織間の $O_2 \cdot CO_2$ ガス分圧の較差による拡散現象によって瞬時に行われ，赤血球のヘモグロビン(Hb)と結合した O_2(HbO$_2$)は約10数秒以内に全身に運搬される．

サイドメモ：肺サーファクタント

　肺サーファクタントは肺胞Ⅱ型細胞により合成・分泌される脂質・蛋白複合体(脂質：蛋白＝9：1)であり，呼気終末における肺胞虚脱を防止する生理活性物質である．この欠如による代表的疾患として新生児にみられる呼吸促迫症候群(RDS)が有名である．脂質の主成分はリン脂質であり，蛋白にはA，B，C，Dの4つの特異蛋白が同定されている．SP-BとSP-Cは非常に疎水性の強い蛋白であり，SP-AとSP-Dは比較的親水性の蛋白であり，肺胞マクロファージの食食や殺菌を高めるなど肺胞の自然免疫に関与する．

2. 横隔膜・胸郭系の構造と機能

肺胞壁には筋肉がないので，肺胞自身は自発的に伸縮できない．その伸縮には容器である横隔膜・胸郭系が重要な役割を果たしている．呼吸筋（内肋骨筋，外肋骨筋）のテコの原理に基づく収縮・拡張運動による肋骨の挙上と，横隔膜の上下運動によって胸腔容積が増減し，内容物である肺（肺胞）が伸縮し，外呼吸が成り立っている．

3. 肺循環系の構造と機能

循環系は，心臓と肺を結ぶ肺循環（小循環）と，心臓の左室から出る大動脈から体全体に運ばれる体循環（大循環）とから構成される．肺の循環系には，肺循環のほかに，気管支循環がある．呼吸機能（ガス交換）と深くかかわっているのは肺循環であり，気管支循環は気管支系の栄養血管であってガス交換には関係しない．

右室から出る肺動脈を流れる血液は静脈血であるが，肺から左房に戻る肺静脈を流れる血液はガス交換を受けた後の動脈血である．肺毛細血管が合流して肺細静脈となり，気管支とは離れて小葉間結合織内を走行し肺静脈になる．一部に気管支静脈からの血流を含む．このような構造上の特徴を生かした肺循環系の機能は，呼吸性肺機能としてのガス交換のほかに，非呼吸性肺機能として，細胞や血管作用物質などの生理活性物質の活性化と不活性，濾過作用，血液の凝固・出血に関係する線溶機能などがある．

B 呼吸運動とその調節

脳幹部の延髄にある呼吸中枢が全体の呼吸調節に関与している（図4）．呼吸中枢は孤束核に密集した背側呼吸ニューロン群と疑核とその周辺の腹側呼吸ニューロン群に大別される．背側呼吸ニューロン群は吸息ニューロン群をもち，腹側ニューロン群は吸息・呼息の両ニューロンをもっている．

この呼吸中枢には血液中の O_2・CO_2 の変化やpHの変化などの化学的変化と肺や胸郭の伸展や収縮などの機械的変化をとらえる機構がある．前者には中枢性化学受容器と末梢性化学受容器とがある．中枢性化学受容器は，温度上昇，CO_2 の増加，pHの減少によって興奮が高まり呼吸運動は促進するが，呼吸中枢は特に CO_2 に対する感受性が強いので，血液中の CO_2 が欠乏すると呼吸中枢の自動能力が失われることもある．末梢性化学受容器は頸動脈体や大動脈壁に存在し，血液内の CO_2 の増加や O_2 の減少に対して敏感に反応し，呼吸運動を促進する．

C ガス交換と運搬

ガス交換の場である肺毛細血管を流れる血液量を肺毛細血管血流量（$\dot{Q}$）とよぶ．これは外呼吸によって取り込まれた O_2 を組織や細胞に運び，内呼吸で発生した CO_2 を肺胞に運ぶ役割をする．

ヒトが立っているときには，肺尖部から肺底部まで約 30 cm あるので，重力によって約 7.5 cmH_2O の圧差が生じ，肺底部の方が肺尖部より胸腔内圧はより陰圧になっていて，肺毛細血管がより拡張しているので，($\dot{Q}$）はより多く流れる（図5）．

換気されている肺領域に接することなく，静脈血が動脈血に混入する現象を短絡〔シャント（shunt）〕という．健常者でも気管支静脈などからの一部が短絡するので，短絡率（$\dot{Q}s/\dot{Q}$）は 3〜5% である．心房中隔欠損症などの先天性心疾患や，肺塞栓症など肺循環系などの障害，各種肺疾患の無気肺などの重症度に伴い，短絡率が増加する．

換気・血流比（$\dot{V}/\dot{Q}$）の上昇する場合は死腔効果とよばれ，余分な換気（$\dot{V}$）が無駄になる．肺塞栓症などにみられる．換気・血流比（$\dot{V}/\dot{Q}$）の低下する場合は短絡様効果とよばれ，余分な血流（$\dot{Q}$）が無駄になる．無気肺などにみられる現象である（図6）．

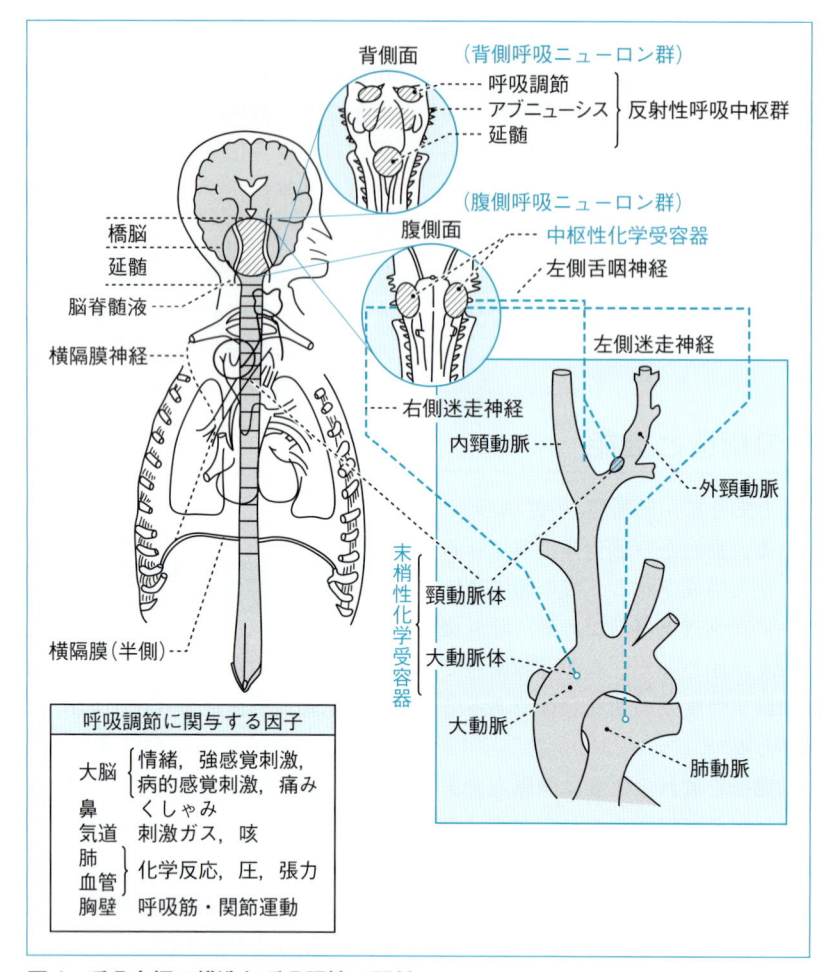

図4 呼吸中枢の構造と呼吸調節の関係
呼吸中枢は背側と腹側の呼吸ニューロン群に大別され，化学的変化や機械的変化をとらえ呼吸を調整している．

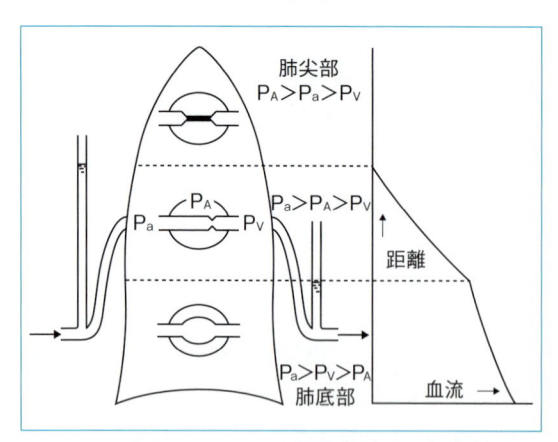

図5 肺の部位における肺胞気圧(P_A)，肺動脈圧(P_a)，肺静脈圧(P_v)および$\dot{V}/\dot{Q}$の関係
肺尖部と肺底部の重力差により，肺底部のほうが肺血流量($\dot{Q}$)が多く，肺尖部は換気量($\dot{V}$)が多い．

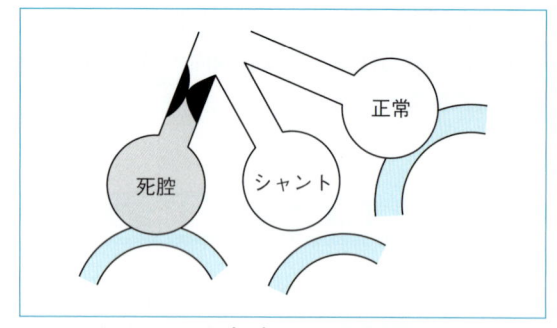

図6 換気・血流比($\dot{V}/\dot{Q}$)の不均等分布
換気されている肺胞に接することなく静脈血が動脈血に混入するシャントや，中枢側気道が閉塞し肺胞に空気が届かない死腔では，換気($\dot{V}$)・血流($\dot{Q}$)比の不均等が生じ，Pa_{O_2}低下の原因となる．

D 酸素解離曲線

O_2は肺から血液中に取り込まれ赤血球中のヘモグロビン(Hb)と結合して全身に運ばれる．O_2がどの程度ヘモグロビンと結合しているかを表す指標が酸素飽和度(Sa_{O_2})であるが，酸素飽和度(Sa_{O_2})は血中の酸素分圧(Pa_{O_2})に応じて変化し，その関係を示すのが酸素解離曲線である（図7）．

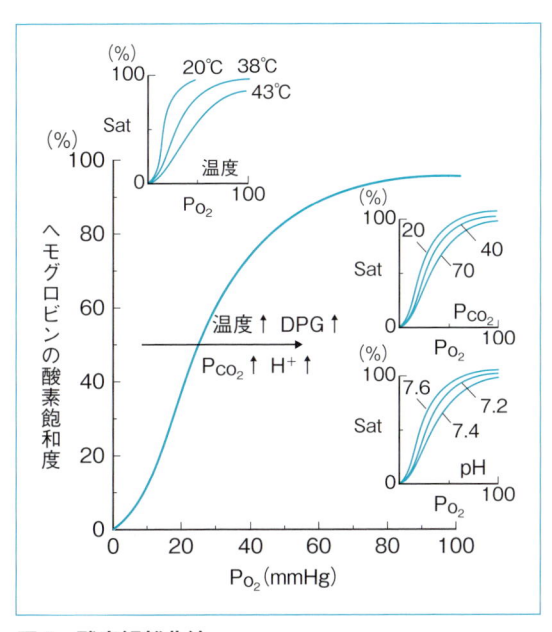

酸素解離曲線を考える前に，まず血液中に赤血球(ヘモグロビン)がない状態(Hb＝0 g/dL)を考えるとよい．つまり血漿のみが全身を循環していると仮定すると，肺から取り入れられたO_2は，Henry(ヘンリー)の法則(→ p.121)により，Pa_{O_2}に応じて血中に溶け込む(溶解酸素)．すなわち，

　溶解酸素(vol%) ＝ α × Pa_{O_2}

となる．なお，αは血液に対するO_2の溶解度で，体温の37℃でほぼα＝0.003である．Pa_{O_2}＝100 mmHgとすると，37℃における溶解酸素量は，

　溶解酸素(vol%) ＝ 0.003 × 100 ＝ 0.3 mL/dL

である．当然のことながら，ヘモグロビンが存在しないために酸素飽和度(Sa_{O_2})はゼロである．

次に，血中にヘモグロビンが存在する場合を考える．O_2を運搬するヘモグロビンの基本構造は色素蛋白の一種で，ヘム(heme)という色素とグロビン(globin)という蛋白から構成されている．1分子のグロビンに4個のヘムが立体的に結合しており，グロビンは4本のポリペプチド鎖からなっている．最も多い成人ヘモグロビン(HbA)は，各2個ずつのα鎖，β鎖をもち，そのアミノ酸からなるα鎖，β鎖の立体構造中に各1個ずつのヘムがはめ込まれており，この円盤状のヘムの中心に鉄(Fe^{2+})が含まれている．すなわち，1分子のヘモグロビンは4分子のO_2と結合できる．

4個のヘムは1個のO_2と結合すると，次々にO_2との親和性が高まるといわれ(アロステリック効果)，ヘモグロビンが効率よくO_2と結合しやすくしている．酸素解離曲線がS字形を示すのはこのアロステリック効果で説明されている．

ヘモグロビンが15.0 g/dLの場合，酸素飽和度(Sa_{O_2})を100%(すべてのヘモグロビンにO_2分子が結合した状態)とすると，ヘモグロビン1 gには1.34 mLのO_2が結合するので，

　酸素ヘモグロビン量(vol%)
　　＝ 1.34 mL × ヘモグロビン(g/dL)
　　＝ 1.34 × 15.0 ＝ 20.1 (mL/dL)

となり，溶解酸素の約60倍ものO_2が全身に供給されることになる．動脈血酸素含量(Ca_{O_2})は酸素ヘモグロビンと溶解酸素の和であるが，酸素ヘモグロビンが圧倒的に多い．

酸素解離曲線を右方に移動させる因子として，pHの低下(アシドーシス)，Pa_{CO_2}の上昇，体温の上昇，2,3-DPG(ジホスホグリセリン酸)の上昇などがあげられている．酸素解離曲線が右方に移動することは，同一Pa_{O_2}に対してSa_{O_2}を低下させ，赤血球から組織・細胞へのO_2の放出に役立つことを示す．pHの低下(アシドーシス)やPa_{CO_2}の上昇は，各種呼吸器疾患による呼吸機能障害だけでなく，種々の疾患における代謝障害でも生じる．感染症でも体温が上昇し，グルコースの代謝が亢進すると2,3-DPGが上昇する．すなわち，各種疾患による組織・細胞中のO_2欠乏を予防する生体の防御作用として，酸素解離曲線を右方に移動

図7　酸素解離曲線
水素イオン(H^+)，P_{CO_2}，温度，2,3-DPGの上昇で，酸素解離曲線は右方シフトする．Sat：酸素飽和度．

させるとも考えられる．

一方，酸素解離曲線を左方に移動させる因子として，pHの上昇（アルカローシス），$Paco_2$の低下，体温の低下，2,3-DPGの低下がある．酸素解離曲線が左方に移動することは，O_2と赤血球の結合がより強くなることを示し，組織・細胞中の余ったO_2を赤血球に取り込もうとしているとも考えられる(**図7**)(**詳細はweb付録参照**)．

E 換気機能

換気機能は，呼吸器系の最も基本的な機能であり，空気の出し入れに関する機能である．正常な換気とは，吸気によって正常な太さの気道を経由してすべての肺胞に均等に十分な空気が送られ，呼気によって肺胞から吸気と同じ量の空気が気道を経由して余すことなく外界に排出される過程である．さらに，肺胞機能が正常であれば，肺胞に達したO_2が血液に十分に取り込まれ，不要になったCO_2が血液から排出され，正常なガス交換が行われる．

しかし，種々の疾患で換気機能に異常が生じると正常なガス交換が障害を受ける．異常換気を理解することで正常換気を理解することができる．後述する換気機能検査の結果から，肺活量（VC）の低下をきたす拘束性換気障害（肺線維症など）と1秒率（FEV_1%）の低下をきたす閉塞性換気障害（気管支喘息やCOPD）の2つの換気障害がスクリーニングできる(→ p.125：図10, p.159～)．

閉塞性換気障害では，気道系が細くなったり閉塞していたりしているため，十分な空気が肺胞に届けられず，また換気は不均等になる．また，安静換気時に比べ呼吸が早くなると吸った空気がすべて吐けなくなり空気は肺に残存する．一方，拘束性換気障害では，吸気によって肺（または胸郭系）が拡張しにくくなっているため，十分な空気が肺胞に送り届けられなくなる．

F 気体に関する一般的法則

一般的なガスの法則は，
$$PV/T = R（一定）$$
である．ここで，Pは圧力，Vは容積，Rは定数，Tは温度である．この式は，水蒸気圧や温度が変化した際に，容量を補正するために用いられる．

換気量について注意すべき点は，肺で換気される空気は大気圧，温度，空気中の水蒸気によって膨張したり圧縮されたりするので，検査室で測定した種々の換気量を室温から体温や標準温度に換算しなければならない点である．

すなわち，室温状態での測定値にはATPS (ambient temperature and pressure and saturated with water vapor)，体温状態での測定値にはBTPS (body temperature and pressure and saturated with water vapor)，標準状態（0℃，760 mmHg）での測定値にはSTPD (standard temperature and pressure and dry)という測定条件を付記する．

たとえば，肺気量分画など肺内のガス量については，通常，肺の容量の変化に対応して値が変化するため，BTPS（体温状態），すなわち体温37℃，そのときの大気圧，水蒸気飽和の状態として表される．一方，O_2摂取量（$\dot{V}O_2$）やCO_2排出量（$\dot{V}CO_2$）などのような血液や細胞で変化する指標については，STPD（標準状態），すなわち0℃か273 Kの標準温度，1気圧(760 mmHg)，乾燥した状態（水蒸気圧0 mmHg）で表される．

換気量を室温（ATPS）から体温（BTPS）や標準温度（STPD）に換算するには，Boyle-Charles（ボイル・シャルル）の気体に関する法則に従う(**詳細はweb付録参照**)．

たとえば，室温（t℃）の条件下で測定した換気量V（ATPS）を，体温状態の換気量V（BTPS）に換算するには，大気圧（P_B）を760 mmHg，t℃における飽和水蒸気圧をPt_{H_2O}とすると，37℃での飽和水蒸気圧は47 mmHgなので，

$$V(BTPS) = 0.435 \times V(ATPS) \\ \times [(760 - Pt_{H_2O})/(273+t)]$$

のように求められる.

たとえば,室温 t＝18℃における水蒸気圧 P_{tH_2O} が 15 mmHg であれば,

$$V(BTPS)$$
$$= 0.435 \times V(ATPS) \times [(760-15)/(273+18)]$$
$$= 1.11 \times V(ATPS)$$

のように求められる.

また,体温の条件下で測定した換気量 V(BTPS)を,標準温度における換気量 V(STPD)に変換するには,STPD 条件下では,t＝0℃,P_{tH_2O}＝0 mmHg(乾燥状態では水蒸気圧がゼロ),P_B＝760 mmHg より,

$$V(STPD) = 0.826 \times V(BTPS)$$

のように求められる.

Avogadro(アボガドロ)の法則は,同じ圧力(P),同じ温度(t),同じ容積(V)では,気体の種類にかかわらず,同じ数の分子量が含まれることを示す.1 モル(mol)の質量は,たとえば酸素(O_2)では 32 g となるが,STPD での容積は 22.4 L となる.

Dalton(ダルトン)の法則は,混合ガス中のあるガス(x)の分圧は,他のガスが存在せず,このガスのみで全容積を占めた場合の圧に等しいことを示す.

すなわち,

$$P_x = P \times F_x$$

の関係が成り立つ.ここで,P は乾燥したガス全体の圧,F_x は乾燥したガス(x)の濃度を示す.47 mmHg の水蒸気圧を有するガスでは,以下の式が成り立つ.

$$P_x = (P_B - 47) \times F_x$$

肺胞では,$P_{O_2} + P_{CO_2} + P_{N_2} + P_{H_2O} = P_B$ も成り立つ.

Henry(ヘンリー)の法則によると,溶液中のガス分圧は,その溶液と平行に達した混合気のガス分圧に等しい.ある溶液に溶解するガスの濃度(C_x)は,その分圧(P_x)に比例していることを示す.すなわち,

$$C_x = K \times P_x$$

である.K は定数を表す.

※参考文献は → p.162 を参照.

■「Ⅳ 呼吸器系の検査」web 付録について

呼吸生理機能の理論や数式に関する詳細を,web 付録として掲載しています.医学書院 HP(http://www.igaku-shoin.co.jp/)内の[標準臨床検査学シリーズ]『生理検査学・画像検査学』ページをご覧ください.

第2章 呼吸機能検査

学習のポイント

① 呼吸機能検査には，肺胞への空気の出し入れを評価する換気機能検査，肺胞に達した空気（酸素）の動脈への取り込みを評価する肺胞機能検査，最終的に酸素と二酸化炭素がどの程度血液中に存在するかを評価する動脈血ガス分析，睡眠障害を検査する睡眠呼吸検査（→ p.163）などがある．

② 換気機能障害には，閉塞性換気障害と拘束性換気障害とがあり，これら障害はなぜ発生するか（メカニズム），どのように評価するか（検査法），検査結果はどのように活用されるか（臨床的意義）を学ぶ．

③ 肺胞機能検査には，肺胞への空気の分布を評価する検査，動脈内への酸素の拡散を評価する検査などがある．

④ 動脈血ガス分析法は，換気機能障害の結果，呼吸不全が起きているか（O_2低下，CO_2上昇）を評価するとともに，体内のホメオスタシス維持に必要な酸塩基平衡バランスも評価する．

⑤ 呼吸機能検査を理解するうえで，さまざまな異常を呈する代表的疾患について理解することが重要である．特に，閉塞性換気障害をきたす気管支喘息とCOPD，拘束性障害をきたす間質性肺炎（肺線維症），睡眠障害をきたす睡眠時無呼吸症候群をしっかり理解する．

本章を理解するためのキーワード

❶ 換気機能検査
肺の大きさや換気量に関する量的な検査と気道抵抗や肺コンプライアンスなどの気管支や肺の性状に関する質的な検査とがある．

❷ スパイロメトリ
最も基本的な呼吸機能検査であり，換気機能障害の定義となる肺活量（VC）と1秒量（FEV_1），1秒率（$FEV_1\%$）が測定される．

❸ フローボリューム曲線
努力呼出による気流速度（フロー）を連続モニターして得られる曲線．疾患による特徴的な描出パターンが得られる．

❹ 肺拡散能
肺胞機能を評価する代表的な検査法であり，酸素の代わりに一酸化炭素（CO）を指標として肺胞から動脈への酸素の拡散能力を測定する．

❺ 動脈血ガス分析
呼吸不全の評価として重要な酸素分圧（PaO_2），二酸化炭素分圧（$PaCO_2$），酸素飽和度（SaO_2）などがある．肺胞気・動脈血酸素分圧較差（$AaDO_2$）も計算される．

❻ 酸・塩基平衡
動脈血ガス分析から得られる指標で，pH，$PaCO_2$，重炭酸濃度（HCO_3^-）などがあり，これらの異常から呼吸性・代謝性，アシドーシス・アルカローシスにより4つの病的状態が定義される．

この章では，呼吸器系臓器の基本的機能である換気を評価する換気機能検査，肺胞に到達した空気のガス交換機能を評価する肺胞機能検査，その結果血液にどれだけ酸素（O_2）が取り込まれ二酸化炭素（CO_2）が排出されているかを評価する動脈血液ガス分析を学ぶ（表2）．最後にこれらの異常を呈する代表的呼吸器疾患について臨床応用を中心に解説する．最近増加している睡眠障害を評価する睡眠呼吸検査については次章（→ p.163～）を参照されたい．

表2　呼吸機能検査の種類

大分類		小分類	主な測定項目
簡易呼吸機能検査	換気機能検査	スパイロメトリ	VC, FVC, FEV_1, V_T, IRV, ERV, IC
		フローボリューム曲線	$\dot{V}peak$, $\dot{V}_{50}$, $\dot{V}_{25}$, $\dot{V}_{50}/\dot{V}_{25}$
		ピークフローメータ	PF
精密呼吸機能検査		肺気量分画	TLC, FRC, RV
		クロージングボリューム	CV, ΔN_2
		コンプライアンス	C_{st}, C_{dy}
		気道抵抗・呼吸抵抗	R_{aw}, Z
	肺胞機能検査	肺内ガス分析	N_2洗い出し曲線
		肺拡散能力	D_{LCO}, D_{LCO}/V_A
		呼気ガス分析	$\dot{V}_A$
動脈血液ガス分析			pH, HCO_3^-, Pa_{O_2}, Pa_{CO_2}, Sa_{O_2}, AaD_{O_2}

A 換気機能検査

O_2・CO_2のガス交換量は肺に出入りする空気量に依存する．横隔膜・胸郭の拡張・収縮により，肺が受動的に膨張したり収縮したりする機械的な運動によって，肺胞の換気が行われている．この換気運動に関する機能を換気力学(メカニクス)的な手法で測定する検査が換気機能検査である．

換気機能検査には，肺の大きさや換気量に関する量的な検査と，気道抵抗や肺コンプライアンスなどの気管支や肺の性状に関する質的な検査とがある．

1. 臨床的意義

換気機能検査を理解するためには，呼吸器系を入れ物(横隔膜・胸郭に相当する容器)と，その中に管(気管支)に接続した風船(肺)が入っている模型に単純化して考えればわかりやすい(図8)．さらに，空気の通り道(気管支)を「管(くだ)」，ガス交換を営む風船(肺)を「袋(ふくろ)」とし，呼吸器系を「管」と「袋」の2つの構成要素からなる臓器と単純化して考えるとよい．

「管」が細くなれば呼吸が苦しくなり空気の出入りも悪くなる．この代表的疾患が，気管支喘息やCOPD(慢性気管支炎・肺気腫)を主体とした閉塞性換気障害をきたす疾患群であり，後述する1秒率($FEV_1\%$)の低下によって特徴づけられる．一方，「袋」が膨らまなくなることで十分な空気を取り込めなくなり，ガス交換が障害され低酸素(Pa_{O_2}低下)が引き起こされる．この代表的疾患が，肺線維症を主体とする拘束性換気障害をきたす疾患群であり，後述する肺活量(VC；→p.127)の低下によって特徴づけられる．

「管」が細くなる原因として，①気管支粘膜の炎症性肥厚，②気道分泌物の貯留，③気管支平滑筋の痙攣，④気道の虚脱があげられる．慢性気管支炎では①と②が，肺気腫では④が，気管支喘息

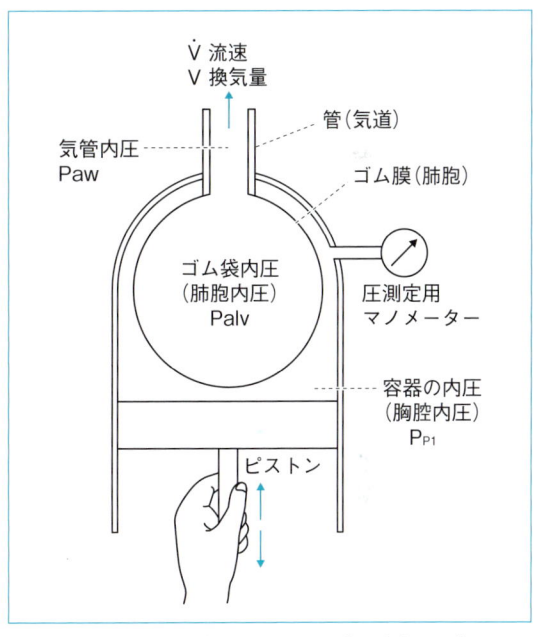

図8　換気機能を理解するための肺・胸郭モデル
横隔膜・胸郭を入れ物(容器)，その中の気管支を管，肺を風船の模型に単純化し理解する．

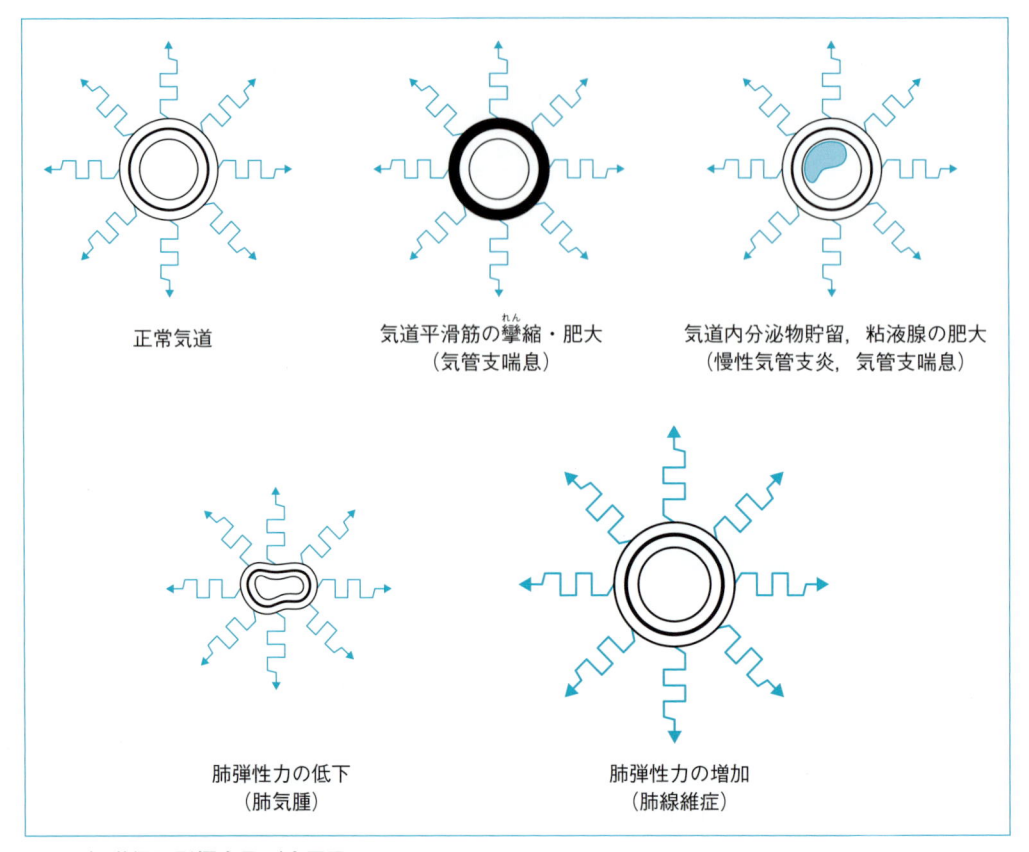

図9 気道径に影響を及ぼす因子
肺弾性力は，肺自体が内側へ縮まる方向に作用するが，気道に対しては引っ張る方向に作用する．高肺気量ほどその傾向は大きい．そのため，肺弾性力が低下した高度の肺気腫では高肺気量位で呼吸しないと気道は閉塞してしまう．矢印は肺弾性力とその方向を示す．
（日本呼吸器学会肺生理専門委員会（編）：呼吸機能検査ガイドライン―スパイロメトリー，フローボリューム曲線，肺拡散能力．メディカルレビュー社，2004 より）

では①～③が，それぞれ「管」が細くなる主な要因である．これらの疾患で「管」が細くなっているか否か（スクリーニング検査），どの程度細くなっているのか（気道閉塞の定量的評価）などをスパイロメトリ〔1秒量（FEV$_1$），1秒率（FEV$_1$%）〕または気道抵抗検査（R$_{aw}$）で評価する．

このなかで，肺気腫は特殊な理由④によって「管」が細くなる．すなわち，肺気腫は長年の喫煙によって肺胞という「袋」が破壊される疾患であり，「管」が細くなっているわけではない．元来，軟骨のない細気管支は，息を吐いたときに高まる胸腔内圧によって潰れやすい性質がある．健常者では，気管支の周囲を取り巻く肺胞が息を吐いたときに収縮する際に，細気管支が潰れないように壁を外側へ牽引することによって，その虚脱を防いでいる．しかし，肺気腫患者の肺胞は伸びきったゴム風船のように膨らんでも収縮する力（弾性収縮圧）が低下しているため，呼気時に気管支は虚脱してしまう（図9）．これが，肺気腫において「管」が細くなる理由の説明である．病気の首座は「袋」の破壊でありながら呼気時，特に努力呼気時に二次的に「管」が細くなり閉塞性換気障害を呈する点で，特殊な病態と位置づけされる．すなわち，①～③は物理的な「管」の閉塞であるので，吸気時も呼気時も空気の流れが悪い．しかし，④の場合，呼気時のみ「管」が虚脱するが，もともと「管」は細くないので，吸気時には十分空気が肺内に流れる．

この状態が長く続くと，吸った空気がすべて吐

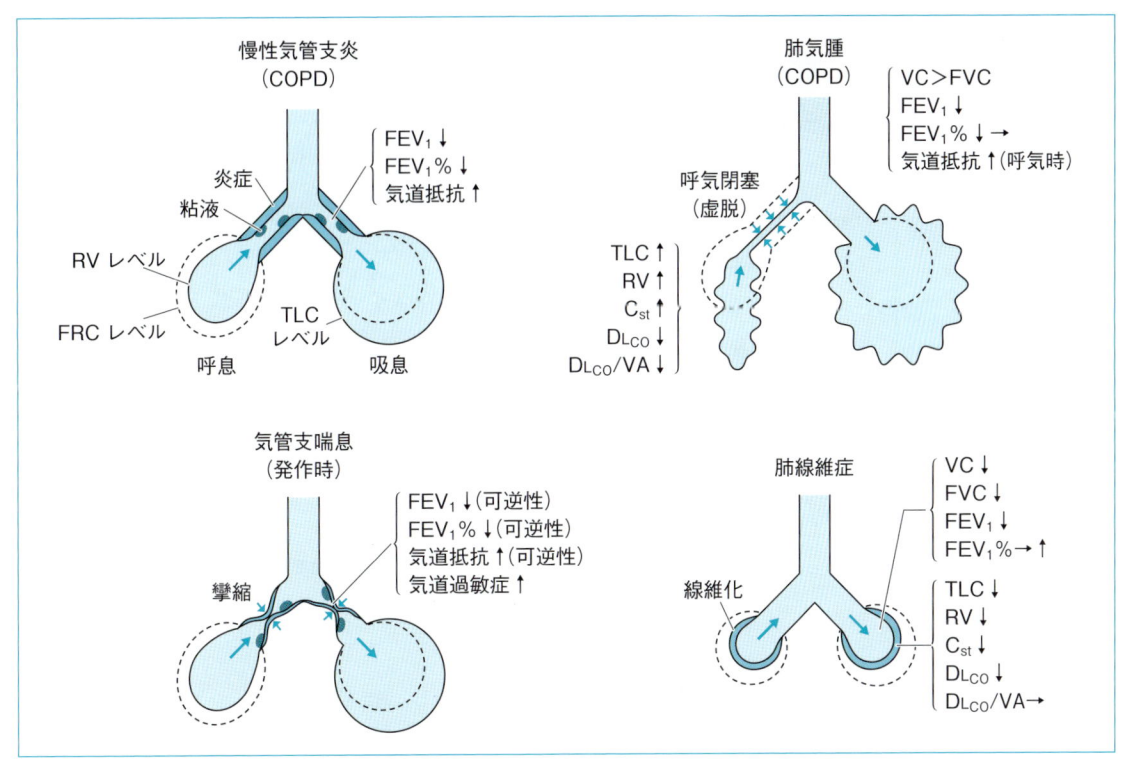

図10　代表的呼吸器疾患と呼吸機能検査異常のメカニズム
慢性気管支炎は気道の炎症や粘液により物理的に閉塞し気道抵抗は上昇する．気管支喘息ではこれに攣縮（発作時）による閉塞が加わるが可逆性が特徴となる．肺気腫では気道に物理的閉塞は存在しないが，肺弾性収縮力の低下により呼気時に気道が閉塞（虚脱）する．肺線維症では線維化により肺が伸びにくくなり，肺気量が全般的に減少する．

けない現象（空気のとらえ込み）が生じる．この結果，肺内に空気が残存し，残気量（RV）が増加する．また，「袋」が破壊されガス交換に有効な面積が減少するので，O_2の拡散能力（D_{LCO}）が低下し，低酸素血症（Pao_2低下）をきたす．また，「袋」は伸びきったゴム風船のように柔らかくなり，コンプライアンス（static lung compliance；C_{st}，「袋」の膨らみやすさ）が増加する（一定の圧をかけたときに「袋」が膨らみやすくなる）．

これに対し，「袋」が広がらない病態は比較的理解しやすい．すなわち肺線維症のような病態では，肺が線維化によって硬く膨らみにくい状態になり，肺活量（VC）は低下する．肺の容積全体が減少するので，全肺気量（TLC）や残気量（RV）も低下する．肺容積が減少する結果，O_2の拡散能力（D_{LCO}）は低下し，低酸素血症（Pao_2低下）を招く．また，「袋」は肉厚のゴム風船のように膨らみにくくなり，コンプライアンス（C_{st}）が低下する（一定の圧をかけたときに「袋」が膨らみにくくなる）．

以上のように，換気機能検査では，閉塞性換気障害をきたす気管支喘息とCOPD（慢性気管支炎・肺気腫），拘束性換気障害をきたす肺線維症を念頭に置いて理解することが重要である（図10）．

2. 測定機器

最近の換気機能検査では，コンピュータを内蔵した電子式呼吸機能検査装置が普及し，測定操作や計測・計算が自動化されている（図11）．しかし，測定原理や測定方法は従来とあまり変わっていないので，従来の測定原理や測定方法，測定手順などを理解する必要がある．

換気機能検査には換気量（V）・気流速度（$\dot{V}$）・圧力（P）の3つのパラメータが必要である．換気量（V）と気流速度（$\dot{V}$）は口元で，スパイロメータかフローメータで簡単に測定できるが，圧力の測

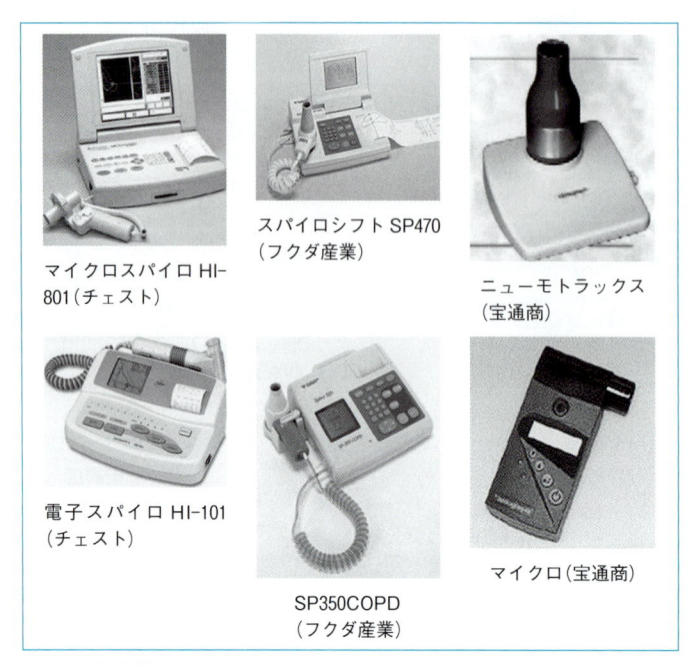

図11 主な簡易スパイロメトリ
コンピュータ内蔵の電子式呼吸機能検査装置が普及し，測定操作や計測・計算が自動化されている．

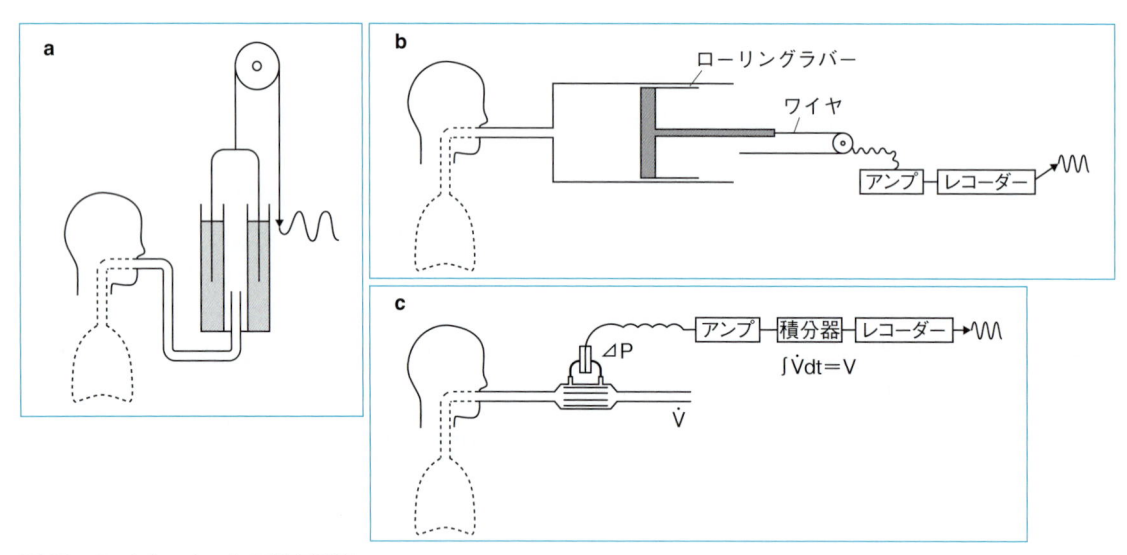

図12 スパイロメータの測定原理
a：Benedict-Roth型スパイロメータ，b：ベローズ(蛇腹)型スパイロメータ，c：Fleisch型気流計を用いたスパイロメータ
(日本呼吸器学会肺生理専門委員会(編)：呼吸機能検査ガイドライン—スパイロメトリー，フローボリューム曲線，肺拡散能力．メディカルレビュー社，2004 より)

定はかなり困難である．

主な換気量(V)の測定装置として，Benedict-Roth(ベネディクト・ロス)型スパイロメータやベローズ(蛇腹)型スパイロメータが利用されている($\rightarrow$ p.129)．

最近，フローメータ(流量計)が，気流速度($\dot{V}$)の測定のみならず，換気量(V)の測定にも利用されるようになってきている(図12)．フローメータ

表3 換気機能に関する主な標準式または標準範囲(肺気量分画)

肺活量(VC)(mL)	フローボリューム
[成人] 　Baldwin ら(仰臥位) 　　VC(男性)＝(27.63−0.112×年齢)×身長(cm) 　　VC(女性)＝(21.78−0.101×年齢)×身長(cm) 　日本呼吸器学会(2001年) 　　VC(男性)＝0.045×身長(cm)−0.023×年齢−2.258 　　VC(女性)＝0.032×身長(cm)−0.018×年齢−1.178 [小児] 　石田ら(6〜12歳) 　　VC(男性)＝34.0×身長−2487 　　VC(女性)＝34.3×身長−2609 　金上ら(13歳) 　　VC(男性)＝(1.40×年齢−1.20)×身長 　　VC(女性)＝(1.70×年齢−6.70)×身長 　金上ら(14〜17歳) 　　VC(男性)＝(0.48×年齢+17.18)×身長 　　VC(女性)＝(年齢+3.10)×身長	塵肺法では21〜70歳で，$\dot{V}_{25}$/身長(L/秒/m) 男性　1.26〜0.75 女性　1.00〜0.57 高齢者ほど低値を示す．
	クロージングボリューム
	西田ら(男女)　CV/VC＝−0.6+0.47×年齢(B法,座位) Anthonisen ら(男女)　CV/VC＝−3.5+0.57×年齢 　　　　　　　　　　　　　　　　　(N_2法，座位) Leblanc ら(男女)　CC/TLC＝19.38+0.5×年齢 　　　　　　　　　　　　　　　　　(B法，座位) N_2法：N_2ガスを指標としたレジデントガス法 B法：ボーラス法 なお，男女別や座位だけでなく仰臥位での予測式もある．
残気量(RV)(mL) 　Goldman ら(座位，He閉鎖回路法) 　　RV(男性)＝27.0×身長+17.0×年齢−3450 　　RV(女性)＝32.0×身長−9.0×年齢−3900	呼吸抵抗(Z)
全肺気量(TLC)(mL) 　Grimby ら(座位，He閉鎖回路法) 　　TLC(男性)＝69.2×身長(cm)−17.0×WT(kg)−4300 　　TLC(女性)＝67.1×身長(cm)−150×年齢−5771	Z(男性)＝8.21−0.002×年齢−0.028×身長(cm) Z(女性)＝6.96−0.003×年齢−0.019×身長(cm)
1秒量(FEV_1)(mL) 　Berglund ら 　　FEV_1(男性)＝344×身長(m)−0.033×年齢−1.00 　　FEV_1(女性)＝267×身長(m)−0.027×年齢−0.54	

(流量計)には，差圧式流量計(ニューモタコメータ)のFleisch(フライシュ)型，リリー型，熱線型の3種類が利用されている．

圧力は，特に肺胞内圧(Palv)，胸腔内圧(Ppl)，気管内圧(Paw)などを区別して測定しなければ，気道抵抗(R_{aw})や肺コンプライアンス(C)を正確に測定できない．これらの圧力の変化は，たとえば胸腔と口元との圧力の差を体外に付けた差圧式圧力形で測定する．また，胸腔内圧(Ppl)は差圧式圧力計に接続した食道バルーンカテーテルを胃より約3cm上の食道に挿入して測定する．さらにボディプレチスモグラフィ(→ p.142)によっても測定できる．

3. 換気機能の標準式・記載法

換気機能の標準範囲(reference interval)に相当するパラメータとして，標準式(prediction)がある．標準式は換気機能障害を判定するための基準(モノサシ)であるので大変重要である．

たとえば，標準肺活量(VCpred)は，日本呼吸器学会肺生理専門委員会が2001年に報告した正常予測式(18歳以上)を用いるのが一般的である(表3)．この予測式による標準肺活量(VCpred)の決定要因は性別・年齢・身長である．この予測式は，18歳から95歳までの健常者を対象に立位あるいは座位で求めたものである．わが国における肺活量の正常予測値はBaldwin(ボールドウィン)らの式がこれまで広く使われてきた．しかし，測定体位が仰臥位であること，対象に80歳以上の

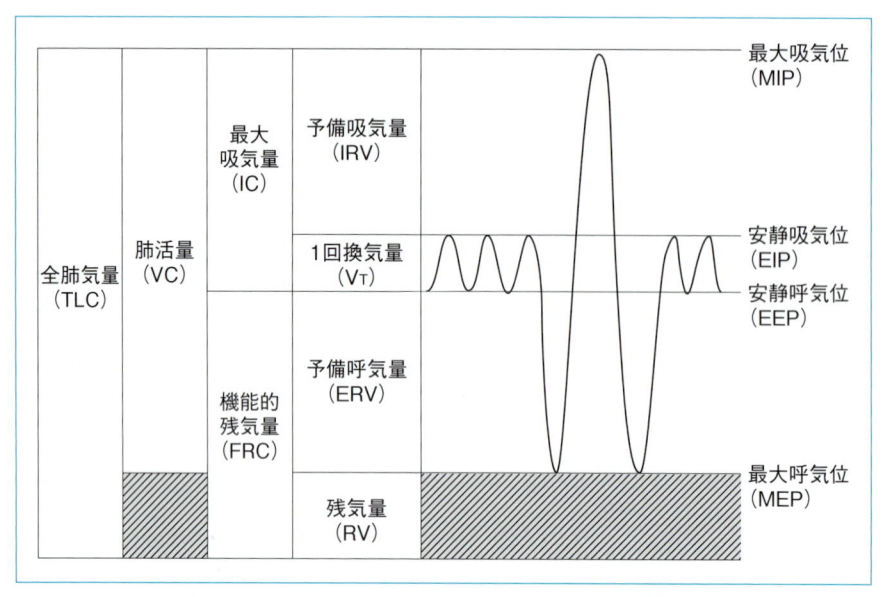

図13 スパイログラム上に描かれた肺気量の変化と肺気量分画の関係
スパイロメトリでは残気量（斜線部分）が求められないため，機能的残気量（FRC）や全肺気量（TLC）は測定できない．
TLC：total lung capacity, VC：vital capacity, IC：inspiratory capacity, FRC：functional residual capacity, IRV：inspiratory reserve volume, V_T：tidal volume, ERV：expiratory reserve volume, RV：residual volume, MIP：maximal inspiratory position, EIP：end inspiratory position, EEP：end expiratory position, MEP：maximal expiratory position
（日本呼吸器学会肺生理専門委員会（編）：呼吸機能検査ガイドラインースパイロメトリー，フローボリューム曲線，肺拡散能力．メディカルレビュー社，2004より）

高齢者が含まれていないことなどの欠点があり，その予測式は上述の予測式による値より10～15％低い．したがって，日本人は日本呼吸器学会の予測式を用いることが推奨されている．

被検者の実測値は，肺活量比（％VC）として実測肺活量/標準肺活量のように算出し，換気機能障害（80％未満）を評価する．なお，フローボリュームテストの指標についても，年齢と身長からなる標準式が算出され，実測値と標準値との比（％$\dot{V}_{25}$）や$\dot{V}_{25}$/身長（Ht），$\dot{V}_{50}/\dot{V}_{25}$などが算出される．残気量（RV）や全肺気量（TLC）にも年齢と身長などからなる標準式があり，肺の大小や換気能力指標に使われる．気道抵抗（R_{aw}）や呼吸抵抗（Z），肺コンプライアンス（C）にも標準式や標準範囲が設定されている．

このような実測値/標準値は100％を標準値としており，基準範囲の平均値に相当するが，±2SD（標準偏差の2倍）に相当する範囲は120％～80％のように100％を中心に表現される．しかし，この範囲は各パラメータによって異なり，特に残気量（RV）や全肺気量（TLC）ではばらつき（±2SD）が大きい．

これらの換気機能に関するパラメータの標準式や標準範囲を表3（前頁）にまとめた．

4. 肺気量分画

図13にスパイロメトリと機能的残気量（FRC）の検査から得られる基本的な肺気量分画を示す．分画の最小単位（一次分画）に相当するのがvolume（V），一次分画を加算して求めた二次分画がcapacity（C）である．

安静時は1回換気量（V_T）で呼吸を行っている．しかし，運動時や発熱などで代謝が亢進した状態

図14 換気障害と肺気量の変化と呼吸器疾患の関係
a. 正常
b. TLC⇧, VC⇧, RV⇧, FRC⇧（過膨張，肺気腫）
c. TLC↑, VC⇩, RV⇧, FRC↑（過膨張，肺気腫）
d. TLC⇩, VC⇩, RV⇩, FRC⇩（肺の収縮，肺線維症）
e. TLC⇩, VC⇩, RV→, FRC⇩（過膨張のない残気率の増大）

（⇧増加，↑軽度増加，→正常，↓軽度減少，⇩減少）

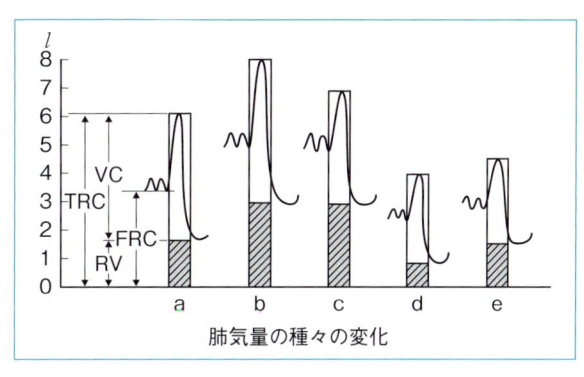

では，より多くのO_2を必要とするため，1回換気量(V_T)は増大し呼吸回数も早くなる．このためには肺には予備能力が必要になる．これが予備吸気量(IRV)や予備呼気量(ERV)である．これ以上息を吸い込むことができないレベル（最大吸気位〈MIP〉，TLCレベル）とこれ以上息を吐くことができないレベル（最大呼気位〈MEP〉，RVレベル）の差が**肺活量(VC)** である．しかし，最大呼気位（MEP，RVレベル）でも肺内に空気がまったくなくなるわけではなく，ある程度の空気が残っている．これが残気量(RV)である．肺気腫では空気のとらえ込み現象により残気量(RV)は増加し，肺活量(VC)が減少する肺線維症では残気量(RV)も減少する．

これに対し，一度深呼吸を行って自然に息を吐いたあとの最も楽な状態，これが安静呼気位(V_Tの下限〈EEP〉，FRCレベル)であり，この状態で肺内に残っている空気の量を機能的残気量(FRC)とよぶ．残気量(RV)の増減に比例して機能的残気量(FRC)も増減する．安静呼気位(EEP，FRCレベル)から最大吸気位(MIP，TLCレベル)までを最大吸気量(IC)といい，1回換気量(V_T)と予備吸気量(IRV)の和として計算できる．

肺活量(VC)に残気量(RV)を足した肺気量が全肺気量(TLC)であり，これも肺気腫では増加し，肺線維症では減少する．

これらの基本的な肺気量は，最も代表的なスパイロメトリによって測定されるが，残気量(RV)と機能的残気量(FRC)はスパイロメトリからは測定できず，後述するHeガスまたはN_2ガスを指標とするガス希釈法(➡ p.140)やボディプレチスモグラフィ(➡ p.142)によって求めることができる．

換気機能障害による肺気量の変化と主な呼吸疾患の関係を図14に示した．

5. スパイロメトリ

a. 測定原理

換気機能検査で，最も基本的で，最も重要な検査がスパイロメトリ(spirometry)である．スパイロメトリによって記録された曲線をスパイログラム，測定する機器をスパイロメータと称する．

スパイロメトリに用いられる基本的な検査装置はBenedict-Roth（ベネディクト・ロス）型のスパイロメータという有水式スパイロメータである．このほか，ベローズ（蛇腹）型スパイロメータ，Fleisch（フライッシュ）型気流計を用いたスパイロメータなどがある(➡ p.126：図12)．

最近では，医用工学技術の進歩やコンピュータの応用で無水式などいろいろなスパイロメータや気流型スパイロメータで測定した流量を積分して換気量を算出する方法が開発されている．しかしBenedict-Roth型スパイロメータが原点であるので，Benedict-Roth型スパイロメータを例に，スパイロメトリの測定原理を説明する(図15)．

ベルの容積が重要で，13.5L型スパイロメータの場合，ベルの断面積〔ベルファクター(bell factor)〕は414 cm^2 であり，スパイログラムの上下の1cmの動きが414 mLとなるように設計されている．

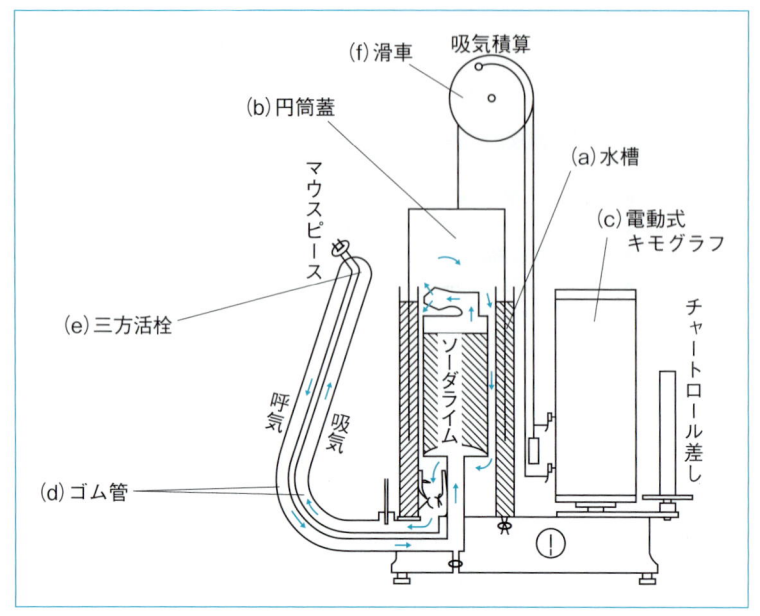

図15　Benedict-Roth型スパイロメータの構造
二重の円筒で形成されている水槽(a)，その中で浮いて上下する円筒蓋(これをベル(bell)という)(b)，記録部分の電動式キモグラフ(c)から構成されている．ベル内の下部に空気の出入り口があり，2本の太いゴム管(d)より，三方活栓(e)を経てマウスピースが装着されている．ベルは鎖で滑車(f)につるされており，呼吸によるベルの動きは，滑車を介して，一定速度で回転する電動式キモグラフ(c)の記録紙に記録される．

たとえば，肺活量(VC)に相当するスパイログラムの記録が h cm であった場合，

$$VC = h(cm) \times bell\ factor(414\ mL) \times BTPS 因子$$

から計算される．この際，BTPS 因子は前述(→ p.120)の $0.435 \times [(760-PtH_2O)/(273+t)]$ である．

スパイログラムでの換気速度に関する検査は努力性呼出曲線ともいわれ，フローボリューム曲線のない時代には，最大中間呼気速度(MMF)という流速の指標も算出していた．

b. 安静呼吸による検査

スパイロメトリでは，安静呼吸と努力呼吸の2つの検査を行う(図16)．これは，スパイロメトリから得られる最も重要な指標である肺活量(VC)・努力肺活量(FVC)と1秒量(FEV_1)・1秒率(FEV_1%)を求めるためである．換気機能障害のスクリーニングが目的であれば，努力肺活量(FVC)と1秒率(FEV_1%)を求める努力呼出の検査(→ p.131)のみでも十分だが，肺活量(VC)と努力肺活量(FVC)の両者を求めることで，再現性のあるより正確な肺活量を求めることができるほかに，肺気腫では努力呼出によって気道虚脱が起きVC＞FVCとなるが，その差を疾病診断に役立てる意味がある．閉塞性換気障害を定量化した指標として空気とらえ込み率

$$air\ trapping\ index = (VC-FVC)/VC \times 100$$

があり，10%以上でとらえ込みありと判断する．

スパイロメトリによる安静呼吸の描出パターンを図16，図17aに示す．まず安静換気を数回繰り返して基線が安定したのを確認し，ゆっくり最大呼気位(MEP，RV レベル)まで息を吐く．それ以上吐けなくなった状態からゆっくり息を吸い始め，最大吸気位(MIP，TLC レベル)まで息を吸う(吸気肺活量)．次に，再びゆっくり最大呼気位(MEP，RV レベル)まで息を吐く(呼気肺活量)．その後再び安静呼吸を繰り返す．これが標準的な

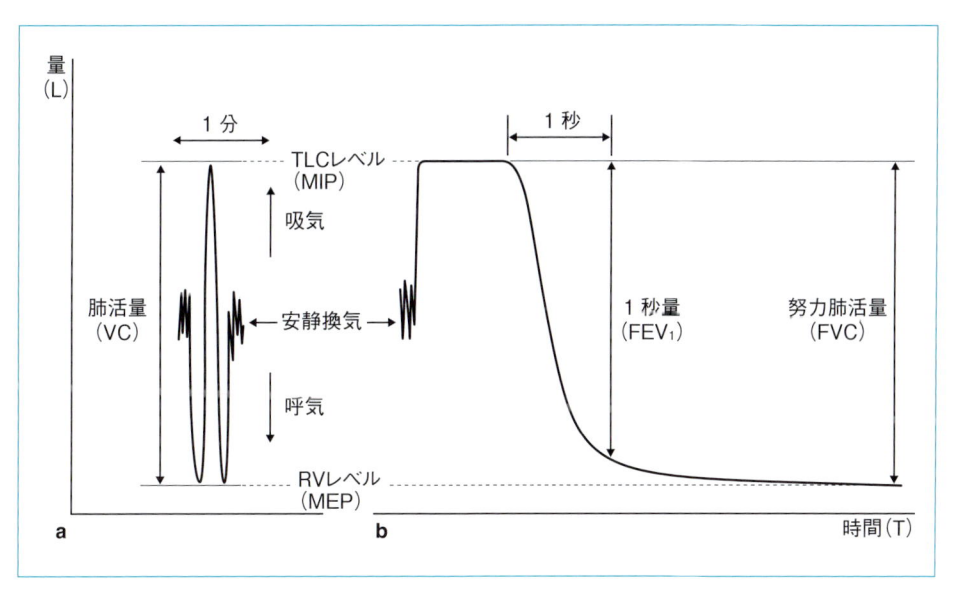

図16 スパイログラム
a．肺活量(VC)の記録，b：努力肺活量(FVC)の記録．

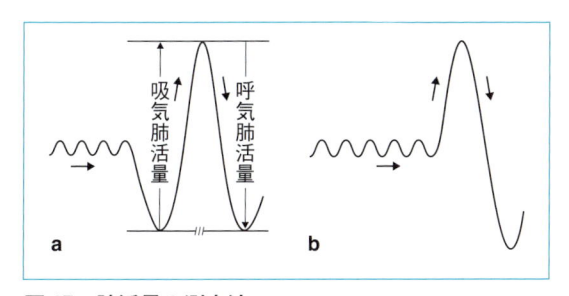

図17 肺活量の測定法
a．吸気・呼気肺活量測定．この方法を標準法として行う．
b．呼気肺活量．標準法で妥当な測定ができない場合に行う．閉塞性換気障害があると空気とらえ込み現象のため吸気肺活量＞呼気肺活量となるため望ましくない．

方法であるが，安静呼吸から最大吸気位(MIP，TLCレベル)まで息を吸い，そこからゆっくり最大呼気位(MEP，RVレベル)まで息を吐いた呼気肺活量をもって肺活量とする方法もある(**図17b**)．健常者では吸気肺活量と呼気肺活量とは同じ値になるが，どちらか大きいほうの値を肺活量として採用する．閉塞性換気障害があれば，息を吐くときの空気とらえ込み現象が起こるため，吸気肺活量＞呼気肺活量となる．このような場合，呼気肺活量のみをもって肺活量とすることは過小評価になるため推奨されない．後述する努力肺活量(FVC)に対して，ゆっくりと呼吸を行ったときの肺活量(VC)を slow VC(SVC)と区別することもある．

　肺活量は，年齢・性別・体格によって影響を受けるために，単純に絶対値で個人どうしを比較することはできない．そこで，さまざまな基準値を求める方法が提唱されている(→ p.127：表3)．一般的には，年齢・性別・身長を考慮した基準値(VCpred)を求め，それに対する％表示で表す方法(％VCや％FVC)が一般的である．予測値に対し，80％以上を正常とし，それ未満を拘束性換気障害と判断する．肺活量は，拘束性換気障害の判定基準として重要であるばかりではなく，疾患の重症度や治療効果の判定に用いられるほか，全身麻酔時の術前検査や肺切除術前後の予備能力の推測などに利用される(**表4**)．

c．努力呼吸による検査

　次に，努力呼出のスパイロメトリ検査(**図16b**)を行う．まず安静呼吸から最大吸気位(MIP，TLCレベル)まで一気に息を吸い込み，その状態からできるだけ一気に，かつ最大呼気位(MEP，RVレベル)まで呼出を行う．これによって，1秒間で吐けた量，すなわち1秒量(FEV_1)が求められる．また，同時に測定できる努力肺活量(FVC)

表4　肺活量の臨床的有用性
① 拘束換気障害の判定基準
② 拘束性換気障害の重症度の判定
③ 拘束性換気障害の治療効果の判定
④ 全身麻酔時の術前検査
⑤ 肺切除術前後の予備能の推測

表5　1秒量・1秒率の臨床的有用性
① 閉塞性換気障害の判定基準
② 閉塞性換気障害の重症度の判定
③ 閉塞性換気障害の治療効果の判定
④ 気管支喘息における気道閉塞の可逆性の判定

表6　$FEV_1\%$と疾患重症度

	患者A	患者B	患者C
年齢(歳)	50	70	70
性別	男	男	女
身長(cm)	165	160	150
FEV_1(mL)	1,500	1,313	1,000
FEV_1 pred(mL)	3,030	2,190	1,580
FVC(mL)	2,400	2,100	1,600
$FEV_1\%$(%)	62.5	62.5	62.5
%FEV_1(%)	49.5	60.0	63.3
重症度(順位)	重い(1)	中等(2)	軽い(3)

に対する百分率である1秒率($FEV_1\%$)が求められる．

1秒率($FEV_1\%$)が70%以上あれば正常であり，70%未満であれば閉塞性換気障害の判定基準となるので非常に重要な指標である．1秒率($FEV_1\%$)は，閉塞性換気障害をきたす疾患の判定基準になるほかに，その低下の程度で疾患の重症度が判定できる．その他，閉塞性換気障害の治療として気道閉塞の原因(炎症性粘膜肥厚，気道粘液の貯留，気管支平滑筋の痙攣など)を取り除く必要があるが，これらが改善する程度も評価可能である(表5)．

また，気管支喘息では，気管支平滑筋の痙攣が気管支拡張薬吸入によって1秒量(FEV_1)・1秒率($FEV_1\%$)が改善するか否かがCOPDとの鑑別診断の根拠になる．すなわち，アセチルコリン(気管支収縮誘発)やβ刺激薬(気管支拡張効果)による1秒量(FEV_1)の減少や改善をみるものである．たとえば，気道閉塞可逆性テストは気管支拡張薬投与前の1秒量(FEV_1before)と投薬後の1秒量(FEV_1after)とを(FEV_1after－FEV_1before/FEV_1before)×100のような改善率で比較する．1秒量(FEV_1)で200mL以上の増加でかつ1秒量(FEV_1)の前値に対する改善率で12%以上の増加で，気道閉塞の可逆性ありと判断する．

1秒率($FEV_1\%$)は，1秒量(FEV_1)の努力肺活量(FVC)に対する比率として気道閉塞の程度を表す指標であるが，1秒量の予測値(FEV_1pred)に対する比率である%1秒量(%FEV_1)も臨床的によく利用される．たとえば，COPDの診断には1秒率($FEV_1\%$)が有用であるが，患者どうしの重症度を比較する場合や本人の経過を追う場合，%1秒量(%FEV_1)が用いられる．努力肺活量(FVC)が異なったり変動したりすると，同じ1秒量(FEV_1)であっても1秒率($FEV_1\%$)は異なってしまうためである(表6)．

1秒量(FEV_1)・1秒率($FEV_1\%$)の測定では，努力呼出時に気道が虚脱してしまう肺気腫では，最後まで吐ききれない現象が起こるため，FVC＜VCとなり，1秒率($FEV_1\%$)は実際より高く評価されてしまう(分母のFVCが小さくなるため)．これに対し，VCを分母として1秒率($FEV_1\%$)を計算する方法〔Tiffeneau(ティフノー)法〕もあり，FVCを分母として1秒率($FEV_1\%$)を求める方法〔Gaensler(ゲンスラー)法〕と区別する．$FEV_1\%$(T)や$FEV_1\%$(G)のように区別するが，$FEV_1\%$(G)が一般的な方法である．

6. フローボリューム曲線

a. 検査の原理

スパイロメトリにおける努力呼出曲線は，縦軸が肺気量(V)，横軸が時間軸(t)である．時間tにおける曲線の傾き(dV/dt)は，時間tにおける空気の流れ〔気流速度＝フロー($\dot{V}$)〕を表す．これを最大吸気位(MIP，TLCレベル)から最大呼気位(MEP，RVレベル)までの各肺気量位において連続プロットして得られる曲線がフローボリューム曲線(flow-volume curve)である(図18)．この曲線を描出することで，疾患や病態に特徴的なパ

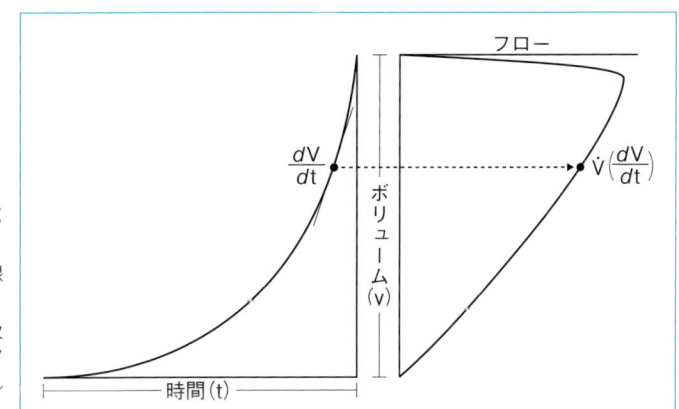

**図18 スパイログラム（時間-気量曲線）と
フローボリューム曲線との関係**

フローボリューム曲線はスパイロメトリの曲線を連続微分したプロット曲線として得られる．
(日本呼吸器学会肺生理専門委員会（編）：呼吸機能検査ガイドライン—スパイロメトリー，フローボリューム曲線，肺拡散能力．メディカルレビュー社，2004 より)

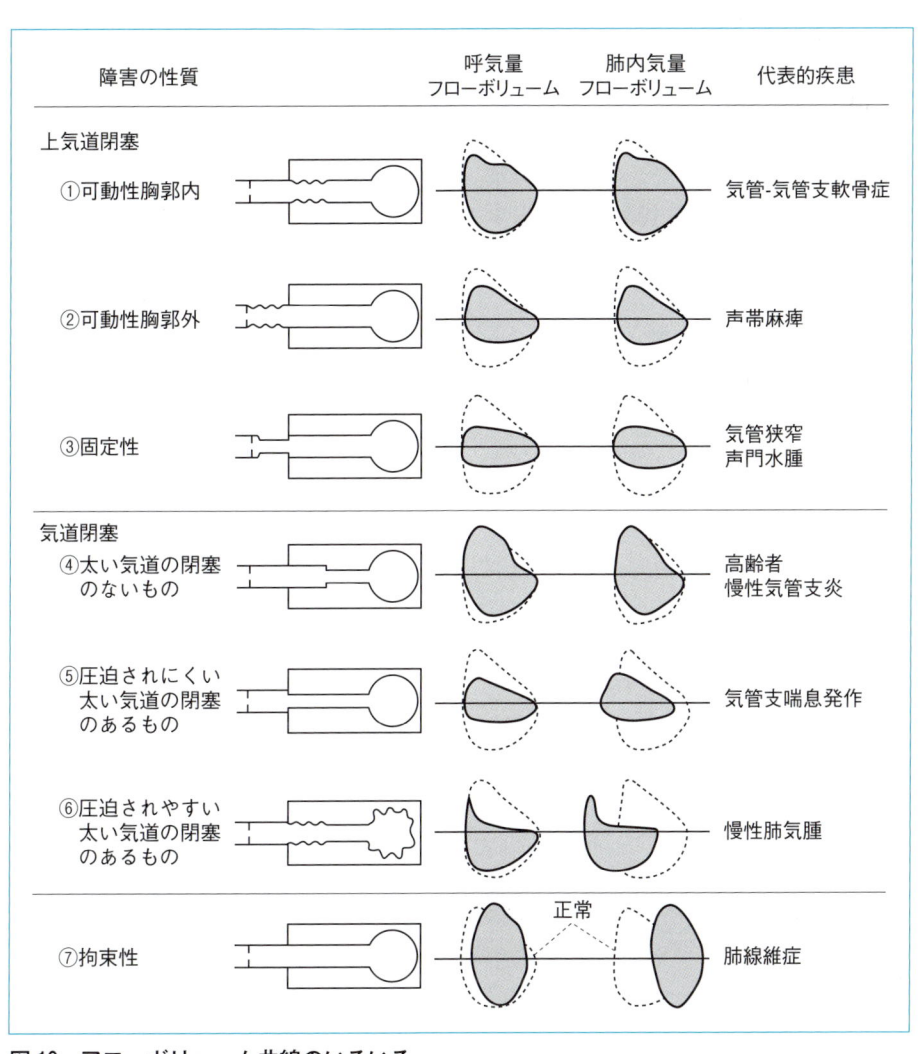

図19 フローボリューム曲線のいろいろ
呼吸器疾患に特徴的なフローボリューム曲線のパターンが描かれる．

障害の性質		呼気量 フローボリューム	肺内気量 フローボリューム	代表的疾患
上気道閉塞	①可動性胸郭内			気管-気管支軟骨症
	②可動性胸郭外			声帯麻痺
	③固定性			気管狭窄 声門水腫
気道閉塞	④太い気道の閉塞のないもの			高齢者 慢性気管支炎
	⑤圧迫されにくい太い気道の閉塞のあるもの			気管支喘息発作
	⑥圧迫されやすい太い気道の閉塞のあるもの			慢性肺気腫
	⑦拘束性			肺線維症

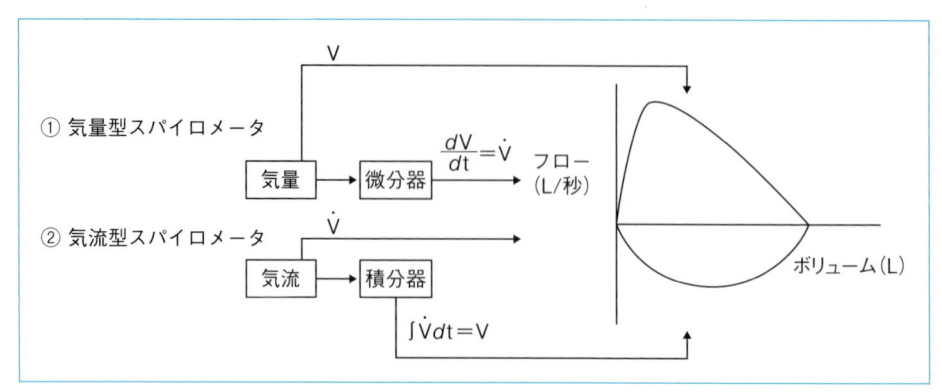

図20 気量型スパイロメータ,気流型スパイロメータを用いたときのフロー($\dot{V}$)-ボリューム(V)曲線記録の原理
フローボリューム曲線はスパイロメトリの曲線を微分してプロットすべきである(①)が,最近のスパイロメトリは,気流計(ニューモタコメータ)を用いて気流速度($\dot{V}$=dV/dt)を測定し,これを積分加算することで肺気量(V)を算出している(②).
(日本呼吸器学会肺生理専門委員会(編):呼吸機能検査ガイドライン―スパイロメトリー,フローボリューム曲線,肺拡散能力.メディカルレビュー社,2004 より)

ターンが得られる.フローボリューム曲線で異常を示す代表疾患のパターンを図19に示す.疾患ごとのパターン認識が可能になるのがこのフローボリューム曲線の利点である.

スパイロメトリの検査では,肺活量(VC)を求めるためのゆっくりした呼吸と努力肺活量(FVC)や1秒量(FEV_1)を求めるための努力呼吸の2種類の検査を行うことは先に述べた.さらにフローボリューム曲線を得たい場合は,本来であればスパイロメトリの曲線を微分してプロットすべきである(図18,図20①)が,最近のスパイロメトリは,気流計(ニューモタコメータ)を用いて気流速度($\dot{V}$=dV/dt)を測定し,これを積分加算することで肺気量(V)を算出している(図20②).実際の検査では,ゆっくりした呼吸曲線から肺活量(VC)を求め,次に努力呼出モードに切り替えることで,努力肺活量(FVC)や1秒量(FEV_1)などの測定値のほかに,フローボリューム曲線が同時に得られるようになっている.さらに最近の機種では,換気障害の分類を自動判定するようにプログラムされている(図21).

努力呼吸の検査は,被検者が精一杯努力した呼吸を行わないと評価できるデータは得られない(図22).したがって,検者はタイミングのよい大

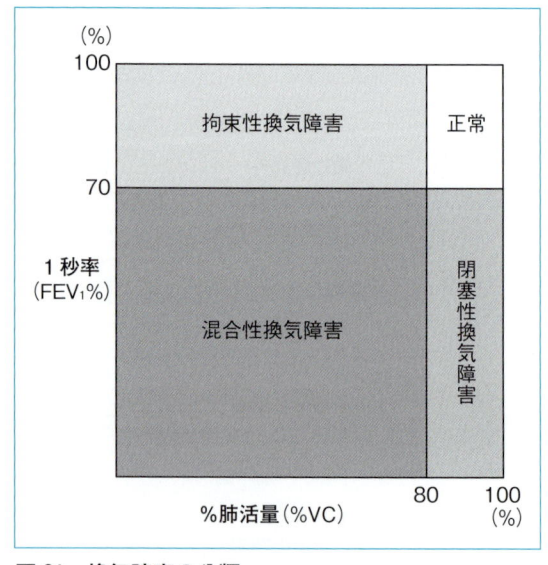

図21 換気障害の分類
フローボリューム曲線から得られる%肺活量(%VC)と1秒率(FEV_1%)によって,換気パターンは,正常,拘束性障害,閉塞性障害,混合性障害の4つに分類される.

きなかけ声で被検者から最大の努力呼吸を引き出さなければならない.そのコツは,
① ろうそくの火を一気に消すように勢いよく息を吐くこと
② 胃内容を絞り出すつもりで最後まで吐き続けること

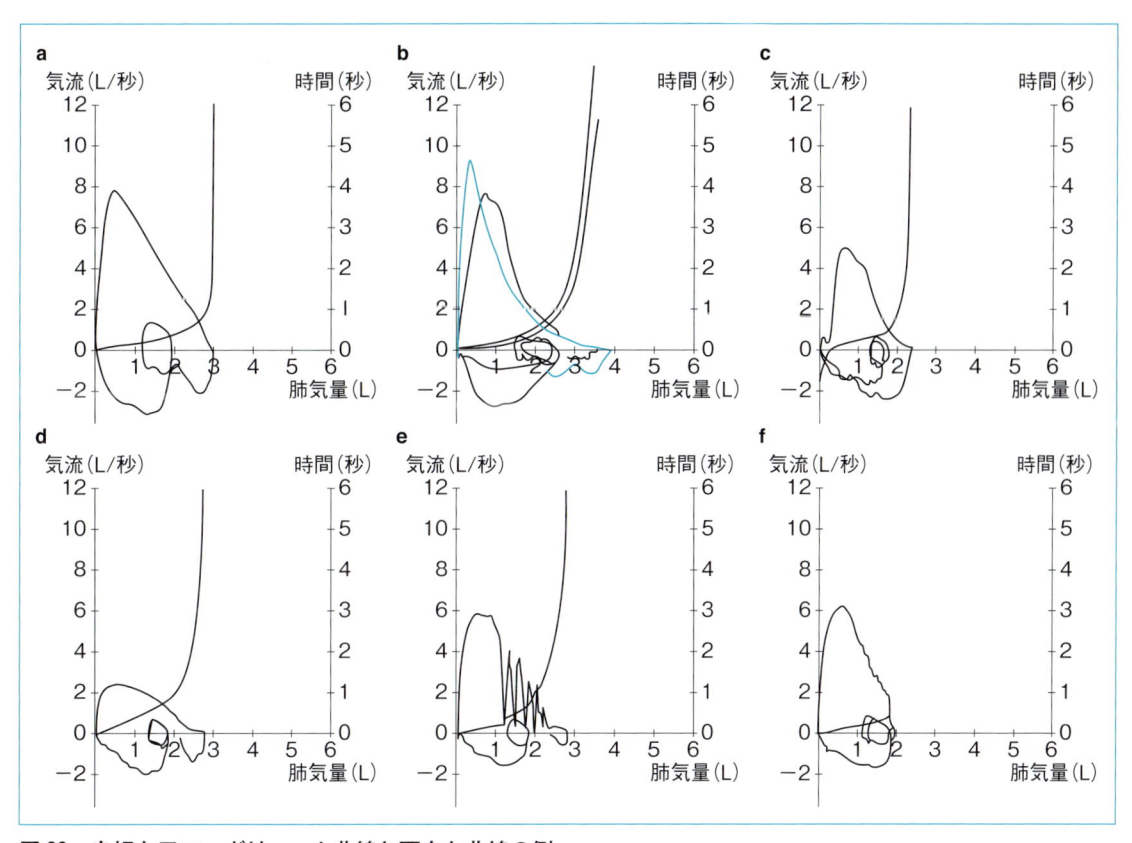

図22 良好なフローボリューム曲線と不良な曲線の例
a. 良好例. b：呼気開始不良例. 黒い実線はピークが低くピークに達するまでの呼気量が多い. 色付き線は同じ患者の良好例. c. 呼気開始不良例. 少し呼気してから最大呼吸をしている. d. 呼気が弱くピークがない. e. 呼気早期に咳. f. 呼気途中の声門閉鎖.
〔日本呼吸器学会肺生理専門委員会（編）：呼吸機能検査ガイドライン—スパイロメトリー，フローボリューム曲線，肺拡散能力．メディカルレビュー社，2004 より〕

である．事前に十分に被検者に説明し，何度か練習を行ってからマウスピースを加えさせて本番の検査を行うとよい．

b. 努力依存領域と努力非依存領域

フローボリューム曲線のもう1つの特徴として，太い気道（気管や太い気管支）と細い気道（細気管支などの末梢気道）のどちらに閉塞が存在するかを判別できるメリットがある．フローボリューム曲線の各肺気量位における気流速度（$\dot{V}$）を図23に示した．最大吸気位（MIP，TLCレベル）から努力呼出を行うと息の吐き始めは速度が速く，最大呼気位（MEP，RVレベル）に近づくに連れて流速は低下しゼロになる．この息の吐き始め

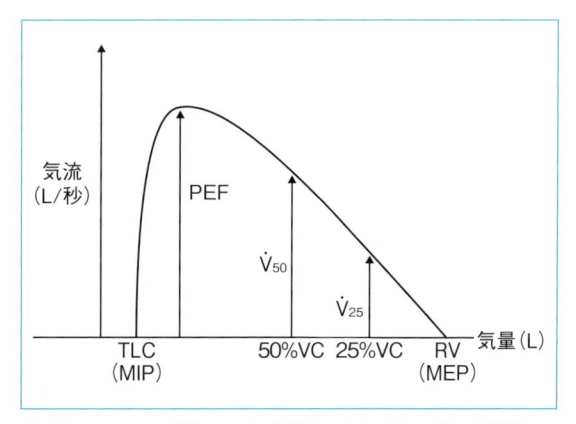

図23 フローボリューム曲線による呼気流速の評価
努力肺活量（FVC）の最大呼吸位を100％（MIP，TLCレベル），最大呼気位を0％（MEP，RVレベル）としたときの50％肺気量位の呼気流量を $\dot{V}_{50}$，25％肺気量位を $\dot{V}_{25}$，その比を $\dot{V}_{50}/\dot{V}_{25}$ で表す．

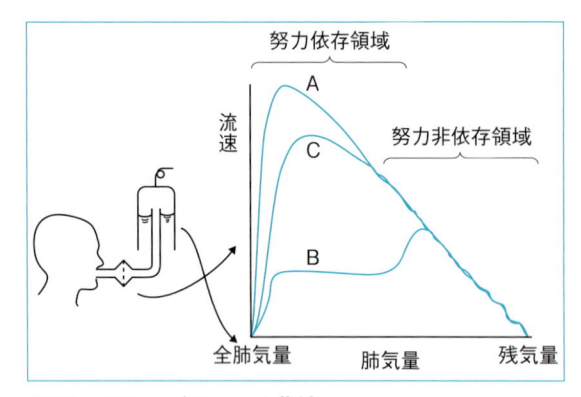

図24 フローボリューム曲線
A．最大吸気後に最大努力呼気を行った場合を示す．
B．ゆっくり呼気を開始し，その後，努力呼気を行った場合を示す．
C．Aほど最大努力を行わない場合を示す．
　いずれの場合でも，フローボリューム曲線の下行脚はほぼ同じ形状となる（努力非依存領域）．
〔John B. West（原著），桑平一郎（訳）：ウエスト呼吸生理学入門 正常肺編．メディカル・サイエンス・インターナショナル，2009 より改変〕

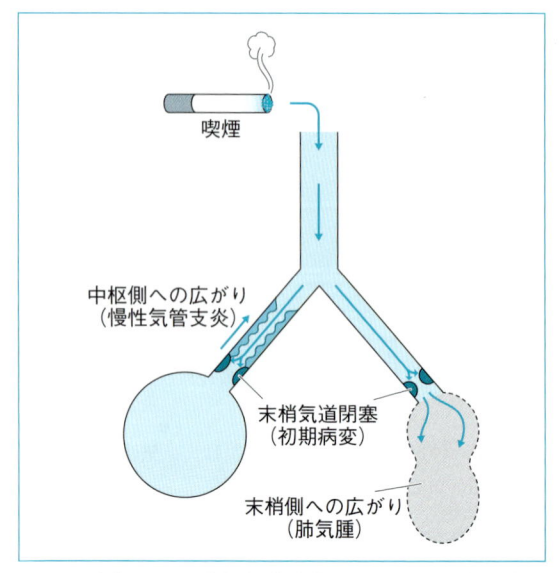

図25 喫煙による末梢気道障害とCOPDの進展様式
末梢気道から生じた気道炎症が次第に中枢側へ進行すれば慢性気管支炎をきたし，末梢の肺胞側へ進行すれば肺気腫を引き起こす．

に最も流速の早いピーク値を $\dot{V}peak$，50％呼気位の流速を $\dot{V}_{50}$，25％呼気位の流速を $\dot{V}_{25}$ のように定義する．大まかに $\dot{V}peak$ の低下は太い気道の閉塞を，$\dot{V}_{25}$ の低下は細い気道の閉塞を表すとされている．$\dot{V}_{25}$ の低下を絶対値で評価するとばらつきが多いので，身長（Ht）を考慮した $\dot{V}_{25}/Ht$（→ p.127：表3），$\dot{V}_{50}$ に比較してどの程度 $\dot{V}_{25}$ が低下しているかの指標である $\dot{V}_{50}/\dot{V}_{25}$ などで末梢気道の閉塞を評価する方法がある．

　ここで，太い気道の指標である $\dot{V}peak$ は息を最大限に勢いよく吐いたときの値として評価するが，呼出努力が足りないと評価に値しない結果が得られてしまう（努力依存領域）．これに対し，細い気道の指標である $\dot{V}_{25}$ 付近の流速は，勢いよく息を吐いてもそうでなくても努力の如何によらずその個人のそのときの状態で一定である（努力非依存領域）（**図24；詳細はweb付録参照**）．したがって，フローボリューム曲線は，十分な呼出努力が得られない場合は繰り返して測定する必要がある．

c．末梢気道病変評価の臨床的意義

　フローボリューム曲線で太い気道と細い気道に分けて気道狭窄の程度を評価することは臨床上非常に重要である．たとえば，喫煙によって引き起こされる気道炎症は末梢気道から生じ，次第に中枢側へ進行すれば慢性気管支炎を招き，末梢の肺胞側へ進行すれば肺気腫をきたすとされている（**図25**）．これらでは病状の進行とともに1秒率（$FEV_1\%$）が低下するが，$\dot{V}_{50}/\dot{V}_{25}$ の増加は1秒率（$FEV_1\%$）がさほど低下しないCOPDの初期病変をとらえる鋭敏な検査法となることが知られている．特に，COPDは不可逆性の病態であり，喫煙者には1秒率（$FEV_1\%$）が低下する以前に，この異常（$\dot{V}_{50}/\dot{V}_{25}$ の増加）をとらえ，禁煙を奨励する必要がある．

　また，気管支喘息では，太い気道から細い気道にかけて全域にわたり気管支に炎症が起こっているとされる．これに対し，最近では吸入ステロイドによる治療が主体となっているが，これらの特徴として，太い気道から先に気道炎症が改善し，吸入薬が到達しにくい末梢気道の炎症は改善しにくい点があげられている（**図26**）．このような状態

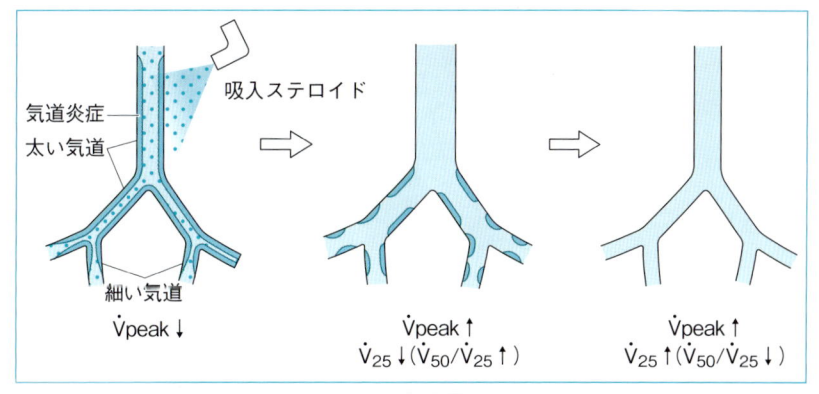

図26 吸入ステロイドによる気管支喘息の気道炎症の治癒過程
気管支喘息では，太い気道から細い気道にかけて全域にわたり気管支に炎症が起きている．吸入ステロイドにより，太い気道から先に気道炎症が改善し（$\dot{V}peak$ が上昇），吸入薬が到達しにくい末梢気道の炎症は改善しにくい（$\dot{V}_{50}/\dot{V}_{25}$ が上昇する）．

表7 末梢気道病変の評価法
① フローボリューム曲線における $\dot{V}_{25}$ や $\dot{V}_{25}/Ht$ 低下，$\dot{V}_{50}/\dot{V}_{25}$ の増加
② クロージングボリュームの ΔN_2 の増加
③ 動肺コンプライアンスの周波数依存性の増大

では，太い気道の指標である $\dot{V}peak$ は比較的早く改善し増加するが，細い気道に炎症が残存する場合は $\dot{V}_{50}/\dot{V}_{25}$ が高値のままである．治療により $\dot{V}peak$ が増加し症状が改善したようにみえても，この末梢気道炎症の残存し $\dot{V}_{50}/\dot{V}_{25}$ が高値であれば，引き続き日常生活に留意しながら治療継続を行う必要がある．

末梢気道病変の検査の指標として，この $\dot{V}_{50}/\dot{V}_{25}$ のほかにクロージングボリュームや動肺コンプライアンスの周波数依存性などがあるが（表7），フローボリューム曲線検査が最も手軽にできる検査である．

7. ピークフローメータ

ピークフローメータは，フローボリューム曲線の $\dot{V}peak$ のみを測定する簡易機器であり，主として慢性の気管支喘息患者自身が，自己コントロールの指標として利用する．図27のようなさまざまな種類が発売されている．

フローボリューム曲線の気流速度〔フロー（$\dot{V}$）〕は，最大吸気位（MIP，TLC レベル）から最大呼気位（MEP，RV レベル）まで一気に努力呼出を行った際に連続的に記録される．これによって，太い気道から細い気道にかけての気道の閉塞状態がモニターできる．しかし，フローボリューム曲線の検査は月に一度や2週間に一度のように定期的な通院での検査に限られる．気管支喘息の病状は日々変化するのが特徴であり，こうした定期的な受診時の検査のみでは急激な変化に対応できない．これに対応し，簡易機器により $\dot{V}peak$ をモニターするピークフローメータは，後述するこの機器の限界を理解して使用すれば，廉価で非常に簡便な気道モニタリングの指標になる．

ピークフローメータの仕組みを図28に示す．最大吸気位（MIP，TLC レベル）から一気の呼出を行うと呼気のはじめをピーク（$\dot{V}peak$）とした空気の流れ（フロー）が発生するが，ピークフローメータではこのピーク（$\dot{V}peak$）に達した段階でメモリが止まるので，その値〔ピークフロー（PF）値〕を記録する．その後の低速のフローはモニターできない．したがって，フローボリューム曲線を得るための努力呼出は，最大吸気位（MIP，TLC レベル）から最大呼気位（MEP，RV レベル）まで一気に行うが，ピークフローメータによる記録では，最初の $\dot{V}peak$ が得られれば最後までの努力呼出

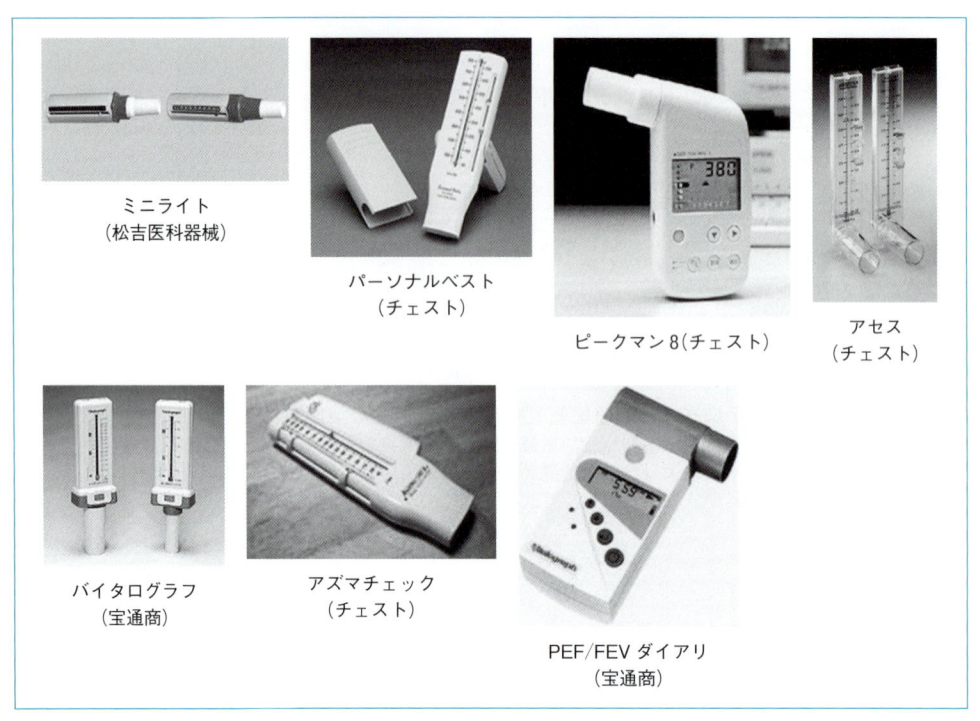

図27 さまざまなピークフローメータ
最大呼気流量でメモリが止まりその数値を計測する簡易装置から，デジタル表示で一定期間の測定値が記憶できる装置(ピークマン8やPEF/FEV ダイアリなど)までさまざまな機種が発売されている．

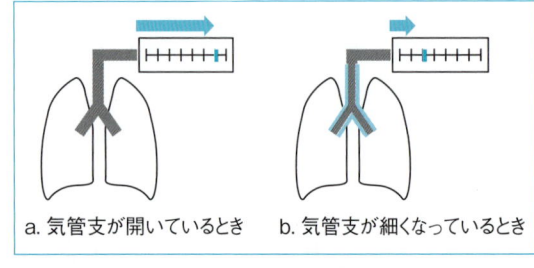

図28 ピークフローメータの仕組み
ピークフローメータ(peak frow meter)では，気道に閉塞がない状態では高い値を示す(a)が，発作時や気道炎症で気道が閉塞していると低い値を示す(b)．

は不要である．

　ピークフローメータを用いたPF値の測定は，1日2回(朝・就寝前など)行い，1回に3回の記録のうち最良の値を記録する．PF値による気管支喘息患者の自己コントロール例を図29に示す．このように客観的な自己管理の指標として利用されている．

　ピークフローメータによるモニタリングの限界として，主として太い気道の太さのみの評価であるため，より末梢気道の太さは評価できない．PF値が改善したからといって，自己判断で治療を中止すると病状の再燃を招くことがあるので，この検査の限界について十分に患者に説明する必要がある．やはり，定期受診時にはスパイロメトリ(フローボリューム曲線)による検査が必要になる．

　ピークフローメータによるPF値の測定は，実際に臨床検査技師が検査室で行うことは少ないが，最近は気管支喘息患者のより良いコントロールを目的として，医師，看護師，薬剤師などがチームを組んで喘息教室などで患者指導を行う試みが広がっており，そのなかで臨床検査技師も患者にピークフローメータの指導を行う施設もみられるので，臨床検査技師もこのピークフローメータについて熟知しておく必要がある．

8. クロージングボリューム

　クロージングボリューム(closing volume；CV)検査はフローボリューム検査における$\dot{V}_{25}(\dot{V}_{25}/Ht,$

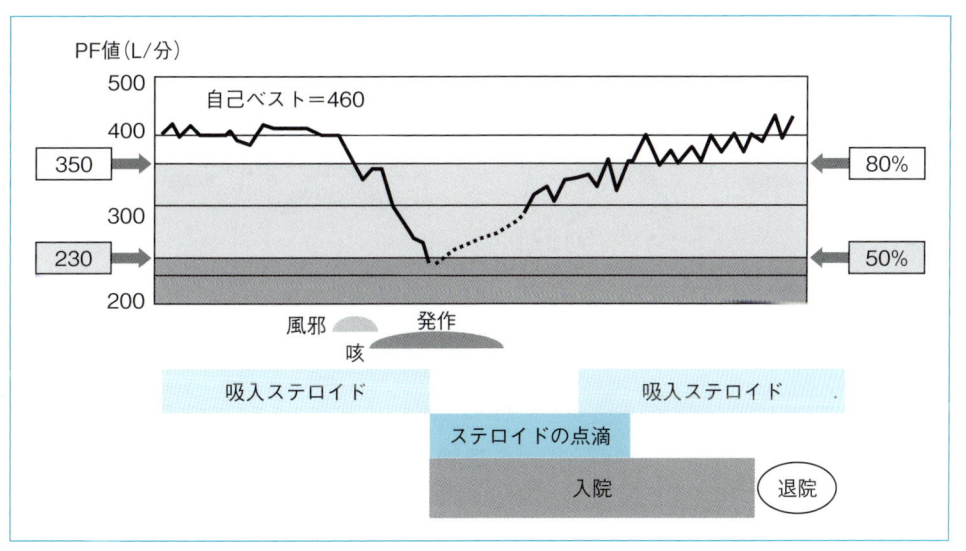

図29 ピークフローメータによる気管支喘息の自己管理(60歳の女性患者の例)
この患者は,最大呼気流量(PF値)460 L/分の自己ベスト値を基準とし,その80%である350 L/分以上を安全域(青信号),50〜80%である230〜350 L/分を要注意領域(黄色信号),50%である230 L/分以下を発作域(赤信号)として自己管理を行っていた.PF値が次第に低下し発作入院となったが,十分な治療によりPF値が回復した.

$\dot{V}_{50}/\dot{V}_{25}$)と同様,末梢気道閉塞の程度を評価する検査法である.最大吸気位(MIP, TLCレベル)から最大呼気位(MEP, RVレベル)までゆっくり息を吐いたとき呼気終末にかけて細い気道に閉塞が起きるが,その際,上肺野と下肺野の閉塞の時相のずれを利用してクロージングボリューム(CV)を求めるのが検査原理である(図30).

検査では,最大呼気位(MEP, RVレベル)までゆっくり息を吐き,そこから100% O_2を最大吸気位(MIP, TLCレベル)まで吸入し,0.5 mL/秒以下の低流量で再び最大呼気位(MEP, RVレベル)までの呼出を行う.N_2濃度を連続的にモニターし,N_2濃度をY軸に,呼気量をX軸に表示した曲線を得る.通常第1相〜第4相からなる呼出曲線が得られる.

第1相では気管支部分に吸入された100%のO_2であるから,N_2濃度はゼロである.第2相では肺胞からのN_2呼出が始まり急峻な立ち上がりになる.第3相では肺胞からのN_2呼出は安定し,平衡(プラトー)あるいはやや傾斜(スロープ)する曲線が得られる.肺は肺尖と肺底とでは約7.5 cmH_2Oの重力差がある(→p.117).第4相では,重力の影響をより強く受けやすい下肺野の細気管支領域が閉鎖すると,肺尖部分のN_2が呼出されるため,急峻な立ち上がりとなる.この第4相がクロージングボリューム(CV;閉ざされた量)であり,その量が大きいほど細気管支の閉塞の程度が大きいことを表す.クロージングボリューム(CV)のほかに,クロージングキャパシティ(CC=CV+RV),肺活量との比(CV/VC),機能的残気量との比(CC/FRC)が使用される.

N_2を用いたこの方法は,単一呼気N_2洗い出し曲線(single breath N_2 washout curve)ともよばれ,後述するガス不均等分布の検査法としても利用されている(→p.147).すなわち,肺内にガスの不均等分布が大きいほど,第3相の傾斜〔デルタN_2(ΔN_2)〕は大きくなり,ガス不均等分布の指標となる.

クロージングボリュームの測定には,このN_2を指標とした方法(レジデント法)のほかに,アルゴン(Ar),ヘリウム(He),キセノン(Xe^{131})など非生理的ガスを使うボーラス法とがある.ボーラス法の検査では,まず一定量の指標ガス(Arなど)200 mLを一気に吸い,残りは100% O_2を最大

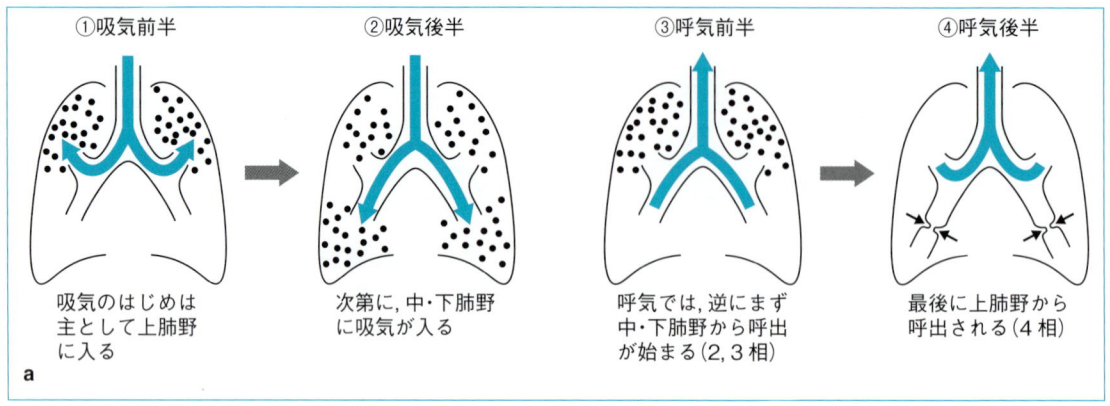

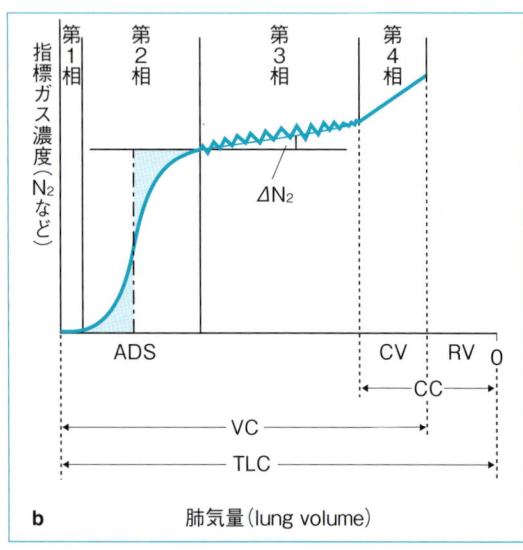

図30 クロージングボリューム
a. クロージングボリュームの発生メカニズム．最大呼気位から最大吸気位まで深呼吸し，その後ゆっくり最大呼気位まで呼出した際の肺内ガス分析の変化を示す．4相で下肺の気道閉塞が生じ上肺からの N_2 が呼出され濃度が上昇する．
b. 単一呼気 N_2 洗い出し曲線
第1相：死腔からの呼出（100% O_2，0% N_2）
第2相：（死腔＋肺胞）からの呼出
解剖学的死腔量（ADS）は第2相の中間点までに呼出された容量と等しい．
第3相：肺胞からの呼出（alveolar plateau）
この傾きを ΔN_2 とよび，ガス分布の不均等が大きくなるにつれてこの値も大きくなる．
また，基線の動揺は心拍動によるもので cardiac oscillation とよばれる．
第4相：上肺野からの呼出（中・下肺野に気道閉塞があると著明）

吸気位（MIP，TLC レベル）まで吸う．最初の濃い部分はより軽い肺尖部分から上肺野に吸入され（first in），次いで O_2 に薄められた Ar は中肺野からより重い下肺野に吸入され，最後の 100% O_2 が口元の気管支部分に吸入される．この状態から，最大呼気位（RV レベル）までゆっくり息を吐き，呼気中の指標ガス濃度を測定すると，N_2 によるレジデント法と同様の曲線が描かれる．

9. 機能的残気量

肺気量分画の測定方法には，スパイロメトリのみでは測定できない機能的残気量（FRC）と残気量（RV）を測定する必要があり，その検査法として He ガスまたは N_2 ガスを指標とするガス希釈法とボディプレチスモグラフィとがある．

a. ガス希釈法

He ガスを指標にする閉鎖回路法と N_2 ガスを指標とする開放回路法とがある．閉鎖回路法には変量式と恒量式とがある．He ガスを指標にする変量式閉鎖回路法を例にしてガス希釈法の測定原理を述べる．

測定装置はスパイロメータ（9 L 型）を中心に，He メータ，O_2 追加装置，回路内のガスを混合するためのブロワ，呼気中の CO_2 ガスを吸収するソーダライムで構成される（図31）．まず，約 1 L の He ガスをスパイロメータに入れ，スパイロメータ内のガス量を測定するために，ブロワで回路内の He ガスを十分に混和し，一定となった He ガス濃度（F_{He1}）を測定する（図32a）．スパイロメータの正確な容量と口元の活栓部分の死腔量の測定装置の容量（V）から，スパイロメータ内の

Heガス量(V_{He})は，

$$V_{He} = F_{He_1} \times V \quad \cdots\cdots 式①$$

のように測定できる．次に，正確な測定装置の容量(V)を測定するために，被検者が7～10分間の呼吸に必要な約2LのO₂量をスパイロメータ内に入れ(図32b)，その後の平衡になったHeガス濃度(F_{He_2})から，

$$F_{He_1} \times V = F_{He_2} \times (V + 2.0)$$

となるので，測定装置の容量(V)は，

$$V = F_{He_2} \times 2.0 / (F_{He_1} - F_{He_2})$$

のように測定できる．

次に，機能的残気量(FRC)を測定するために，安静呼気位(EEP，FRCレベル)で被検者にスパイロメータをくわえてもらい，気道と9L型スパイロメータとを接続し，平衡状態になるまで7～10分間の安静呼吸を行ってもらう(図32c)．平衡になった最終Heガス濃度(F_{He_3})から機能的残気量(FRC)は，

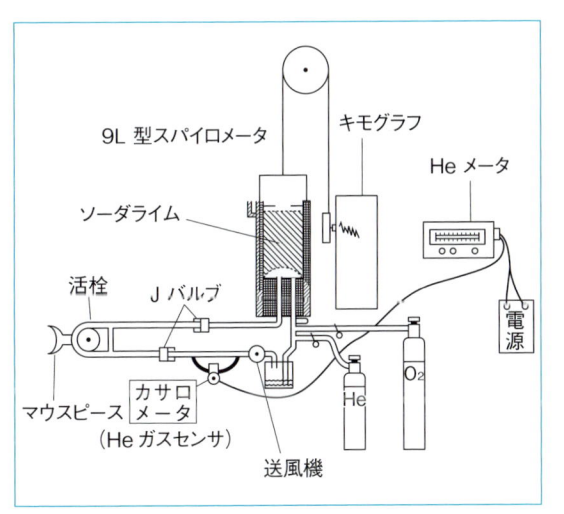

図31 変量式ヘリウム(He)閉鎖回路装置の構造
スパイロメータ(9L型)を中心に，Heメータ，O₂追加装置，回路内のガスを混合するためのブロワ，呼気中のCO₂ガスを吸収するソーダライムが主構造部分である．

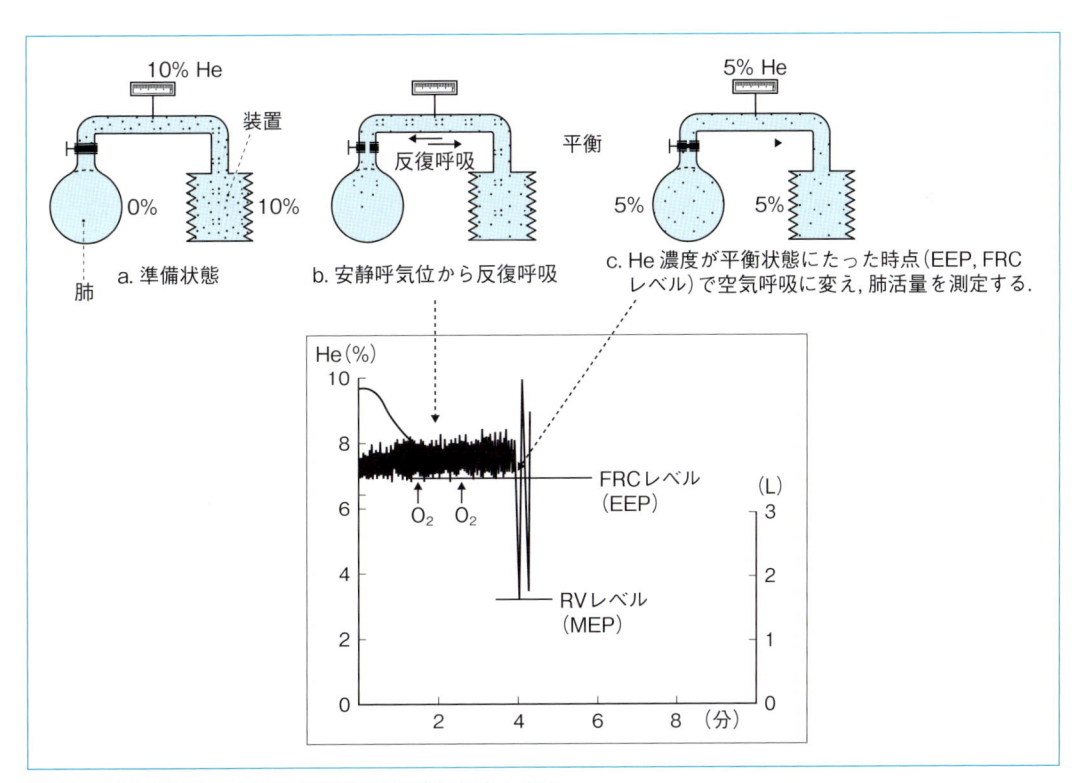

図32 ガス希釈法による肺気量分画の測定方法の原理
a. Heガスをスパイロメータに入れ，スパイロメータ内のガス量を測定する．
b～c. 安静呼気位(FRCレベル)で被検者にスパイロメータをくわえてもらい，気道とスパイロメータとを接続し，平衡状態になるまで7～10分間の安静呼吸を行ってもらう．

$$V_{He} = F_{He3} \times (V + FRC)$$

となるから，式①より，

$$FRC = V \times (F_{He1} - F_{He3})/F_{He3}$$

のように推測できる．

　最後にスパイロメトリに替え，普通の空気呼吸に戻し，数回の安静呼吸後，肺活量（VC）を求めるための換気をし，1回換気量（V_T）や呼気予備量（ERV）を測定すれば，残気量（RV）も測定できるので，全肺気量（TLC）が測定できる．

　恒量式閉鎖回路法は，追加する O_2 量を一度だけでなく，被検者の1回の肺気量に伴う O_2 消費量に相当する量を随時追加し，酸素欠乏状態にしないように改良した方法であり，被検者には楽な方法である．

　N_2 ガスを指標とする開放回路法は，空気呼吸している人では肺内ガスの N_2 濃度は空気中より若干高く 81％ とみなされる．純 O_2 ガスを約7分間呼吸させ，肺内 N_2 を呼気中に洗い出す．これによって得られる曲線は，クロージングボリューム検査における単一呼気 N_2 洗い出し曲線（single breath N_2 washout curve）に対し，多呼吸 N_2 洗い出し曲線（multiple breath N_2 washout curve）ともよばれる．

　O_2 吸入時の呼気を Douglas（ダグラス）バッグかチソーガスメータにすべて集め，洗い出された N_2 量を測定すれば機能的残気量（FRC）が次のように計算できる．

$$VE \times F_{N_2} = FRC \times (0.81 - F_{N_2L})$$

　※VE（全呼気量），F_{N_2}（全呼気量の N_2 濃度），F_{N_2L}（洗い出し終了時の N_2 濃度）である．

そこで，

$$FRC = VE \times F_{N_2}/(0.81 - F_{N_2L})$$

となる．

　しかし，O_2 吸入中，肺組織や肺を流れる血液から肺内に N_2 が排出されるので，その補正をする必要がある．その肺内に排出される N_2 量（V_{N_2}）は Cournand（クールナン）らによれば，

$$V_{N_2} \fallingdotseq (BSA \times 96.5) + 35 \,(mL)$$

であるといわれている（BSA は体表面積）．また純 O_2 ガス中には約 0.3％ の N_2 ガスが含まれているので，その補正も必要である．

すなわち最終的には，

$$FRC = VE \times (F_{N_2} - 0.003) \\ - V_{N_2}/(0.81 - F_{N_2L})$$

と計算される．

b．ボディプレチスモグラフィ

　ボディプレチスモグラフィ（body-plethysmography）は容量約 600 L の気密箱内の被検者にマウスピースを通じて呼吸運動を行わせ測定する方法である（図33）．箱内の温度・湿度を一定に保ち安静呼吸をさせ，呼気終末時のマウスピース内圧（P_1）を測定する．そのときの肺気量（V_1）は機能的残気量（FRC）である．次にマウスピースと箱内とを閉鎖して被検者に息ませた〔パンティグ（努責）〕ときの気道・肺胞内圧（$P_1 + ΔP$）と肺内ガス量（$V_1 - ΔV$）を測定する．

$$P_1 \times V_1(FRC) = (P_1 + ΔP) \times (V_1 - ΔV)$$

の関係式から，

$$V_1(FRC) = P_1 \times ΔV/ΔP$$

として計算できる．

　P_1，$ΔP$ はマウスピース内圧で容易に測定できるが，$ΔV$ の絶対値を測定する方法の違いによってボディプレチスモグラフィは3種類に分類される．すなわち，$ΔV$ を気密箱内圧の低下から測定する圧型，箱につけたスパイロメータの量的変化を測定する量型，箱と箱の外界とに通じる孔に取り付けた気流計でそこを通過する気流を積分して $ΔV$ を測定する気流計型である．ボディプレチスモグラフィでは気道抵抗（Raw）も測定できる利点がある．

c．肺気量の決定因子と臨床的意義

　ボディプレチスモグラフィを用いて，全肺気量分画と肺および胸郭の呼吸運動に伴う圧力の関係，圧-量関係図を作ることができる（図34）．肺気量分画において，日常，安静呼吸している1回換気量（V_T）がどのような状態で行われているのか，どのような因子に影響されているのかが臨床的に重要である．

　1回換気量（V_T）における安静呼気位（EEP，FRC レベル）の決定因子は，胸郭の外方に広がろ

図33 ボディプレチスモグラフィによる機能的残気量の測定原理

a. $V_1 = FRC$

b. 口を閉じてパンティング（努責）呼吸し，箱内圧の変化を ΔV に換算する．

$P_1, \Delta P$（圧）
$V_1, \Delta V$（量）

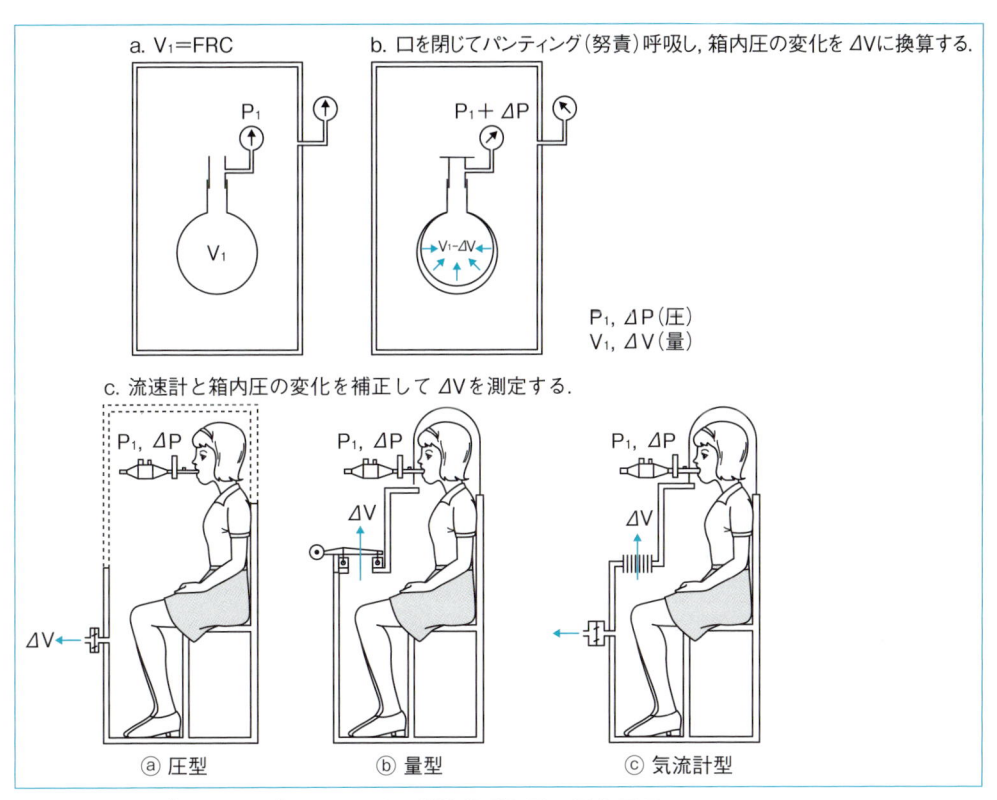

c. 流速計と箱内圧の変化を補正して ΔV を測定する．

ⓐ 圧型　　ⓑ 量型　　ⓒ 気流計型

容量約600Lの気密箱に被検者を入れ，箱内でマウスピースを通じて呼吸運動を行わせ機能的残気量(FRC)や気道抵抗(Raw)を測定する．

うとする圧力(P_W)と肺の収縮しようとする圧力(P_L，弾性収縮圧)とがちょうど釣り合った状態($P_W = P_L$)である．健常者では安静呼気位レベルは%VCで表すと36%，%TLCで表すと50〜55%程度であるが，肺気腫のように肺の収縮力が低下している場合は肺の圧-量関係図は左側に偏位しているので，$P_W = P_L$ の位置であるFRCレベル(EEP)は健常者よりも上方へ偏位し，FRCは増加している．逆に，肺線維症のように肺が硬くなっている場合は，肺の収縮力が余分に必要になり，肺の圧-量関係図は右側に偏位するので，$P_W = P_L$ の位置であるFRCレベルは健常者より下方へ偏位し，機能的残気量(FRC)は減少する．つまり，肺気腫では息を吸い込んだ状態（胸郭が広がった状態）での呼吸になり，肺線維症では息を吐いた状態（胸郭が狭まった状態）での呼吸になる．いずれも呼吸運動に通常以上の負荷かかり息苦しく感じる．また，漏斗胸や筋ジストロフィーのような

呼吸筋力の低下をもたらすような患者では，胸郭の圧-量の関係図は右側に偏位し，FRCは減少している．

安静呼気位(EEP，FRCレベル)を決めるもう1つの因子は気道抵抗(R_{aw})である．安静呼気位(EEP，FRCレベル)は $P_W = 0$ の位置で，肺の収縮力(P_L)のみに依存するため，気道抵抗(R_{aw})が高い場合は安静呼気位(EEP，FRCレベル)が上昇し，気道抵抗(R_{aw})が低い場合は安静呼気位(EEP，FRCレベル)は低下する．

臨床的には，最大吸気位(MIP，TLCレベル)や最大呼気位(MEP，RVレベル)の決定因子も重要である．最大吸気位(MIP，TLCレベル)では肺も胸郭も収縮しようとしているが，肺の弾性収縮圧(P_L)が胸郭の収縮圧(P_W)よりも大きいので，$P_L > P_W$ となり，肺の弾性収縮圧の方が最大吸気位(MIP，TLCレベル)の主な決定因子になっている．最大呼気位(RVレベル)では胸郭の拡張圧力

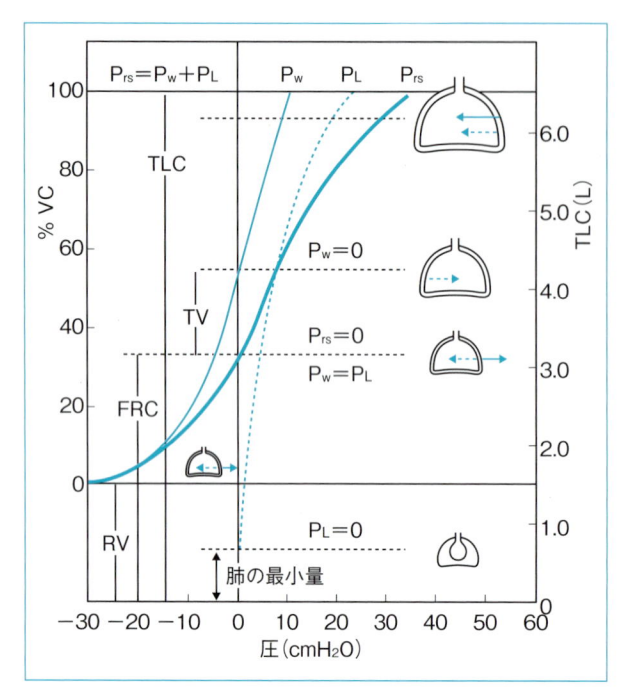

図 34　肺・胸郭と圧-量曲線
静的な肺・胸郭圧量曲線を示す．
P_L：肺内外圧差，P_W：胸郭内外圧差，P_{rs}：肺・胸郭内外圧差

(P_W)が最大限になり，肺の弾性収縮圧(P_L)が最小限になった位置，$P_L \fallingdotseq 0$ が決定因子である．

10．コンプライアンス

コンプライアンス(compliance；C)とは，一定の圧(P)を加えた時に肺がどの程度膨らむ(V)か，その膨らみやすさを表す指標である．たとえば，風船を最初に膨らますときには相当な圧力(P)が必要だが，いったん膨らんでしまった風船を次に膨らませるときにはさほど圧力(P)を必要としないことはよく経験することである．最初の状態をコンプライアンス(C)が低い(膨らみにくい)，二度目をコンプライアンス(C)が高い(膨らみやすい)という．

肺組織の硬さや軟らかさが肺コンプライアンスを測定することでわかる．肺線維症のように肺が硬く膨らみにくくなっている肺はコンプライアンス(C)が低く，肺気腫のように肺胞が破壊され弾性線維数が減少している肺は非常に膨らみやすくコンプライアンス(C)は高い．風船を膨らませた状態にしたまま数日間放置した場合，風船はしぼんでしまうが，肺気腫はまさにそのような状態である．

肺コンプライアンス(C)は，圧力の変化(ΔP)と肺気量の変化(ΔV)から，
$$C = \Delta V/\Delta P （単位：L/cmH_2O）$$
で求められる．

測定装置には，肺気量の変化分(ΔV)はスパイロメータかボディプレチスモグラフィを用いる．肺の収縮・拡張に関係する胸腔内圧の変化分(ΔP)は，約10 cmの薄いバルーンを付けたカテーテルを食道内に挿入し，少量の空気を入れて食道内圧を測定して代用する．

肺コンプライアンス(C)の測定には，ゆっくり呼吸をしたときの静肺コンプライアンス(C_{st})と早い呼吸を繰り返したときの動肺コンプライアンス(C_{dy})の2種類がある．

静肺コンプライアンス(C_{st})の測定は，数回の安静呼吸の後，全肺気量位(MIP，TLCレベル)まで深吸気し，ゆっくりと安静呼気位(EEP，FRCレベル)まで呼出させ，その呼出の間に数度にわたってシャッターで気流を遮断し，そのときの平衡になった圧(P)と量(V)を記録してX-Y記録計に圧量曲線を作る(図35)．その圧量曲線の呼気側の安静呼気位を基準とした勾配から，平均的な肺コンプライアンス(C_{st})を測定する．静肺コンプライアンス(C_{st})の基準範囲は0.15～0.30 L/cmH$_2$Oであり，値が小さいほど肺組織が硬いことを示している．

一方，動肺コンプライアンス(C_{dy})は，安静呼吸をしている際の圧量曲線をX-Y記録計に描き，気流が止まっている安静呼気位(EEP，FRCレベル，V_Tの下限)と安静吸気位(V_Tの上限)の勾配から，肺コンプライアンスを測定し(図36)，呼吸数(f)を次第に増やしながらC_{dy}を記録する．気道に閉塞のなく均一に気道が広がった状態では，呼吸数(f)を増やしてもC_{dy}は一定である．しかし，末梢気道に閉塞がありその閉塞が不均一に分布している状態では，呼吸が早く空気の出入りが頻回になると，より太い気道につながる肺胞に空気が入り，

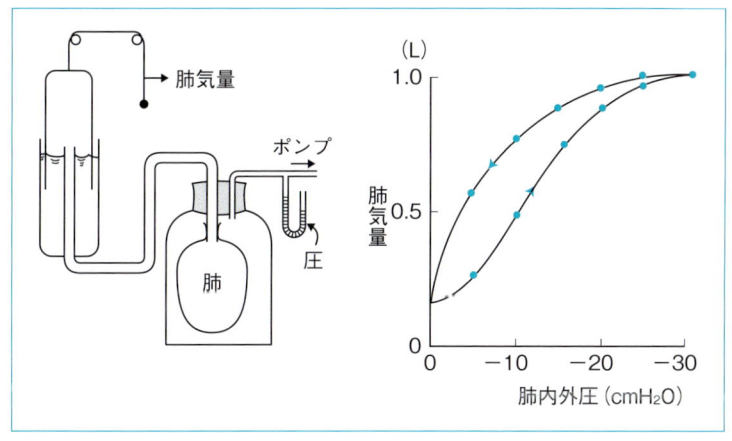

図35　摘出肺での圧量曲線の測定
肺を各圧で数秒間保持し，その間に肺気量を測定する．曲線は非線形で，高い拡張圧では平坦となる．肺が膨らむときとしぼむときとでは，曲線が異なることに注意する．この動きをヒステレシス（hysteresis）とよぶ．

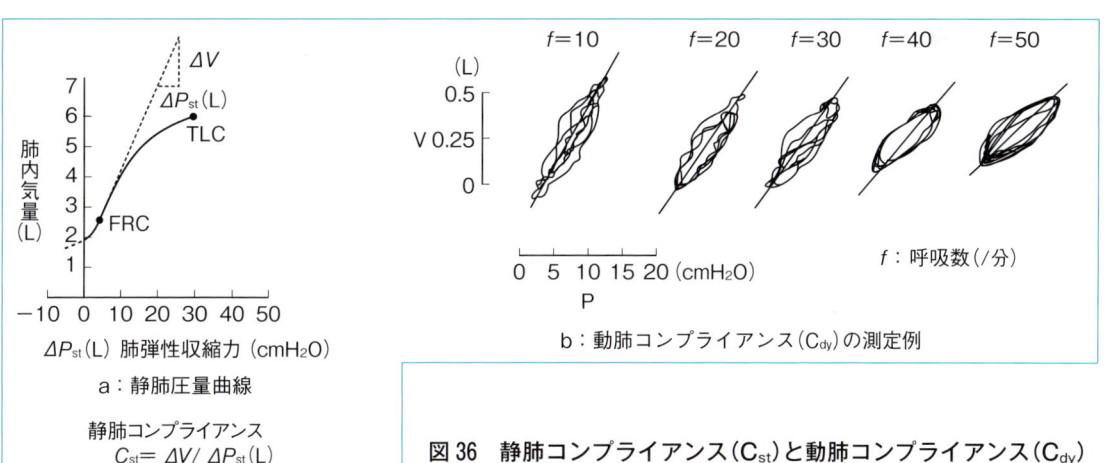

a：静肺圧量曲線

静肺コンプライアンス
$C_{st} = \Delta V / \Delta P_{st}(L)$

ΔV：一定の圧力の加減時の肺の容積変化
$\Delta P_{st}(L)$：肺胞内圧と胸腔内圧の差（肺に加わった圧）

b：動肺コンプライアンス（C_{dy}）の測定例

図36　静肺コンプライアンス（C_{st}）と動肺コンプライアンス（C_{dy}）の測定方法
C_{st}の測定はTLCレベルからゆっくり呼出させ，V=0の状態を各肺気量位で作り，その際の胸腔内圧を測定し，圧-量曲線を作成し（a），FRC〜V_T間$\Delta V/\Delta P$から求める．C_{dy}はV≠0の状態で測定する（b）．

より細い気道につながる肺胞には空気が入らず，結果的に肺胞は伸びにくくなり，肺コンプライアンス（C）は低下する（図36）．この現象は，二股の管に同じ大きさ・厚さの風船をつなぎ，風船を膨らませるモデルを考えるとよい（図37）．末梢気道閉塞が不均等に分布している病的肺では，呼吸数（f）を増やすことにより，この現象はますます増大するため，全体としての肺コンプライアンス（C）も次第に低下する．これを動肺コンプライアンス（C_{dy}）の周波数依存性［低下］現象とよび，末梢気道閉塞の指標として利用される（→ p.137：表7）．

11. 気道抵抗・呼吸抵抗

a. 気道抵抗の測定方法と原理

呼吸の際に生じる抵抗は，気管支の粘性抵抗（R），肺コンプライアンスの関係する弾性抵抗（C），肺・胸郭の重量に関係した慣性抵抗（L）に分類できる．

気管支の閉塞による機能障害の直接検査法として気道抵抗（R_{aw}）の測定方法がある．気管支拡張薬の薬効判定には欠かせない検査である．気道抵抗（R_{aw}）は，肺胞内圧（Palv）と気管支を流れる気

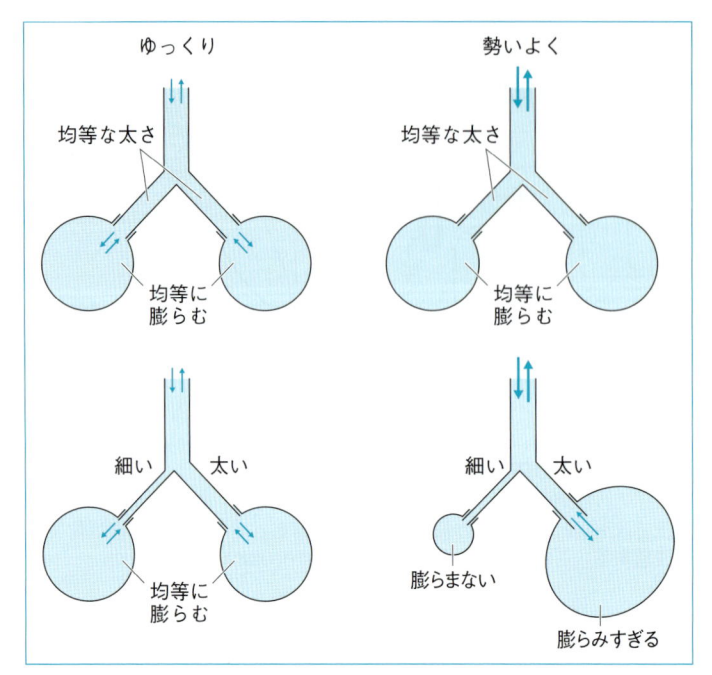

図37 動肺コンプライアンスの周波数依存性を理解するための風船モデル

二股の管に同じ大きさ・厚さの風船をつなぎ，風船を膨らませるモデルを考える．二股の管の太さが均一であれば，ゆっくりと風船を膨らませても早く頻回に膨らませても2つの風船は均等に膨らむ．しかし，二股の管の太さが異なる場合，ゆっくりと風船を膨らませたときは2つの風船は均等に膨らむが，早く頻回に膨らませると太い管につながった風船がより大きく膨らみ，細い管につながった風船は膨らまなくなる．すなわち，気道の太さに不均一があると呼吸回数を増したときに肺コンプライアンスは低下する（動肺コンプライアンスの周波数依存性［低下］現象）．

流速度（$\dot{V}$）から，

$$R_{aw} = P_{alv}/\dot{V} （単位：cmH_2O/L/秒）$$

のように算出される．すなわち気道抵抗（R_{aw}）が高いほど，息を吐き出す際の肺胞内圧（P_{alv}）は増加し，気管支を流れる気流速度（$\dot{V}$）は減少する．

実際の測定では，ボディプレチスモグラフィで呼吸の駆動圧力である肺胞内圧（P_{alv}）と気管支を流れる気流量（$\dot{V}$）を測定する必要がある．また，気道抵抗（R_{aw}）測定時の肺気量も測定する必要がある．そこで，ボディプレチスモグラフ箱には，気流量測定用の気流量計（ニューモタコメータ）と，差圧式圧トランスデューサと肺気量測定のためのシャッタ，指示を与えるインターフォンが装備されている（→ p.143：図33）．

まず，気道抵抗（R_{aw}）測定時の肺気量は安静呼気位（EEP，FRCレベル）であるので，安静呼吸時にFRCレベル（EEP）でシャッタを閉じ，肺内と箱内を分離し，被検者にパンティング（努責）という小きざみな呼吸運動を行わせ，機能的残気量（FRC）の測定で述べたように算出する．次にシャッタを開き，気道を開いたままパンティング呼吸を数秒行わせ，気道の粘性抵抗のための肺容量と肺胞を出入りするガス量が一致しない事実を利用して，ボディプレチスモグラフ箱内の容積変化（ΔV_{box}）より，肺胞内圧（P_{alv}）は，下記の式から算出される．

$$P_{alv} ≒ \Delta V_{box} \times P_0/V_0$$

※ただし P_0/V_0 は測定前の肺胞内圧と箱内圧の比．

ΔV_{box} は，ニューモタコメータで測定できる気管支を流れる気流速度（$\dot{V}$）との比から算出される．実際にはボディプレチスモグラフ箱内の容積

変化と気流量の変化をオシロスコープに記録し，得られた傾斜から算出する．肺胞内圧(P_{alv})は，肺胞と気道の出入り口である口腔内圧との差圧であり，測定前は等しい(→ p.128：図8)．

また，粘性抵抗の一種である肺組織抵抗も測定できる．その測定には，肺胞内圧の代わりに肺胞を囲む胸腔内圧と口腔内圧との差圧が必要であるので，食道カテーテルを食道内に挿入し，胸腔内圧の代わりに食道内圧を測定し，気道抵抗(R_{aw})と同じように気流速度($\dot{V}$)との比から算出される．

b. オッシレーション法による呼吸抵抗の測定

オッシレーション法による呼吸抵抗は呼吸インピーダンスともよばれる．その測定は周期的に流速($\dot{V}$)を被検者の口腔内に送り，その流量変化を電流(I)として検出し，抵抗分だけ減弱した肺胞内圧(P_{alv})を口元で測定し，電圧(E)に変換させる．呼吸抵抗または呼吸インピーダンス(Z)は，

$$Z=\frac{P}{\dot{V}}=\frac{E}{I}=\sqrt{R^2+\left(\frac{1}{\omega C}-\omega L\right)^2}$$

のように粘性抵抗(R)，弾性抵抗(C)，慣性抵抗(L)で構成されている．ただし，角周波数 ω は呼吸数(f)の逆数であり，$\omega=1/2\pi f$ の関係がある(図38)．

この呼吸インピーダンスは，形態的には気道抵抗(R_{aw})と肺組織抵抗と胸郭抵抗から構成されているが，その変化は主に気管支の閉塞などによる気道抵抗(R_{aw})の変化の影響である．

B 肺胞機能検査

1. 臨床的意義

O_2・CO_2のガス交換には，外界と肺胞との間のガス交換，肺胞と血液との間のガス交換という2つのステップがある．前者はこれまで述べてきた換気機能によって規定され，種々の換気機能検査で測定できる．後者は肺胞ガス交換機能によって規定され，肺内ガス分布，肺拡散能力(D_L)，呼気

$$Z=\frac{P}{\dot{V}}=\frac{E}{I}=\sqrt{R^2+\left(\frac{1}{\omega C}-\omega L\right)^2}$$

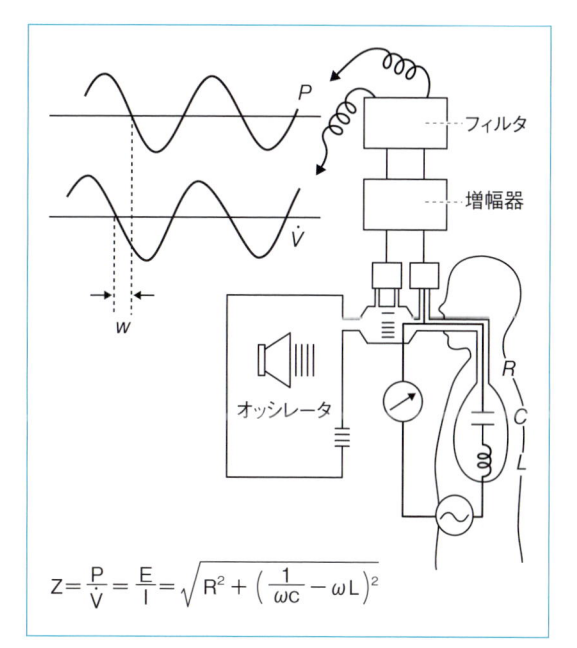

図38 オッシレーション法による呼吸抵抗(Z)の測定
ω：角周波数($=\frac{1}{2\pi f}$)，P(口腔内圧)，$\dot{V}$(気流)，E(電圧)，I(電流)，R(粘性抵抗)，C(弾性抵抗)，L(慣性抵抗)

ガス分析(肺胞換気量$\dot{V}_A$)，肺胞気・動脈血酸素分圧較差($AaDO_2$)など諸種の肺機能検査で測定される．

2. 肺内ガス分布

空気は気道を経由してすべての肺胞に到達する．すべての気道抵抗(R_{aw})と肺胞コンプライアンス(C)が同じであれば空気はすべての肺胞に均一に分布する．ヒトの肺胞は約3億個もあり健常者でも肺の上下で胸腔内圧に差があるため，肺の拡張に違いが生じ，肺内の換気分布に不均等が生じている．病的肺では，一部の気道に閉塞や狭窄があったり，コンプライアンスの異なる肺胞があったりするため，肺内のガス分布はより不均一になる(図39)．その結果，O_2が到達しない肺胞ではガス交換が行われず，低酸素血症(Pa_{O_2}低下)がみられるようになる．

肺内ガス分布の不均一性を調べる検査としては，クロージングボリュームの測定で用いられる単一呼気N_2洗い出し曲線(→ p.139)，機能的残気

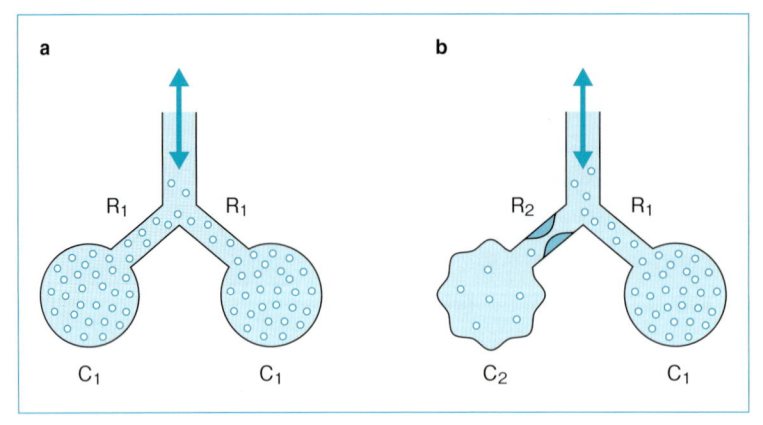

図39　肺内ガス分布の様子
すべての気道抵抗(R_{aw})と肺胞コンプライアンス(C)が同じであれば空気はすべての肺胞に均一に分布する(a). 病的肺では，一部の気道に閉塞や狭窄があったり，コンプライアンスの異なる肺胞があったりするため，肺内のガス分布はより不均一になる(b).

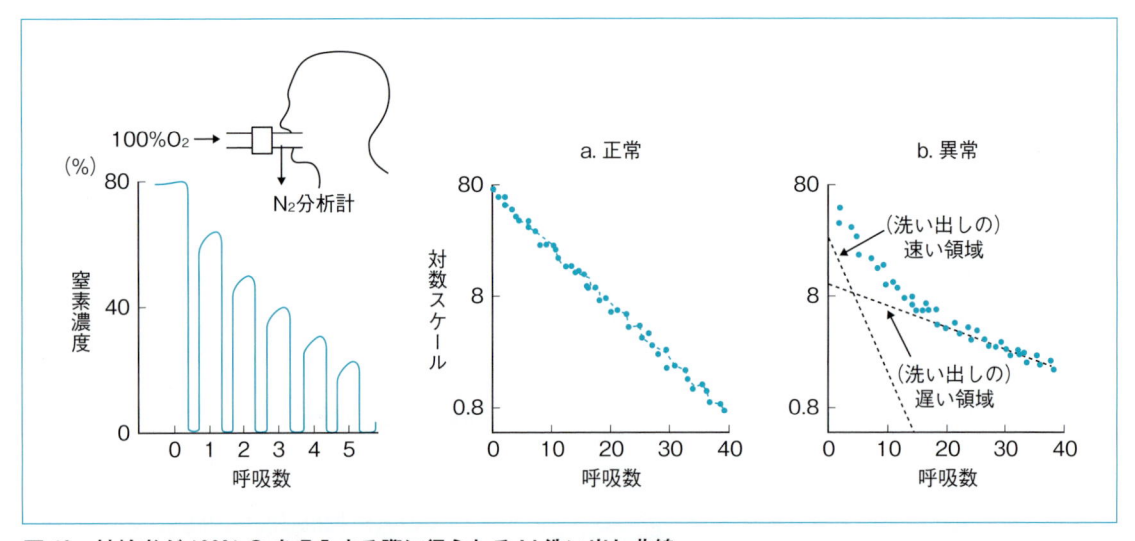

図40　被検者が100% O_2を吸入する際に得られるN_2洗い出し曲線
片対数グラフ上に，呼吸数に対してN_2濃度をプロットすると，健常肺ではほぼ直線関係となる(a). 不均等分布があると非直線関係となる(b).
〔John B. West(原著)，桑平一郎(訳)：ウエスト呼吸生理学入門 正常肺編．メディカル・サイエンス・インターナショナル，2009より改変〕

量(FRC)の測定で用いられる多呼吸N_2洗い出し曲線(→ p.142)，動肺コンプライアンス(C_{dy}：→ p.144)の周波数依存性などの検査がある．

単一呼気N_2洗い出し曲線，動肺コンプライアンス(C_{dy})の周波数依存性検査は先述したとおりであるが，多呼吸N_2洗い出し曲線では，一呼吸ごとに呼気中のN_2濃度を測定すると図40のような減衰曲線が得られる．肺内ガス分布が均一でありしかも早く洗い出される場合には，N_2濃度は非常に急峻に低下する．しかし，不均一の場合は，肺の各部位には換気良好な部位と換気不良な部位が混在し，N_2の洗い出し率が異なり，N_2濃度の低下は緩やかになる．肺内ガス分布が均一であってもゆっくりと洗い出されればN_2濃度の低下はやはり緩やかになる．しかし，N_2濃度を片対数にプロットすると後者は単一な直線的低下を示すのに対し，不均一の場合では，N_2濃度の低下は単一直線とはならず，数種類の直線(コンパートメント)

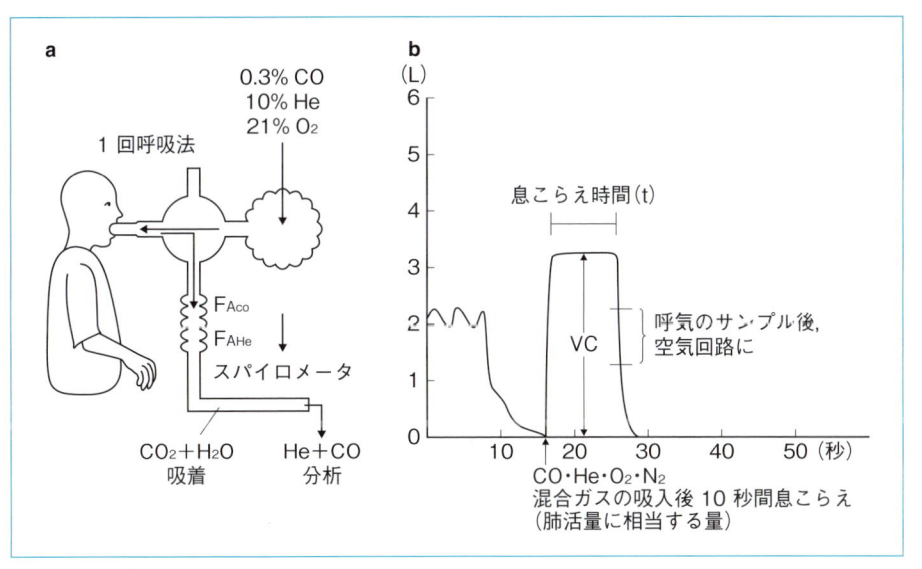

図 41 肺拡散能力の測定方法
a. 1回呼吸法による肺拡散能力の測定方法.
b. 1回呼吸法における呼気量の変化. 安静呼吸の後, 最大呼気位(MEP, RV レベル)まで呼出した点で4種混合ガス(CO, He, N_2, O_2)を最大吸気位(MIP, TLC レベル)まで肺活量(VC)分を吸い, 10秒間息こらえしている間に CO ガスが肺胞膜・肺毛細血管膜へ拡散する量を測定する. D_{LCO}は, 息こらえ後, 呼出させた呼気から残った CO ガスを測定することで求められる.

からなる(図40). このように, N_2洗い出しの遅延, コンパートメントの種類の多さをもって肺内ガスの不均等分布を評価することができる.

3. 肺拡散能

肺拡散能検査は, 肺胞機能評価法の1つとして臨床的によく利用される検査である. 肺胞に達したO_2がどの程度血液中に拡散するかを測定する検査で, 実際にはヘモグロビンへの反応がO_2に似た性質をもつ一酸化炭素(CO)を低濃度吸入させ, 呼気中に残存する CO 濃度(D_{LCO})を測定する. 呼気中に残存する CO 濃度が少ないほど肺拡散能(D_{LCO})は高くなる. 肺拡散能(D_{LCO})は, 肺気腫のように肺胞破壊により肺胞表面積が低下する疾患や肺線維症のように肺胞から毛細血管までの圧較差が増加する疾患で低下する.

実際には, 肺拡散能 D_{LCO}(mL/分/mmHg)は, 1分間に肺毛細血管膜を通って拡散する CO 量(mL/分)/平均肺胞気 CO 分圧として表される. すなわち, 安静呼吸の後, 最大呼気位(MEP, RV レベル)まで呼出した点で4種混合ガス(CO, He, N_2, O_2)を最大吸気位(MIP, TLC レベル)まで肺活量(VC)分を吸い, 10秒間息こらえしている間に CO ガスが肺胞膜・肺毛細血管膜へ拡散する量を測定する. これは, 息こらえ後, 呼出させた呼気から残った CO ガスを測定することで求められる(図41).

このような CO ガスを使った拡散能力(D_{LCO})は,

$$D_{LCO} = \frac{\dot{V}_A \cdot 60}{(P_B - 47)t} \cdot \ln \frac{F_{ACO}(0)}{F_{ACO}(t)}$$

のように算出される. ただし, $\dot{V}_A$:肺胞内気量(STPD), P_B:大気圧, t:息こらえ時間(秒), ln:自然対数, $F_{ACO}(0)$:4種混合ガス吸入時の肺胞気 CO 濃度, $F_{ACO}(t)$:t秒後の肺胞気 CO 濃度(呼気で測定する)である(詳細は**web 付録**参照).

D_Lの基準値は**表8**のように諸家によって報告されている. 拡散能力の実測値(D_L)をこの標準拡散能力($D_L$pred)で割った値(%D_L)がよく用いられ, 基準値は75〜130%である. また, 肺拡散能力(D_L)の絶対値は, 肺内気量($\dot{V}_A$)に比例するので, 全肺気量の増加する肺気腫では増加し, 逆に

表8　拡散能力関連の標準式または標準範囲

西田ら（成人：座位）
D_{Lco}（男性）＝（20.6－0.086×年齢）×身長
D_{Lco}（女性）＝（15.9－0.038×年齢）×身長
D_L/V_A（男性）＝6.5－0.031×年齢
D_L/V_A（女性）＝6.6－0.023×年齢

	DM	Vc
西田ら	70.2±21.0	72.2±18.7
Bucciら	85.0±3	8.70±10
McCredie	79.0±7.75	57.3±4.03

ただし D_{Lco}（CO肺拡散能力）：mL/分/mmHg
　DM（膜拡散能力）：mL/分/mmHg
　Vc（肺毛細管血）：mL
　$\frac{1}{DL}=\frac{1}{DM}+\frac{1}{DB}$：DB＝Q×Vc
　Q：Q_2のヘモグロビンとの接触時間
　D_L/V_A（パーミアビリティ）：mL/分/mmHg/L

肺活量を含むすべての肺気量が減少する肺線維症では減少する．したがってDLの絶対値を$\dot{V}_A$で補正した$DL/\dot{V}_A$（基準範囲：3.5 mL/分・mmHg/L以上）を算出すれば，肺気腫では低下し，肺線維症では正常になる．

なお，拡散能力（DL）は肺胞実質を支持する間質により肺胞側（DM）と肺毛細血管・血流側（DB）に，

　$1/DL = 1/DM + 1/DB = 1/DM + 1/\theta Vc$
　※ただし，θ：赤血球とCOの結合速度．
　Vc：肺毛細血管血量．

のように分離されるので，%DL, $DL/\dot{V}_A$の減少は，肺胞側（DM）の障害，たとえば肺気腫や肺線維症などのような場合と，肺毛細血管・血流側（DB）の障害，たとえば貧血などの場合が考えられる．

4. 呼気ガス分析

肺胞換気量（$\dot{V}_A$）の測定には，ガス交換が実際に行われている肺胞内の状態を知るための肺胞気を正確にとらえ測定する必要があるが，その方法はいまだに開発されていない．実際には，ダグラスバッグなどに呼気ガスを集めて，1分あたりの呼気量（$\dot{V}_E$：分時換気量）として，細胞・組織の必要な酸素摂取量（$\dot{V}_{O_2}$）や細胞・組織から排泄される炭酸ガス排泄量（$\dot{V}_{CO_2}$）などを測定し，肺胞換気量（$\dot{V}_A$）を，

$\dot{V}_A(BTPS) = 0.863 \times \dot{V}_{CO_2}(STPD)/Pa_{CO_2}$

のように，臨床的に測定可能な2つの測定値，炭酸ガス排泄量（$\dot{V}_{CO_2}$）と動脈血液ガス分析におけるPa_{CO_2}から求めることができる．この式は，複雑な肺胞換気式で算出される（詳細はweb付録を参照）．

5. 肺胞気・動脈血酸素分圧較差（$AaDO_2$）

肺胞気・動脈血酸素分圧較差（$AaDO_2$）は，肺胞に達したO_2がどの程度動脈に取り込まれるかの指標であり，肺胞換気機能の1つとして臨床的によく用いられる指標である．

$AaDO_2$は，肺胞気酸素分圧（P_{AO_2}）と動脈血酸素分圧（Pa_{O_2}）との差，すなわち，

　$AaDO_2 = P_{AO_2} - Pa_{O_2}$

で求められる．

ここで，P_{AO_2}は測定不可能なパラメータの1つであり，肺胞気式とよばれる呼気量と吸気量との関係に基づく複雑な理論式（web付録参照）から，

　$P_{AO_2} = 150 - Pa_{CO_2}/0.8$

のように求められるので，

　$AaDO_2 = P_{AO_2} - Pa_{O_2}$
　　　　$= 150 - Pa_{CO_2}/0.8 - Pa_{O_2}$

のように求めることができる．これらは，後述する動脈血液ガス分析検査によって測定される指標である．

空気呼吸下では，$Pa_{CO_2} = 40$ mmHg，$Pa_{O_2} = 100$ mmHgとすると，$AaDO_2$ほぼゼロになるが，臨床的な$AaDO_2$の基準値は10 mmHg以下である．動脈血の短絡（シャント），拡散障害，換気・血流比（$\dot{V}_A/\dot{Q}$）の不均等分布（→ p.118：図6）などが存在するとその値は開大する．

C 動脈血ガス分析

1. 臨床的意義

呼吸運動は必要な酸素（O_2）を体内に取り込み，二酸化炭素（CO_2）を排出するのが目的であるか

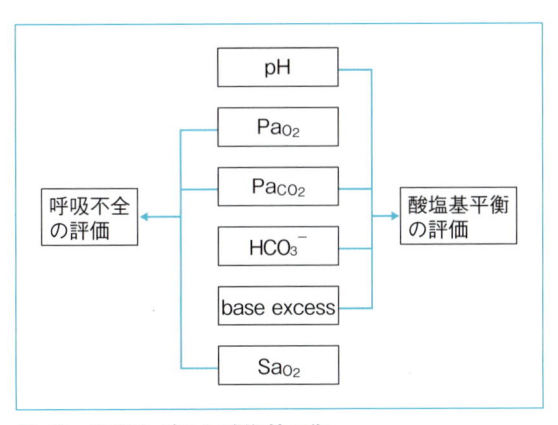

図42 動脈血ガスと酸塩基平衡
Pa_{O_2}：動脈血酸素分圧，Pa_{CO_2}：動脈血二酸化炭素分圧，HCO_3^-：重炭酸イオン，base excess BE：，Sa_{O_2}：動脈血酸素飽和度

図43 O_2の小滝
O_2は肺胞・動脈血・組織や細胞におけるO_2分圧較差により，水が高所から低所に流れるようにそれぞれに運ばれ摂取される．

ら，換気機能と肺胞機能が正常か否かは血液中のO_2やCO_2を分析することにより判定される．これを調べるのが動脈血ガス分析（arterial blood gas analysis）であり，これらの異常値は生命維持に直結することから，緊急検査の1つとして，臨床的に頻繁に用いられる検査である．

動脈血ガス分析は，動脈血酸素分圧（Pa_{O_2}），動脈血二酸化炭素分圧（Pa_{CO_2}），酸素飽和度（Sa_{O_2}）の測定による呼吸不全の評価のみならず，pH，Pa_{CO_2}，重炭酸イオン（HCO_3^-），base excess（BE；過剰塩基）などの測定による体内の酸塩基平衡を調べる目的でも利用される（図42）．

肺胞・肺毛細血管床（alveolar unit）でのO_2・CO_2ガス交換によって血液中に取り込まれたO_2は，動脈血に運搬されて組織や細胞に摂取され，内呼吸として利用される．組織や細胞で消費された残りのO_2は内呼吸で代謝の結果，排泄されたCO_2とともに大静脈系の静脈血に含まれ，肺毛細血管床まで運ばれる．

O_2は肺胞・動脈血・組織や細胞におけるO_2分圧較差により，水が高所から低所に流れるようにそれぞれに運ばれ摂取される．このO_2分圧の変化の状況が小さな滝のようであることから，O_2の小滝（cascade）とよばれている（図43）．

Pa_{O_2}の低下により呼吸不全が定義され，Pa_{CO_2}増加の有無により呼吸不全の分類（1型か2型）がなされる．臨床的に呼吸不全が認められれば，これま

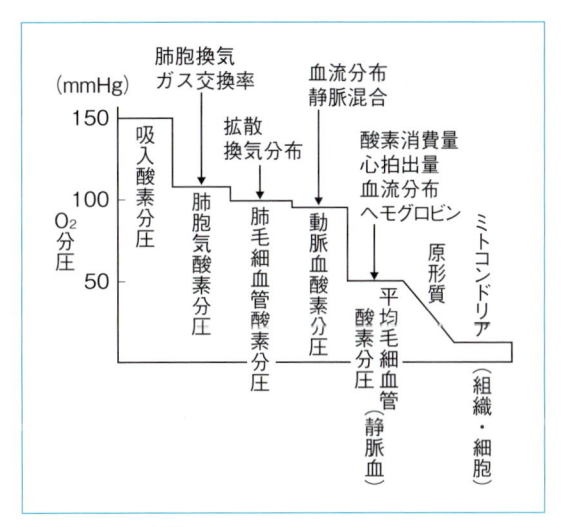

で述べてきたような換気運動（換気機能検査異常）かあるいは肺胞ガス交換（肺胞機能検査異常）のいずれかの段階に障害があることが推測される．

2. 検体の取り扱い

動脈血は，正中動脈，橈骨動脈，大腿動脈などから動脈穿刺によって採取する．この動脈穿刺は医師のみが実施できるが，集中治療室（ICU）などの患者に動脈ライン（Aライン）が確保されている場合は，医師の指示のもとに看護師が採取する場合もある．採血は血液が凝固しないようにヘパリン採血で行う．採血後はその場でよく混和し，混入した空気を抜き，密閉した状態で，即時測定を行う．最近は，採血後の針刺し事故を防止する安全キャップ付きの採血シリンジ（図44）が利用されている．

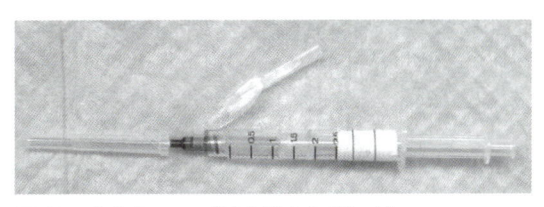

図44 安全キャップ付き採血シリンジ

表9　空気混入時の血液ガスの変化

	Pao_2	$Paco_2$	pH
空気呼吸時	↑	↓	↑
酸素投与時*	↓	↓	↑

*酸素投与によって，Pao_2 が空気中の酸素分圧（約 150 mmHg）より高い場合．

3. 測定上の留意点

　動脈血ガス分析は採血後5分以内にすべきだが，緊急を要しない場合は氷冷（4℃くらい）し，1～2時間以内に分析する．動脈血ガスの分析まで時間がたつほど，白血球や赤血球の代謝により経時的に Pao_2 は低下し，$Paco_2$ は上昇する．特に，白血球著増の場合は要注意である．また，血球成分代謝に由来する乳酸の増加により経時的に pH は低下する（代謝性アシドーシス）．通常，安静臥位で採血するが，肥満者ではかなりの Pao_2 低下を認めることがある．採血時の息のこらえや不安に伴う過換気に注意する必要がある．

　混入した空気は少量であれば検査結果に影響しないが，大量の空気が混入した場合は，検査結果に影響を与える（表9）．

　測定前に，シリンジから少量の検体を綿の上に排出し，凝固がないかを確認する．凝固した検体が測定機器に投入されると目詰まりを起こし故障の原因となる．凝固が確認された場合は再採血を行い，ヘパリンとよく混和させる．

4. 血液ガス分析装置

　動脈血ガス分析は電極法（ガラス電極）による．Pao_2 のための電極はポラログラフィの原理に基づいた Clark（クラーク）型電極を改良したものであり，微小白金電極を陰極，銀・塩化銀電極を陽極とし，両者間に -0.6 V の電圧を負荷したときの Pao_2 に比例した還元電流を測定する（図45）．電極表面は薄い O_2 を透過するポリエチレン膜などで覆われており，血液中の蛋白の影響を防止する役割をしているが，動脈血の O_2 がポリエチレン膜を透過し拡散して，白金陰極表面で放出された電

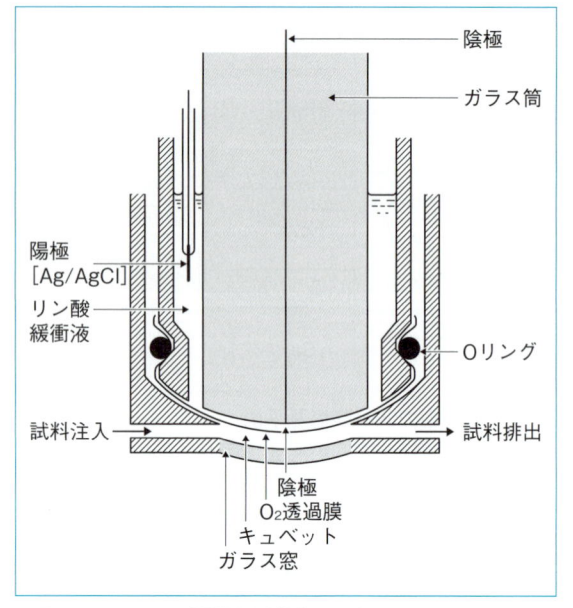

図45　Clark 型電極の構造
　　　（Siggaard-Anderson, 1974）
ポラログラフィの原理で Po_2 を測定する．

子と反応して次のように還元される．

$$O_2 + 2H_2O + 2e^- \rightarrow H_2O_2 + 2OH^-$$
$$H_2O_2 + 2e^- \rightarrow 2OH^-$$

　すなわち，1分子の O_2 に対して4個の電子（e^-）が消費される．また，銀・塩化銀陽極表面では，

$$4Ag + 4Cl^- \rightarrow 4AgCl + 4e^-$$

の反応が進む．両極間の還元電流を測定する．

　$Paco_2$ のための電極は Severinghaus（セバーリングハウス）型電極が広く使用されている（図46）．電極の本体は pH 応答性ガラス電極で，電極表面に電解質をしみこませたスペーサを置き，その上は CO_2 透過性のあるテフロン膜などの薄い膜で覆われている．スペーサはナイロンメッシュなどの薄い膜で，0.001～0.01 mol $NaHCO_3$ および 0.01～0.1 mol NaCl と KCl に十分浸したものである．動脈血の CO_2 はスペーサ中の電解質と反応し，水素イオン（H^+）を生じ，電解質の pH を変化させる．その pH の変化分から $Paco_2$ を測定する．

　pH 電極は H^+ に特異的に反応するガラス膜の一方にある既知 pH 濃度の緩衝液（S）と，未知 pH 濃度の動脈血（X）との両者間に pH 差に基づく電

5. 検査法

動脈血ガス分析法では，直接分析によって求める項目が動脈血 O_2 分圧（Pa_{O_2}），動脈血 CO_2 分圧（Pa_{CO_2}），pH，計算して求める項目が酸素飽和度（Sa_{O_2}），重炭酸イオン濃度（HCO_3^-），base excess（BE）である．さらに，他の成績を加えて求められる項目に肺胞気・動脈血 O_2 分圧較差（AaD_{O_2}），短絡率（$\dot{Q}s/\dot{Q}$），動脈血 O_2 含量（Ca_{O_2}，C は content の意味）などがある．

血液中の O_2，CO_2 量を表現するには，分圧と含量の 2 通りがある．O_2，CO_2 が組織・血液・肺胞気を移動するのは，O_2 の小滝（→ p.151）のように分圧差であるが，実際に血液中に含まれる量は含量であり，単位は vol% または mM/L で表す．単位の vol% は mL/dL（STPD 状態）で表すこともあるが，mM/L は物質の分子量，イオン量あるいは原子量と等しい物質量で O_2 は 22.4 mL，CO_2 は 22.26 mL が 1 mM/L にあたる．

なお，酸・塩基平衡の指標である base excess（BE）の単位は mEq/L で示される．mEq/L は当量ともよばれ，mM/L を物質の原子価で除した単位で，1 価の物質では mEq＝mM，2 価の物質では 2 mEq＝1 mM の関係になる．

a. pH

動脈血ガス検査のうち，pH は体液の恒常状態（ホメオスタシス）を維持するための重要な指標である．pH は酸度，すなわち水素イオン（H^+）濃度を表している．たとえば体内の成分は，

$$H_2CO_3 \rightarrow H^+ + HCO_3^-$$

のように，酸（H^+）と塩基（HCO_3^-）で構成されており，酸（H^+）は体内では微量しか作られないが，その増加は血液を酸性化（アシドーシス）にし，病気の原因ともなるので，H^+ 濃度の変化を測定することは重要である．

上式の化学反応式の左辺（H_2CO_3）と右辺（H^+＋HCO_3^-）は質量保存の法則に基づき一定（K）であるので，

$$(H^+ + HCO_3^-)/H_2CO_3 = K$$

となる．pH は H^+ 濃度の逆数の対比で表すので，

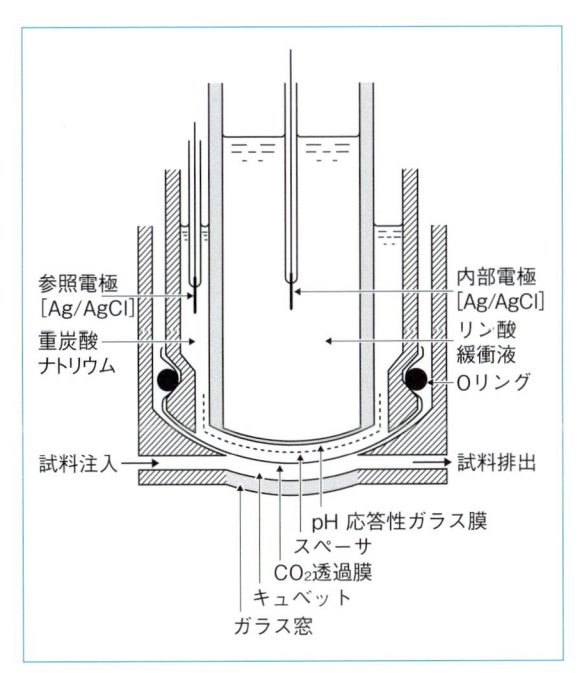

図 46　Stow-Severinghaus 型電極の構造
（Siggaard-Anderson, 1974）
検体と電極内電解液の間の CO_2 の拡散に伴う電解液 pH の変化をガラス電極で測定し P_{CO_2} に換算して表示する．

位差を次のように測定し，動脈血の pH を知る．

$$pH(X) = pH(S) + [E(X) - E(S)]/R \times T$$

※ただし，E(X)，E(S)：標準水素電極との緩衝液（S）および動脈血（X）の電位差，R×T：ネルトン因子である．

37℃で両液間に 1 pH の差があると，61.5 mV の電位差が生じるように設定されている．

Pa_{O_2}，Pa_{CO_2} の測定前の校正は，混合ガスか濃度が既知の溶液によって，2 点または 3 点校正をするのが通常である．pH の校正は JIS 規格で定められた 5 種類の基準液のうち，2 種類くらいを使って行う．たとえば，2 種類のリン酸緩衝液（37℃で pH が 6.841，7.383）を使って，pH メータの 2 点間の傾斜を決めて測定する．

動脈血ガス分析装置や電極は 37℃に設定されているので，体温が正常からかなりかけ離れている場合は厳密に温度補正が必要である．たとえば，患者の体温が t℃であるときは，

$$pH(t) = pH(37℃) - 0.0147 \times (t - 37)$$

のように補正する．

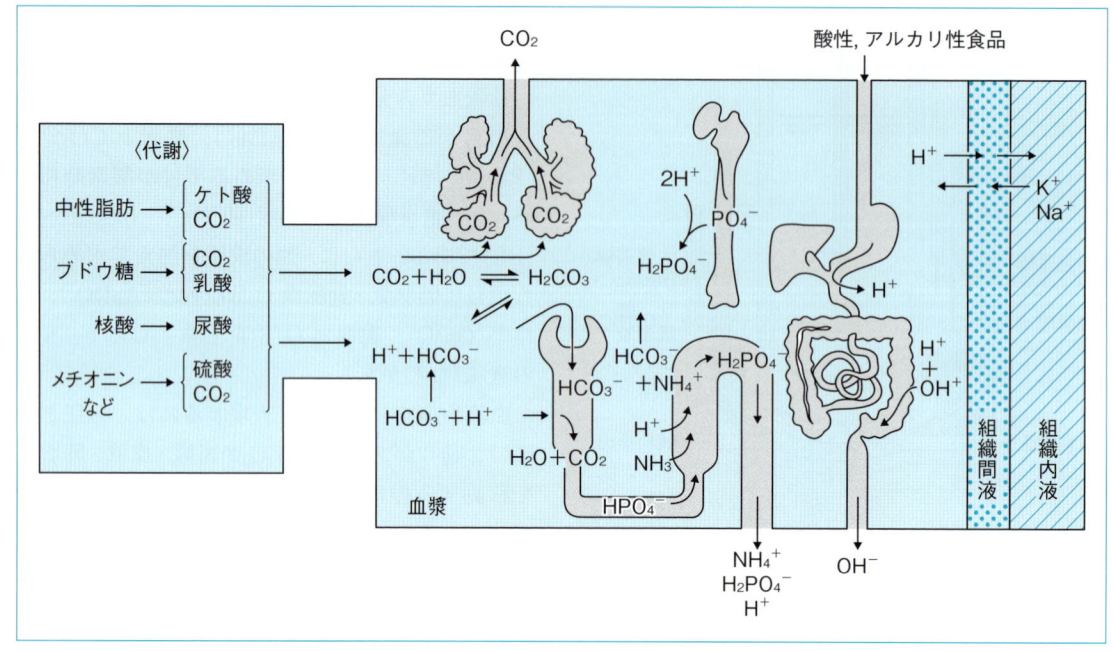

図47 体内における CO_2 の運搬①
組織の細胞内から血漿に排出された CO_2 の一部は血漿中に溶解し，H_2O と反応し，酸 (H^+) と塩基 (HCO_3^-) を発生する．

$$pH = \log[1/H^+]$$
$$= \log[1/K] + \log[HCO_3^-/H_2CO_3]$$
$$= pK + \log[HCO_3^-/H_2CO_3]$$

のように表される．

さらに，H_2CO_3 を動脈血炭酸ガス分圧 (Pa_{CO_2}) に換算するには，血漿の CO_2 の溶解係数が体温の 36.5～37℃ では 0.03 なので，

$$H_2CO_3 = 0.03 \times Pa_{CO_2}$$

より，pK = 6.1 とすると，

$$pH = pK + \log[HCO_3^-/0.03 \times Pa_{CO_2}]$$
$$= 6.1 + \log[HCO_3^-/0.03 \times Pa_{CO_2}]$$

のように，Henderson-Hasselbalch (ヘンダーソン・ハッセルバルヒ) の式となる．

この式の分子の HCO_3^- は腎から尿として排出され，分母の CO_2 (Pa_{CO_2}) は肺から呼吸によって大気中に排出される．このように，血液は pH = 7.4 (弱アルカリ) で一定に保たれている．pH は代謝性と呼吸性の両方で調節され，恒常性 (ホメオスタシス) が保たれている．

b. 酸塩基平衡調整における HCO_3^- と Pa_{CO_2}

次に，pH の決定因子である CO_2 の体内における運搬について知る必要がある (図47)．

組織の細胞内から血漿に排泄された CO_2 の一部は血漿中に溶解し (約4%)，H_2O と反応し，

$$CO_2 + H_2O \rightarrow H^+ + HCO_3^-$$

のように，酸 (H^+) と塩基 (HCO_3^-) を発生する．

一方，CO_2 の一部は赤血球内に運ばれ，Hb とカルバミノ結合し (約5%)，一部は赤血球内で炭酸脱水酵素 (CA) の働きにより，H_2O と反応し，血漿より13,000倍も早く酸 (H^+) と塩基 (HCO_3^-) に分解される．HCO_3^- が最も多く作られるが (約91%)，一部はクロライドシフト (chloride shift) とよばれる，血漿中の陰イオンのクロール (Cl^-) の交換により血漿中に排泄される．すなわち，血漿中の Cl^- は逆に赤血球内に侵入してくる (図48)．

肺や腎に赤血球などで運搬された HCO_3^- を中心とした炭酸系は，肺毛細血管床で，

$$H_2CO_3 \rightarrow H^+ + HCO_3^- \rightarrow CO_2 + H_2O$$

のように CO_2 に変化し，肺より大気中に排出され，H^+ と HCO_3^- は腎尿細管から尿中に排出される．

c. 酸塩基平衡障害と代償機構

酸塩基平衡障害は呼吸系と代謝性に分類され，

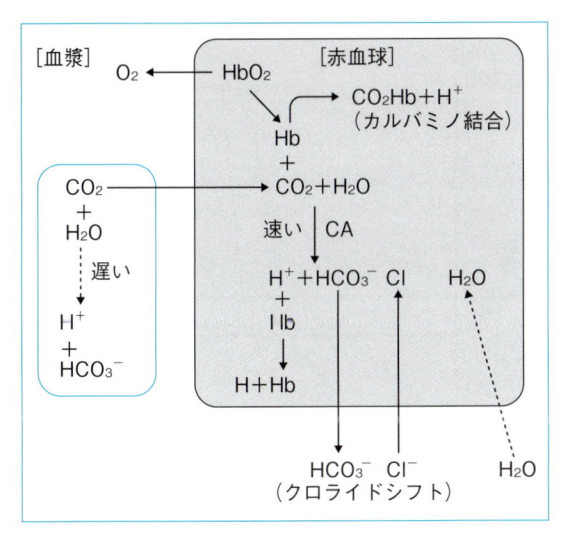

図48 体内におけるCO₂の運搬②
CO₂の一部は赤血球内に運ばれ，血漿より13,000倍も早く酸(H^+)と塩基(HCO_3^-)に分解される．HCO_3^-が最も多く作られるが(約91％)，一部はクロライドシフトと交換して血漿中に排出される．

pHによってアシドーシスとアルカローシスに分類される．その主な原因疾患を表10に示す．

なお，血液中の主な陽イオンであるNa^+と主な陰イオンである$HCO_3^- + Cl^-$の差であるアニオンギャップ(anion gap)は，

$$\text{anion gap} = Na^+ - (HCO_3^- + Cl^-)$$

のように示される．これは生体内に生じる酸のうち，CO₂として肺から排出できず，腎で排出される固定酸の量であり，基準値は8〜16 mEq/Lである．リン酸，乳酸，ケト酸などの固定酸が増加する糖尿病性昏睡や腎不全などの代謝性アシドーシスではアニオンギャップは増大し，下痢や腎尿細管性アシドーシスのように，HCO_3^-が体内から失われる代謝性アシドーシスではアニオンギャップは増大しないので，代謝性アシドーシスの鑑別に役立つ．

酸塩基平衡障害はさらに代償性と非代償性に分類される．代償とは，急激なpHの変化に対しそ

表10 酸塩基平衡の4パターン

	急性	慢性
呼吸性アシドーシス (pH低下，Paco₂増加)	急性肺病変，慢性肺疾患の急性増悪，上気道閉塞，換気不全での過剰酸素投与，麻薬・睡眠薬等の過量投与など	COPD*, Pickwick(ピックウィック)症候群など
呼吸性アルカローシス (pH上昇，Paco₂低下)	過換気症候群，肺線維症，肺梗塞，代謝亢進状態，高心拍出状態など	肺線維症，代謝亢進状態，高心拍出状態など
代謝性アシドーシス (pH低下，HCO_3^-低下)	anion gap = Na^+ − (Cl^- + HCO_3^-) = 12±2 mEq/L 増加(H^+産生によるHCO_3^-の消費による)： 　糖尿病性ケトアシドーシス，尿毒症，乳酸アシドーシス，薬物中毒 正常(HCO_3^-の吸収障害または喪失による)： 　重症下痢，腎尿細管性アシドーシス，低アルドステロン症など	
代謝性アルカローシス (pH上昇，HCO_3^-増加)	嘔吐，胃液吸引，低K血症，HCO_3^-過量投与，利尿剤投与など	

*COPD: chronic obstructive pulmonary disease(慢性閉塞性肺疾患)．

表11 酸塩基平衡の代償機構

	代償機構	代償される酸塩基平衡異常	臨床の例
呼吸性	過呼吸によるCO₂放出 (血液のアルカリ化)	代謝性アシドーシス (呼吸性代償性代謝性アシドーシス)	糖尿病性昏睡時におけるKussmaul(クスマウル)の大呼吸
	低換気によるCO₂貯留 (血液の酸性化)	代謝性アルカローシス (呼吸性代償性代謝性アルカローシス)	
代謝性	腎からのHCO_3^-排出増加 (血液の酸性化)	呼吸性アルカローシス (代謝性代償性呼吸性アルカローシス)	
	腎からのHCO_3^-排出減少 (血液のアルカリ化)	呼吸性アシドーシス (代謝性代償性呼吸性アシドーシス)	COPDにおける慢性呼吸不全

れらを是正するホメオスタシス機構である(表11). 肺によるCO_2の呼吸性調節や腎によるHCO_3^-の代謝調節のほかに，血液中などの体液中で化学反応によって生じたH^+に対する，その緩衝塩基(buffer base；BB)による調節がある. 緩衝塩基(BB)はHCO_3^-に代表される炭酸系のほかに，リン酸系，ヘモグロビン，陰イオンとして働く血漿中の蛋白などがある.

一例として，慢性呼吸不全による呼吸性アシドーシスの場合，呼吸器疾患により呼吸性因子であるPa_{CO_2}が増加しているのに対して，pHを上げるべく代謝性因子であるHCO_3^-が代償的に増加している現象があげられる. これを代償性呼吸性アシドーシスという. これら代謝性因子のHCO_3^-と呼吸性因子のPa_{CO_2}との関係と，酸塩基平衡障害の種類との関係を示した図はsignificance bandとよばれ(図49)，点滴などの治療に利用される.

血液ガスの判読フローチャートを図50に示す. 血液ガスの判読ではまず，

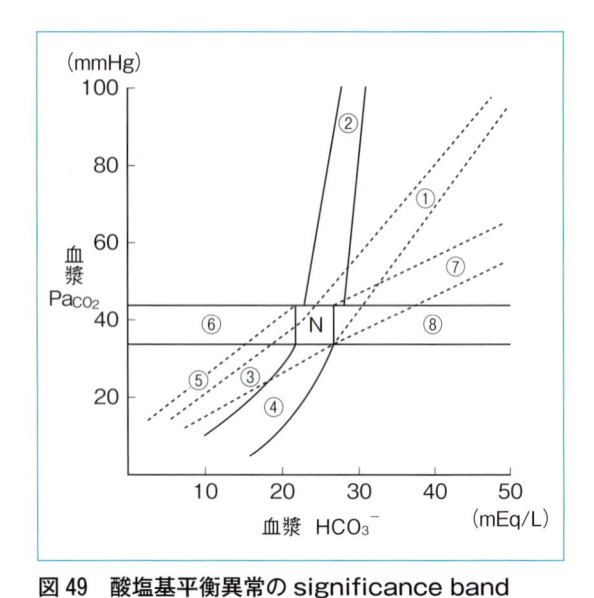

図49 酸塩基平衡異常の significance band
N：正常，①代償性呼吸性アシドーシス，②非代償性呼吸性アシドーシス，③代償性呼吸性アルカローシス，④非代償性呼吸性アルカローシス，⑤代償性代謝性アシドーシス，⑥非代償性代謝性アシドーシス，⑦代償性代謝性アルカローシス，⑧非代償性代謝性アルカローシス

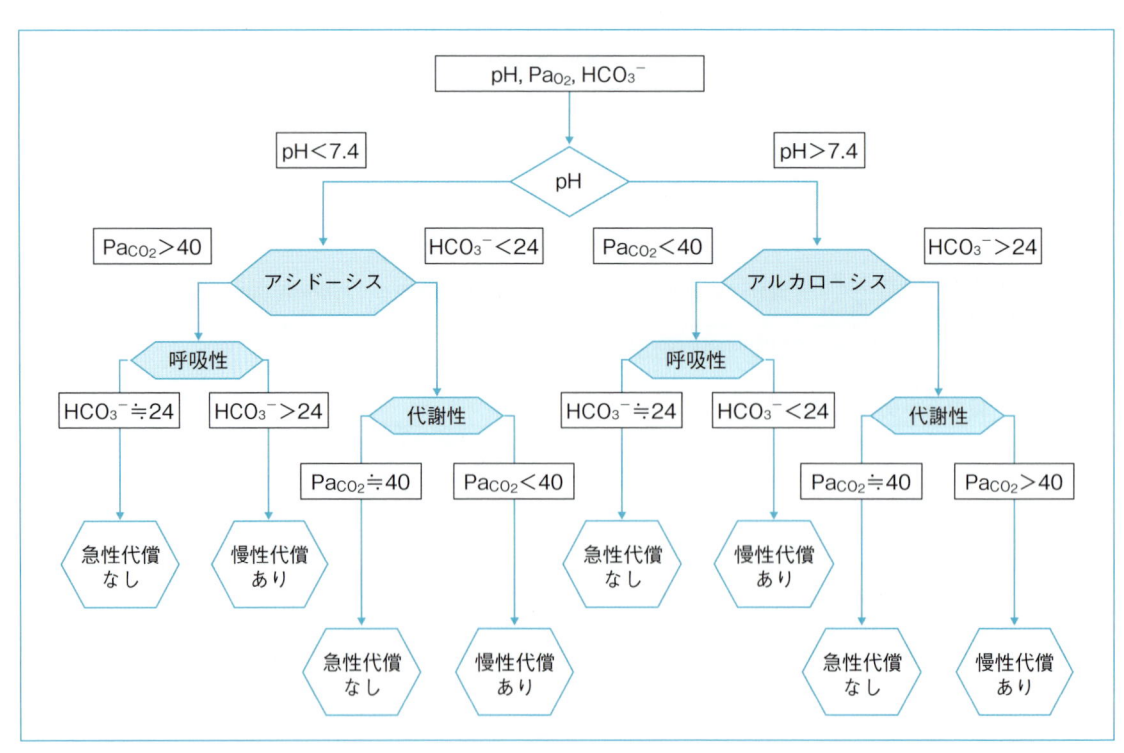

図50 血液ガス判読フローチャート

$Paco_2$ 増加または HCO_3^- 低下
→ pH 低下（アシドーシス）

$Paco_2$ 低下または HCO_3^- 増加
→ pH 上昇（アルカローシス）

を基本的事項として覚えておく必要がある．pHによって酸性血〔アシデミア（acidemia）〕かアルカリ性血〔アルカレミア（alkalemia）〕かをまず判定する．次にその変化を説明しうる呼吸性変化（$Paco_2$ の増減）または代謝性変化（HCO_3^- の増減）を見いだす．pHを改善する方向に変化がなければ急性でまだ代償が働いていない状態を意味し，変化していれば慢性的異常により代償が働いている状態と判断する．両者が同じ方向に変化している場合，混合性変化で代償機構が破たんしているか，薬剤により病態が修飾されている状態と判断できる．呼吸性の代償は換気量の増減により数時間の単位で，代謝性の代償は腎からの HCO_3^- の排出調節により数日単位で完了する．

d. base excess（BE）

過剰塩基（base excess；BE）は被検血液のpHを標準状態のpH＝7.4に対し不足あるいは余剰の塩基で，

$$BE(mM/L) = (1-0.023 \times Hb) \times [HCO_3^- - 24.1 + (7.7+2.30 \times Hb) \times pH - 7.40]$$

のように算出されている．この際，Hbの単位も，

$$Hb(mM/L) = Hb(g/dL)/1.6114$$

と単位を変換しなければならない．このBEは，BE＞0の場合，血液はアルカリ性で塩基は過剰状態，BE＜0の場合，血液は酸性で塩基が不足状態であることを示している代謝性変化のみの指標で，呼吸性の変化の際は関係しない．

なお，最近ではBEの算出式などを組み込んだ自動動脈血ガス分析装置が普及している．これらの自動動脈血ガス分析装置には，BEの算出式などに必要なHb値を実際に同時に測定できるのと，別に測ったHb値を入力する装置とがある．

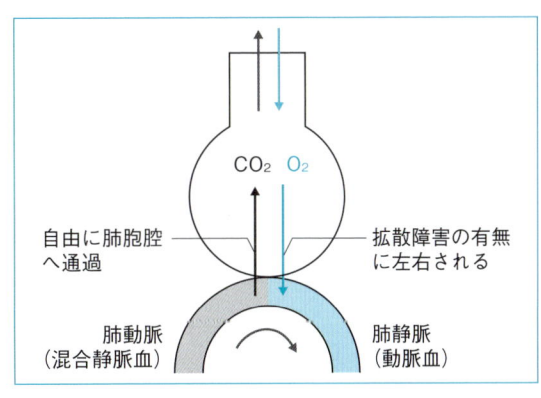

図51　O_2 と CO_2 の性質
肺胞と血液の間に拡散障害が存在すると，O_2 の拡散は障害されるが，CO_2 は影響を受けない．CO_2 は自由に肺胞中へ通過できるので，換気が正常であれば，CO_2 は体外に排泄され，肺胞気中に CO_2 も貯留せず，$Paco_2$ も上昇しない．$Paco_2$ の増減は肺胞換気量を反映する．

e. 呼吸不全の評価における $Paco_2$，Pao_2，Sao_2

1）動脈血二酸化炭素分圧（$Paco_2$）

ガス交換では，肺胞から酸素（O_2）が取り入れられ，二酸化炭素（CO_2）を放出するが，この O_2 と CO_2 にはヘモグロビンとの親和性において大きな相違点がある（図51）．すなわち，肺胞と血液の間に拡散障害が存在すると，O_2 の拡散は障害されるが，CO_2 は影響を受けない点である．たとえば，肺炎などで肺胞に水分が貯留すると，PaO_2 は低下するが，CO_2 は自由に肺胞中へ通過できるので，換気（肺胞気を外に出す作用）が正常であれば，CO_2 は体外に排泄され，肺胞気中に CO_2 も貯留せず，$Paco_2$ も上昇しない．したがって，$Paco_2$ の増減は肺胞換気量（空気の出し入れ量）を反映する．

さまざまな呼吸不全において Pao_2 は低下するが，$Paco_2$ が正常な（または低下する）場合を1型呼吸不全，$Paco_2$ が上昇する場合を2型呼吸不全とよび，この鑑別は O_2 投与決定の重要なポイントになる．すなわち，1型呼吸不全では積極的な O_2 投与の適応になる．しかし，2型呼吸不全では，呼吸中枢が低酸素に反応し換気を維持しているが，この状態に高容量の O_2 が投与されると，呼吸中枢は O_2 が十分であると判断し，換気が抑制されてしまい，高 CO_2 状態が促進される．この結果引き起こされる意識障害が CO_2 ナルコーシスであ

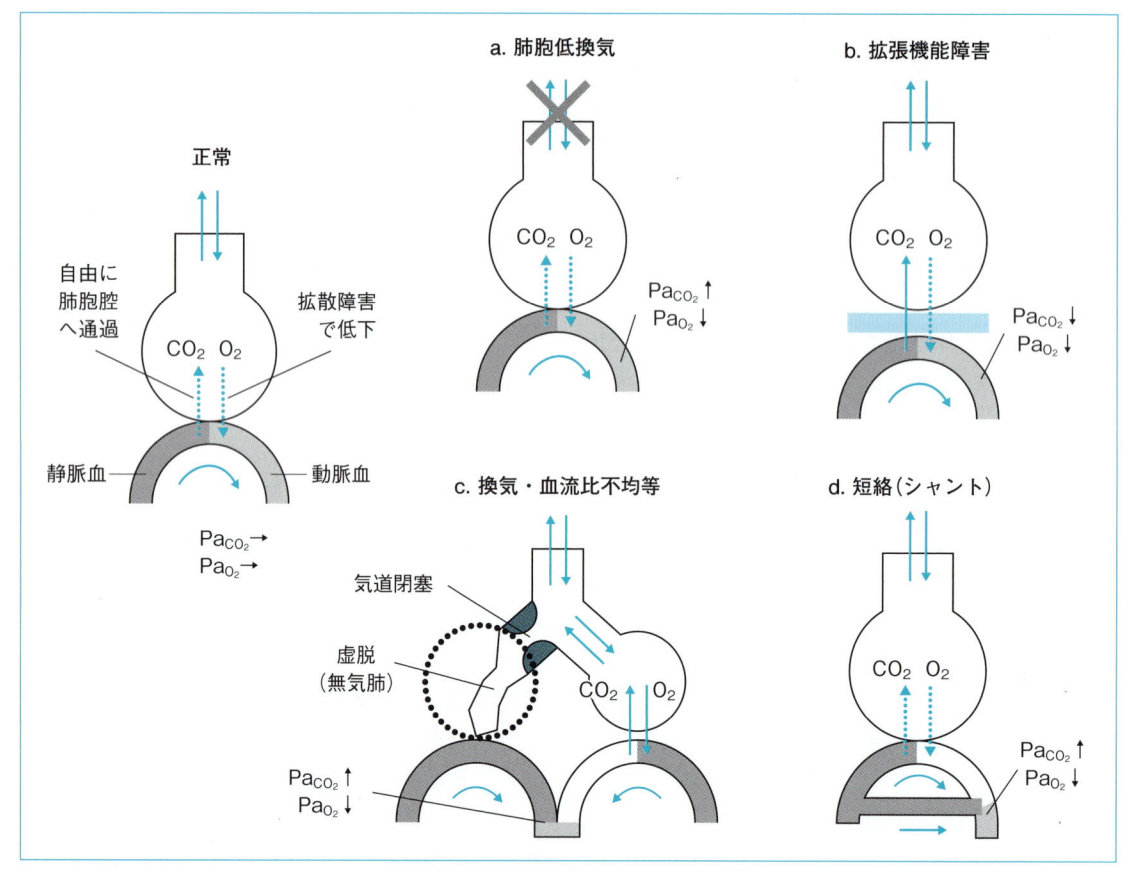

図52 Pa_{O_2} 低下の原因
Pa_{O_2} が低下する原因は大きく分けて，肺胞低換気(a)，拡散機能障害(b)，換気・血流比の不均等(c)，シャント(d)の4つの機序が考えられる．

る．2型呼吸不全では，低容量 O_2 を投与しながら，換気を促進する治療（気道閉塞の除去，呼吸中枢刺激剤投与，人工呼吸管理など）が優先される．

2) 動脈血酸素分圧（Pa_{O_2}）

Pa_{O_2} はその低下が臨床上の問題となる．低酸素には，肺におけるガス交換能の低下によって引き起こされる低酸素分圧（hypoxia）と組織に対して供給される酸素量が低下する低酸素血症（hypoxemia）とがある．前者は Pa_{O_2} の低下によって，後者は動脈血酸素含量（Ca_{O_2}）の低下によって表される．

Pa_{O_2} が低下する原因は大きく分けて，肺胞低換気，拡散機能障害，換気血流比の不均等，シャントの4つの機序が考えられる（図52）．肺胞低換気では肺胞へ達する空気が減少するため，Pa_{O_2} は低下する．この際，必ず Pa_{CO_2} の上昇を伴うのが特徴である（2型呼吸不全）．拡散機能障害は，肺線維症，肺炎，肺水腫など肺胞と動脈の間に何らかの拡散障害が存在する場合にみられる．これらの Pa_{O_2} 低下の場合，O_2 摂取努力により換気が促進されるので，Pa_{CO_2} は正常かむしろ低下する（1型呼吸不全）．換気・血流比の不均等は，COPDや気管支喘息のように気道にさまざまな狭窄が存在する場合に起こる．すなわち，気道炎症や喀痰貯留などにより気道閉塞が起こるとその支配領域の肺胞には酸素が届かず，その部位を通過する静脈は酸素化されず心臓へ戻ること（シャント様効果）になり，正常肺胞を通過し酸素化された動脈血と混合することで全体として Pa_{O_2} は低下する．臨床的にはこの機序により生じる Pa_{O_2} 低下が最も多い．シャントは主として先天性心疾患でみられ，肺を

経由しない静脈血が直接心臓へ戻るためにPaO2は低下する．換気・血流比不均等のうち，虚脱した肺胞を経過する場合もシャント様効果とよばれる．臨床的には，この4つのメカニズムが複合した形でPaO2の低下が起こると考えられている．

3）酸素飽和度（SaO_2）

SaO_2はヘモグロビンに結合するO_2の割合を表す．SaO_2は酸素分圧（PaO_2）に依存している．これがいわゆる酸素解離曲線であって，直線的ではなくS字型の曲線をなしていることはすでに述べた（→p.119）．通常状態では，PaO_2が60 mmHg以上あればSaO_2は95％以上を維持できる．なお動脈血酸素含量（CaO_2）は，血液中の水分に溶けている溶存酸素とヘモグロビンと結合している結合酸素との総和である．

最近は，この酸素飽和度のみをベッドサイドで測定する経皮的酸素飽和度（パルスオキシメータ）が普及している．動脈血ガス分析で観血的に得られた酸素飽和度をSaO_2とよぶのに対し，パルスオキシメータにより得られた酸素飽和度を経皮的動脈酸素飽和度（SpO_2）として区別する．

4）肺胞気-動脈血酸素分圧較差（$AaDO_2$）

$AaDO_2$は，肺胞内酸素分圧（PAO_2，Aはalveolusで肺胞の意味）とPaO_2（aはarteryで動脈の意味）との差を表し，肺胞の酸素分圧と動脈血の酸素分圧を比較することによって，O_2を取り込む装置としての肺の働き具合を推定する．$AaDO_2$はすでに述べた（→p.150）ように肺胞換気障害の指標であるが，

$$AaDO_2 = PAO_2 - PaO_2$$
$$= 150 - PaCO_2/0.8 - PaO_2$$

のように動脈血液ガス検査結果から求めることができるため，動脈血液ガス検査に含められることが多い．さまざまな呼吸器疾患で$AaDO_2$は開大し，治療が効を奏すると値は正常化する．

6. パルスオキシメータ

パルスオキシメータ（pulse oximeter）は非侵襲的・連続的に動脈血の酸素飽和度（SpO_2）を測定するために使用される機器である．きわめて使用法が簡便であり，近年急速に普及している．パルスオキシメータは指尖容積脈波（→p.66）を酸素飽和度の測定に用いている．

酸素飽和度は通常，以下の式で表される．

$$SaO_2 = O_2Hb/(O_2Hb + RHb)$$

すなわち，酸素飽和度（SaO_2）は酸化ヘモグロビン（O_2Hb）と還元ヘモグロビン（RHb）の相対濃度で決定される．パルスオキシメータでは，赤色光（波長660 nm）と赤外線（波長940 nm）を交互に毎秒数百回点滅させ，前者で還元ヘモグロビンの吸光度を，後者で酸化ヘモグロビンの吸光度（この吸光度の経時的変化が容積脈波となる）を測定し，両者の比より酸素飽和度を計測する．なおこの際，容積脈波の変化成分を動脈成分とみなし，動脈成分のみを取り出す操作を行っている．

パルスオキシメータは本体とプローブで構成される．本体のディスプレイは基本的には酸素飽和度表示，脈拍数表示，容積脈波あるいはバーグラフ表示からなる．プローブは基本的に透過型および反射型があるが，前者が一般的である．また，汎用タイプ・ディスポーザブルタイプや指尖用あるいは耳朶用があり，用途によって選択される（図53）．測定方法は，プローブを測定部位に装着するのみであるが，圧迫しすぎて流血を阻止しないように，また遮光に気をつけるようにする．

D 主な呼吸器疾患と異常所見

1. 気管支喘息

気管支喘息（bronchial asthma）はアレルギー性呼吸器疾患に位置づけられ，ハウスダストやダニなどアレルゲンの吸入により，気管支を取り巻く平滑筋が発作性に痙攣（攣縮）を起こし，内腔が細くなり咳や呼吸困難を引き起こす疾患である．粘稠性の気道分泌液（喀痰）が気道を塞ぐこともある．しかし，この発作はアレルゲンからの回避，気管支拡張薬（気管支平滑筋攣縮の解除）の投与に

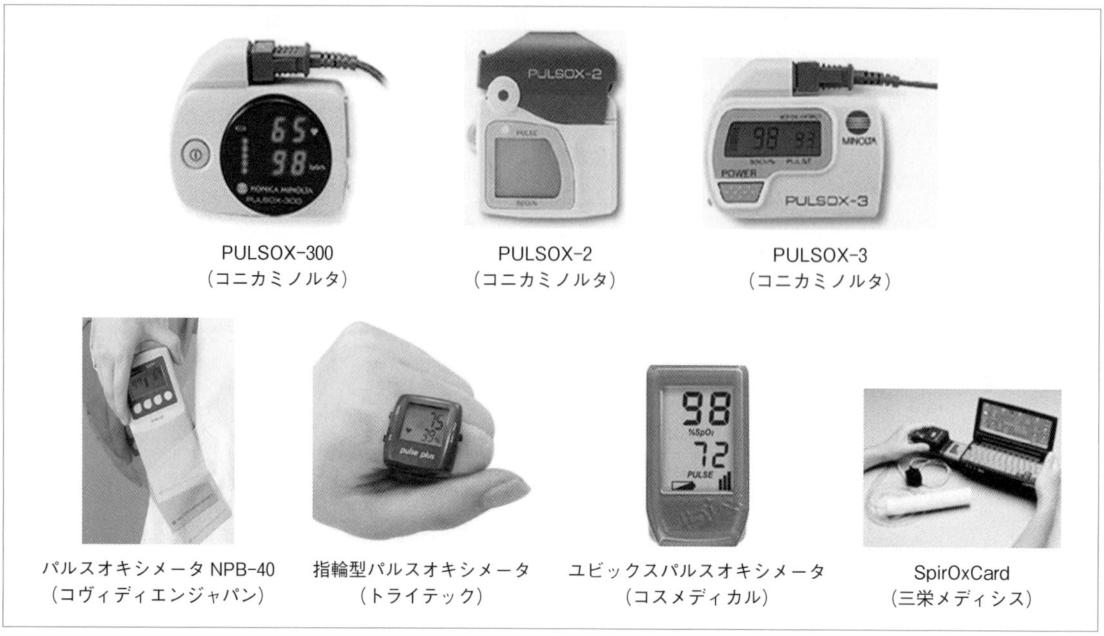

図53 さまざまなパルスオキシメータ
指尖用，指輪型，耳朶用などがある．スパイロメトリとの一体型も発売されている．

より解消され，可逆的であることが特徴である．このように気管支喘息は発作が治まれば正常の気管支状態に戻ることが特徴であると考えられていた．しかし，慢性の気管支喘息患者では，非発作時でも気管支粘膜に好酸球やリンパ球などの浸潤を伴うアレルギー性炎症が存在していることが最近の研究で明らかになり，これらは吸入ステロイドの定期的な吸入により劇的に改善されることが判明し治療法も飛躍的に進歩した．

呼吸機能検査から気管支喘息をみると，まずスパイロメトリでは気道閉塞により1秒率($FEV_1\%$)が低下する(**表12**)．発作時では努力呼出は苦しく，また，発作を増悪しかねないので呼吸機能検査は避けるべきであるが，非発作時でも慢性気道炎症の存在により1秒率($FEV_1\%$)は低下していることが多い．また，気道狭窄の可逆性が特徴であるので，気管支拡張薬の吸入前後で1秒量または1秒率の変化を測定することが臨床的によく行われる．気道閉塞の可逆性の判定基準として，「1秒量(FEV_1)で200 mL以上の増加かつ1秒量(FEV_1)の前値に対する改善率で12%以上の増加」が採用されている．この可逆性は同じ1秒率

表12 気管支喘息にみられる呼吸機能異常

検査項目		発作時	非発作時
スパイロメトリ	VC	↓	→または↓
	FVC	↓	→または↓
	FEV_1	↓↓	↓
	$FEV_1\%$	↓↓	↓
	ピークフロー値	↓↓	↓
残気率	RV%	↑	→
気道抵抗	Raw	↓↓	↓
動脈血液ガス	Pao_2	↓	→
	$Paco_2$	↑	→
	pH	↓	→
	$AaDO_2$	↑	→

($FEV_1\%$)の低下を示すCOPDとの重要な鑑別点になる．ここで気をつけなければならないのは，慢性の気管支喘息患者では，気道閉塞により残気率($RV\% = RV/TLC \times 100$)が増加しており，気道閉塞が解除されると残気率($RV\%$)も改善され努力肺活量(FVC)も増加することがある点である．1秒率($FEV_1\%$)は，努力肺活量(FVC)に対する1秒量(FEV_1)の百分率であるので，両者が改善すると見かけ上の1秒率($FEV_1\%$)は変化しないことがある．このような場合，1秒量(FEV_1)の絶対

値の増加で評価することが重要である．

その他，フローボリューム検査で下に凸のカーブ，ピークフロー値の低下，気道抵抗の増加，血液ガスにおける発作時のPaO_2低下，$PaCO_2$増加，pH低下，$AaDO_2$開大などもみられる．

また，気道過敏性を評価する検査として，希釈した気管支収縮薬（アセチルコリンやメサコリンなど）を低濃度から順次吸入させ，用量—反応曲線を描く気道過敏性検査を行うこともある．

2. 慢性閉塞性肺疾患（COPD）

本編ではCOPDをあえて慢性気管支炎と肺気腫とを区別して用いてきた．

慢性気管支炎（chronic bronchitis）は，喫煙により気道に好中球を主体とする粘膜炎症を引き起こし，粘液腺が過形成を起こし気道粘液の分泌が亢進する．気管支平滑筋の攣縮発作がないことを除けば気管支喘息と同様の呼吸機能検査結果を示すが，気管支拡張薬の吸入によっても気管支喘息ほどの1秒量（FEV_1）の改善は認められない．また，吸入ステロイドによる治療を行っても気管支喘息ほどの効果は得られず，治療の大原則は禁煙である．

これに対し，肺気腫（pulmonaly emphysema）は呼吸機能検査では多彩な所見が得られる（表13）．肺気腫における閉塞性換気障害〔1秒率（$FEV_1\%$）の低下〕は，肺胞破壊に伴う肺弾性収縮力の低下により，軟骨のない細気管支が努力呼出時に胸腔内圧によって虚脱する（潰れる）ことによる．この結果1秒率（$FEV_1\%$）は極端に低下する．この閉塞は呼気時にのみ認められ，吸気時には認められないのが特徴である．吸った空気がすべて呼出されないという現象（空気とらえ込み現象，チェックバルブ機構などとよぶ）が起こり，残気率（$RV\%$）は高くなる．「肺気腫」という名称は，肺に空気の塊（気腫）が存在することに由来する．肺胞破壊によって肺全体が伸びきったゴム風船のように柔らかくなるため肺コンプライアンス（C）は増加し，全肺気量（TLC）も増加する．慢性気管支炎同様，肺気腫でも1秒量（FEV_1）の低下に対し，

表13 COPDにみられる呼吸機能検査値異常

検査項目		COPD 慢性気管支炎	COPD 肺気腫
スパイロメトリ	VC	→	→
	FVC	→または↓	→または↓
	FEV_1	↓	↓↓
	$FEV_1\%$	↓	↓↓
	ピークフロー値	↓	↓↓
全肺気量	TLC	→	↑
残気率	RV%	↑	↑↑
気道抵抗	R_{aw}	↑	↑
コンプライアンス	C_{st}	→または↑	↑↑
拡散機能	D_{LCO}	→または↓	↓↓
動脈血ガス	PaO_2	↓	↓↓
	$PaCO_2$	↑	↑↑
	pH	↓	↓↓
	$AaDO_2$	↑	↑↑

気管支拡張薬に対する反応は気管支喘息ほどには改善しない．これが気管支喘息とCOPDの重要な鑑別点になる．COPDにみられる呼吸機能検査値異常を表13にまとめた．

3. 間質性肺炎

間質性肺炎（interstitial pneumonia）と肺線維症（pulmonary fibrosis）は混同されやすい疾患である．間質性肺炎は，大きく線維化に至るもの（肺線維症）とそうでないものとに分類される．線維化に至らない間質性肺炎は，マイコプラズマやウイルスなどの感染によるものがほとんどで一過性であることが多い．線維化には，肉芽腫性と非肉芽腫性とがあり，おのおのに原因既知のものと不明のものとがある．原因不明で両側肺野にびまん性陰影をきたすのが特発性間質性肺炎であり，このなかで組織学的検索により線維化が証明されたものを特発性肺線維症と称する．

肺胞は肺胞上皮細胞（Ⅰ型とⅡ型）に覆われた空間であり，間質は正常では薄い壁として存在している．一般的な細菌性肺炎は，肺胞内に到達した細菌と滲出好中球との戦いととらえられるが，間質性肺炎は，間質への細胞浸潤を主体とする疾患

表14 間質性肺炎にみられる呼吸機能検査値異常

検査項目		間質性肺炎
スパイロメトリ	VC	↓
	FVC	↓
	FEV_1	↓
	$FEV_1\%$	→または↑
	ピークフロー値	↓
全肺気量	TLC	↓
残気率	RV%	↓
気道抵抗	R_{aw}	→または↓
コンプライアンス	C_{st}	↓
拡散機能	D_{LCO}	↓
	$D_{LCO}/\dot{V}_A$	正常
動脈血ガス	Pa_{O_2}	↓
	Pa_{CO_2}	↓
	pH	↑
	$AaDO_2$	↑

であり間質は肥厚する．従来，肺線維症は，間質に線維芽細胞が増殖し間質が肥厚する結果肺胞腔が狭められる疾患と理解されてきたが，最近では肺胞内線維化という概念が一般的になっている．

すなわち種々の原因で活性化された好中球が肺胞内に滲出すると，活性酸素や蛋白分解酵素を放出し，肺胞上皮細胞を損傷する．肺損傷の原因因子としては，粉塵やアスベストなどの経気道的な外来性因子のほかに，膠原病肺などでみられる免疫複合体のような内因性の損傷惹起性物質もある．上皮細胞のうち肺胞Ⅰ型細胞は刺激に対して弱く最初のターゲットになる．損傷の程度が重症であると，肺胞Ⅱ型細胞も損傷を受け，上皮再生が阻害され，残存する肺胞内に線維芽細胞が遊走・増殖し肺線維化が完成する．これが肺胞内線維化である．つまり肺線維化はより強い肺損傷に対する異常な治癒機転と理解すべきである．

このように，肺線維症を含む間質性肺炎では，肺全体が硬く肺は伸びにくくなり，全肺気量(TLC)，肺活量(VC)，残気量(RV)などの肺気量が低下し，肺コンプライアンス(C)は低下する(表14)．1秒量(FEV_1)の絶対値は低下するが分母の努力肺活量(FVC)も低下するので相対的に1秒率($FEV_1\%$)は高値を示すことが多い．間質の肥厚により肺胞から肺毛細血管までの距離が長くなり，$AaDO_2$ が開大し，拡散機能(D_{LCO})も低下する．

しかし，肺気量も低下するので D_{LCO} を肺気量($\dot{V}_A$)で補正した $D_{LCO}/\dot{V}_A$ は正常である．血液ガスでは Pa_{O_2} が低下するが，酸素(O_2)を取り入れるべく呼吸が促進され，二酸化炭素(CO_2)は肺胞空中に排出されるため Pa_{CO_2} は低下し呼吸性アルカローシス(pH上昇)を呈する(1型呼吸不全)．

4. 慢性呼吸不全

呼吸不全(respiratory failure)とは呼吸機能障害のため，室内空気呼吸時に $Pa_{CO_2}≦60$ mmHgとなる状態を指す．慢性呼吸不全とは，呼吸不全の状態が1か月以上続く状態で，$Pa_{CO_2}≦45$ mmHgは1型呼吸不全，$Pa_{CO_2}>45$ mmHgを2型呼吸不全と定義する．

動脈血ガスの異常を起こす機序として，①換気障害(肺胞低換気)，②換気血流比の不均等，③肺拡散障害，④右→左シャントがある(→p.158：図52)．2型呼吸不全は①が，1型呼吸不全は②〜④が原因である．

呼吸不全の基礎疾患は呼吸器疾患，神経・筋疾患，肺循環器障害に大別され，呼吸器疾患は気道系，肺実質系，血管系，胸膜・胸郭系に分類される．

参考文献

1) 日本呼吸器学会肺生理専門委員会(編)：呼吸機能検査ガイドライン—スパイロメトリー，フローボリューム曲線，肺拡散能力．メディカルレビュー社，2004
　※日本呼吸器学会から出版されているガイドラインであり，日常業務で頻繁に実施されるスパイロメトリー，フローボリューム曲線，肺拡散能力について，測定原理，測定の実際，機器のメンテナンス，臨床評価などがわかりやすく解説されている
2) 日本呼吸器学会肺生理専門委員会(編)：臨床呼吸機能検査 第7版．メディカルレビュー社，2008
　※呼吸生理学から呼吸機能検査法に至る詳細を深く学習する際の座右の銘としておすすめである
3) John B West(原著)，桑平一郎(訳)：ウエスト呼吸生理学入門 正常肺編．メディカル・サイエンス・インターナショナル，2009
4) John B West(原著)，堀江孝至(訳)：ウエスト呼吸生理学入門 疾患肺編．メディカル・サイエンス・インターナショナル，2009
　※3),4)：呼吸機能検査の基礎となる呼吸生理について豊富な図表を用いてわかりやすく解説されている．難解な呼吸生理でも理解しやすくなる

第3章
睡眠呼吸検査

学習のポイント

1. 睡眠時無呼吸症候群を中心とする睡眠呼吸障害は、近年増加している生活習慣病と関連が深い症候群であるが、睡眠中の呼吸障害の一種ととらえることができる。睡眠呼吸障害の診断は睡眠呼吸検査によって行われる。
2. 睡眠呼吸検査は、終夜脳波や心電図、筋電図その他の生理学的指標の記録を同時に行うポリグラフの一種であり、終夜睡眠ポリグラフ（PSG）検査とよばれる。
3. PSG検査は睡眠中の呼吸障害の検出とともに、睡眠状態の評価や睡眠随伴疾患の診断や除外が可能である。
4. 簡易ポリグラフ検査は脳波記録を行わず、主として呼吸に関するパラメータを記録する検査であり、睡眠呼吸障害のスクリーニング検査として有用である。
5. 睡眠関連検査は診断、治療（健康保険）適応、治療に用いられる治療（CPAP）装置の調整や効果判定など、臨床上の重要な判断の根拠となる。

本章を理解するためのキーワード

① 睡眠段階
高等脊椎動物にみられ、レム（REM）睡眠とノンレム（NREM）睡眠がある。NREM睡眠では副交感神経が活発化する。REM睡眠では自律神経活動が不安定となり、抗重力筋の緊張が低下するため、無呼吸が出現しやすい。

② 睡眠呼吸障害
睡眠中に生じる呼吸機能の障害の総称であり、睡眠時無呼吸症候群も含まれる代表的病態として、いびきを伴う閉塞性と呼吸中枢が関与する中枢性、心不全による循環障害や代謝異常が関与するCheyne-Stokes（チェーン・ストークス）呼吸がある。

③ 終夜睡眠ポリグラフ
睡眠呼吸検査の標準法であり、脳波の終夜記録による睡眠状態の把握が前提となる。呼吸障害の重症度とともに睡眠の質を評価する。呼吸障害をスクリーニングするためには、主に酸素飽和度と呼吸運動を記録する簡易ポリグラフ検査が用いられる。

A 睡眠と呼吸生理

1. 睡眠とは

　ヒトの睡眠は単に身体活動を停止して休息している状況ではなく、脳波と筋電図の記録から、脳波睡眠（electro-encephalic sleep）と行動睡眠（behavioral sleep）に分けられる。脳波睡眠はヒトなどの高等脊椎動物では、ノンレム（non-REM, NREM）睡眠とレム（rapid eye movement；REM）睡眠がある（→ p.85）。一方、行動睡眠は系統学的に未分化な睡眠様状態（sleep-like state）とも表現され、下等脊椎動物や無脊椎動物にみられる。

　健常者の睡眠は、呼吸循環調節や免疫機能の調節を含む能動的な生体防御機能ととらえることができ、脳と身体の機能維持に欠かすことのできない生理機能である。

　ヒトは基本的に夜間に睡眠するが、一夜の眠りには段階があり、睡眠段階（sleep stage）とよばれる。また、浅い眠りと深い眠り、そしていったん

浅い睡眠に戻り，次いでレム睡眠に移行する周期(sleep cycle)がみられる(図59).各睡眠段階は一定ではないが，徐波睡眠は眠りの初期に多く，レム睡眠は眠りの後半に持続時間が長くなる.

a. ノンレム睡眠とレム睡眠の働き

ノンレム睡眠中は副交感神経系の活動が活発で，覚醒中と比較すると心拍，血圧，呼吸などの循環呼吸活動が低下する.一方，成長ホルモンなど，成長や組織修復などに関与する物質や免疫活性物質の分泌が活発になる.レム睡眠では，骨格筋，特に抗重力筋の活動が著しく低下するとともに，自律神経系活動は不安定となる.したがって，心拍や呼吸も不安定となる.さらに，レム睡眠では夢を体験している場合が多い.詳細は未だに解明されていないものの，ノンレム睡眠は休息と回復や成長と成熟に関与し，レム睡眠は記憶や危機対応など，脳の行動制御機能の点検に関与していると考えられている.

b. 睡眠と体温調節

ヒトの睡眠は低体温期に起こり，体温の下降速度が大きいほど入眠が円滑に行われる.この体温下降は末梢血管の拡張と発汗によってもたらされるため，入眠時には末梢が温かくなり，発汗がみられる場合が多い.健常者では，日内リズムによって入眠期になると末梢皮膚温が上昇する.入眠後は発汗によって体温は 0.5～1℃ 低下し，徐波睡眠段階に至る.このとき体重 70 kg の人で 58.1 kcal の熱量を放散するため，約 100 mL の水分を失うこととなる.就寝前の入浴が入眠を助けるのは，その後の体温下降への勾配を急峻にするためと考えられているが，同時に発汗によって失われる水分量を補う必要がある.

c. 睡眠と年齢

新生児は1日16時間程度睡眠し，その50％はレム睡眠が占めている.その後，2歳ごろまでに急激にレム睡眠が減少する.総睡眠時間そのものも成人に至るまで減少し続け，成人以降では減少の勾配は緩やかになる.一般に高齢者では，睡眠時間が減少しているが，床についている時間〔total bed time または time in bed(TIB)；全総就床時間〕そのものは延長する傾向があり，眠りが浅くなることを反映していると考えられている.また，高齢者では就寝時間が早くなり(前進)，若年成人では逆に遅くなる(後退)傾向がある.この現象は睡眠が困難な時間帯(sleep forbidden zone；睡眠禁止帯)が移動する生理的要因のほかに，社会的要因の関与も大きいと考えられる.

d. 睡眠の性差

睡眠の性差は高齢者で著しく，70歳代の男性では女性と比較して徐波睡眠が少ない.しかし，不眠症の有病率自体に性差はなく，むしろ女性では睡眠に対する満足度が低いとされている.

e. 睡眠量(睡眠時間)と睡眠効率

ヒトは通常，7時間ないし8時間眠るが，健常者には1日あたりの睡眠時間が6時間以下の短時間睡眠者と9時間以上の長時間睡眠者が存在する.両者の差は，主に浅い睡眠の持続に由来し，深い睡眠(徐波睡眠)には差がない.健常成人の必要睡眠量は浅くて長い睡眠時間よりも，深い徐波睡眠が一定以上確保されることが生理的に重要である.また，健常成人では睡眠の途中で覚醒脳波が現れることはほとんどなく，中途覚醒は睡眠の効率(就寝時間に占める実睡眠時間の割合)を低下させ，睡眠の質を低下させる.

f. 睡眠の調節機構

睡眠の調節は生物の進化過程で獲得された形質と，高度に発達した脳を有するヒトのみが獲得した部分とが混在する複雑な調節系をもっている.基本的に昼行性の動物は夜間に筋を弛緩させ，エネルギー消費を抑える方向に調節される.同様に呼吸や循環も必要最小限となり，末梢血管を拡張させることで深部体温を低下させ，脈拍や血圧も低下する.これらは脳内の睡眠機構によって発生し，調節されている.睡眠中は大脳皮質活動が低下するが，昏睡や麻酔状態とは根本的に異なり，通常は容易に覚醒しうる可逆的な生理現象である.

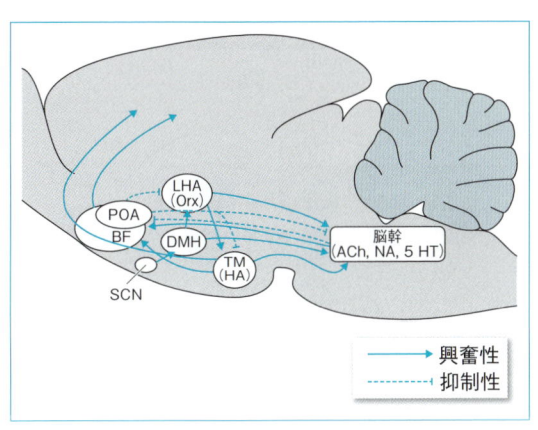

図54 視床下部における睡眠覚醒を調節する主なニューロン群
ACh：アセチルコリン，BF：前脳基底部，DMH：視床下部背内側核，HA：ヒスタミン，LHA：外側視床下部，NA：ノルアドレナリン，Orx：オレキシン，POA：視索前野，SCN：視交叉上核，TM：結節乳頭核，5HT：セロトニン

1）睡眠覚醒リズムと神経調節

ヒトは日内リズムを有しており，日照時間など外的環境の影響を受けながら，睡眠や覚醒が起こる．そのほか深部体温や自律神経活動が睡眠覚醒のリズムに影響を与え，また影響を受ける．脳内では，視床下部による睡眠の調節が行われている．視索前野（睡眠系ニューロン）は，視床下部-脳幹にある覚醒系ニューロン，特に結節乳頭核のヒスタミン系，脳幹のモノアミン系，アセチルコリン系神経を抑制して睡眠を開始させ，覚醒中はこれらの神経からの抑制を受けることで覚醒が保たれる（図54）．したがって，これらのバランスが崩れると睡眠や覚醒が維持できなくなる．

2）睡眠物質

睡眠の調節にかかわる睡眠促進物質（睡眠物質）としては，アデノシン3リン酸（ATP）の代謝産物であるアデノシンやγアミノ酪酸（GABA），プロスタグランジンD_2（PGD_2）などが知られている．逆に覚醒作用をもつことで知られるカフェインはアデノシン受容体の拮抗薬である．病的なストレスや虚血，低酸素状態，痙攣，炎症などによりATPの代謝が活発になると，アデノシンが大量に産生され，睡眠が促進される．

また，日内リズムの調節役としては，網膜から光刺激によって抑制されるメラトニンが知られ，季節による周期の発生にも関与している．メラトニンは高齢者では分泌が低下する．一方，覚醒物質としてオレキシンが注目されている．この物質が枯渇すると，臨床的には覚醒を維持することが困難となる過眠症の一種であるナルコレプシー（narcolepsy）を発症することが知られている．また，多くの睡眠調節は食欲との関連を有しており，肥満の発生とも関連することが知られている．

2. 睡眠時の呼吸調節機構

呼吸筋は骨格筋であるが，生涯活動を続ける点では心筋に類似する．同時に他の骨格筋と同様，任意に活動を調節することができる．しかし，実際には覚醒中の活動性を常に保っているわけではない．呼吸筋の支配体制は二重になっており，他の骨格筋と同様に大脳皮質の運動野からの随意的な支配とともに，睡眠中のように随意的支配がなくなる状況では，最低限の換気運動が維持される程度に，延髄を中心とした脳幹が自動的に調節することで，呼吸を維持するとともに「休息」していると考えられる．

したがって，延髄の機能障害があると睡眠中の呼吸筋活動が停止することになる．この状態が純粋な「中枢性睡眠時無呼吸」である．一方，閉塞性無呼吸では延髄による自動的な呼吸運動は続いているため，呼吸筋の運動自体は継続している．呼吸（換気）の停止はあくまでも上気道抵抗の上昇による．換気の停止は血中の二酸化炭素分圧（$PaCO_2$）を上昇させ，換気刺激となって延髄からの呼吸筋活動の命令増大を促す．吸気筋活動が上気道抵抗に打ち勝つことができれば，強いいびき音を伴って吸気が再開するが，抵抗に打ち勝つことができなければ二酸化炭素（$PaCO_2$）の上昇と低酸素血症，呼吸筋仕事量の増加などが相まって，覚醒刺激となる．結果として，上気道筋の緊張が回復して換気量の急激な増大とともに呼吸状態が回復する．睡眠時無呼吸症候群（→ p.175）では，こ

のような不随意的な呼吸の間に無呼吸状態が生じているということができる．

B 終夜睡眠ポリグラフィ（PSG）

睡眠ポリグラフィ（polysomnography；PSG）とは，睡眠中に起こる生体活動を，終夜にわたり同一時間軸に電気的に記録する生理検査の1つである．後述する簡易睡眠呼吸検査装置では，就寝中の呼吸状態の把握は可能だが睡眠状態を評価することはできない．

PSGの基本は脳波，眼球運動，オトガイ筋筋電図である．この3指標から覚醒と睡眠の深度を判定する．さらに鼻口の気流，呼吸運動，心電図，動脈血酸素飽和度（SpO_2），いびき，前脛骨筋筋電図，体位，体温，食道内圧などの生体信号を同時記録することで，睡眠中の呼吸・循環・神経の各機能を総合的に評価する検査法である．睡眠に影響する環境では正確な結果は得られないため，快適な環境における検査実施が前提となる．

a. 検査適応

医学的に睡眠障害が疑われる病態ならば，すべてPSGの適応がある．しかし，わが国の社会的基準である医療保険制度では「他の検査により睡眠中無呼吸発作の明らかな患者に対して睡眠時無呼吸症候群の診断を目的として行った場合に算定できる」という診療報酬請求規定がある．なお，その他の適応病態としては「うつ病に伴う睡眠障害」が規定されている．

すなわち，簡易検査やSpO_2モニターまたはHolter（ホルター）心電図などの簡易的検査で，睡眠時無呼吸症候群（→ p.175）を示唆する所見があり，問診などから睡眠呼吸障害を疑わせる場合にPSGを施行する適応がある．

b. 検査機器と測定解析の基準

PSGに用いられる検査機器は同時に多現象を記録するためのポリグラフ機器であり，歴史的にはいわゆる脳波計が用いられてきた．測定方法と

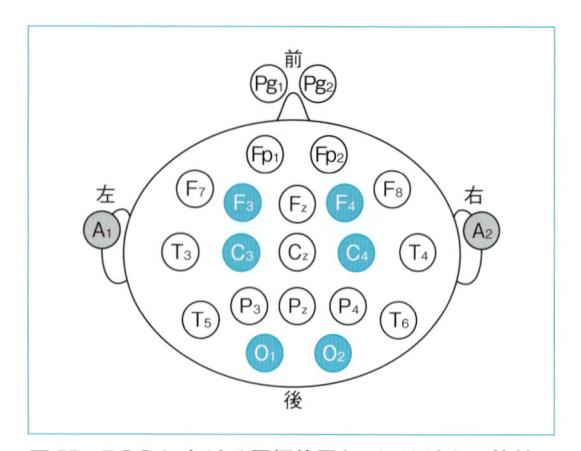

図55 PSGにおける電極位置と10-20法との比較
一般的な脳波検査ではすべての電極を装着するが，PSGではA_1/A_2とF_3/F_4，C_3/C_4，O_1/O_2のみである．

しては，1968年に発表されたRechtschaffenとKales（R&K）の方法がPSGの手技および判定法の基本とされている．一方，近年ではコンピュータに直接デジタルデータとして記録できるdigital PSG装置による検査が一般的となっているため，2007年には米国睡眠学会（American Academy of Sleep Medicine；AASM）から，睡眠とそれに付随する各種イベントに関する，新たなスコアリング基準が提唱され，現在も普及の途上にある．したがって，検査担当者は新旧基準の相違点について知る必要がある．

c. 睡眠段階の記録と判定

1）睡眠段階の記録

R&K法では，対側の耳（A_1/A_2）または乳様突起部電極を基準（リファレンス）とし，電極装着位置の国際標準である10/20（テン・トゥエンティ）法によるC_4から脳波を導出するが，補完的にC_3/C_4とO_1/O_2の4チャンネル記録が用いられる．なお，高齢者ではκ波の混入を避けるため，同側のA_1/A_2を基準にすることがある．AASMマニュアルでは10/20法による$F_3/F_4/C_3/C_4/O_1/O_2$の6か所とリファレンスとして両耳にA_1，A_2電極を装着し，$F_4/C_4/O_2$をそれぞれ対側のA_1またはA_2を基準にした3チャンネル記録とし，残りの$F_3/C_3/O_1$電極はバックアップ用とする．また，F_3/F_4電極の

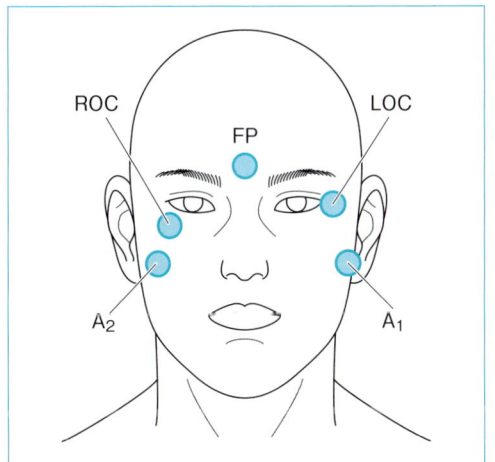

図56　眼電図記録のための電極配置
眼球運動を評価するため A_1/A_2 に対し ROC/LOC を装着する．

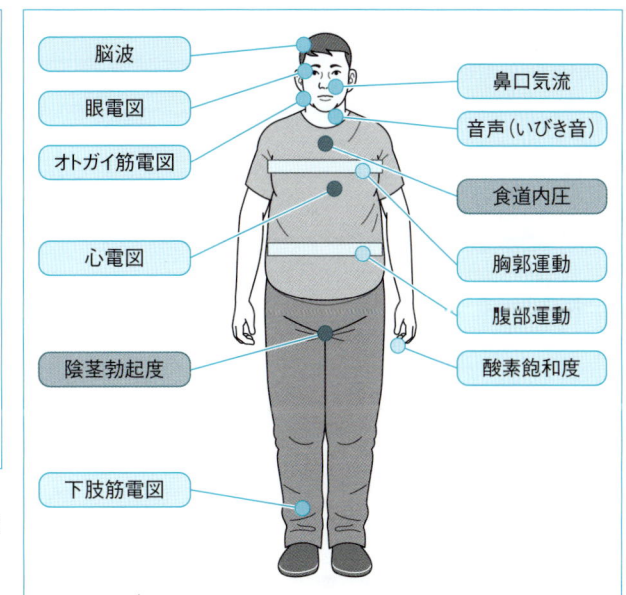

図57　呼吸循環系パラメータ記録のための代表的センサ
PSG では表15に示す項目を記録する．センサーの位置はこの図に示すごとくである．

表15　PSGの一般的な記録項目

Ch.	センサまたは電極位置
1.	脳波（EEG）：$F_3/F_4/C_3/C_4/O_1/O_2$ が基本．電極位置は国際脳波学会の標準法（ten-twenty electrode system：10/20法）に準拠．
2.	基準電極（M_1/M_2 または A_1/A_2）：左右の乳様突起または耳に置く．
3.	眼電図（EOG）：ROC と LOC の2点に装着．目眼窩外側縁の1cm下方，位置対側は眼窩外側縁の1cm上方の位置に装着する．
4.	オトガイ筋筋電図（EMG）：下顎の下縁から1cm上方と，下顎の下縁から2cm下方で正中から2cm右側または左側の位置に装着する．双曲誘導の表面筋電図として記録する．
5.	心電図（ECG）：不整脈検出目的以外に，記録中の脳波にアーチファクトとして混入することがあり，その鑑別に有用．誘導は状況に応じて選択する．
6.	下肢筋電図：両足の前脛骨筋に3〜5cmの間隔で2個の電極を装着し，双曲誘導の表面筋電図として記録する．
7.	鼻・口呼吸センサ：口鼻サーミスタ・鼻プレッシャーセンサを使用する．
8.	胸・腹部センサ：インダクタンスプレチスモグラフィ（RIP）を使用する．
9.	いびきセンサ
10.	SpO_2（パルスオキシメータ）：動脈血中のヘモグロビン酸素飽和度を光学的に測定する．
11.	体位センサ

追加は深睡眠に出現する δ 波の判定に有用である（図55）．

以上の導出に加え，レム睡眠の判定のためには眼電図やオトガイ筋筋電図の記録が必須である．眼電図記録のための電極は図56のように装着する．

後述する呼吸循環系パラメータを記録するためのセンサを取り付け（図57，表15），生体アンプを介して各チャンネルに入力を開始すると，図58に例示するように，多現象を同一時間軸に表示し，記録することができる．

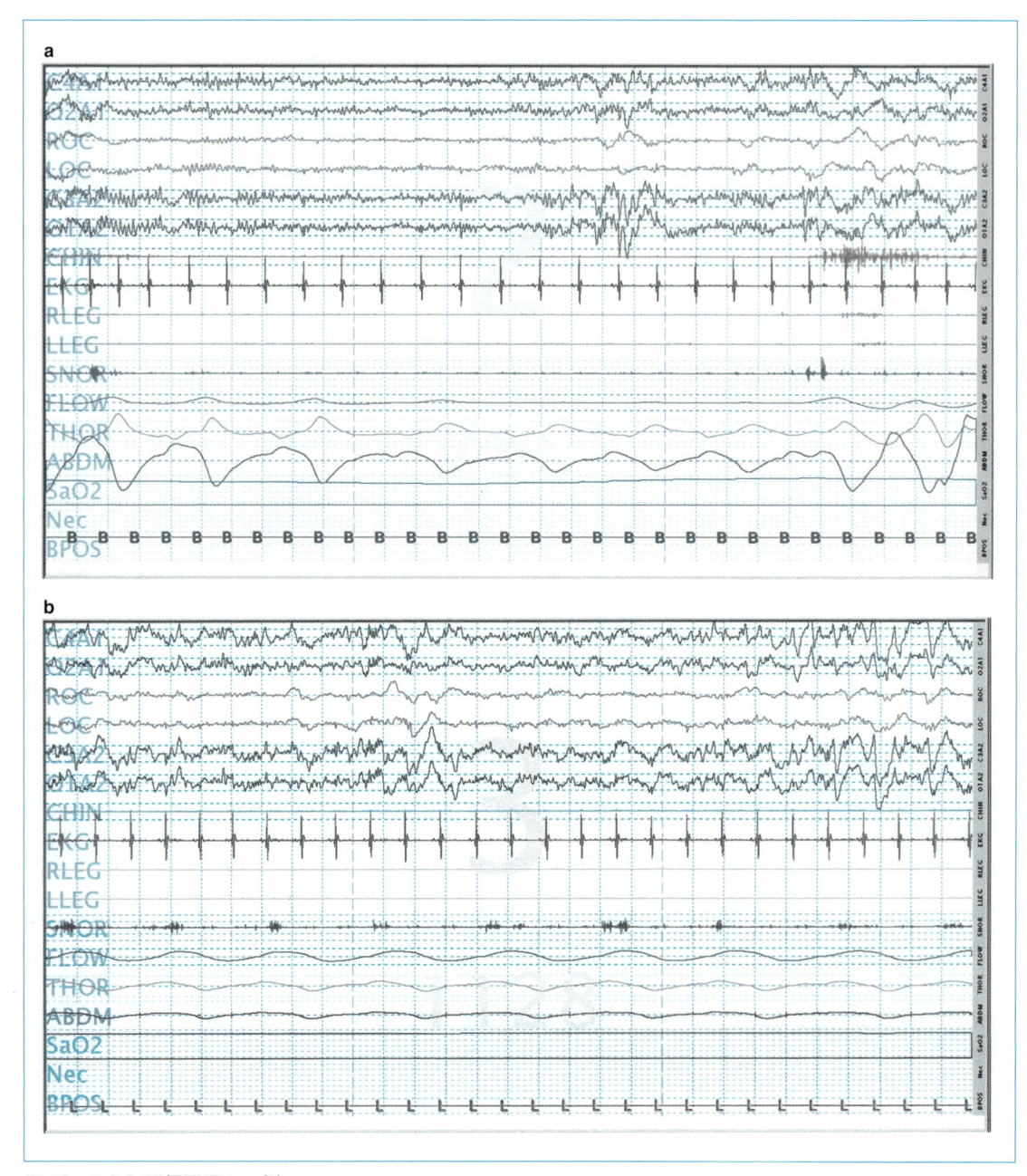

図 58 PSG 記録画面の一例
a は stage N2 の PSG 画面であり，FLOW の低下を認める．b は stage N3 で SNOR(いびき音)を認める．

2) 睡眠段階の判定

判定は 1 エポック(30 秒または 20 秒)ごとに行う．各睡眠段階の特徴を脳波，眼球運動，オトガイ筋筋電図の指標ごとの比較を**表 16** に示す．

判定した睡眠段階を時間経過で図示したものを睡眠経過図(ヒプノグラム，hypnogram)という(**図 59**)．睡眠構築を量的に比較するため，睡眠変数(sleep variable)を算出する．代表的な睡眠変数を**表 17** に示す．

3) 睡眠変数の正常値・異常値と年齢の影響

新生児の睡眠は active sleep と quiet sleep に分

表16 睡眠段階ごとの特徴

	脳波 (EEG)	眼電図 (EOG)	オトガイ筋筋電図 (EMG)
覚醒	α波(8〜13 Hz) 後頭優位 緊張時抑制 開眼時抑制	入眠直前 閉眼時 SEMs 開眼時 SEMs 瞬目	高レベル
睡眠段階1	α波 50%未満 vertex sharp wave LVMF 体動後	SEMs(+)	高レベル
睡眠段階2	K-complex sleep spindle LVMF δ波(0.5〜2 Hz, 75 μV) 20%未満	SEMs(−)	中レベル
睡眠段階3 (stage N3)	δ波(8〜13 Hz) sleep spindle(+ or −)	δ波(+)	低レベル
睡眠段階4	δ波が50%以上を占める	δ波(++)	低レベル
REM	鋸歯状波(saw tooth) Stage 1に近い LVMF α波もみられる	REMs	最低レベル twitch

LVMF：low voltage mixed frequency, SEM：slow eye movement, REM：rapid eye movement. 米国睡眠学会(AASM)では睡眠段階3と4を区別せず「stage N3」とする．

類され，前者は成人のレム(REM)睡眠，後者はノンレム(non-REM, NREM)睡眠に相当する．新生児から生後12か月までの睡眠はしばしばレム睡眠から始まり，全睡眠の60%がレム睡眠とされる．生後12週で40%，24週で30%と次第にレム睡眠は減少する．

徐波睡眠(slow wave sleep；SWS)の割合は幼児で最大となり，加齢とともに減少する．健常若年成人の睡眠変数の参考値を表18に示す．健康な高齢者では成人と同程度の割合でレム睡眠が存在する．その絶対値は知的機能と相関し，老齢による脳組織機能障害により著しく減少するとされている．

覚醒反応指数(arousal index)は通常脳波覚醒とよばれ，American Sleep Disorders Association (ASDA)の1992年基準では，突然生じた脳波の周波数変化が3秒以上持続し，かつその出現前には10秒以上の睡眠が存在することと規定されている．年齢の影響を受け，10歳代で13.8±2.2回/時，20〜30歳代14.7±2.6回/時，40〜50歳代17.8±2.0回/時，60歳以上では27.1±3.3回/時と報告されている．

d. 呼吸イベントの記録と判定

1) 呼吸イベントの記録

PSGに用いる呼吸関連のセンサ類としては，呼気と吸気の温度差を鼻口からの呼吸気流の有無として検出する，サーミスタ/サーモカップルセンサ(温度感知型エアフローセンサ)や，鼻カニューラを用い呼気吸気による圧変化を検出するプレッシャーセンサ(圧感知型エアフローセンサ)，素子の曲げや伸びによる電気抵抗変化や起電力を，胸

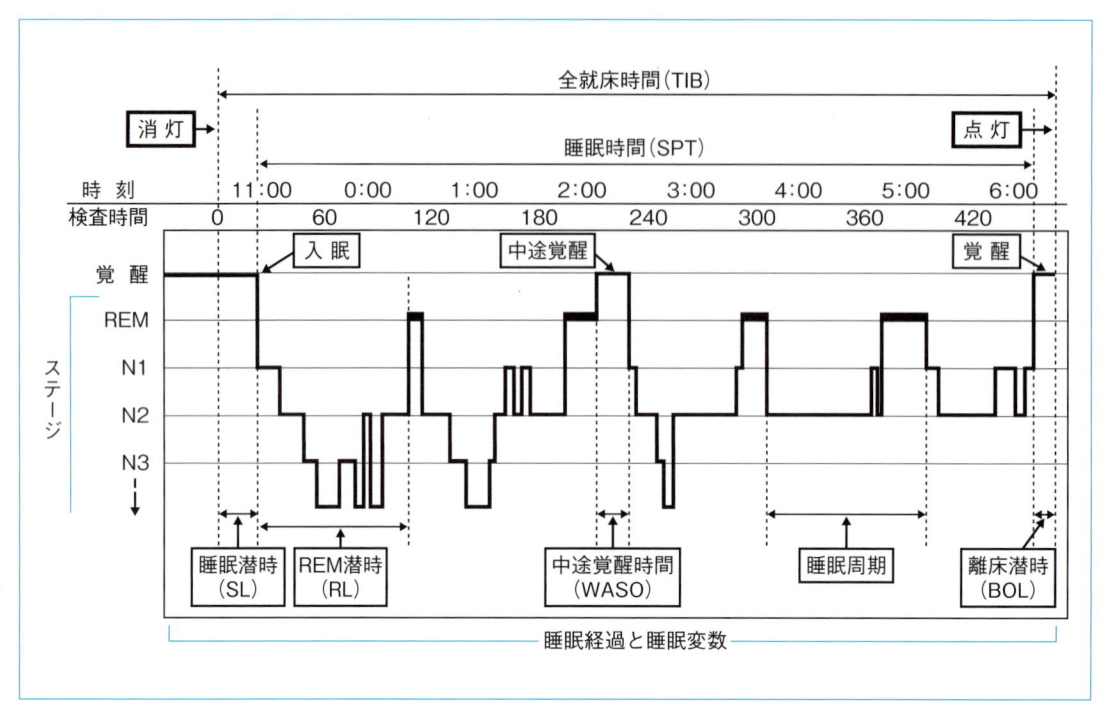

図 59　睡眠経過図（ヒプノグラム）
睡眠の段階を時間経過にしたがって図示したもので，一夜の睡眠パターンを一覧できる．表 17 に示した睡眠変数の一部を図中に示している．

表 17　代表的な睡眠変数

略語	睡眠変数	訳と定義
TIB	time in bed	全就床時間（消灯から点灯まで）
SPT	sleep period time	睡眠時間（入眠から最後の覚醒まで）
TST	total sleep time	全睡眠時間（TIB−WASO）
SE	sleep efficiency	睡眠効率（TST/TIB）
WASO	wake time after sleep onset	中途覚醒時間
SL	sleep latency	睡眠潜時
RL	REM sleep latency	入眠から最初の REM が出現するまでの時間
	REM density	REM 密度：1 分あたりの REM 出現数
	sleep cycle	睡眠周期（REM 終了から次の REM 終了まで）
BOL	bed out latency	離床潜時

表 18　睡眠変数の臨床参考範囲（健常若年成人）

睡眠時間	週日：平均 7.5 時間/週末：平均 8.5 時間
入眠時間	0〜25 分
睡眠周期	80〜100 分
NREM と REM の分布	NREM 睡眠から始まり，徐波睡眠は前 1/3，REM 睡眠は後 1/3 に優位
総 REM 期数	4〜6 回
NREM 睡眠	睡眠時間（SPT）の 75〜80%
覚醒段階	SPT の 5% 未満
睡眠段階 1	SPT の 2〜5%
睡眠段階 2	SPT の 45〜55%
睡眠段階 3＋4	SPT の 15〜25%
REM 睡眠	SPT の 20〜25%
睡眠効率	75〜97%
睡眠段階移行回数	25〜70 回

や腹の呼吸運動として検出するストレーンゲージセンサやピエゾクリスタルセンサ（圧電素子），電界変化をとらえるインダクタンスセンサ（respiratory inductance plethysmography；RIP）などがある．

　一般的に用いられる温度センサ型エアフローセンサは換気量測定の標準法であるニューモタコグラフィと比較すると低呼吸における直線性が乏し

いため，低呼吸には適さない．一方で，鼻に装着する圧感知型エアフローセンサのみでは口呼吸が検出できないため，同時併用記録が最も望ましい．さらに，中枢型無呼吸や呼吸努力関連覚醒などの呼吸努力の有無を評価には食道内圧の記録が必須である．現在，温度センサは無呼吸判定，圧センサは低呼吸判定用に位置づけられ，臨床的には圧変化の気流制限波形や横隔膜筋電図（肋間筋筋電図）も判断の参考とする．

2）呼吸イベント（無呼吸・低呼吸）の判定

呼吸系センサによる記録は口および鼻孔の気流，胸と腹の運動である．呼吸イベントは呼吸努力の有無により閉塞型，中枢型，混合型に分ける．

無呼吸の初期は閉塞した上気道に対して呼吸努力が伴わず，次第に呼吸努力が出現する混合型は閉塞性に含む．無呼吸と低呼吸イベントの判断基準には種々あり，施設により異なる場合がある．

一般的にはAASM基準（シカゴ基準）が用いられる．同基準では無呼吸と低呼吸を区別せず，基準振幅から50％以上の呼吸信号低下が10秒以上持続する，または呼吸信号低下が50％未満でも3％以上の酸素飽和度低下または覚醒反応を伴うものを無呼吸低呼吸イベントと定義し，基準振幅は睡眠中に安定した呼吸があればイベント前2分間の平均振幅を，ない場合は前2分間における3つ以上の最大呼吸の平均振幅を基準とする．

より臨床的な基準としては，2001年のAASM基準（メディケア基準）があり，低呼吸を呼吸気流あるいは呼吸運動の30％以上の減少＋4％以上の酸素飽和度低下からなるイベントが10秒以上続くこととし，覚醒反応の有無は問わない．最新のAASMマニュアル（2007）では，無呼吸はサーミスタ・サーモカップルで評価し，ベースラインから90％以上低下，持続10秒以上とし，低呼吸はプレッシャーセンサで評価し，ベースラインから30％以上の低下＋4％以上の酸素飽和度低下，持続10秒以上を推奨基準としている．低呼吸の代替基準としては，50％以上の振幅低下＋3％以上の酸素飽和度低下または覚醒反応を伴うこととしている．

3）呼吸イベントの重症度と正常値

睡眠呼吸障害は，①閉塞型睡眠時無呼吸低呼吸症候群（obstructive sleep apnea-hypopnea syndrome；OSHAS），②中枢型睡眠時無呼吸低呼吸症候群（central sleep apnea-hypopnea syndrome；CSHAS），③Cheyne-Stokes（チェーン・ストークス）呼吸症候群（CSBS），④睡眠時低換気症候群（sleep hypoventilation syndrome；SHVS）の4病態に分類され，診断の基準と重症度の目安が示されている（**表19**）．

e．脚動の記録と判定

1）脚動の記録

前脛骨筋の筋腹に2～4cmの間隔で表面電極を装着して筋電図を導出する．周期性四肢運動障害（periodic limb movement disorder；PLMD）の診断に用いる．

2）脚動の判定

脚動は記録開始時の生体校正（physiological calibration，母趾の30°背屈，底屈）の筋電図を基準に，基準振幅の5％以上，0.5秒以上で5秒未満の持続を基準とし，出現間隔が5秒以上90秒以内で4回連続記録された場合，周期性四肢運動（periodic limb movement；PLM）とする．特に脚動後3秒以内に覚醒反応を認める場合は関連覚醒と判定する．無呼吸の呼吸再開時の覚醒反応に一致して生じる脚動はPLMに含まない．

3）脚動の重症度と正常値

PLMDは睡眠中，周期的に足関節が不随意に屈曲痙攣し，そのために覚醒反応を生じて睡眠障害を呈する病態であり，AASMの睡眠障害国際分類の第2版（ICSD-2）では，成人ではPLM index 15以上，小児では5以上を臨床的異常としている．なお，自覚症状がない場合はPLMDとは診断しない．

f．心電図の記録と判定

1）心電図の記録

無呼吸症には不整脈の合併が多いため，睡眠検

表19　PSGで判定する睡眠呼吸障害の分類と重症度評価基準（AASM勧告）

	特徴	診断基準	重症度	PSGまたは検査上の特徴
OSAHS	睡眠中繰り返す上気道閉塞 吸気努力はあるが気流低下または停止 覚醒反応による呼吸再開 覚醒反応による分断睡眠	A. 日中傾眠 B. 睡眠中の窒息感やあえぎ C. 睡眠中の頻回の完全覚醒 D. 日中の倦怠感 E. 集中力の欠如 F. 終夜モニタで閉塞性呼吸イベントが1時間あたり5回以上 A+CまたはB+Cであることが基準	呼吸イベントの数 軽症：5〜15回/時間 中等症：15〜30回/時間 重症：30回以上/時間	呼吸イベントの持続は10〜50秒 仰臥位が主体 酸素飽和度の低下（イベント終了後30秒以内に最低値） 酸素飽和度は鋸歯状パターン 繰り返す覚醒反応 睡眠段階1の増加と睡眠段階3/4, REMの減少
CSHAS	上気道の閉塞を伴わない無呼吸 酸素飽和度の低下 繰り返す覚醒反応 正常または低CO_2血症	A. 日中傾眠 　睡眠中の頻回の覚醒反応 B. 終夜モニタで中枢性呼吸イベントが1時間あたり5回以上 C. 覚醒時正常CO_2血症（$Paco_2$<45 torr） A+B+Cであることが基準	データなし	中枢性無呼吸・低呼吸が覚醒から睡眠への移行時に出現 覚醒反応を伴い過換気のエピソード出現→$Paco_2$低下→中枢性無呼吸を繰り返す 浅睡眠時出現, 睡眠段階2・REM睡眠で減少, 3・4で出現せず. Spo_2の軽度低下
CSBS	周期的な呼吸変動 中枢性無呼吸または低呼吸と過呼吸を繰り返す（漸増漸減パターン） 重症うっ血性心不全患者 神経疾患・神経機能障害患者 脳血管障害患者	A. 心不全または脳神経疾患の存在 B. 漸増・漸減が3サイクル以上 　a. 中枢性AHI>5 　b. 漸増漸減>10分 A+B+aまたはA+B+bであることが基準	データなし	中枢性無呼吸・低呼吸の周期性（漸増漸減パターン） NREM睡眠でみられる 過呼吸のピークでarousal（心拍・血圧の変動）
SHVS	睡眠中の$Paco_2$の増加 高度低酸素血症 多血症, 肺高血圧, 肺性心, 呼吸不全, 酸素飽和度の低下（常時低値） REM睡眠で増悪	A. 肺性心 　肺高血圧 　日中傾眠（他に原因無し） 　多血症 　覚醒時高CO_2血症（$Paco_2$<45 torr） B. 睡眠中高CO_2血症 　睡眠中の$Paco_2$>覚醒時座位$Paco_2$+10 mmHg 　睡眠中のSpo_2低下が呼吸イベントで説明できない. Aのうち1項目またはBのうち1つまたは両方であることが基準	1または2で重症 1. Spo_2が総睡眠時間の50%以上で85%以下 2. 肺性心または両心不全	$Paco_2$の増加から低換気を検出 数分持続する低酸素血症（REM睡眠で著しい）

査の一項目として心電図記録が重要である．近年，循環器疾患に伴う無呼吸症例が集積され，心房細動や心室頻脈など不整脈を伴う被検者も多い．不整脈監視は臨床検査技師にとって最も重要な役割の1つである．

2）心電図の監視

AASMマニュアル（2007）では，監視すべき不整

脈として①成人の洞性頻脈(sinus tachycardia：>90 bpm)，②6歳から成人の洞性徐脈(sinus bradycardia：<40 bpm)，③6歳から成人の洞停止，心休止(asystole：cardiac pauses＞3秒)，④wide complex tachycardia(120ミリ秒以上のQRS幅)，100 bpm以上の頻脈，最低3拍以上の持続，⑤narrow complex tachycardia(120ミリ秒以下のQRS幅)，100 bpm以上の頻脈，最低3拍以上の持続，⑥心房細動，絶対不整脈，P波の消失，f波の出現などを心電図監視の基準としている．

g. PSG関連検査
（眠気の評価を目的とする検査）

過眠症(ナルコレプシー，特発性過眠など)の診断，一部の睡眠時無呼吸症候群，周期性四肢運動障害，睡眠相後退症候群などの日中の眠気をきたす疾患，薬物性の眠気および薬物療法の効果判定などが適応となる．

1）多回睡眠潜時検査
（multiple sleep latency test；MSLT）

入眠しやすさ(sleep tendency)を評価するための検査である．健常者ならば覚醒している日中の時間帯に行う．日中の眠気には日内リズムがあるため，2時間おきに1日4～5回の測定を行う．過眠症における，入眠時レム睡眠(sleep onset REM period；SOREMP)の検出目的で行う場合もある．検査の前日には通常のPSGを行い，十分な睡眠が得られたことを確認する必要がある．

2）覚醒維持検査
（maintenance of wakefulness test；MWT）

PSGに準ずる生体信号記録を行いながら，日中に静かでほの暗い環境に半臥床状態で被検者をおき，覚醒状態の維持を指示し，どの程度維持が可能かを入眠までの潜時で評価する検査である．20分と40分プロトコール(MWT20とMWT40)がある．MSLTの一変法だが，結果はMSLTと一致するとは限らない．

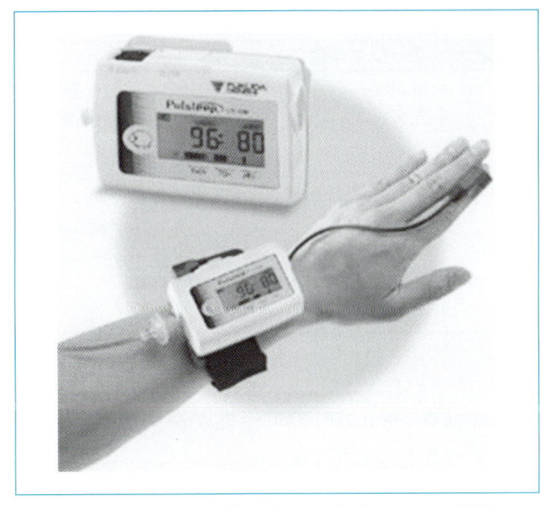

図60 簡易睡眠呼吸検査装置の例(type Ⅲ機器；フクダ電子社製)
SpO_2と鼻呼吸を同時に記録するタイプ．

C 簡易睡眠呼吸検査

PSG検査が望ましい患者であっても，標準的PSGの実施には専用設備および専門知識と経験を有する検査員が必要であり，経済的にも負担となる．そこで多くの対象患者のなかから，より優先すべき患者を抽出する予備診断(スクリーニング)のための簡易睡眠呼吸検査装置〔以下，簡易検査装置(図60)〕が考案されている．小型で持ち運びが容易なため，在宅での検査も可能である．一方，多くの場合，脳波，眼電図，筋電図が省かれるため，睡眠状態の評価はできない．

a. 検査適応

PSGを行う必要がある患者を発見するための予備診断検査として，また，治療効果を判定するための在宅検査の方法として用いられる．

わが国の健康保険の規定では，簡易検査装置(あるいは携帯型装置)は「睡眠呼吸障害が強く疑われる患者に対して，睡眠時無呼吸症候群の診断のために用いる」ものとされる．しかし，米国では慢性閉塞性肺疾患やうっ血性心不全などの合併症をもつ患者の検査やスクリーニング検査には精度が不十分であり，問診や診察などから閉塞性睡眠時無

表20 検査装置のグレード(AASM)

type	チャンネル数	記録項目
I	Full PSG	PSGの項(p.166)を参照
II	7チャンネル以上	脳波、眼電図、頤筋筋電図、心電図か脈拍、気流、呼吸努力、酸素飽和度(Spo_2)
III	4チャンネル以上	換気か気流(少なくとも2チャンネル以上の呼吸運動か、呼吸運動と気流)、脈拍か心電図、Spo_2
IV	1または2	Spo_2または気流

呼吸症候群(→p.176)の可能性が高い患者にのみ使用すべきとされている．

一般に慢性閉塞性肺疾患や心不全が合併している場合には簡易検査装置を確定診断に用いることを避ける必要があり，原則としてPSGを用いて睡眠呼吸障害の確定(最終)診断を行う．

b. 検査機器と測定の実際

米国睡眠学会(AASM)と呼吸器関連2学会〔米国胸部疾患学会(ATS)，米国胸部専門医学会(ACCP)〕の3学会による合同指針では無呼吸症候群の診断検査装置のグレードをtype I～IVに分類している．監視下のPSGがtype Iであり，唯一の標準法とされる．それ以外はいわゆる簡易検査装置であり，**表20**中のtype II～IVにあたる．

わが国の健康保険での規定では鼻気流，いびき音，パルスオキシメータによる動脈血酸素飽和度(Spo_2)の最低3項目の記録が必須条件となっているが，AASMのtype IIIまたはIVに相当する．簡易検査装置はtype IIを除き，脳波記録が含まれないため睡眠の評価はできない．そのため，真の無呼吸低呼吸指数(AHI)の算出はできず，得られる値は検査記録時間や自己申告の睡眠時間による推定AHI値あるいは近似値である．なお，簡易検査装置で算出したAHIをPSGで求めたAHIと区別するため，RDI(respiratory disturbance index)という用語を用いる場合がある．

type IIIとtype IVの機器では酸素飽和度の変化を最も重視しているため，就寝前(検査開始時)のSpo_2から3%または4%低下した回数を記録時間(就寝時間)で除し，1時間あたりの頻度を指標とする．3%低下の頻度は3% ODI，4%低下を4% ODIと表現する．病型の鑑別を目的として胸腹部運動，体位，体動などの記録が可能な機種もあるが，スクリーニングに必須の項目ではない．精度や情報を求めて記録指標を増せば，結果的にPSGと同等の煩雑さを伴い，簡易検査としての利点が失われる．

1) 簡易睡眠呼吸検査に用いられる測定機器と生体信号センサ

簡易検査装置はPSGで記録される生体信号のうち，一部の項目に限定して測定記録する機器の総称である．したがって，どの項目が記録されるかによって個々に性能は異なる．一般的に簡易検査装置に用いられる生体(信号)センサには以下のようなものがある．

a) 鼻呼吸センサ

鼻呼吸センサには圧センサと温度センサの2種類があり，基本的にPSGに用いられるものと同じである．圧センサは換気量との相関がよく，気流制限(フローリミテーション)の検出に適している．逆に低換気の検出感度は低く，低呼吸を無呼吸として過大評価する可能性がある．一方，温度センサは換気量との相関が乏しく，わずかな気流でも感知するため，低呼吸を正常として過小評価する可能性がある．

b) 気道音センサ

いわゆるいびき音をとらえるためのセンサである．従来小型マイクロフォンが用いられたが，現在では鼻呼吸センサの圧変動から周波数フィルタにより上気道振動を抽出する方法が主流となっている．

c) 経皮酸素飽和度センサ

基本的にパルスオキシメータに用いられるセンサと同じである．組織内のヘモグロビンによる吸光度を経皮的に測定し，総ヘモグロビンに占める酸素化ヘモグロビンの割合を算出する．全吸光度から拍動(脈拍)部分を動脈血成分として検出し，動脈酸素飽和度(Sao_2)の近似値(Spo_2)として連続記録する．循環障害があると信頼性が失われる．Spo_2値は移動平均処理を行うと安定した値が得ら

れるが，無呼吸イベントによる短時間のSpO_2変化に追従できない可能性があり，移動平均時間が3秒以下，サンプリング間隔は1秒程度の機種が推奨される．

d）呼吸運動センサ

胸腹部に装着したベルトの伸びや張力の変化を呼吸運動として検出する．ストレインゲージやピエゾ（圧電）センサなどが用いられる．いずれも実際の換気量や呼吸努力を評価する目的には適さない．なお，呼吸インダクタンスプレチスモグラフィ（respiratory inductance plethysmography；RIP）法は磁界（誘導計数）変化の記録から，換気量の近似値や呼吸波形の形状から閉塞性低呼吸/無呼吸やCheyne-Stokes（チェーン・ストークス）呼吸を検出可能である．

2）解析と結果の取り扱い

記録された信号を呼吸波形や酸素飽和度変化として解析し，SAS（睡眠時無呼吸症候群）の診断や重症度判定を行うためには，各検査機器に対応する専用解析ソフトウェアを用いて自動解析あるいは目視解析する．解析にあたっては，記録が適切に行われたことを確認するとともに，自動解析の結果は目視的に補正する必要がある．さらに，解析指標の判定閾値や不適切な記録を削除または変更する機能が必須である．

得られたデータはあくまで予備診断のための参考値であり，確定診断の根拠としては用いない．重症であることが疑われ，治療を優先する場合（わが国では推定AHI≧40）においてもPSGによる最終診断を行う．評価指標には下記の4つがある．

a）無呼吸指数（apnea index；AI）

簡易検査装置において，無呼吸イベントの総回数を記録時間（推定睡眠時間）で割り，1時間あたりに換算したもの．PSGのAIとは区別する．圧感知型エアフローセンサを用いた装置で得られる結果は低呼吸の検出感度が低く，この概念に近い．

b）無呼吸低呼吸指数
（apnea hypopnea index；AHI）

簡易検査装置において，無呼吸低呼吸イベントの総回数を記録時間（推定睡眠時間）で割り，1時間あたりに換算したもの．温度感知型エアフローセンサを用いた装置で得られる結果は無呼吸が過大評価される傾向にあり，この指標で表現するがPSGによるAHIとは区別する．

c）呼吸障害指数
（respiratory disturbance index；RDI）

PSGにおけるAHIと区別する意味から，簡易検査装置において無呼吸低呼吸の総回数を記録時間（推定睡眠時間）で割って，1時間あたりに換算した場合にAHIの近似値として用いる．

d）酸素飽和度低下指数
（oxygen desaturation index；ODI）

呼吸運動や鼻口気流のセンサを用いない機器や酸素の低下を重視する場合に用いる．安定換気時のSpO_2値から3％または4％低下した回数を記録時間（就寝時間）で除し，1時間あたりの頻度を3％ODI，4％ODIと表現する．

睡眠状態における生理検査は，睡眠の客観的評価を前提とすることに留意し，脳波・眼電図・筋電図の記録の基本技術を身につけるべきである．睡眠にかかわる呼吸の異常は覚醒中の検査では評価できない．また，睡眠薬や筋弛緩薬などの薬物による影響を受けるため，薬物による人為的な睡眠状態では検査結果への影響が含まれることに留意する必要がある．

D 睡眠時無呼吸症候群（SAS）

いわゆる無呼吸症候群は1973年に精神科医のGuilleminault（ギルミノー）によって初めて提唱された比較的新しい疾患概念であり，睡眠呼吸検査の最も頻度の高い適応病態である．

無呼吸症候群は睡眠呼吸障害（sleep disordered breathing；SDB）とよばれる一連の疾患群のひとつで，正式には睡眠時無呼吸低呼吸症候群（sleep apnea-hypopnea syndrome；SASまたはSAHS）とよばれる．その名称が示すように，共通の症状を伴う一群の病態を包括する概念であり，単一疾患ではないため，原因も1つではない．

さらに，SDBは単純いびき（simple snoring）や，

無呼吸は認めないが頻回の覚醒反応がみられる，上気道抵抗症候群（upper airway resistance syndrome；UARS），肥満低換気症候群〔obesity hypoventilation syndrome；OHVS，いわゆるPickwick（ピックウィック）症候群〕に至る広いスペクトラムを有している．前述（→ p.172：表19）のように，現在，SDBは①閉塞性睡眠時無呼吸低呼吸症候群（OSHASまたはOSAS），②中枢性睡眠時無呼吸低呼吸症候群（CSHASまたはCSAS），③Cheyne-Stokes呼吸症候群（CSBSまたはCSR），④睡眠時低換気症候群（SHVS）の4病態に分類されている．

共通の症状は睡眠中の無呼吸と睡眠障害で，Guilleminaultは「1回につき10秒以上の無呼吸が7時間の睡眠中に少なくとも30回以上，1時間に5回以上認められる」と定義している．無呼吸が頻発すると低酸素血症や努力性呼吸がみられ，睡眠脳波では，頻回に眠りの中断（arousal；脳波上の覚醒）が認められる．これらの睡眠と呼吸の異常は結果的に交感神経の過緊張を引き起こし，身体機能全体に重大な影響を及ぼす．なかでも上気道の虚脱による無呼吸と，呼吸再開時に強いいびきを伴う特徴を有するOSASの頻度は各病型のなかでも最も高く，1時間あたりの無呼吸や低呼吸の回数を示す無呼吸低呼吸指数（AHI）が1時間に5～15回程度の軽症例で，成人の5人に1人（有病率20％）．治療を要するAHI 15～30の重症例に限定しても成人の15人に1人の頻度である．一方，CSAやCSRは心不全例に高頻度に合併し，心機能の悪化要因となると同時に心不全徴候でもある．さらに，SASが生活習慣病あるいはメタボリックシンドロームを悪化させ，それに伴う心血管イベントの確率を上昇させることも明らかになっている．

a. OSASの予後と臨床症状

無治療の閉塞性睡眠時無呼吸症候群（obstructive SAS；OSAS）患者では睡眠中の死亡率が高いことが報告されている．しかし，生命予後を規定する最大の因子は睡眠中の低酸素血症ばかりではなく，続発する心血管イベントの頻度も重要である．OSAS患者を一般人口と比較すると高血圧症，虚血性心疾患，心血管障害などが，少なくとも2倍の有病率を示す．OSAS患者は肥満や高脂血症，加齢，男性，喫煙歴と過剰なアルコール摂取などの心血管リスクファクターを同時に有しているため，従来，これらが原因と考えられてきたが，これらの要素を除外しても予後との強い関連が認められる．

表21　OSAS患者の予後悪化に関与する因子

高血圧，不整脈—特に心房細動
冠動脈疾患（虚血性心疾患）
左室肥大，左心不全
肺高血圧症，右室肥大
脳卒中
交通事故，労働災害
肥満症，加齢
精神疾患

OSASのもう1つの重大問題は睡眠障害（≒断眠）に基づく臨床症状である．代表的なものは「日中の傾眠」や「認知能力の低下」で，患者は「いつも疲れていて眠く，判断力や記憶力が鈍っている状態」である．そのため，交通事故の発生率は通常の7倍，重大な労働災害の原因にもなることが疫学調査で指摘されている．表21にOSASの予後悪化に関与すると報告されている因子あるいは病態を示す．また，OSAS患者は外科手術における麻酔および外科手術の回復期にからむ周術期死亡率が高い．いびきと眠気を有する男性の自殺率は高いが，睡眠障害に関連する症状はOSASと精神疾患に共通する症状であり，患者の睡眠障害の訴えに十分注意する必要がある．また，うつ病などの精神科疾患はOSASの効果的治療で改善することが知られている．

b. OSASの病態生理

OSASがなぜ生じるのかについてはいまだに多くの議論がある．基本的に咽頭の虚脱性（つぶれやすさ）に基づくと考えられている（図61，表22）．

ヒトの咽頭には骨などの強い支持組織はなく，咽頭腔の形状を維持するのは主に抗重力筋とよばれる一連の筋肉である．この筋は睡眠によって弛

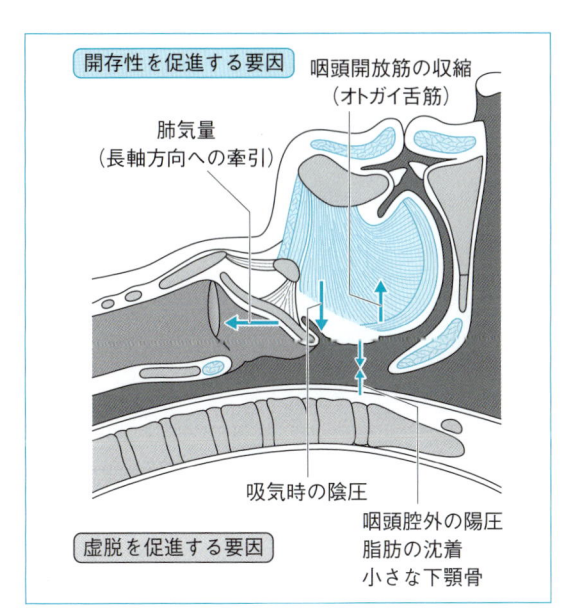

図 61　咽頭の虚脱
睡眠による咽頭開放筋群の弛緩により，吸気時の陰圧が相対的に高くなり虚脱を生じる．

表 22　咽頭の虚脱性に影響する要素
① 咽頭筋群の緊張度（抗重力筋・睡眠段階）
② 咽頭腔の解剖学的構造（下顎骨の形状と位置・肥満・舌の大きさ・咽頭形態）
③ 虚脱時における回避反応の遅れ（呼吸中枢の感度・覚醒の閾値）
④ 機械的解剖学的な狭窄の存在（扁桃肥大・腫瘍・外傷など）

表 23　OSAS 悪化の要因
① 睡眠と筋緊張に影響を与える薬物と病態：
　飲酒・睡眠薬・筋弛緩薬・脳血管障害（咽頭筋群の緊張度低下）
② 上気道の炎症：肥満・喫煙・上気道炎・鼻炎（咽頭腔の解剖学的構造変化）
③ 鼻呼吸障害：鼻閉は口呼吸を誘導し，開口が下顎の後退を促す
④ 睡眠姿勢：一般的には仰臥位で悪化，閉塞要因により他の体位でも悪化

緩し，吸気時に気道内に生じる陰圧によって，上気道の動的な狭窄が生じる．気道閉塞は異物や腫瘍，扁桃腺の肥大など，機械的・解剖学的な原因で生じる場合があるが，それらの場合は覚醒時にも咽頭の狭窄所見がみられる．OSAS では閉塞が睡眠中にのみ生じ，一過性であるため，X 線撮影などでは検出できない場合がある．

　健常者の上気道は睡眠中，覚醒中を問わず重力に対抗する筋肉（抗重力筋）の緊張によってその開存性を維持している（表 22 ①）．また，仮に抗重力筋の緊張が一時的に失われた場合でも，気道の開存性が確保できる骨格的条件や気道形態（解剖学的構造）をもっている．構造を左右する要素には，下顎骨の形態と位置，舌の大きさや肥満による咽頭への脂肪蓄積，口蓋帆や扁桃などの形状がある

（表 22 ②）．

　SAS 患者は自らの気道閉塞に気づかない．理由は閉塞が生じる時点の睡眠の深さと微小覚醒（microarousal）という現象で説明される．微小覚醒とは，脳波上のごく短時間の覚醒反応で，本人には目覚めとして自覚できないほどの覚醒である．さらに，短時間の覚醒によって上気道の閉塞は一時的に解消されるため，直後に目覚めたとしても上気道が閉塞していたことに気がつかない．

　仮に気道がつぶれそうになり，気道抵抗が増大すると呼吸に要する仕事量は急激に増加する．その情報は呼吸筋などの神経受容体から中枢に伝えられ，覚醒刺激となる．続いて脳はごく短時間覚醒し，筋緊張が回復する．回復後は呼吸仕事量が平常に戻り，脳は速やかに睡眠状態へと戻る．しかし，その結果として再び気道は閉塞する方向へと向かい，患者が完全に覚醒するまで悪循環が繰り返される．健常者にも，REM 睡眠中やアルコールの飲用，睡眠薬内服といった条件下では通常より上気道筋群が弛緩し，閉塞現象がみられる．OSAS 患者ではさらに顕著である（**表 23**）．

c．治療的介入が予後に及ぼす影響

　SAS は生命予後を悪化させるため，治療目的はいびきや無呼吸指数のわずかな減少など，表面的な臨床症状や指標の改善ではなく，睡眠中の呼吸障害と睡眠障害の改善による予後改善におかなければならない．

d．治療法

　一般に有効とされる治療法には減量（体重のコントロール）があり，病状を改善するためには 5

kg 以上，正常化を目標とする場合，少なくとも 10％以上の減量が必要とされる．多くの例では減量のみを治療法とすることは適切ではない．また，側臥位睡眠による改善も考えられるが，無意識状態である睡眠中に体位を制御することは考えるほど容易ではない．

1) 鼻 CPAP 療法（図 62）

鼻 CPAP（nasal continuous positive airway pressure；nCPAP）療法は，鼻に装着したマスクから上気道にわずかに空気圧を付加し，虚脱を引き起こす力に対抗する陽圧を上気道に与えることにより，睡眠を妨げることなく上気道の疎通性を維持する．体重の減少や睡眠中の体位制御などの方法と比較して確実で即効性があり，上気道全体に陽圧が作用するため閉塞部位に依存しない．

装着に対する抵抗感や就寝ごとに装着しなければならない煩雑さなどがあるが，適切な療養指導と睡眠検査の実施下に適切な治療圧設定〔タイトレーション（titration）〕を行えば，快適に使用することが可能である．

鼻 CPAP 療法は対症的な治療ではあるが非侵襲的で確実な治療法であり，OSAS 患者の予後を改善することが科学的に証明されている唯一の治療法である．

2) 歯科的治療法

歯に被せるように口腔内に装着し，下顎を前方に移動させる口腔内装置（oral appliance；OA）は鼻 CPAP に次ぐ治療効果が期待できる．主に軽症から中等症の治療法として有用である．装着状態で無呼吸が逆に悪化する例があるため，調製後には適切な睡眠検査を行って効果を確認する必要がある．

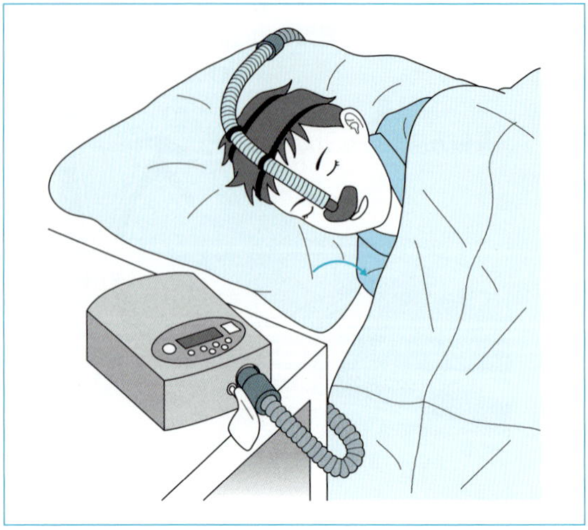

図 62　鼻 CPAP 療法
送気装置（左）から回路と鼻マスクを介して鼻腔に圧力を付加する．

3) 外科的治療法

上気道に対する外科療法は気道を閉塞する扁桃の突出などのように，上気道に明らかな狭窄病変が存在する場合に有効である．その改善度はきわめて個人差が大きく，侵襲的治療である点を考慮して慎重に実施対象を選択する必要がある．また，現時点では外科的治療効果の永続性に関する十分な根拠はない．

参考文献
1) 日本睡眠学会（編）：睡眠学．朝倉書店，2009
　※睡眠に関する知識を網羅しており，日本語の書としては最新の知識が得られる．ページ数が多いが備えておくべき書
2) 松浦雅人：睡眠検査の基礎と臨床．新興医学出版社，2009
　※睡眠検査に関する技術的ポイントを含む広い知識が得られる．初学者にはやや難しいが，認定技師をめざす人にはおすすめ
3) 井上雄一，山城義広：睡眠呼吸障害 update 2011．ライフ・サイエンス，2011
　※睡眠呼吸障害に関する基礎から臨床まで，最新の情報が得られる．実務的な知識の整理におすすめ

V 基礎代謝の検査

学習のポイント

❶ 生命維持に必要な最低のエネルギーを測定することにより、ホルモンや神経の活動が把握できる。
❷ 呼吸により生じる酸素消費量と二酸化炭素排出量からエネルギー量を測定することで呼吸代謝生理学を学ぶ。

本章を理解するためのキーワード

❶ 基礎代謝

生物が正常な状態で生命を保持するために必要な最低限の覚醒時代謝量を意味する。検査は覚醒直後の早朝空腹時、快適な環境温度下、臥位で安静にしている状態で測定する。基礎代謝量は成人男性約1,500 kcal、女性は1,300 kcalである。

❷ 呼吸商

呼吸商(respiratory quotient;RQ)は呼吸によって摂取された酸素量($\dot{V}O_2$)と排出された二酸化炭素量($\dot{V}CO_2$)の比から求める。

$$呼吸商(RQ) = \frac{二酸化炭素排出量(\dot{V}CO_2)}{酸素摂取量(\dot{V}O_2)}$$

呼吸商は体内で燃焼する各栄養素により異なった値となる。糖質1.00、脂肪0.70で、蛋白質はアミノ酸の個々の呼吸商を反映し平均0.80である。これは各栄養素の完全燃焼し排出される$\dot{V}CO_2$と$\dot{V}O_2$の分子量の比で計算される。

・グルコース代謝(酸化反応)の場合
　$C_6H_{12}O_6 + 6H_2O + 6O_2 \rightarrow 6CO_2 + 12H_2O$
・炭水化物完全燃焼の場合
　$RQ = 6CO_2/6O_2 = 1.00$
・脂肪酸(パルミチン酸)代謝(酸化反応)の場合
　$C_{16}H_{32}O_2 + 23O_2 \rightarrow 16CO_2 + 16H_2O$
・脂肪完全燃焼の場合
　$RQ = 16CO_2/23O_2 = 0.695 (\fallingdotseq 0.7)$

通常の食物代謝は炭水化物、脂肪、蛋白質の3種類が燃焼しており、全体として呼吸商の割合は0.8〜0.85である。呼吸生理学では0.82が正常呼吸商として使われる。

❸ 温当量(カロリー当量)

物質の燃焼が酸素1Lを消費する時の放出する熱量を温当量(カロリー当量)という。燃焼する栄養素の種類により異なり、糖質は5.0 kcal、脂肪4.7 kcal、蛋白質4.5 kcalである。通常は糖質と脂質が燃焼エネルギーとして使われ、その燃焼比率は呼吸商により定まり、温当量も決まる。呼吸商と温当量の関係は**表1**を参照。

A 人体エネルギー代謝

人体はエネルギーを消費して生命を維持し、食物の摂取によってエネルギーを補給している。このエネルギーは体温、心肺機能の保持および組織の修復などの生命維持活動および運動に使われ、残りのエネルギーは糖質や脂質の形で体内に蓄えられる。

食物の主なエネルギー源は糖質、脂質、蛋白質であり、これらは酸素を利用して燃焼(酸化反応)する。発生するエネルギー量は、1gあたりおおよそ、糖質は4.1 kcal、脂肪9.5 kcal、蛋白質4.3

表1　呼吸商と温当量の関係(Zuntz-Schumburg-Luskの表)

非蛋白呼吸商 (RQ)	燃焼の比率		酸素1Lに対する熱量：温当量 (kcal)	非蛋白呼吸商 (RQ)	燃焼の比率		酸素1Lに対する熱量：温当量 (kcal)
	糖質	脂肪			糖質	脂肪	
0.707	0	100	4.686	0.86	54.1	45.9	4.875
0.71	1.1	98.9	4.69	0.87	57.5	42.5	4.887
0.72	4.8	95.2	4.702	0.88	60.8	39.2	4.899
0.73	8.4	91.6	4.717	0.89	64.2	35.8	4.911
0.74	12	88	4.727	0.9	67.5	32.5	4.924
0.75	15	84.4	4.73	0.91	70.8	29.2	4.936
0.76	19.2	80.9	4.751	0.92	74.1	25.9	4.948
0.77	22.8	77.2	4.764	0.93	77.4	22.6	4.961
0.78	26.8	73.7	4.776	0.94	80.7	19.3	4.973
0.79	29.9	70.1	4.788	0.95	84	16	4.985
0.8	33.4	66.6	4.801	0.96	87.2	12.8	4.998
0.81	36.9	63.1	4.813	0.97	90.4	9.6	5.01
0.82	40.3	57.7	4.825	0.98	93.6	6.4	5.022
0.83	43.8	56.2	4.838	0.99	96.8	3.2	5.035
0.84	47.2	52.8	4.85	1	100	0	5.047
0.85	50.7	49.3	4.862				

kcalであるが，その燃焼に必要な酸素量はそれぞれ0.83 L, 2.03 L, 0.95 Lであるため，エネルギー量を酸素1Lの消費に換算した値(温当量)で表すと糖質5.0 kcal，脂肪4.7 kcal，蛋白質4.5 kcalとなる．

糖質と脂質は完全燃焼すると，二酸化炭素(CO_2)と水(H_2O)になり，蛋白質はCO_2とH_2Oと尿酸など窒素化合物を生じるので，O_2，CO_2と窒素(N_2)よりエネルギー量を算出できる．

B 基礎代謝量

覚醒直後の早朝空腹時(食後12～14時間)，快適な環境温度下，臥位で安静にしている状態でのエネルギー消費量を基礎代謝量(basal metabolism；BM)とよぶ．これは生命維持に必要な最低限のエネルギー代謝量を意味し，成人の男性で1,300～1,600 kcal，女性1,000～1,300 kcalである．代謝量の評価には単位時間・単位体表面積のエネルギー($kcal/m^2/$時)に換算して，正常予測値との差を比較した基礎代謝率(basal metabolic rate；BMR)が用いられる．BMRの主な変動要因はホルモンや神経作用であるため，甲状腺疾患などの病的代謝異常疾患の検出に用いられてきたが，現在はスポーツ医学や栄養アセスメントに使われている．

基礎代謝量の測定法には，下記の2つの方法がある．

1. 直接熱量測定法 (direct calorimetry)

被検者を密閉した断熱壁の測定室に入れ，体熱の放散による室温の上昇から算出して測定される．なお直接熱量測定法は装置が大がかりなためほとんど行われていない．

2. 間接的熱量測定法 (indirect calorimetry)

酸素摂取量($\dot{V}O_2$)と呼気の二酸化炭素排出量($\dot{V}CO_2$)を測定し，呼吸商($\dot{V}CO_2/\dot{V}O_2$)から温当量(酸素消費1Lあたりの放出熱量)を求め，単位時間の基礎代謝量($\dot{V}O_2 \times$温当量)を測定する．簡易的には酸素摂取量のみを求め呼吸商を0.82と仮定して測定する．

基礎代謝測定は早朝空腹時，安静恒常状態で検査する．さらに前日の食事や労働条件でも変動するため，前日の行動も含めた検査準備説明を行う．

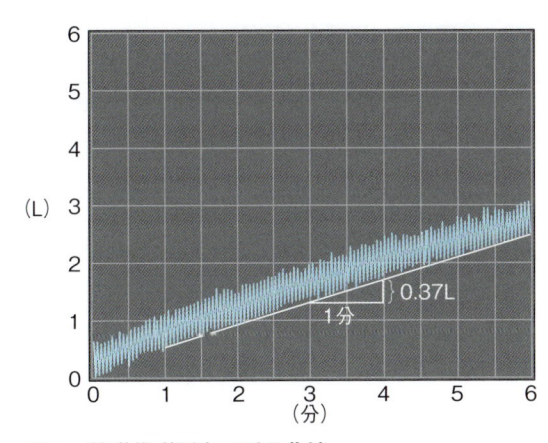

図1 基礎代謝測定の呼吸曲線
症例は 30 歳男性(175 cm 65 kg). 検査条件：室温 25℃, 大気圧 750 mmHg.

検査中は呼吸状態を観察し，なるべく安定した呼吸を得られるように誘導する．

a. 被検者の準備

❶ 検査前日はなるべく心身の過労を避け，夜10時には就寝する．
❷ 夕食は検査 12～14 時間前に済ませる．蛋白質の少ないものを適度にとり，その後飲食は避ける．
❸ 検査当日は飲食や喫煙をせず，なるべく徒歩は避けて少ない動作で来院する．
❹ 検査に影響する薬剤の服薬は医師の判断で中止する．
❺ 女性は月経時を避ける．

b. 装置の点検

回路内の漏れの点検と炭酸ガス吸収剤の劣化およびボンベ内の酸素残量を確認し，装置内に酸素を満たす．

c. 測定手順（閉鎖式代謝率測定法）

❶ 入室後ベッドで 30 分間安静臥床する．
❷ 被検者はノーズクリップを付け，マウスピースをくわえ，外気で安静呼吸を行う．
❸ 呼吸が安定したら測定を開始し，装置回路で 6～8 分間再呼吸を行う．
❹ 装置内の酸素消費量から BMR を算出する．

d. 基礎代謝量の計測法

図1の症例(30 歳男性, 175 cm, 65 kg, 検査条件；気圧 750 mmHg, 室温 25℃で実施)を用いて解説する．

❶ 呼吸曲線から 1 分間あたりの酸素消費量を求める．呼吸曲線の呼気側に接する直線を引き，傾きから 1 分間あたりの酸素消費量(370 mL)を求める．

❷ 実測した酸素消費量(ATPS)を STPD に換算し，酸素摂取量($\dot{V}O_2$)を求める(単位；mL/分)．

$$V_{STPD} = V_{ATPS} \times \boxed{\frac{273}{273+t} \times \frac{P_b - P_{H_2O}}{760}}$$

$$\dot{V}O_2 = 370 \times \frac{273}{273+25} \times \frac{750-23.8}{760}$$

$$= 324 \text{ mL}/\text{分}$$

t；室温, P_b；気圧, P_{H_2O}；飽和水蒸気圧(25℃では 23.8 mmHg)
□ 内は STPD ファクター

❸ 基礎代謝量(BM；単位は kcal/時)を求める．

60 分間の基礎代謝量(BM)
= 4.825 × 60 分間の酸素摂取量(kcal/時)

・閉鎖式代謝率測定法は二酸化炭素排出量を求めないため，呼吸商を 0.82 と仮定し，温当量を 4.825 kcal とし計算する(表1)．

BM = 4.825 × 0.324 × 60 = 93.8 kcal/時

・さらに，BM を体表面積(BSA)で除し，$kcal/m^2$/時で表す．体表面積は DuBois(デュボア)の式を用いる．

$BSA(m^2) = W^{0.425}(kg) \times H^{0.725}(cm) \times 71.84$
$\div 10,000$ (W；体重, H；身長)
$BSA = 65^{0.425} \times 175^{0.725} \times 71.84 \div 10,000$
$= 1.79 \text{ m}^2$
実測基礎代謝量 = 93.8/1.79
$= 52.4 \text{ kcal}/m^2/$時

サイドメモ：STPD

標準状態〔0℃, 1 気圧(760 mmHg), 乾燥状態〕を standard temperature, pressure and dry(STPD)という．酸素摂取量，二酸化炭素排出量や肺拡散量などの肺胞換気量を求める場合に STPD で表す．

表2 基礎代謝正常予測値（Mayo Foundation による）

	年齢（歳）	基礎代謝量（kcal/m²/時）	酸素摂取量（mL/m²/分）
男性	16	45.72	160
	16 1/2	45.3	159
	17	44.8	157
	17 1/2	44.03	154
	18	43.25	151
	18 1/2	42.7	150
	19	42.32	148
	19 1/2	42	147
	20〜21	41.43	145
	22〜23	40.82	143
	24〜27	40.24	141
	28〜29	39.81	139
	30〜34	39.34	138
	35〜39	38.68	135
	40〜44	38	133
	45〜49	37.37	131
	50〜54	36.73	129
	55〜59	36.1	127
	60〜64	35.48	123
	65〜69	34.8	122

	年齢（歳）	基礎代謝量（kcal/m²/時）	酸素摂取量（mL/m²/分）
女性	16	38.85	136
	16 1/2	38.3	134
	17	37.82	132
	17 1/2	37.4	130
	18〜19	36.74	129
	20〜24	36.18	128
	25〜44	35.7	125
	45〜49	34.94	122
	50〜54	33.96	119
	55〜59	33.18	116
	60〜64	32.61	114
	65〜69	32.3	113

表3 基礎代謝に影響する因子

	上昇	低下
生理的因子	生後〜2, 3歳 排卵後，月経2〜3日前 妊娠後期，授乳期 食事摂取後 寒帯地 冬季	〜20歳急減，以後漸減 月経中 熱帯地 夏季
薬物の影響	甲状腺製剤 カフェイン アドレナリン	抗甲状腺製剤 モルヒネなどの麻薬 バルビタールのようは催眠鎮痛剤 ヨウ素
病的原因	甲状腺機能亢進症 末端肥大症 副腎皮質機能亢進症 （Cushing 症候群） 褐色細胞腫 尿崩症 本態性高血圧症 心腎疾患の代償不全 発熱時 白血病 多血症	甲状腺機能低下症 下垂体機能低下症 副腎皮質機能低下症 （Addison 病） ネフローゼ ショック 浮腫，腹水，肥満 重症貧血 自律神経不安定状態 低栄養状態

＋15%以上は基礎代謝の上昇，−15%以下は基礎代謝の低下を表す．

❹ 基礎代謝率（BMR）を求める．

$$\text{基礎代謝率（BMR）} = \frac{\text{実測基礎代謝量} - \text{正常基礎代謝量}}{\text{正常基礎代謝量}} \times 100 \, (\%)$$

正常基礎代謝量は表2の Mayo Foundation の予測値より求める．たとえば30歳男性は 39.34 kcal/m²/時である．

BMR = (52.4 − 39.34)/39.34 = ＋33.2%

BMR は ＋33.2%であり，代謝の亢進と判断される．

e. 評価

正常限界値は ±15%以内である．

C 基礎代謝に影響を与える因子

基礎代謝に影響する因子は，生理的変化，薬物による影響，病的因子に大別される．表3に主な変動因子を記載する．

参考文献

1) 堀清記（編）：生理学．pp187-205，南山堂，1999
　※代謝の仕組みがわかりやすく解説されている
2) 中山明雄，入来正躬（編）：新生理科学大系22．pp35-83，医学書院，1987
　※代謝の測定法の原理から計測法および変動因子から疾患まで詳しく解説されている
3) 大地陸男：生理学テキスト 第5版．pp501-516，文光堂，2009
　※代謝の測定法や原理がわかりやすく解説されている
4) 日本臨床衛生検査技師会（編）：呼吸機能検査の実際．pp122-129，日本臨床衛生検査技師会，2005
　※検査方法や手技が詳しく解説されている
5) 新臨床検査技師教育研究会（編）：臨床生理学．pp235-238，医歯薬出版，1994
　※検査方法が解説され，演習問題も記載されている

VI 聴覚・平衡機能検査

学習のポイント

1. 第Ⅷ脳神経である内耳神経がつかさどる2つの主な機能，聴覚と平衡覚を評価する方法を学習する．
2. 聴覚の検査法には自覚的検査と他覚的検査の2つがあり，その両者の違いと特徴を理解する．
3. 平衡覚は前庭機能のみならず，深部感覚，眼球運動が密接に関与するため，各検査の目的を理解することが重要である．

耳は聴覚と平衡覚という2つの機能をもっている．この章では，これらを評価するのに必要な検査について論じていく．

聴覚，平衡覚機能検査は検者がその検査に習熟し，被検者をより正確に反応するよう導くことで質の高い結果を得ることができる．逆をいえば，同じ検査を行ってもその行い方次第で，全く逆の結果になりかねない危険性ももっていることを認識しなければならない．

聴力は視力と並んで情報収集のために重要な感覚の1つである．聴力に悪化をきたした状態が難聴（hearing loss）であるが，聴覚検査（hearing test）はその障害の程度（量的），性質（質的）を検査して，病変の存在部位，重症度，治療法の選択，予後判定，治療効果予測について診断を行う材料とすることができる．検査を行う側も難聴に関する十分な知識のもとに自覚的検査，他覚的検査の両者を組み合わせて検査を進めていく必要がある．

A 聴覚検査

本項を理解するためのキーワード

1 伝音難聴と感音難聴
難聴の成因の違いが，聴覚検査の結果にどのように現れるかを理解することが重要である．

2 自覚的検査と他覚的検査
聴覚検査には被検者の反応を読み取ることが必要な自覚的検査が多く修練が必要である．また被検者の反応に左右されない他覚的検査の特徴もあわせてとらえる必要がある．

1. 難聴の分類

難聴は1つの症候であり，その原因，障害部位にはさまざまなものがある．すなわち，外耳より入った音刺激が大脳側頭葉聴覚野に到達するまでの経路のうち，どの部位の障害であっても難聴が生じる．このため，検査を施行する者も，ある程度の難聴の分類について理解しておく必要がある（図1）．

a. 伝音難聴

外耳から鼓膜，耳小骨，前庭窓，蝸牛窓までの伝音機構に障害が生じ発症する難聴のことを伝音難聴（conductive hearing loss）という．代表的な疾患は外耳道狭窄，鼓膜穿孔を伴う慢性中耳炎，

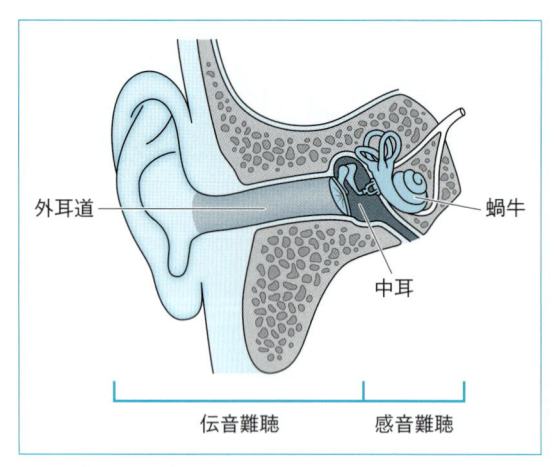

図1　難聴の分類
外耳道から中耳伝音系までの異常で生じるのが伝音難聴，内耳より中枢の障害で生じるのが感音難聴である．

滲出性中耳炎，真珠腫性中耳炎，耳小骨連鎖離断，耳硬化症などがあげられる．

b. 感音難聴

感音難聴（sensorineural hearing loss）はさらに内耳性（迷路性）難聴（cochlear hearing loss）と後迷路性難聴（retrocochlear hearing loss）に分けられる．大部分は内耳性難聴である．内耳は蝸牛と前庭半規管が隣接しているため，めまいを伴う疾患も多い．代表的な疾患は突発性難聴，遺伝性難聴，騒音性難聴，老人性難聴，Ménière（メニエール）病，外リンパ瘻などがあげられる．

c. 混合難聴

混合難聴（mixed hearing loss）は伝音系と感音系の両者が障害されているもので，中耳炎の内耳への炎症波及や耳硬化症の進行例などに認められる．

2. 音の基礎知識

音は「弾性体内の一点に変位を与えることで発生した媒質中の疎密波が伝播する現象」という物理的側面と，「この疎密波が耳に達し聴覚機構を介して引き起こされる感覚」という生理学的な側面がある．この物理量として定義される音と感覚量として定義される音について区別しなければならない．

物理量として再現性，互換性，具現性・恒常性がある条件を満たした音波として，人工的に純音（pure tone）が作られる．純音は正弦波で表され，健常者が聞こえる周波数は16〜20,000 Hzとされている．また，大気圧のうえに振動に対応した微小な圧力変化をきたしたものが音波であり，音の強弱はこの気圧変化量の強弱をいう．聴覚で扱う基準音圧は20 μPaとしている．正常聴力の人が音として聞こえる実効音圧の幅は20 μPa〜2Paと非常に広く，そのまま圧力の単位で表すと巨大な数値を扱わなければならず不便である．このため，その対数をもった相対的比較尺度であるデシベル（dB；decibel）が用いられる．音圧が P_x の音をデシベル値で表すとき，基準音圧を P_0 とすると

$$N(dB) = 20 \times \log_{10}(P_x/P_0)$$

と表示される．この式によれば20 dBが基準音圧の10倍，40 dBが基準音圧の100倍ということになる．

基準音圧の決め方にはいくつかの方法がある．基準音圧を20 μPaとしたときの dB 値を音圧レベル（sound pressure level；SPL），純音オージオメータの日本工業規格（JIS）により規定された各周波数の正常閾値レベルを基準音圧としたものを聴力レベル（hearing level；HL）とよんでいる．

一方，感覚量としての音は，ピッチ（pitch），ラウドネス（loudness），音色（tone, timbre）の三要素をもつ．ピッチは音の高低の感覚で物理量の周波数に対応するものであるが，感覚的な高さは音の強さや呈示時間によっても変化する．ラウドネスは音の強さに対応した感覚量で騒音計などに用いられている．等ラウドネス曲線は1,000 Hz純音の音圧レベルを基本として，感覚上これと同じ大きさと感じた周波数の音圧をプロットしたものである．ラウドネスの単位はホン（phon）である．音色は音を構成する部分音の周波数関係と対応するが，心理学的な因子を含む複雑な感覚量が関係する．

3. 検査室について

患者の聴力よりも大きい室内騒音があると，そ

れに妨げられて聴力検査結果は真の値を示さない．それゆえに正確な音を得るために室内騒音が30 phon以下の防音室内で行う．

4. 音叉による検査法
（医師が施行する場合が多い）

　以前は質的，量的検査にも音叉（tuning-fork）を用いてきたが，現在はオージオメータ（audio-meter；聴力計）に取って代わられた．音叉を用いる検査法で現在まで残っているものとしてはWeber（ウェーバー）法とRinne（リンネ）法がある．

　Weber法は音叉を前頭部，頭頂部の正中もしくは鼻の下（人中）にあて，音がどちらの耳に偏して聞こえるかを調べる．伝音難聴であれば患側，感音難聴であれば健側に偏する．Rinne法は音叉の端を乳様突起に当てて骨導音を聞かせ，消失したら気導音を聞かせる．気導音が長い場合（正常もしくは感音難聴）は陽性，骨導音が長い場合（伝音難聴）は陰性である．

5. 純音聴力検査

　JIS規格を満たし，正しく較正されたオージオメータを使用して測定する．聴力は気導聴力と骨導聴力の2つを測定し，オージオグラム（audio-gram；純音聴力図）に記入する．オージオグラムの横軸は対数目盛でとった検査音の周波数を示し，縦軸はデシベル目盛で表示した聴力レベルを示す．オージオグラムの形式は1オクターブ（octave）の感覚と聴力レベル20 dBの感覚が等しくなるように決められている．

　気導聴力では右耳は○印，左耳は×印で聴力レベルを記入する．気導聴力レベルは直線（右は実線，左は点線）で結ぶ．骨導聴力では，右耳は右が開いたカギ括弧（ [），左耳は左が開いたカギ括弧（ ］）で記入する．このとき，カギ括弧の開いている部分を周波数の線に接して記入する．骨導聴力は線で結ばない．高度の難聴があり，オージオメータの最大出力でも検査音を聴取できないとき

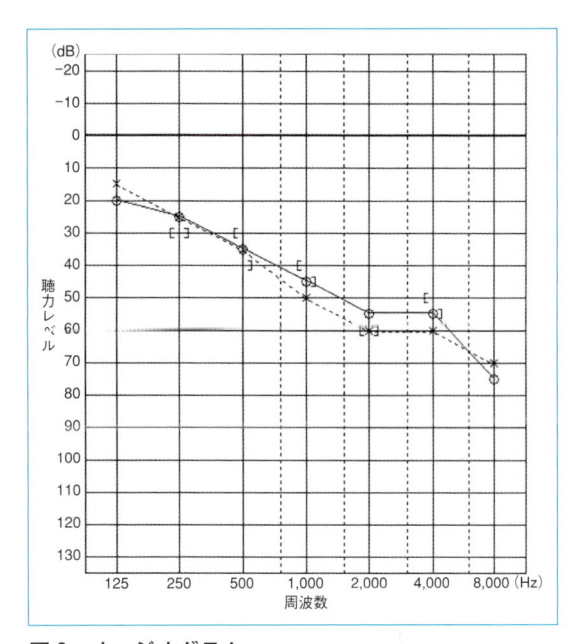

図2　オージオグラム
両側対称性の高音漸傾型感音難聴を呈している．

（スケールアウト）にはオージオメータの最大出力レベルの値に記号を記入し，矢印を斜め下に入れる．この場合も線で結ばない（図2）．

　検査室では検者が被検者を確実に明視でき，かつ被検者からオージオメータの操作や記録の動きが見えない位置で行う．検査について明確な説明をし，被検者に検査を十分理解してもらうことが重要である．音が聞こえたときの反応は，音が聞こえている間はボタンを押し続け，聞こえなくなったら直ちにボタンから手を離すように指示する．

　気導受話器を，受話器の中央部が外耳道入口部に位置するように隙間ができないよう装着する．検査は原則として良聴耳から行う．検査音の呈示は明らかに聞こえないレベルから強さを上げていく上昇法で行う．また，音を呈示する時間は同一レベルで1～2秒とする．聞こえるとの応答があった場合はいったん検査音を止め，休止時間をおいてから再度呈示する．検査は1,000 Hzから始め，その後，2,000，4,000，8,000 Hzと順に高い周波数を測定し，再び1,000 Hzに戻って再度測定した後，500，250，125 Hzの順で低い音を測定する．

　次に骨導聴力の測定を行う．気導聴力と骨導聴

力との差(気骨導差)は伝音障害の程度を表すので診断のために非常に重要である．骨導受話器はヘッドバンドを用いて，振動面が圧抵面に平行になるよう側頭骨乳突部に装着する．振動面と圧抵面の間に毛髪が挟まったり，受話器が耳介に接したりしないように注意する．検査音の呈示方法は気導聴力検査と同様である．

聴覚検査は左右別々にそれぞれ検査するため，一方の耳を検査中に他方の耳で検査音を聴いて応答(交叉聴取)すれば誤った結果となってしまう．そこで非検査耳に検査音が聞こえないよう雑音を聴かせる．これをマスキング(masking)とよんでいる．気導検査の場合，受話器から出た音は反対側の内耳に伝わるまでに50～60 dB減衰する．一方，骨導検査では0～5 dBしか減衰しないため，マスキングが不可欠となる．純音聴力検査においてはバンドノイズ(狭帯域雑音)を用いる．気導検査の場合，自覚的な良聴耳はマスキングなしで検査を行う．難聴側の検査を行うとき，閾値レベルが50 dB以上で良聴耳との差があるときは50 dBのバンドノイズを入れる．骨導検査の場合は気導閾値が50 dB未満の場合は50 dBのバンドノイズを入れる．非検耳で聴いているおそれがあるときはノイズを10 dBずつ増大し，測定結果の変動値が5 dB以内になる値を求める．

6. 自記オージオメトリ

自記オージオメトリ(self-recording audiometry)はBékésy(ベケシー)によって1947年に考案された自記オージオメータを用いる検査で，検査音を被検者に聴かせながら閾値を自動的に測定することができ，記録された鋸歯状の波形および振幅から補充現象の有無や感音難聴の鑑別診断が可能である．検査は測定耳に受話器を装着し，音が聞こえているときはスイッチを押し続けるようにし，聞こえなくなったら離すよう指示する．スイッチを押している間は音が弱くなり，聞こえなくなって離すと音が一定の速度で増強する．

原法は100～10,000 Hzまで15分間で連続して音を聴かせる検査で，連続周波数自記オージオ

表1 Jergerの分類

Ⅰ型	持続音記録と断続音記録が全周波数帯にわたってほぼ同じレベルにあり，振幅は約10 dBである．これは正常耳もしくは伝音難聴でみられる．
Ⅱ型	持続音記録が中高音部において断続音記録より5～20 dB閾値上昇するもので，内耳性難聴で認められる．
Ⅲ型	持続音記録は断続音記録に比較して60秒以内に40～50 dB以上閾値上昇するもので，蝸牛神経障害で認められる．
Ⅳ型	Ⅱ型に類似するが，持続音記録がすべての周波数帯において断続音記録より5～20 dB閾値上昇するもので，内耳性難聴で認められる．
Ⅴ型	断続音記録が持続音記録より閾値上昇するもので，機能性難聴(心因性，詐聴など)で認められる．

メトリとよばれる．しかしこの方法では測定に時間がかかるため，現在は一定の周波数のみ測定する固定周波数自記オージオメトリを行う．この場合の横軸は測定時間を示している．本検査はいずれの方法においても持続音と断続音の両者について測定する．

この検査で振幅の減少がみられた場合は補充現象陽性と考える．補充現象(recruitment phenomenon)は内耳性感音難聴の際に認められるもので，音の強さ(物理量)の変化に伴う音の大きさ(感覚量)の変化が正常耳に比較して異常に大きい現象をいう．また固定周波数記録で検査を行った際，時間の経過とともに閾値レベルが上昇する現象が認められるときがある．これは一過性閾値上昇(temporary threshold shift；TTS)とよばれ，後迷路性難聴に特徴的に認められる．

Jerger(ジャーガー)は自記オージオメトリの持続音と断続音の記録を，病変の障害部位の鑑別に用いる目的で5つの型に分類した(表1，図3)．

7. 閾値上聴力検査

主に補充現象を確認する検査法で，ここではSISI(short increment sensitivity index)検査とUCL(uncomfortable level)検査について述べる．

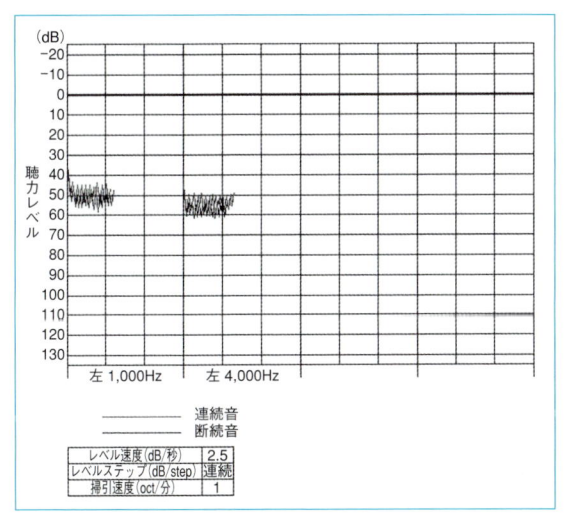

図3 自記オージオメトリ
JergerⅠ型を呈している.

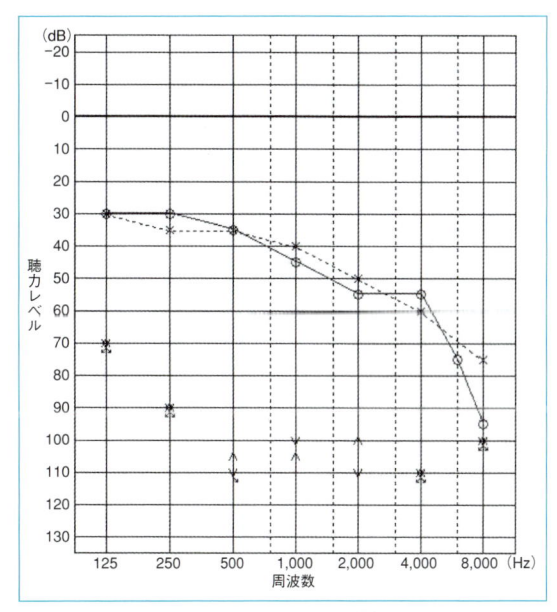

図4 UCL検査
中音部100〜110dBに不快閾値を認める.

表2 SISI検査の結果例

検耳	周波数	検査音レベル	応答率
右耳	1,000 Hz	100 dB	100%
右耳	4,000 Hz	80 dB	100%
左耳	1,000 Hz	50 dB	0%
左耳	4,000 Hz	50 dB	5%

右耳は補充現象陽性.

a. SISI検査

閾値上一定のレベルの音を聴かせながら，5秒に1回その強さを1dBだけ増加させる．強さの変化は100秒間に20回行い，増加の回数の正答数の百分率を求めスコアを求める．スコアが60%以上の際は補充現象陽性とする（**表2**）.

b. UCL検査

音を閾値より5dBずつ強くしていくと，次第にうるさくなり，これ以上聴いていられない不快な音になる．これを不快レベル〔不快閾値；uncomfortable level（UCL）〕とよぶ．通常1周波数について3回繰り返す．この検査は補聴器を適合する際に重要である（**図4**）.

8. 語音聴力検査

語音聴力検査はわれわれが情報伝達に発している語音そのものを検査の素材としている．語音は純音に比べて複雑な構造をもっている複合音であり，周波数成分も強さも時間軸に沿って始終変動する特徴をもっている．語音聴力検査においても閾値の検査と閾値上の検査がある．語音聴力検査の目的には，言葉の聴き取りや聴き分けの能力を測定する語音弁別検査（speech discrimination test）や，難聴の原因部位検索（内耳性なのか後迷路性なのか）などがあげられる．わが国で使用される標準語表は日本聴覚医学会が作成した57語表，67語表，57-S語表，67-S語表がある（**図5**）.

語音弁別検査は語音を閾値上のレベルで聴かせ，言葉の聞き分け能力をみるものである．語表の1リストを同じレベルで聴取させ，その正答率から明瞭度を求める．その後，検査音を10〜20dBずつ変化させていき，スピーチオージオグラム上に語音明瞭度曲線を描く．通常，その最高明瞭度を語音弁別能（discrimination ability）とする.

9. インピーダンスオージオメトリ

インピーダンスオージオメトリ（impedance audiometry）とは中耳音響インピーダンス（抵抗）を

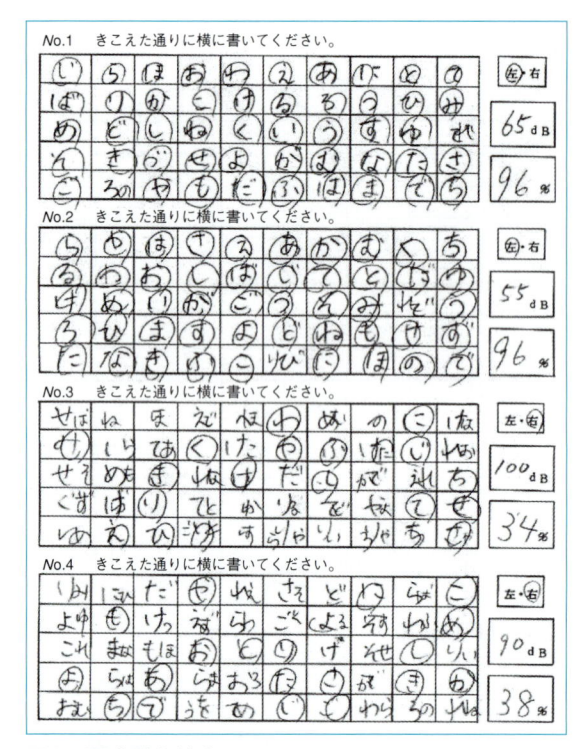

図5　語音聴力検査
57-S 語表を用いた弁別能の検査結果．右側に著明な低下を認める．

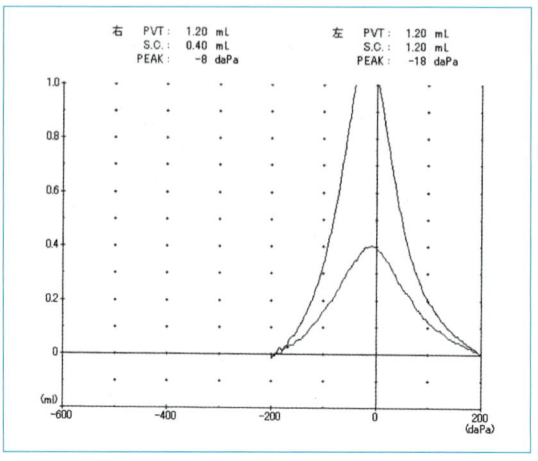

図6　ティンパノグラム
健常側はA型，耳小骨離断を認めたほうはAd型を呈している．

表3　ティンパノグラムの分類（Jerger, 1970）

A型	外耳道の圧が±100 daPa 以内でコンプライアンスが最大となるもので聴力正常者，感音難聴に認められる．
As型	A型でピークが小さいもので耳硬化症，アブミ骨固着症などに認められる．
Ad型	A型でピークが大きいもので耳小骨連鎖離断，鼓膜萎縮などに認められる．
B型	最大のコンプライアンスを示すピークが認められず平坦なもので，滲出性中耳炎，癒着性中耳炎に認められる．
C型	ピークが-100 daPa 以下にみられるもので，耳管狭窄症や滲出性中耳炎に認められる．

測定するもので，外から音を入れて中耳の伝音機構（鼓膜，耳小骨連鎖など）がどの程度，音の流れを妨げているかを測定する．主にティンパノグラムと音響性耳小骨筋反射（アブミ骨筋反射）の2つの検査法が行われている．

a. ティンパノグラム

外耳道内の空気圧を変化させて中耳のコンプライアンスの変化を測定する．横軸に外耳道の空気圧，縦軸に等価空気容量をとり図示したものがティンパノグラム（tympanogram）である（**図6**）．中耳のコンプライアンスが最大，つまり鼓膜が最もよく動くのは中耳腔と外耳道の圧が等しくなったときである．ティンパノグラムはその結果を**表3**のように分類する．

b. 音響性耳小骨筋反射（アブミ骨筋反射）

中耳の耳小骨連鎖には三叉神経支配の鼓膜張筋と顔面神経支配のアブミ骨筋が付着している．鼓膜張筋反射の閾値は高いため，基本的にはアブミ骨筋反射の測定と考えてよい．検査は音刺激を与えることで生じる耳小骨筋反射をコンプライアンスの変化で記録する．音を呈示するのはプローブの同側と反対側の2種類の検査がある．反射閾値の正常値は反対側刺激で 70～100 dBHL 〔dBHL は 0 dB＝0 HL（hearing level）とした聴力レベル単位〕と幅が広い．感音難聴の場合，補充現象のため，聴力レベルと耳小骨筋反射閾値が接近する．反射閾値と聴力レベルの差が 55 dB 以内のとき，Metz（メッツ）検査陽性とよぶ．

アブミ骨筋反射は顔面神経麻痺の部位診断や予後判定にも応用可能である．顔面神経麻痺患者において反射欠如であればアブミ骨筋神経より中枢

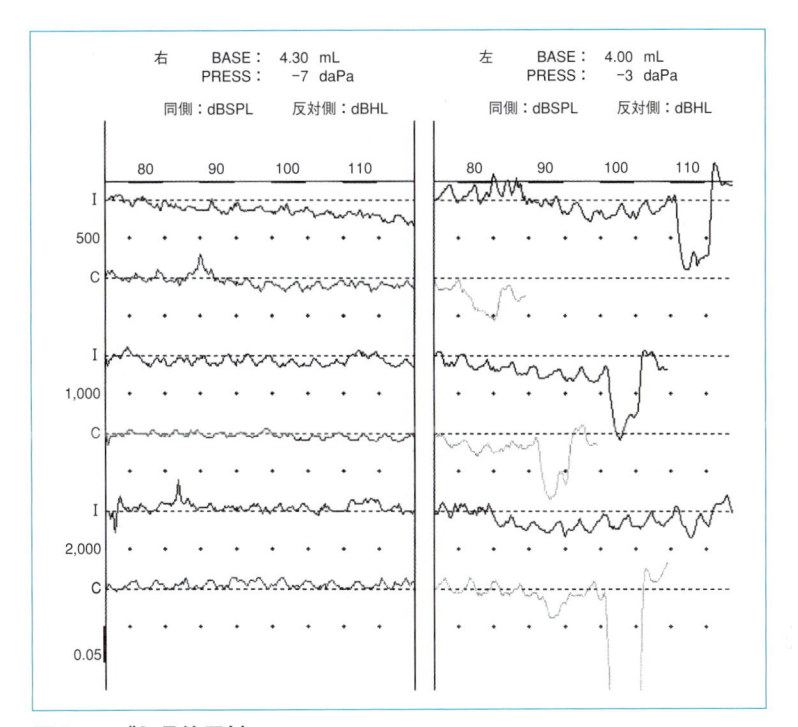

図7 アブミ骨筋反射
Iは同側刺激，Cは反対側刺激の結果．顔面神経麻痺を呈する右側は反射を認めない．

側，検出されれば末梢側の障害と考えることができる．また，反射が検出された例や欠如した反射が早期に回復した例は予後がよいと考えることができる（図7）．

10. 耳音響放射

蝸牛は音の振動エネルギーを神経の活動電位，すなわち電気的エネルギーに変換する器官である．刺激音の音圧に対して蝸牛の基底板が振動するが，その振幅が増幅されていることがわかり，それはラセン器の外有毛細胞の働きであることが同定された．この外有毛細胞の働きにより増強された基底板運動に由来する振動が，入力音と逆の経路で伝播し音として外耳道に放射されたものが耳音響放射（otoacoustic emission；OAE）である．このため，耳音響放射の記録装置には，耳プローブ内に音を発生するイヤホンと耳音響放射を記録するマイクロホンが内蔵されている．主に臨床現場で使用されているのは，誘発耳音響放射（transient-evoked otoacoustic emission；TEOAE）と歪成分耳音響放射（distortion-product otoacoustic emission；DPOAE）である．

a. 誘発耳音響放射

誘発耳音響反射（TEOAE）はクリックや短音刺激後5～15ミリ秒遅れて観察される．刺激感覚は20～25ミリ秒で250～500回の平均加算が必要である．1kHz付近で最もよく反応が認められる．平均波形の一致の度合いは有効な信号取得の目安となり，再現性（reproducibility）として表示される．再現性が50％以上であれば反応ありと考える（図8）．

b. 歪成分耳音響放射

周波数の異なる2音を同時に聴取すると，まったく別の周波数の音を知覚するという結合音現象があることが知られていた．多くの結合音のうち，最も振幅の高い音を歪成分耳音響放射（DPOAE）として観察している．2つの周波数 f_1，f_2 を同時に

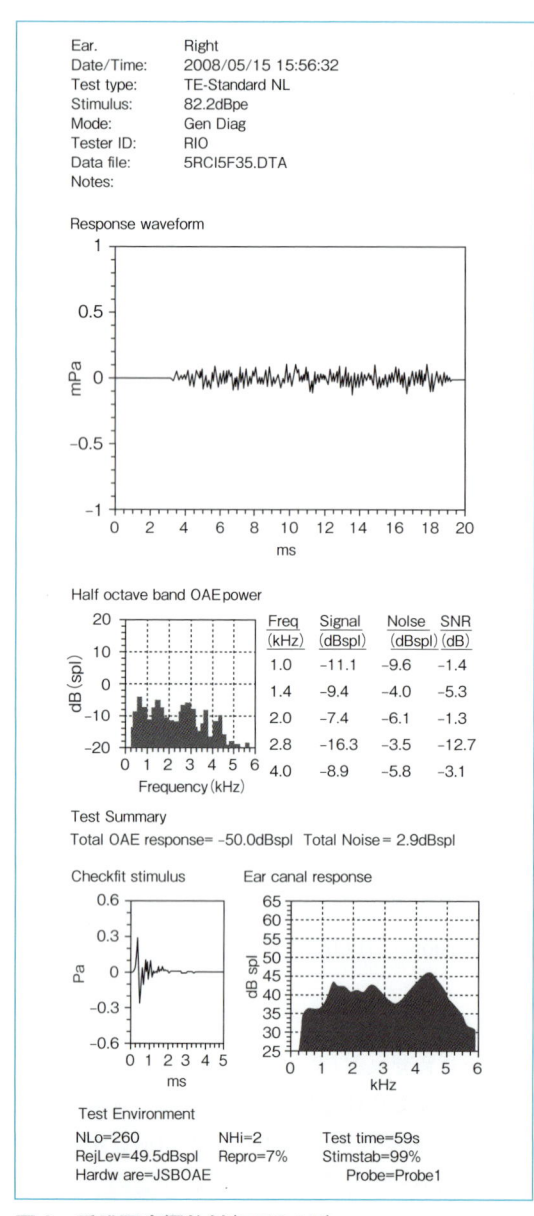

図8 誘発耳音響放射(TEOAE)
右感音難聴症例の検査結果. 再現性は7%と低い.

聴取すると, $f_2/f_1=1.2$ のときに $(2f_2-f_1)$ の周波数の音が最も振幅が大きい. 歪成分耳音響放射は高音域まで測定可能で, 周波数別の所見を広い範囲で観察できる. 歪成分耳音響放射を各周波数で測定しグラフ化したものをDPグラムとよぶ(図9).

11. 聴性脳幹反応

　新生児や乳幼児などのように正確に意思表示ができない場合や, 詐聴や心因性難聴などその意思表示が信頼性に乏しい場合, さらに意思表示ができない意識レベルにある場合などに, 被検者の応答に頼らず聴力の測定をしなければならない. このような目的で用いられる検査法を総称して他覚的聴力検査法(objective audiometry)という.

　聴性脳幹反応(auditory brainstem response；ABR)は他覚的聴力検査法の1つである. 頭表から記録される遠隔電位で, 潜時1〜10ミリ秒の5〜7個の反応成分からなる. 蝸牛神経と脳幹部聴覚路由来の反応である. 頭頂部皮膚上に関電極, 刺激側の耳垂または乳突部皮膚に不関電極を置く. 刺激音はクリック音が最も多く用いられるが, 周波数特異性を問題にする場合はトーンピップやトーンバーストが用いられる. 1,000〜2,000回の平均加算を行う. 約1ミリ秒間隔で5〜7個の波が出現し, それぞれⅠ波, Ⅱ波…とよばれている. 臨床的にはⅠ波が刺激側の蝸牛神経, Ⅱ波が蝸牛神経核周を含む橋, Ⅲ波が上オリーブ核, Ⅳ, Ⅴ波が外側毛帯から下丘と解釈されている. 音圧を下げていくと徐々に波が消失し, 最後にⅤ波が消失する. この時点の音圧を聴力閾値と考える. クリック音では2,000 Hz以上の高音域の聴力閾値とよく相関する.

　また, この検査は脳幹機能を反映するため, 脳死判定, 頭部外傷患者や脳神経外科患者手術中の脳幹機能判定に用いられる(図10).

12. 新生児聴覚スクリーニング

　約1,000人に1人の頻度で先天性難聴児が出生するといわれている. 近年, 小児科や産科の医療現場で新生児の聴覚スクリーニングが盛んに行われるようになった. これは早期に難聴児を発見し療育を行うことを目的としている. 主に行われている検査法は自動聴性脳幹反応検査(AABR, 自動ABR)と耳音響放射(OAE)スクリーナーである. どちらの検査も合格(pass)と要精査(refer)と

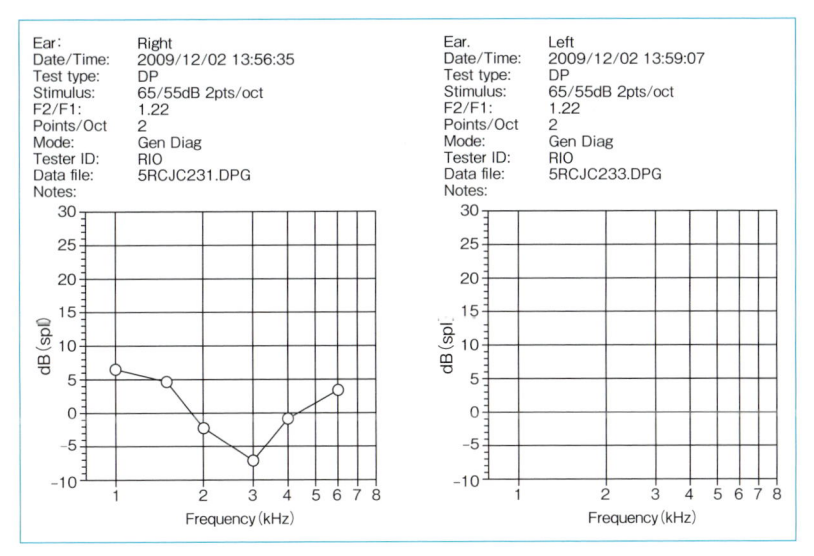

図9 歪成分耳音響放射(DPOAE)
左感音難聴症例の検査結果.健側の右のみDPグラムに反応が得られている.

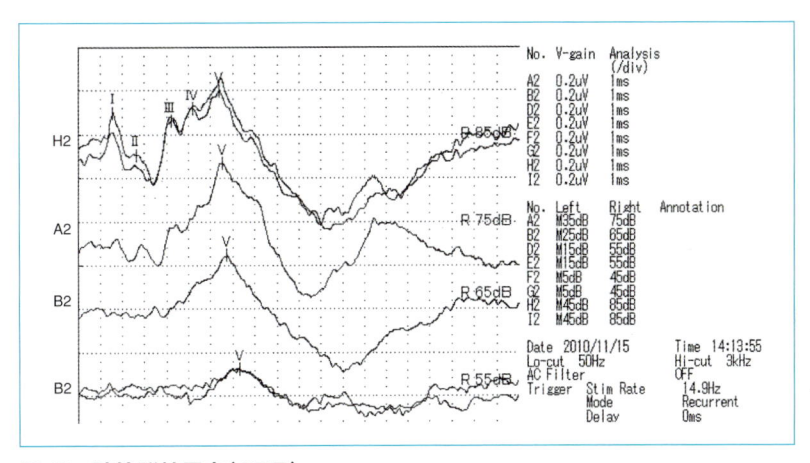

図10 聴性脳幹反応(ABR)
軽度から中等度難聴症例の検査結果.

いう結果が得られる.要精査となった場合は,耳鼻咽喉科専門医に紹介され,さらなる検査が行われ,難聴の有無,程度,療育の必要性などが慎重に診断される.

a. 自動聴性脳幹反応検査

原理は先に述べた聴性脳幹反応検査(ABR)と同様である.自動聴性脳幹反応(automated auditory brainstem response；AABR)はスクリーニング用に開発されたものである.前額正中部に関電極,後項部に不関電極,肩に接地電極を置き,検査音はイヤーカップラーを通してクリックとして与えられる.機械に入力されている正常波形と反応波形を比較検定し,一致する場合はpass,一致しない場合はreferと表示される.この検査の長所として自然睡眠下で行うことができ,検査時間が短く,偽陽性が少ないことなどがあげられるが,電極やカップラーの装着に手間がかかること,カップラーが使い捨てのため検査費用がかかることなどが短所である.

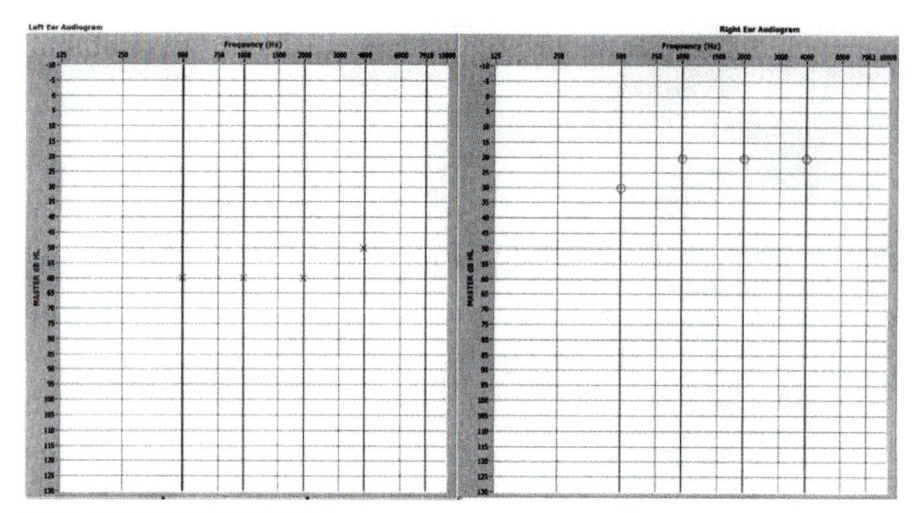

図11　聴性定常反応(ASSR)
×印が左耳，○印が右耳の検査結果．左耳は60 dBレベルに閾値あり．右はほぼ正常反応．

b. 歪成分耳音響放射スクリーナー

　原理は先に述べた歪成分耳音響放射(DPOAE)検査と同じである．利点は簡便に検査ができること，自動聴性脳幹反応(AABR)と比較してコストがかからないことなどである．一方，欠点として検査結果が被検児の体動，啼泣，呼吸音などの雑音や中耳の貯留液，外耳道の耳垢などに影響されるため，偽陽性となりやすいことがあげられる．

13. 聴性定常反応

　他覚的検査法として聴性脳幹反応(ABR)をあげたが(→ p.190)，周波数特異的に聴力閾値を判断することは困難であり，クリック音が主に高音部の閾値を反映することから，低音域聴力判定に問題がある．このため，周波数特異性の高い他覚的検査法として聴性定常反応(auditory steady-state responce；ASSR)が用いられるようになった．

　定常反応とは，高い繰り返し頻度の刺激に対する誘発電位で各波が干渉し合い，サイン波状を呈するものである．刺激音として用いる正弦波的振幅変調音は，持続音に正弦波的振幅変調をかけたもので，周波数特異性が高い．これを用いて誘発反応を記録し，反応波形を記録する．この検査を用いることで純音聴力検査ができない乳幼児などでも，オージオグラムとほぼ同様の結果を得ることができる(図11)．

14. 乳幼児聴力検査

　新生児聴覚スクリーニングで要精査となった場合，さらなる検査が進められる．聴性脳幹反応(ABR)や聴性定常反応(ASSR)などの他覚的検査とともに行われるのが，乳幼児聴力検査である．検査は被検者の月齢，年齢に応じて選択する必要がある．

a. 聴性行動反応検査(〜1歳)

　聴性行動反応検査(behavior observation audiometry)は，音を聞いたときに現れる非特異的な反応をみて，聴力の有無を確認する検査である．閾値は高く出やすい．音刺激には，太鼓，拍手，笛，ベル，震音(warble tone)などが用いられる．検査用具としてネオメーター(neometer)が作られており，40，70 dBなどの音を周波数を変えて出すことができる．

　大きな音がしたときに上肢を伸ばして抱きつくような動きをするMoro(モロー)反射や，大きな音で瞬きをする耳性眼瞼反射，驚愕反射などを確認する．

b. 条件詮索反応聴力検査（6か月〜3歳）

音と光の来る方向を振り向く神経反射（詮索反射）を利用した検査を条件詮索反応聴力検査（COR-audiometry）という．被検児の左右前方にスピーカーと人形を置き，スピーカーから音を出すと同時にその側の人形を照明で照らすとそちらを振り向く．これを繰り返して，音を出してその方向を振り向くように条件づけができたら，これを利用して音源を詮索する最低の音の強さを測定する．

c. 遊戯聴力検査

遊戯聴力検査（play audiometry）は子どもの興味を引きながら検査する方法で，音が聞こえたら遊戯ができるように工夫された検査である．オージオメータの音が聞こえたときの応答形式として，玩具の移動やのぞき窓〔音がしている間にボタンを押すと中の照明がつき，おもちゃが見える：ピープショウ検査（peep-show test）〕などがある．

B 平衡機能検査

本項を理解するためのキーワード

❶ **平衡覚の構成成分**
実施しようとする検査が，平衡覚の何を評価しようとしているのかを理解して実施することが重要である．

❷ **自発症状と負荷刺激**
自発症状から現れる所見を評価するのか，負荷を加えて現れる所見を評価するのか，理解したうえで実施する必要がある．検査により患者に苦痛を与える可能性があることを認識する必要がある．

身体の平衡は，深部感覚運動系，眼球運動系，前庭系のそれぞれが平衡を保ちつつ，密接に関係しながら協調的に働くことによって保持されている．検査を行う場合は，各系の関連や代償機能などを考慮しながら検査を進める必要がある．

平衡機能検査（examination of equilibrium）は主に自発症状の検査と負荷刺激検査に大別される．自発症状の検査は眼球，四肢体幹などの効果器官に現れる所見に基づいて平衡系全体の異常を検出するものである．一方，負荷刺激検査は感覚器官に特別な刺激を負荷して，効果器官に起こる反射の現れ方から，個別器官の機能を調べる方法である．測定方法が容易で正確であることから眼球運動を指標とすることが多い．

1. 検査に際しての患者への注意と説明

平衡機能検査は，正確なデータを得るために患者の協力が必要なものが多い．また，検査によっては患者に苦痛を与える場合もあり，十分な説明が必要である．検査を担当する者は検査の目的，患者の状態や背景について十分に理解して配慮を怠らないことが必要である．

a. 検査前の説明と注意点

検査の必要性について再度確認する．患者は事前に担当医から説明されているはずなので，詳細を反復する必要はない．この際，良質な検査を行ううえで患者の協力が必要なことを説明することが重要である．

検査にどのくらい時間がかかるのか，どんな流れになるのかを説明する．個々の検査の詳細はそのつど説明を行うほうがよい．検査によって起こる可能性のある自律神経症状（めまい，嘔気など）は一過性であり，できるだけ少なくなるように努力することを説明する．

検査前に患者の状態を確認しておくことは必要である．まず，めまい症状の経過や当日の状態を確認する．症状が強い場合は当日の検査実施について担当医と相談する必要がある．内服中の薬剤のなかで検査に影響を与えるものは事前に休薬しているはずだが，再度確認する．高齢者では高血圧，糖尿病，頸椎や下肢の障害などを合併している可能性が高い．急激な体位変換，懸垂頭位など

を避けたほうがよいこともあるので確認が必要である．患者の四肢の状態，特に変形，痛み，麻痺などがあれば，書字，直立，足踏み，歩行検査などに影響を与える．眼球運動障害，視力・視野障害，義眼・コンタクトレンズの有無などは眼球運動を指標とする検査結果に影響を与える．さらに温度眼振検査を行う場合は外耳道や鼓膜穿孔の有無などを確認する必要がある．これらをきちんと確認することは検査を行ううえで非常に重要である．

b. 検査中の説明と注意点

検査の順序は ① 自発的症候（直立，足踏み，歩行，書字，眼振など），② 誘発的症候（頭位，体位変換などの負荷），③ 人工的刺激（温度，回転，視運動など）のように患者にとって負担の少ないものから行うとよい．患者にまず検査の全体的な方針を説明し，検査の種類が変わるところでそのつど，何を目的とするのか，どのようにするのか，どのくらい時間がかかるのかを説明する．検査中に自律神経症状，難聴，耳鳴などが悪化した場合は担当医と相談し，検査を続行するか中止するかの判断を仰ぐ．

c. 検査後の説明と注意点

検査後にめまい発作が起こる場合もあるので，しばらく患者の様子をみて状態を確認してから帰宅させるとよい．その際，検査結果の説明に関する診察の日取りや，それまでに何か変化があった場合の連絡先についても確認をしてから帰宅させる．

2. 直立検査

直立検査（righting reflex test）とは静的体平衡機能の障害を，偏倚に対する立ち直りの面からとらえて評価する検査である．静的体平衡には視覚，内耳平衡覚，深部感覚のうち2種類以上の感覚入力が必要であり，内耳平衡覚に障害があれば開眼時で保てた平衡が，閉眼時に保てなくなる．中枢性障害の場合は，3種の感覚が正常であっても体平衡機能が障害されるため，閉眼，開眼にかかわ

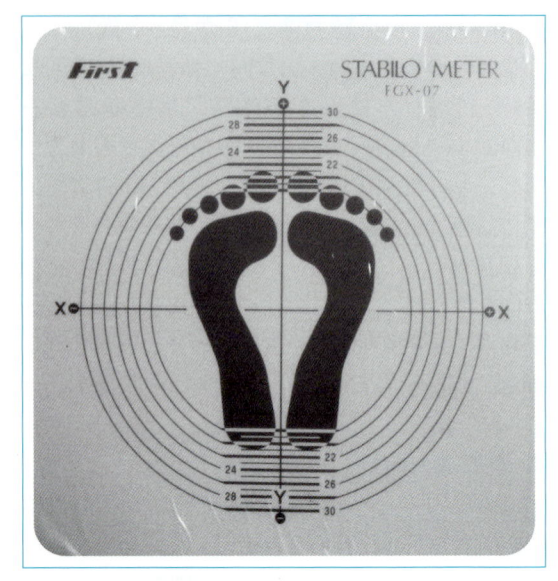

図12 重心動揺計
足型に合わせて被検者を立たせて測定する．

らず体平衡機能が障害される．

a. 両脚直立検査

Romberg（ロンベルグ）検査ともいう．両足をそろえ，つま先を接して直立させる．両側上肢は軽く体側に接し，正頭位で前方を見るよう指示し，開眼正面注視で30秒間または60秒間，続いて同じ姿勢で閉眼させ30秒間または60秒間観察し，開眼および閉眼時の身体の動揺の有無，程度，転倒の有無，方向，開眼と閉眼の差を評価する．閉眼時動揺が増大するものをRomberg陽性とする．

b. Mann（マン）検査

一側の足先と他側の踵を接して両足を一直線上にそろえて直立させ，体重を前後の両足に均等にかけさせて直立姿勢をとらせる．両脚直立検査と同様に開眼，閉眼の両者で安定度合いを確認する．開眼，閉眼ともに30秒以内で転倒するときを異常と判断する．

c. 重心動揺検査

平衡機能を前庭脊髄反射の面からみるために直立姿勢の状態での動揺を調べることを重心動揺検査（stabilometry）という．開眼，閉眼のそれぞれ

```
< 重心動揺軌跡図 >
    開眼                              閉眼
```

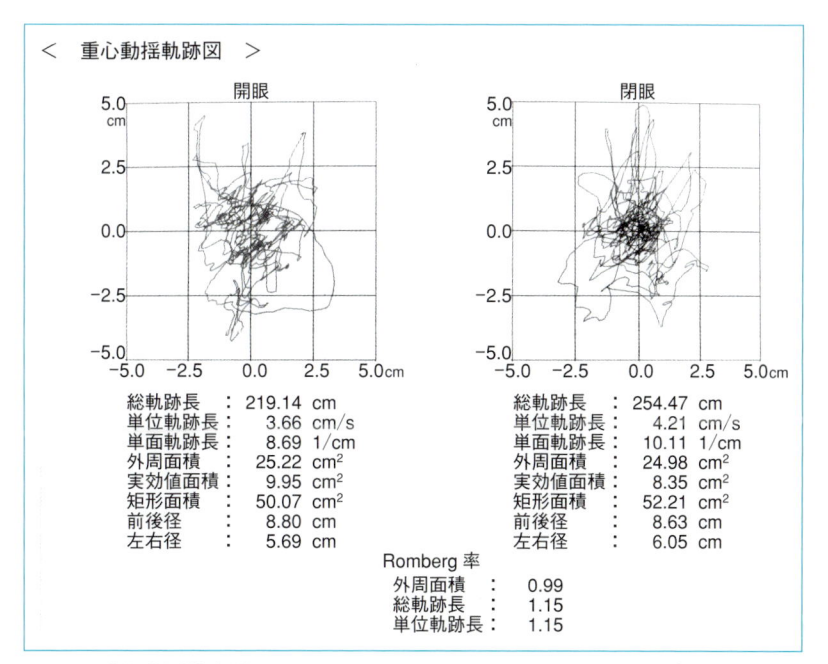

総軌跡長　：　219.14 cm
単位軌跡長：　3.66 cm/s
単面軌跡長：　8.69 1/cm
外周面積　：　25.22 cm²
実効値面積：　9.95 cm²
矩形面積　：　50.07 cm²
前後径　　：　8.80 cm
左右径　　：　5.69 cm

総軌跡長　：　254.47 cm
単位軌跡長：　4.21 cm/s
単面軌跡長：　10.11 1/cm
外周面積　：　24.98 cm²
実効値面積：　8.35 cm²
矩形面積　：　52.21 cm²
前後径　　：　8.63 cm
左右径　　：　6.05 cm

Romberg率
外周面積　：　0.99
総軌跡長　：　1.15
単位軌跡長：　1.15

図13　重心動揺検査結果
開眼，閉眼ともにやや前後型で動揺が大きい．重心動揺軌跡長も200 cm以上と大きくなっている．

の身体のゆらぎを客観的に記録することが可能である．

検査の主な目的は平衡機能の評価，病巣局在や疾患の鑑別，治療効果・経時変化の評価，心理学的検査，詐病の鑑別などがあげられる．

検者は，被検者を重心動揺計（図12）の決まった方向に向かせ，検出台中央に両足内側縁が接するように立たせて，眼前2～3 mに置かれた指標を見るように指示する．開眼で1分間，続いて閉眼で1分間直立し，動揺を記録する．記録はコンピュータで解析される．測定項目は以下の通りである．

1) 重心動揺図

動揺パターンの把握である．重心動揺の特徴をつかむのに役立つ．8方向のベクトル表示により分類が可能となる．求心型，左右型，前後型，不規則型に分類できる（図13）．

2) 重心動揺面積

動揺面積の算出方法はいくつかあるが，外周面積を求めるのが最もわかりやすい．

3) 重心動揺軌跡距離

軌跡長ともいう．動揺の大きさを求める最もよいパラメータである．

4) 動揺中心の偏倚

足底中心と重心動揺中心との偏倚距離をX軸，Y軸で測定する．

5) パワースペクトル

重心動揺を構成する周波数成分を調べる．通常10 Hz以下で記録する．開・閉眼における1 Hzまたは3 Hz以下の帯域平均周波数は重心動揺の動態を把握するのに有用である．

6) Romberg率

重心動揺の閉眼開眼比を面積または軌跡距離で求める．

3. 偏倚検査

末梢内耳機能および中枢（脳幹や小脳）は全身の骨格筋に筋緊張を与えており，これらの部位に左右差のある障害が起きると左右不均衡が生じる．このため直立姿勢の維持や運動に際し，眼，頭部，四肢，躯幹に一方向への偏倚（かたより）が現れる．これをとらえるのが偏倚検査（deviation reaction test）である．

a. 書字検査

書字検査（writing test）は上肢の偏倚現象を検出する検査である．被検者を椅子に掛けさせ，ペンを持たない手は机に触れないように膝に置き，ペンを持つ手は机に触れずにペン先だけを用紙に触れるようにする．縦書きに4～5字の一連の文字（あいうえお，ABCDEなど）を書かせる．文字の大きさは3～5 cm，1行15～20 cmくらいとする．初めに開眼で1行，続いて目隠しをして4行書かせる．遮閉眼時は書き始めの位置までペン先を誘導する．

結果は開眼と遮閉眼での文字の違いを比較検討する．文字が一定方向に偏倚する場合は偏倚文字として，10°以上を異常と判定する．そのほか，失調文字は小脳障害などの協同運動障害で現れ，不調和で支離滅裂な文字となる．振戦文字はふるえる文字で脳幹障害の際に現れることが多い．

b. 足踏み検査

足踏み検査（stepping test）は下肢の偏倚現象を検出する検査である．可能であれば平坦な固い床の上に半径0.5 mと1 mの2つの同心円を描き，円内に45°の分度線を入れておく．履物を脱がせた被検者を同心円の中心に正面を向いて足をそろえて起立させる．両上肢を前方に伸ばした状態で閉眼させ，100歩ないし50歩，大腿を水平になる位置まで上げさせながら足踏みさせる．検査は3回繰り返すのが望ましい．

回転角度で90°以上，移動距離で1 m以上は異常と判断する．一側性末梢障害では患側に偏倚することが多い．著明な動揺，転倒は中枢性，脊髄性，両側末梢性などが考えられる．

c. 歩行検査

歩行検査（walking test）は中枢性または末梢前庭性不均衡に基づく下肢のアンバランスをみるのを目的とする．平坦な床に描いた6 mの直線上を開眼で，続いて閉眼で前進および後退を数回行う．壁に衝突するなどの不安を除くための注意が必要である．正常範囲は前進で1 m以内，後退で1.4 m以内である．

身体障害者福祉法の平衡神経認定のためには開眼および閉眼における10 mの直線歩行検査が必要である．身体障害者程度等級表によると3級は「平衡機能の極めて著しい障害」で四肢体幹に器質的異常がなく，他覚的に平衡機能障害を認め閉眼にて起立不能，開眼で直線を歩行中10 m以内に転倒もしくは著しくよろめいて歩行を中断せざるを得ないものをいう．5級は「平衡の著しい障害」と定義づけされており，閉眼で直線を歩行中10 m以内に転倒または著しくよろめいて歩行を中断せざるを得ないものをいう．

結果の判定として，常に一定方向に偏倚するものは末梢前庭の障害が考えられる．閉眼でふらつきが増強し歩行，足踏の検査が困難である場合は両側前庭機能障害が考えられる．開眼歩行で動揺する場合は中枢性障害を疑う．ただし，脊髄小脳の障害では閉眼でふらつきが増強する場合や，小脳半球の障害では障害側に偏倚する場合があるので，注意を要する．

4. 自発眼振検査

自発眼振（spontaneous nystagmus）は健常者では認めることはなく，これを認めたときは直ちに病的と判断できる．めまいは主観的な症状であるが，自発眼振の存在はその客観的裏づけになる．眼振の方向や打ち方，眼振が現れる条件や随伴症状などを分析すると，病巣がどこにあるかなどの有益な情報が得られる．眼振検査は注視眼振の検査，閉眼，暗所開眼，Frenzel（フレンツェル）眼鏡（図14），赤外線CCDカメラ（図15）を使用しての

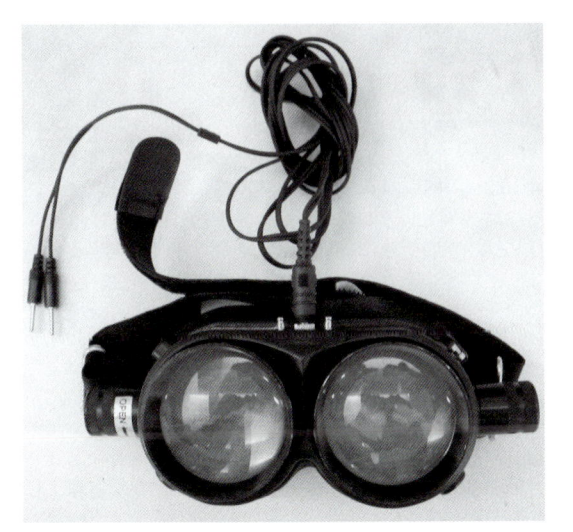

図 14　Frenzel 眼鏡
両眼に凸レンズと照明ランプが装備されており，固定機能を除いた状態での眼運動を拡大して観察できる．

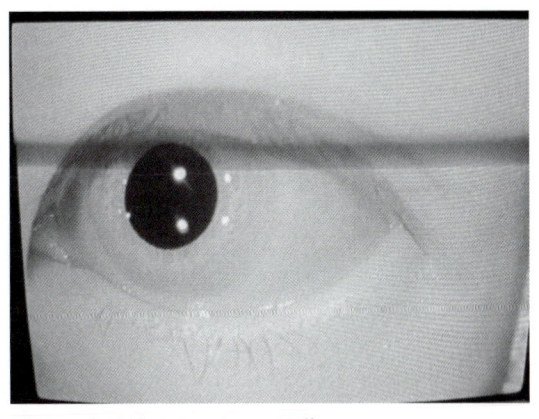

図 15　赤外線 CCD カメラ画像
大きな画面で暗所開眼時の眼振を詳細に観察できる．記録が容易であり複数名での観察が容易である．

検査，眼振計（ENG）を使用した検査の順に行われる．

a. 注視眼振検査

検者の指先を約 50 cm 離して注視させ，その方向を左右上下に約 30°変えて検査する．眼振の方向，方向的性状，振幅，頻度，眼振持続時間などを調べ評価する．

中枢性眼振（central nystagmus）は特徴的性質を有する場合が多い．注視方向性眼振は注視する方向に従って眼振方向が変化するものである．

前庭性眼振（vestibular nystagmus）は注視する方向によって眼振の向きが変化することはない．しかしその程度に応じて，眼振急速相の方向にのみ向けた場合に生じるⅠ度，正面前方視でも出現するⅡ度，眼振緩徐相に向けても生じるⅢ度に分類される．

b. 非注視眼振検査

注視を妨げるには閉眼，遮眼，暗所開眼などの方法があるが，Frenzel 眼鏡や赤外線 CCD カメラを使用した検査が有効である．Frenzel 眼鏡は 15～20 D〔ジオプトリー（diopter）〕の凸レンズと照明ランプを装備しているため，検者は眼球を拡大して観察することができるとともに，被検者は固視機能が取り除かれるので，前庭性眼振が活発になる．赤外線 CCD カメラは完全な暗所開眼での観察が可能であり，眼振をビデオ録画できるなど，非常に有用である．眼振計（ENG）の原理や電極の装着法などについては後述する．

5. 頭位変換に伴う眼振検査

a. 頭位眼振

正常頭位で眼振を認めなくても，左右の前庭系のアンバランスが潜在している場合，頭位をどちらかに傾けたり，臥位にしたりして，耳石器に負荷をかけて眼振を出現させることができる．これを頭位眼振（positional nystagmus）という．座っている患者にできるだけ躯幹と一緒にゆっくり背屈，前屈，右下，左下の頭位をとり眼振を確認する．さらに臥位で行う検査で，左右，懸垂頭位，座位から懸垂頭位などさまざまな方向で確認する．特に，懸垂頭位での観察が重要である（図 16）．

Frenzel 眼鏡もしくは赤外線 CCD カメラを使用する．静的な検査であるので，頭位変化はできるだけゆっくり行う．眼振計（ENG）に記録することも可能であるが，頭位眼振は小打性のものが多く，ENG に記録できないものも多いので注意が必要である．

一般に末梢性の頭位眼振はめまい感を伴ってい

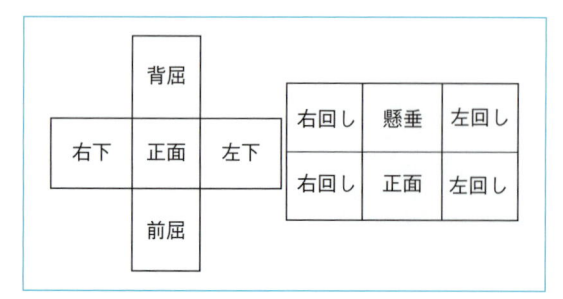

図 16　頭位眼振
左側が座位，右側が仰臥位の記録.

ることが多いが，中枢性疾患の場合，大振幅の眼振を認めるにもかかわらずめまい感を伴わないことがある．垂直眼振（vertical nystagmus）を認めた場合も注意が必要である．

b. 頭位変換眼振

頭位変換により耳石器と半規管に急速な動的刺激を与え，その後誘発される眼振を観察する．主な検査法は2つある．

Strenger（ストレンジャー）法は矢状面の頭位変換眼振（positioning nystagmus）の検査で，懸垂頭位⇔座位正面を行う．この方法は両側の垂直半規管を同時に刺激する方法である．座位→懸垂頭位は両側の後半規管刺激，懸垂頭位→座位は両側の前半規管刺激となる．

Dix-Hallpike（ディックス・ホールパイク）法は矢状面と水平面の複合検査で懸垂頭位右下⇔座位正面，懸垂頭位左下⇔座位正面を行う．この方法は一側の後半規管と対側の前半規管を同時に刺激する方法である．良性発作性頭位めまい症の回旋性眼振の誘発法として有効である．

頸椎異常，脳圧亢進などが明らかな場合は無理な懸垂頭位は行わないよう注意する．赤外線CCDカメラやFrenzel眼鏡を使用する場合は，あらかじめ患者にめまいが起きても目を閉じないように注意する必要がある．

c. 眼球反対回旋検査

眼球反対回旋（ocular counterrolling；OCR）検査は耳石器反射をみるものである．

前額面で頭を左右に傾けると眼球は頭を傾けた

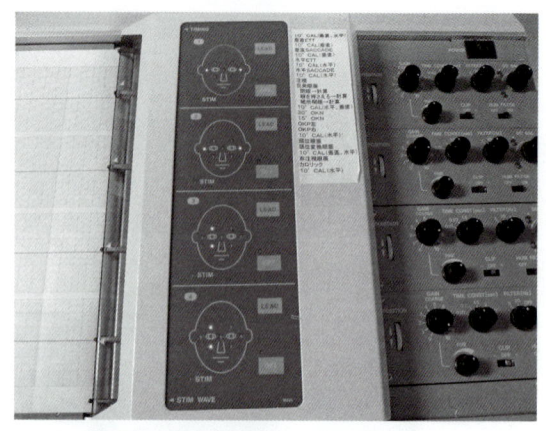

図 17　眼振計（ENG）装置
角膜網膜電位を増幅し，水平，垂直眼球運動を記録紙上にペンで記録する．

方向と反対の方向へ回旋する．この運動は回旋運動（車軸運動）のため，ENGでは記録できない．赤外線CCDカメラを用いて結膜血管，虹彩の自然紋理などを指標にして観察する．

静的検査では頭部を30°傾斜させた頭位を持続し観察する．眼球回旋角度は3〜5°である．動的検査は連続して頭部を40°以内に左右に傾斜させて観察する．頭部傾斜角度と眼球回旋角度はほぼ比例し，0〜5°まで変化する．

この検査は個人差が大きく，同一人であっても日差が生じるため臨床的評価が難しい．

6. 眼振計

眼球は角膜がプラス，網膜がマイナスに荷電している．これを角膜網膜電位という．眼振計（electronystagmograph；ENG）は角膜網膜電位を増幅し，水平，垂直眼球運動を記録紙上に記録する装置である．

電極は皿電極を使用する．水平誘導は左右の外眼角外方15〜20 mmに，垂直誘導は正中視して瞳の線上で眉の直上と眼窩下縁に電極をつける．接地電極は額中央がよい．左右眼球の個別の動きを記録するには両目の中央に電極を置き，単眼誘導にする（図 17, 18）．

眼振計は肉眼でみることができない閉眼時や暗所での眼振を記録することができる．しかし回旋

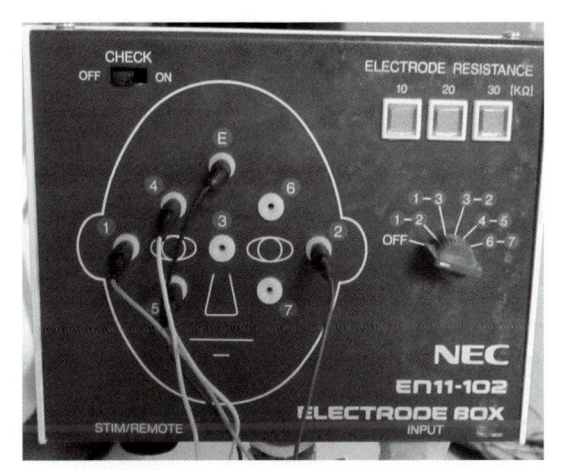

図18 眼振計(ENG)の電極ボックス(NEC社製)
Eが接地電極，1番と2番で水平誘導，4番と5番で右眼の垂直誘導を記録する．

運動のみの場合は運動による電位変化がないため記録ができない．眼球運動の性質，振幅，速度，頻度，持続時間を定量的に測定することができる．

7. 視刺激検査

a. 追跡眼球運動検査

動いている視標を見て認識できるのは，視標が動く速度と追跡する眼球の角速度が一致するからである．眼球運動のなかでこの追跡機能をみる検査が追跡眼球運動検査(tracking eye movement test)である．この検査は視標を眼前約50 cmに置き，水平方向に正弦波状にゆっくり動かして，注視追跡させたときの眼球運動を記録する．これは滑動性眼球運動の検査である．健常者の記録波形はなめらかな正弦曲線を描く．中枢障害例では細かい階段状を呈したり，大きな失調性追跡を呈したりする．注意深く視標を見るように指示しないと眼球と視標の動きの間にギャップが生じ，健常者を異常と判断してしまうことがあるので注意が必要である(図19)．

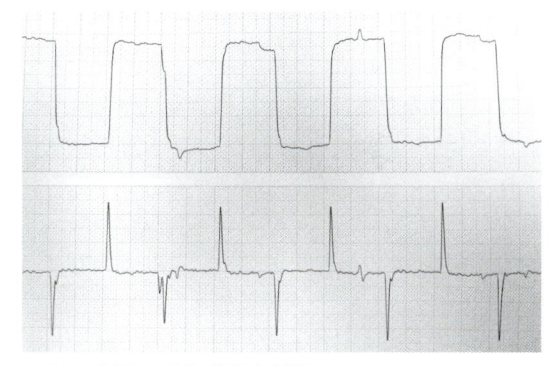

b. 急速眼球運動検査

急速眼球運動検査(rapid eye movement test)は眼運動系の評価に適切な検査である．頭部を固定し眼前30°以上離れたところに視標を置き，急

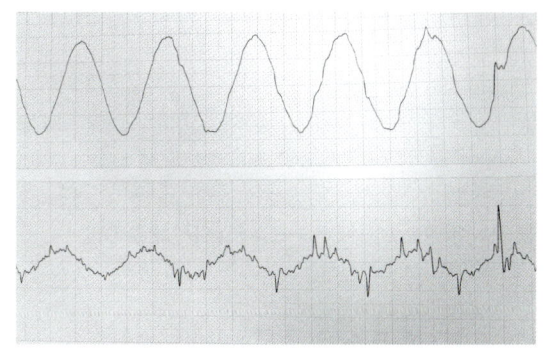

図19 追跡眼球運動検査結果
上段に眼球運動記録，下段に速度記録が示されている．正常範囲内の結果である．

図20 急速眼球運動検査結果
上段に眼球運動記録，下段に速度記録が示されている．正常範囲内の結果である．

速に動かしたり点滅させたりして，視標が現れたらなるべく早く注視するように指示して行う．頭部が動くと前庭動眼反射による眼球運動が誘発されるので，頭部を固定することが重要である．通常，水平方向について検査するが，必要に応じて垂直方向も追加する．通常，正中，正中から左右に5, 10, 15, 20°，上下へ5, 10, 15°に視標を置き，左右交互に規則的に動かして，振幅10, 20°で検査することが多い．視標を動かす間隔は少なくとも1秒前後とする(図20)．

速度に左右差がある場合，通常，遅いほうに異常が認められ，筋疾患，神経・筋接合部疾患，脳幹の眼運動系の障害，上丘障害や大脳半球障害などが考えられる．振幅については大きすぎる場合は小脳障害が，小さすぎる場合はParkinson(パーキンソン)病や視野欠損などが疑われる．反応時

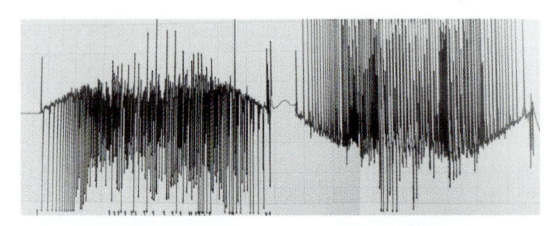

図21 視運動性眼振パターン（OKP）結果の例
軽度の乱れは認められるが，正常範囲内の結果である．

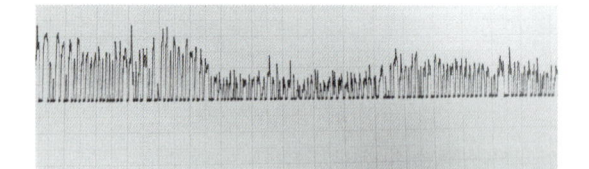

図22 温度眼振検査結果の例
図の中間付近で波形が減弱しているところが visual suppression 陽性の部分．

間の延長があるときは頭頂葉障害が疑われる．

c. 視運動性眼球検査

　視運動性刺激による眼振（optokinetic nystagmus；OKN）の反応を記録し評価する．鉄道眼振（railroad nystagmus）ともいわれ，車窓から外を眺めている人の眼に典型的に現れる．検査は動く物体として等間隔に並べられた縦線条を回転させて行うことが多い．たとえばドラム内側に線条が描かれた Ohm（オーム）型ドラム（直径 160 cm，内面に幅 2 cm の黒線条 12 本）による方法では，静止状態から $4°/秒^2$ で次第に加速し，160〜180°/秒になったら直ちに加速度と同じ速さで減速し停止させる．ドラムは左右回転で水平眼振を検査するのが一般的である．結果は速度波形で記録されたものが視運動性眼振の消長を全体としてとらえやすく，これを視運動性眼振パターン（optokinetic pattern；OKP）とよんでいる．健常者では左右の記録が鏡対称的で差がない．OKP の中央部は眼振緩徐相の方向に向かってドーム状に膨らみ，眼振急速相は頻度が多いので黒化度が強い（図21）．

　内耳性の障害では自発または潜在性の眼振のため，眼振の反対方向に触発される視運動性眼振は十分に追跡できなくなるため，左右差が生じる．聴神経腫瘍では眼振誘発の頻度が抑制され，緩徐相の高まりが中央付近で侵される．小脳疾患ではさらにこの傾向が顕著になる．このように中枢性障害では眼振の強い抑制や欠損があり正常と著しく異なるので，鑑別診断に有用である．

8. 温度刺激検査

　温度刺激検査（caloric test）では外耳道の温度を温水，冷水や空気を利用して変化させて内耳を刺激し，誘発される眼振を評価する．主として外側半規管の内リンパ対流が起動力となっている．この検査では左右の内耳機能を別々に調べることができる．

a. 少量注水法

　前屈 30°になるよう枕を置き，検査する側の外耳道に 20℃の水 5 mL をゆっくり注水する．注水開始から 20 秒後に顔を正中位に戻して，赤外線 CCD カメラなどで観察しながら ENG で記録を行う．自発眼振があるときや反応が弱いときは氷水で再検査する．それぞれ左右の反応を比較する．めまいの強さ，方向，自覚症状のめまいとの比較，眼振の最大緩徐相速度，最大頻度と持続時間などを調べる．ENG 記録から最大緩徐相速度を計測し判定を行う．20℃の水で 10°/秒を下回る場合は，半規管機能低下（CP）という．氷水でも無反応の場合，高度 CP または機能廃絶と考える．

　さらに検査開始 60 秒後，温度眼振が最高一定になったところで，明かりをつけて検者の指を 7〜10 秒間見つめるように指示する．こうすることで眼振の発生が抑制される．これを visual suppression 陽性とよぶ（図22）．小脳，脳幹障害では注視下でも眼振が抑制されなかったり，むしろ増強されたりすることがある．

b. 冷温交互試験

　体温（37℃）の±7℃，すなわち 30℃と 44℃の水，各 20〜50 mL で刺激する．5 分以上あけて，30℃

左右と 44℃左右の順に行い，天井の目印を直視させて眼振の開始から終了までの時間と最大緩徐相速度を記録する．冷温交互試験を行った場合，刺激した耳の左右と関係なく一定の方向へ眼振が大きく出ることがある．これを眼振方向優位性（directional preponderance of nystagmus；DP）とよぶ．

9. 回転刺激検査

回転刺激を体に加え，頭部に加わる回転加速度により，回転平面の左右半規管に内リンパ流動を起こさせて誘発される眼振を観察する．回転軸に対して前屈 30°とする回転では左右外側半規管が刺激され水平眼振が生じる．頭部側方傾斜 45°で後屈または前屈 45°とすると一側前半規管と他側後半規管が刺激され垂直眼振（vertical nystagmus）が生じる．前庭刺激以外の外部刺激を遮断するため，暗所開眼もしくは遮眼とし，固視による前庭眼反射抑制を避ける．音刺激も避ける．一方向回転，振子様回転，ランダム式回転検査の刺激法がある．回転軸を 15～30°傾斜させて回転させる偏垂直軸回転検査（off vertical axis rotation；OVAR）は耳石機能検査として行われる．

10. 圧刺激検査

外リンパ瘻や真珠腫性中耳炎などで内耳瘻孔が生じている場合，中耳腔内の圧を変化させたときに内耳瘻孔への圧力が内耳リンパの移動を生じ気圧性眼振が生じる．通常，Politzer（ポリツェル）球で外耳道に加圧した場合，眼振は加圧側に向かい，減圧した時は反対側に向かう眼振が生じる．しかし反対の場合もあるので注意が必要である．瘻孔がなくても迷路梅毒（内耳梅毒）などで同様の所見が生じる場合があり，これを Hennebert（エンヌベール）徴候または偽性瘻孔症状とよんでいる．

参考文献
1) 切替一郎（原著），野村恭也（著）：新耳鼻咽喉科学．南山堂，1998
   ※耳鼻咽喉科全体の解剖，生理，疾患，治療について広く学ぶことができる
2) 日本聴覚医学会（編）：聴覚検査の実際．南山堂，1999
   ※聴覚検査についてその意義から検査法まで詳細に記載されている
3) 日本平衡神経科学会（編）：「イラスト」めまいの検査．診断と治療社，1995
   ※平衡機能検査についてその意義から検査法まで詳細に記載されている
4) 加我君孝（編）：耳鼻咽喉科診療プラクティス 3　新生児・幼児・小児の難聴．文光堂，2001
   ※幼児聴力検査について詳細に記載されている

VII 眼底検査

学習のポイント

1. 眼は眼球，視神経，付属器で構成される．情報の80％以上は眼から入る．
2. 眼球は外壁と内容からなる．
3. 外壁は外膜（角膜・強膜），中膜（ぶどう膜），内膜（網膜），内容は水晶体，硝子体，房水に分かれる．
4. 視神経は脳に連なっており，「脳の出窓」とよばれる．
5. 付属器は眼瞼，結膜，涙器，外眼筋，眼窩からなる．
6. 全身疾患でもさまざまな眼底所見が出現し，眼底所見から全身的な疾患が発見されることも稀ではない．
7. 眼底撮影の目的は正確な記録である．
8. 無散瞳眼底カメラは赤外光で眼底を観察するので，被検者が眩しがらず，縮瞳しないため，無散瞳で撮影できる．
9. 撮影時のフラッシュは縮瞳を起こすため，瞳孔が元に戻るまで数分かかる．

臨床検査技師が行う眼底撮影は，「散瞳薬を投与して行うものを除く」という法律による制限がある（→ p.2）．したがって本章では散瞳薬を投与しない無散瞳眼底カメラによる撮影方法を解説する．

A 眼科の基礎知識

本項を理解するためのキーワード

❶ 眼底
瞳孔を通してみた眼球の内部．眼底の中央部を後極部とよぶ．

❷ 視神経乳頭
神経線維が集った直径1.5 mmの円板状の組織．脳へ情報を伝達する．

❸ 黄斑部
眼底後極部の中央にあり，直径約2.0 mm．

❹ 中心窩
黄斑部の中央，視細胞（錐体細胞）が非常に多数あり，視力をつかさどっている．

1. 眼の構造と機能 (図1, 2)

a. 眼球

眼球の直径は約24 mmで，外壁と内容に分かれる．外壁は外膜（角膜・強膜），中膜（ぶどう膜），内膜（網膜），内容は水晶体，硝子体，房水からなる．

1) 外壁

a) 角膜・強膜

角膜・強膜は眼球の最も外側にある．

角膜は直径約11 mm（眼球直径の半分弱）で，厚さ約0.5 mmの透明で無血管な組織である．眼球の組織のなかで眼に入る光を屈折させる力が最も強い．

強膜はカメラのボディーに相当し，白色で，厚さは約1.0 mm（角膜の倍）である．

b) ぶどう膜

ぶどう膜は虹彩，毛様体，脈絡膜の3つに分かれる．

虹彩は角膜を通して見える部分で，中央に瞳孔

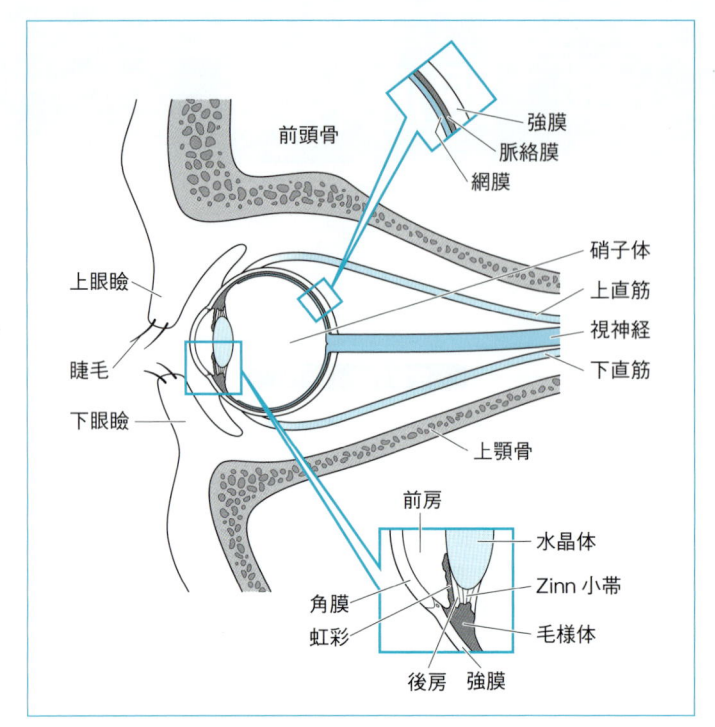

図1 眼球，視神経，付属器の垂直断面図

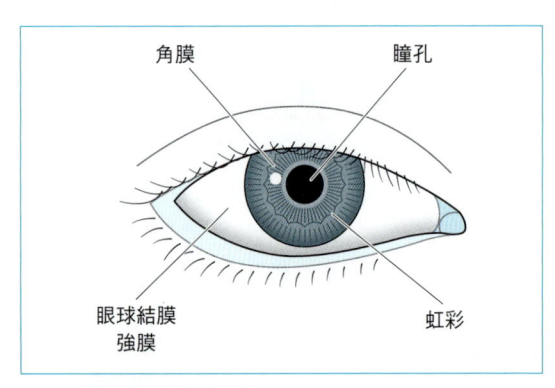

図2 眼球の外観（右眼）

があり，明所で縮小，暗所で拡大しカメラの絞りの役目をしている．

　毛様体は虹彩に接して，強膜の裏側にある．房水を産生して，血管のない角膜と水晶体を栄養し，眼球内圧（眼圧）を一定に保っている．また，Zinn（チン）小帯で水晶体を保持しており，毛様体筋の働きで水晶体の厚みを調節し，ピント合わせをしている．

　脈絡膜は強膜と網膜の間にあり，メラニン色素と血管が豊富である．メラニン色素は眼球内に無用の光が入るのを防ぎ，血管は網膜の外層を栄養している．

c）網膜

　網膜はカメラのフィルムに相当する透明な組織で，視細胞の働きで視力，視野，色覚，光覚をつかさどる．なお，視細胞には錐体細胞と杆体細胞がある．錐体細胞は眼底後局部に多く，明るい場所で反応し，視力が良く，色を認識する．一方，杆体細胞は眼底周辺部に多く，暗い場所で弱い光に反応し，視力が悪く，色は認識しない．

2）内容

a）水晶体

　水晶体はカメラのレンズに相当し，直径約 10 mm である．厚い凸レンズの形をしており，前嚢と後嚢で覆われ，Zinn 小帯で毛様体に固定されている．眼に入る光を屈折させる力が角膜に次いで強い．毛様体筋の働きで Zinn 小帯が緩むと水晶体が厚くなり近くにピントが合う．この機能を調節とよぶ．

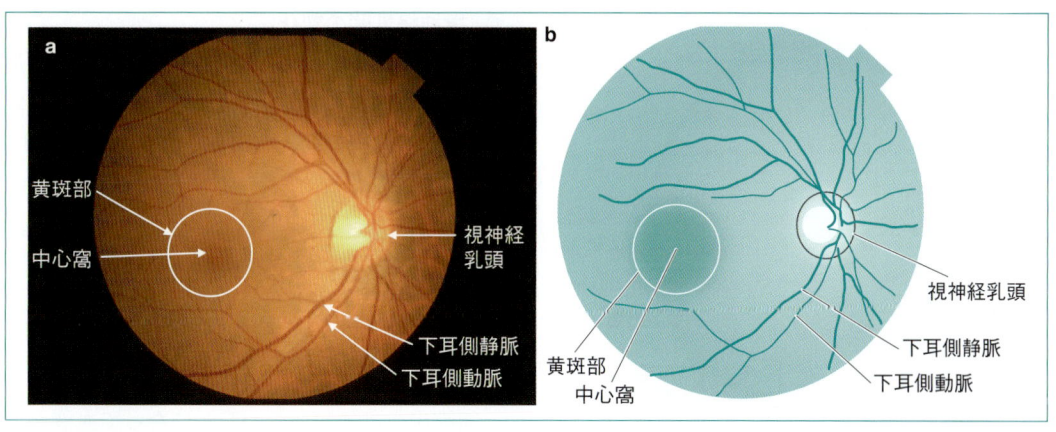

図3 正常眼底
a．正常眼底像（右眼），b．眼底各部の名称（右眼）

b) 硝子体

　眼球内容の大部分を占めるゲル状の組織で，小児ではゼリー状だが加齢とともに液化していく．

c) 房水

　角膜と虹彩表面の間を前房，水晶体と虹彩裏面と毛様体で囲まれた部分を後房とよぶ．毛様体で産生された房水は，後房から瞳孔を通って前房に流れ，水晶体と角膜を栄養して眼外へ出る．

b. 視神経

　網膜の視細胞が受け取った光による情報は，神経線維で網膜内を脳に向かって伝達される．神経線維は視神経乳頭に集まって視神経となり，眼球外へ出る．

c. 付属器

　眼瞼，結膜，涙器，眼筋，眼窩で構成される．

1) 眼瞼

　上眼瞼と下眼瞼からなり，両者の間を眼裂とよぶ．眼瞼縁には睫毛が生えている．眼瞼は眼球を保護するとともに，まばたき（瞬目）で眼球の表面を潤す働きがある．

2) 結膜

　眼瞼裏面と眼球を覆う粘膜で，それぞれ眼瞼結膜と眼球結膜とよばれる．粘液を分泌して涙液とともに眼球表面を潤し，眼瞼と眼球の癒着を防止し，滑らかな眼球運動や瞬目を可能にする．

3) 涙器

　涙を分泌する涙腺と，涙を鼻腔へ排出する涙道からなる．涙道の途中に涙を溜める涙嚢がある．

4) 外眼筋

　外眼筋は6本あり，眼球運動をつかさどる．4本の直筋（上直筋，下直筋，内直筋，外直筋）と2本の斜筋（上斜筋，下斜筋）からなる．

5) 眼窩

　前頭骨，上顎骨など7種類の骨に囲まれ，脂肪組織が眼球を保護し，視神経管で頭蓋腔と交通している．

2. 眼底

a. 正常眼底

　瞳孔を通して見た眼球の内部．眼底の中央部を後極部とよぶ．図3に正常な眼底を示す．

　円板状に見えるのが視神経乳頭で，直径は約1.5 mm，黄赤色である．

　視神経乳頭には網膜中心動脈と静脈が出入りしており，視神経乳頭面上で4本に分かれ，それぞれ上耳側，上鼻側，下耳側，下鼻側動脈・静脈と

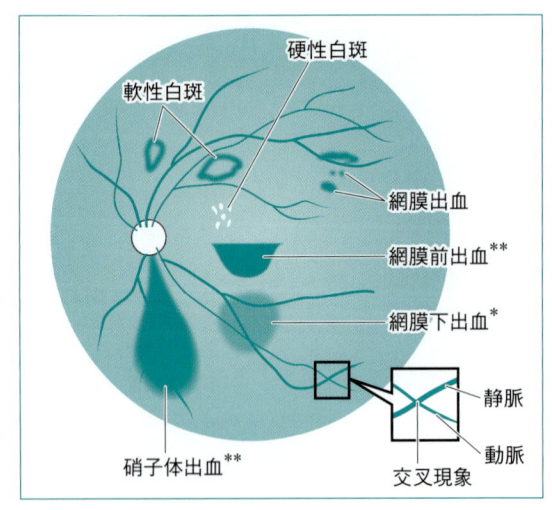

図4 病的な眼底所見（左眼）
＊：出血は網膜の下．網膜血管が見える．
＊＊：出血は網膜の前．網細血管は見えない．

よばれる．網膜血管は透明で，中を流れる血液の色が透けて見えるため，動脈は鮮紅色，静脈は暗赤色である．また，平行して走行する場合，動脈は静脈より細い．

視神経乳頭の耳側に直径約 2.0 mm の円形でやや暗く見える部分が黄斑部で，中央を中心窩とよぶ．中心窩は視力をつかさどっているため，錐体細胞が非常に多数存在しており，光が視細胞に届きやすいように網膜がすり鉢状に薄くなっている．また，光が通る邪魔にならないように，中心窩には網膜血管がなく，中心窩の視細胞は脈絡膜血管からの栄養供給を受けている．

b. 眼底検査・眼底撮影の臨床的意義

眼底は眼科的な疾患のみではなく，全身的な疾患でもさまざまな所見が出現する．眼底所見から全身的な疾患が発見されることも稀ではない．具体的には，視神経乳頭は脳と連絡しており脳圧が亢進すると腫脹する．また，網膜血管は全身で血管が裸で観察できる唯一の場所であり，高血圧や動脈硬化の有無や程度が判定できる．

c. 病的な眼底所見

視神経乳頭の変化，出血や白斑，浮腫，網膜血管の変化などがある（図4）．

1) 視神経乳頭の変化

境界が不鮮明となり腫脹する原因が脳圧亢進の場合にはうっ血乳頭，視神経の炎症の場合は乳頭浮腫とよぶ．視神経乳頭が萎縮すると蒼白化する．

2) 出血

眼底出血には，網膜下出血，網膜［内］出血，網膜前出血，硝子体出血がある．

網膜下出血は加齢黄斑変性などで脈絡膜新生血管が破綻して生じる．

網膜出血は網膜血管が脆弱になって血液が染み出したもので，糖尿病網膜症や高血圧網膜症などの主要所見である．

網膜前出血と硝子体出血は，網膜血管から発生した新生血管が破れたもので，糖尿病網膜症，未熟児網膜症，網膜静脈閉塞症などの進行した時期の所見である．

3) 白斑

硬性白斑と軟性白斑がある．

硬性白斑は，網膜血管の透過性が亢進して血漿成分が漏出し，水分が吸収された後に，脂質分が網膜内に沈着したものである．境界鮮明で，糖尿病網膜症など網膜血管が脆弱になる疾患でみられる．

軟性白斑は，網膜の細い動脈が急性に閉塞して，透明な網膜が白濁したものである．境界不鮮明で，綿花様白斑ともよばれる．糖尿病網膜症，網膜静脈閉塞症，高血圧網膜症など，網膜の細い血管が閉塞するさまざまな疾患で生じる．

4) 浮腫

網膜の浮腫が起こると，網膜の透明性が低下して網膜が混濁して見える．網膜動脈閉塞症が代表的な疾患で，広い範囲の網膜が白色に混濁する．

5) 網膜血管の変化

高血圧があると，動脈が細くなり，口径が不同となる．また，動脈硬化が進行すると動脈壁が肥厚して静脈を圧迫し，動静脈交叉部で静脈の先細りなどが生じ，交叉現象とよばれる．

B 眼底撮影の実際

本項を理解するためのキーワード

❶ フォーカスノブ
ピントを調節するダイヤル.

❷ ジョイスティック
カメラ本体を上下左右に動かすためのスティック.

❸ フォーカシングバー
カメラ内部に組み込まれたピント合わせのための指標.2本に分かれたバーを一直線にすることにより,眼底のピントが合う.

❹ ガイドスポット
対物レンズと眼球との距離を合わせるための指標.対物レンズが近すぎたり,遠すぎたりすると指標はぼやけてしまう.

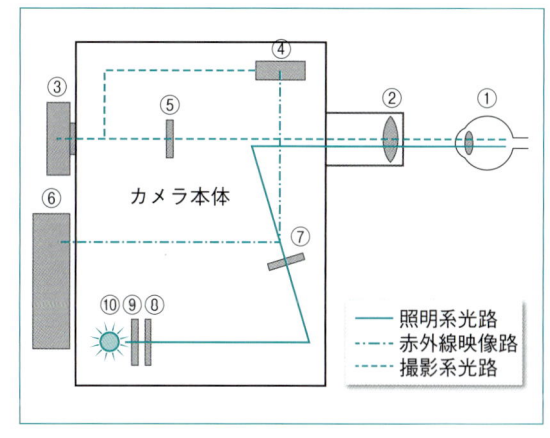

図5 無散瞳眼底カメラの構造
①眼球　⑥モニター
②対物レンズ　⑦作業距離指標
③カメラ　⑧ストロボ
④赤外線CCDカメラ　⑨赤外線透過フィルター
⑤ピント合わせ指標　⑩照明光源

眼底カメラ(fundus camera)には,散瞳型と無散瞳型がある.散瞳型は眼底全体の撮影が可能だが,操作が難しい.一方,無散瞳型は眼底後極部に撮影が限定されるが,操作が簡便で,健康診断やスクリーニングに多用されている.本項では,無散瞳眼底カメラについて解説する.

a. 臨床的意義

眼底撮影の主な目的は正確な記録である.撮影された眼底の画像は,医師の手書きによるスケッチより正確で,患者への説明にも活用できる.

b. 無散瞳眼底カメラの原理

無散瞳眼底カメラの構造を図5に示す.無散瞳眼底カメラは赤外光で照明して眼底を観察するため,被検者が眩しさを感じないのが特徴で,縮瞳が起こらないので無散瞳でも撮影できる.ただし,検者は眼底を直接観察することができないため,モニターに映し出された画像を確認しながら撮影を行う.

大半の機器がデジタル化されており,撮影した写真(画像)をその場で確認できる.

c. 撮影方法

通常の無散瞳眼底カメラ本体には,ピント合わせ用のフォーカスノブ,強い近視や遠視を補正する補正レンズ用ノブが付いている.また,架台上部にはジョイスティックや光量調節ダイヤルが付いている(図6a).

最新のオート無散瞳眼底カメラでは,自動でフォーカスや位置合わせをするため,フォーカスノブやフラッシュの強弱をつけるダイヤルが本体に付いていない(図6b).

以下は,手動でピントや位置合わせをする通常の無散瞳眼底カメラの説明である.デジタル化された機種では,撮影した写真がすぐにモニターに映し出され確認できる.失敗しても撮り直しが可能だが,1回で成功させることが大切である.

❶ 撮影を行う前に対物レンズなどが汚れていないかきちんとチェックする.レンズが汚れていたり,ゴミが付着していると画像に写り込んでしまう.

❷ 被検者には顎台と額当てにきちんと顔を乗せ,顔が正面を向いているように指示する.被検者によっては撮影する眼の側に顔を傾ける場合があるので注意する.

❸ ジョイスティックを用い対物レンズを被検

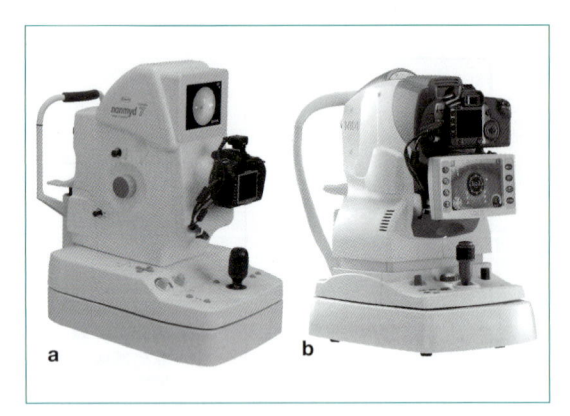

図6 眼底カメラ
a．無散瞳眼底カメラ(nonmyd7)
　［写真提供：興和株式会社］
b．オート無散瞳眼底カメラ(AFC-230)
　フォーカスノブや調光レバーがついていない．
　［写真提供：株式会社ニデック］

者の眼に近づけていき，ある程度近づいたらレンズの中にある内部固視灯を見るように指示する．固視灯が見えない被検者の場合は，外部固視灯や声かけによる誘導が必要となる．さらに対物レンズを近づけていくと，モニターに眼底が現れるので，モニター上のガイドスポットで位置合わせを，フォーカシングバーでピント合わせを行う．ガイドスポットは，対物レンズと被検者の眼が適正な位置にあると，左右ともに鮮明に見える(図7a)．一方，フォーカシングバーは，ピントが合っていると，重なって1本になるが(図7a)，ピントがずれていると1本にならない(図7b)．

❹ ピントが合ったら，シャッターボタンを押すことでフラッシュが作動して撮影が完了する．なお，ガイドスポットやフォーカシングバーは機種によって色や形が違うので注意する．

d．撮影時の注意

撮影は被検者に苦痛を与えることなく，素早く正確に撮ることが望ましい．撮影を失敗してしまうと，撮影時のフラッシュで縮瞳した瞳孔が元に戻るまで数分かかるので(図8)，撮影前に瞬目を促すなど，よいタイミングで撮影することが大切である．

もし失敗しても，慌てずに被検者と上手にコミュニケーションをとり，再度撮影する．慌てると，被検者に不安を与えてしまう．

また，被検者によっては，自然の開瞼では睫毛が瞳孔領にかかり，写真に映り込んでしまう場合があるので，睫毛ごと開瞼する必要がある．上眼瞼の挙上(図9a)により下眼瞼が上がってしまう場合は，上下の眼瞼を同時に開瞼する(図9b)．

無散瞳眼底カメラでも，4.0 mm以上の散瞳は

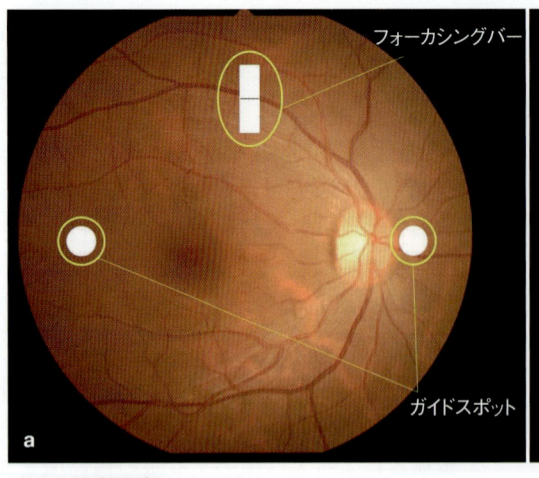

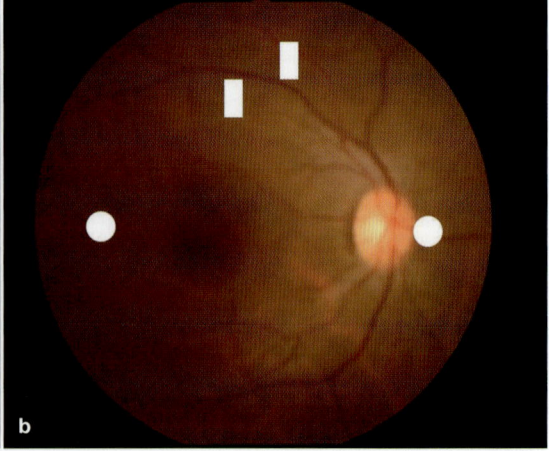

図7 眼底写真
a．ピントが正確に合っている写真(フォーカシングバーが1本になる)．
b．ピントがずれている写真(フォーカシングバーが1本にならない)．

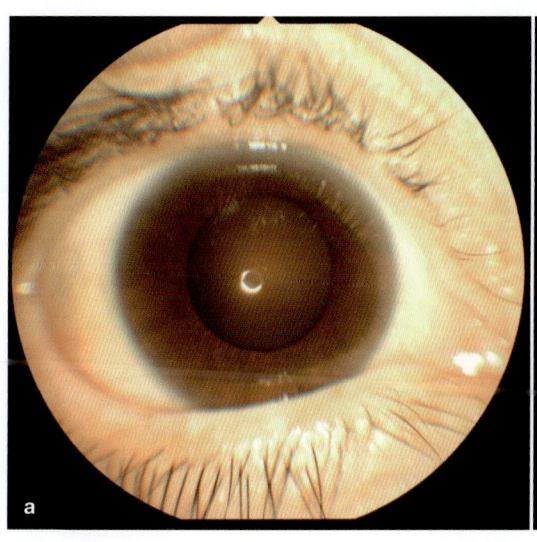

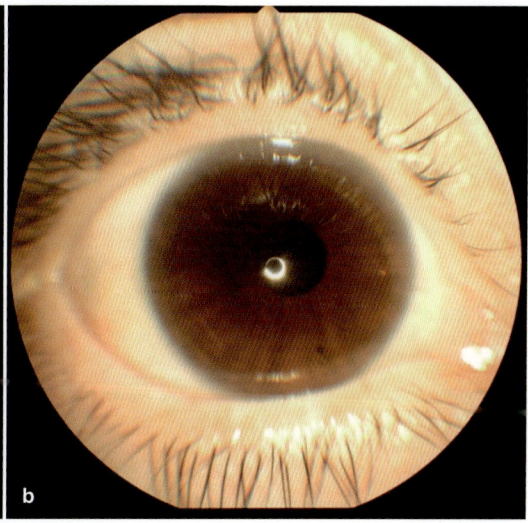

図8 瞳孔のようす
a．撮影前の瞳孔．
b．撮影後の瞳孔（瞳孔はフラッシュの光に反応して小さくなる）．

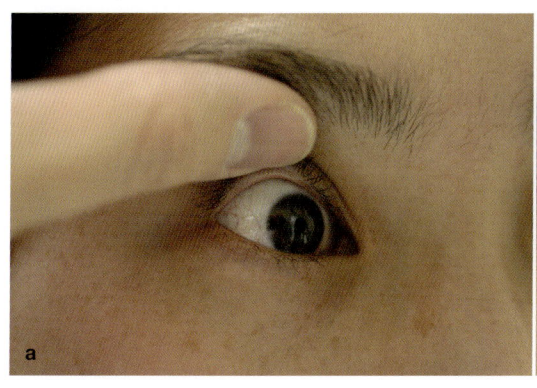

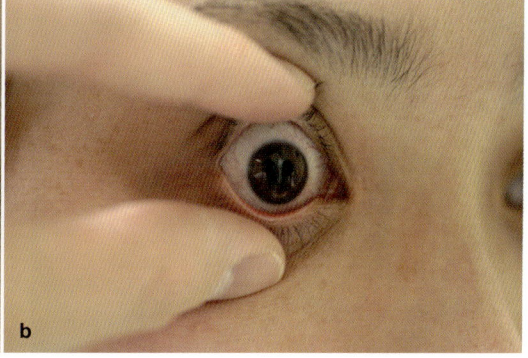

図9 開瞼のしかた
a．上眼瞼のみ挙上．b．上下両眼瞼とも開瞼．

必要である．散瞳が4.0 mm未満で撮影が困難な場合は，まずフラッシュを強くして，全体を均一に写すように試みる．全体を均一に撮影できない場合は，視神経や黄斑部など，目的の部位のみが写るようにする．

e．失敗例のトラブルシューティング

1．周辺が白くとんでしまう
　対物レンズが眼に近すぎる（図10）．

2．瞳孔が写ってしまう
　対物レンズが眼から遠すぎる（図11）．

3．一方が暗く一方が明るくなる
　対物レンズが横にずれている．

　対　策　1.〜3.はガイドスポットをしっかり合わせることで解決できる．

4．中心が黒く抜けてしまう
　瞳孔が小さい．

　対　策　部屋を暗くする，被検者にしばらく眼を閉じてもらうなどして瞳孔が大きくなってから撮影する．

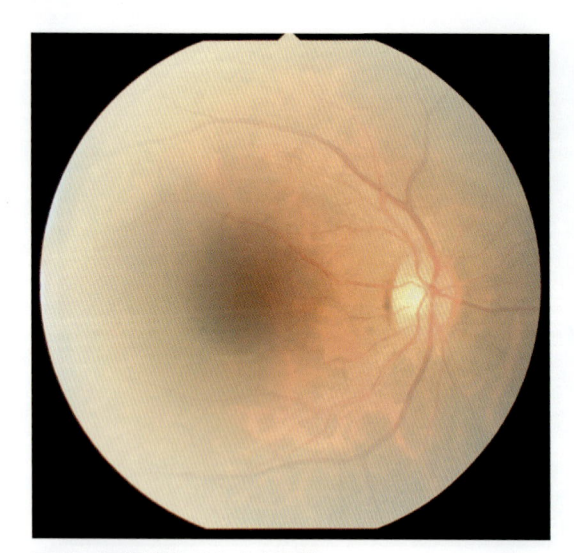

図 10　周辺が白くとんだ画像
対物レンズが眼に近すぎたため．

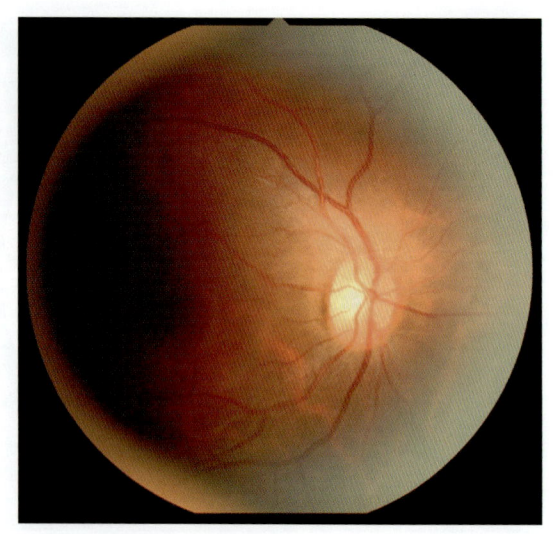

図 11　瞳孔が写った画像
対物レンズが眼から遠すぎたため．

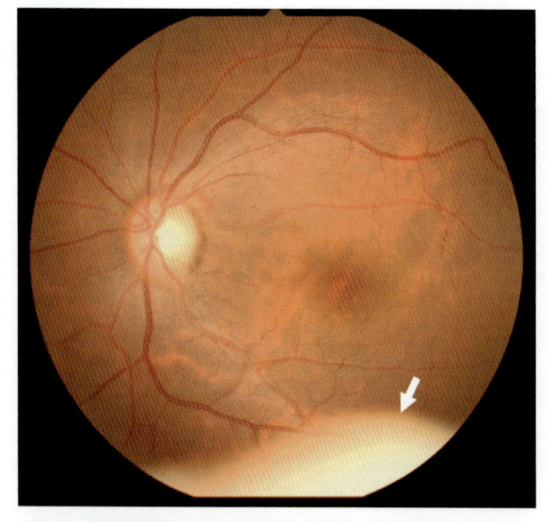

図 12　検者の指（矢印）が下方に写った画像
上眼瞼を挙げている指が写り込んでいる．

5．画像が明るすぎ，視神経がとんでしまう
　フラッシュが強すぎる．

6．画像が暗すぎる
　フラッシュが弱すぎる．

　対策　5．6．はフラッシュを調節する．瞳孔が大きい被検者はフラッシュを弱く，瞳孔が小さい被検者は強くする．

7．検者の睫毛が写っている
　眼瞼を挙げていないため，睫毛が写っている．

8．検者の指が写っている
　眼瞼を挙げる検者の指の位置が悪い（図12）．

　対策　7．8．は眼瞼の挙げ方を工夫する．

文献
1) 金上貞夫，他（編）：眼科診療プラクティス 46．眼科写真撮影法．文光堂，1999
　※無散瞳眼底カメラの扱い方や原理が簡潔にまとめられている
2) 久保田伸枝他（編）：眼科診療プラクティス 86．眼科医と視能訓練士のためのスキルアップ．文光堂，2002
　※眼底写真撮影の基礎から応用，データの読み方などが詳しく解説されている
3) 深尾隆三（編）：眼底・前眼部写真のすべて．眼科ケア 2008 年冬季増刊．メディカ出版，2008
　※カラー眼底写真の撮影技術と観察ポイントがわかりやすく解説されている
4) 大阪府立健康科学センター（編）：手にとるようにわかる健診のための眼底検査．ベクトル・コア，2010
　※健診での眼底写真について非常に詳しく解説されている

VIII 画像検査

第1章 超音波検査

学習のポイント

1. 超音波の性質を理解する．
2. 超音波装置と探触子の使い方を理解する．
3. 超音波検査前の処置について理解する．
4. 超音波画像の成り立ちを理解する．よくみられるアーチファクトを指摘できる．
5. 健常者の超音波画像（腹部，心臓，甲状腺，乳腺など）を覚える．
6. 代表的な超音波所見を覚え，画像で指摘できる．
7. 超音波ドプラ法の種類と有用性を指摘できる．

A 超音波検査法の基礎

本項を理解するためのキーワード

❶ 波
超音波は波である．反射，屈折，干渉などの超音波の生体内での振る舞いは波としての物理的性質がもとになっている．

❷ Bモード
超音波診断の基本はBモードである．これにMモード，ドプラ法，造影法，3D法，エラストグラフィなどで情報を追加する．

❸ ドプラ法
血流の評価にはドプラ法を用いる．カラードプラ法で血流を大まかに把握し，パルスドプラ法で定量的に評価する．

❹ 超音波の非線形性
造影超音波，組織ハーモニックイメージングは超音波の非線形性を利用している．

❺ 造影超音波
造影超音波では詳細な血流情報が得られるだけでなく，肝臓では実質やKupffer（クッパー）細胞への貯留を利用して，病変の存在診断も可能である．

❻ エラストグラフィ
超音波による組織の弾性を評価するのがエラストグラフィである．超音波画像に組織の弾性という新たな情報が付加される．

❼ 遅延回路
遅延回路は超音波ビームの走査，フォーカシングの鍵となる重要な回路である．

❽ アーチファクト
超音波のさまざまな物理的性質を反映して超音波画像内に現れる虚像をアーチファクトとよぶ．これらの背景に存在する物理現象をよく理解することが重要である．

1. 超音波診断とは

超音波診断の別名「エコー法」,「エコー検査」で使われる「エコー(echo)」とは"やまびこ"のことである."やまびこ"は,山の頂から叫んだ自分の声が向かいの山の斜面で反射し,しばらくの間をおいて聞こえる現象だが,その本態は音の伝搬と反射という物理現象である.洋の東西を問わず,昔の人はこれを山や森に住む精霊の仕業ととらえ,"やまびこ""こだま"あるいは"エコー"などとよんだのである."やまびこ"の"やまびこ"たる所以は聞こえる声(音)の遅れだが,この遅れは,自分が立つ山の頂と向かいの山の斜面との間を,音が往復するのに要する時間である.空気中を進む音の速さは約340 m/sであるから,この時間を(速さ×時間＝距離)の式に当てはめることにより,向かいの山の斜面までの距離を求めることができる.これは「音の反射を利用すれば,反射を生じる物体の存在とその位置を知ることができる」ことを意味しており,この原理は潜水艦のソナー装置などさまざまな技術に実際に応用されている.

一方,ヒトの耳に聞こえる音(可聴音)の高さには限界があり,あまりに高い音や逆に低い音はヒトの耳には聞こえない.音の高さは周波数で表されるが,ヒトの耳に聞こえる音の周波数は一般には20～20,000 Hz程度といわれている.それよりも周波数が高い,ヒトの耳には聞こえない音が,一般に超音波とよばれるものである.生体内には超音波を反射する反射面が無数に存在するから,もし超音波を生体の表面から内部に送信すれば,こうした反射面で次々に反射が起こり,多数の"エコー"が体表面まで戻ってくる.体表面に置いたセンサーでこの強さを検知するとともに,超音波を送り込んでから戻ってくるのに要する時間を計測すれば,体内のどの位置(深さ)にどれくらいの強さの反射面が存在するかを知ることができる.さらにこれをある面積や体積についてまんべんなく行えば,超音波の反射という物理現象を用いて生体内部の構造についての詳細な情報を得ることができるであろう.このようにして生体内部の構造やその動き,また,それらに生じた異常を評価しようとするのが超音波診断である.

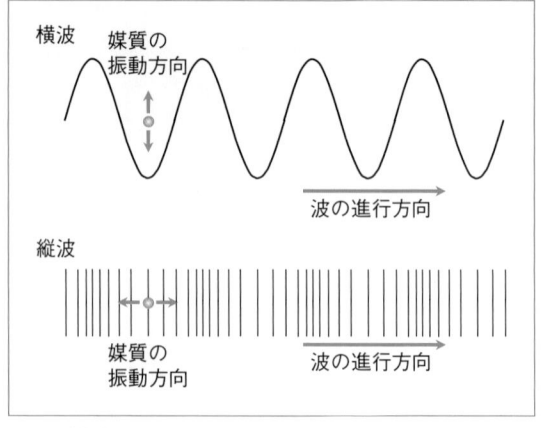

図1 横波と縦波
媒質の振動方向が波の伝搬方向と直交するものは横波,平行であるものは縦波とよばれる.

2. 超音波の性質

超音波をはじめとする音は,媒質(音が伝わる物質)の振動によりエネルギーが伝搬していく現象"波"の一種である.波には進行方向に対する媒質の振動方向がそれぞれ異なる代表的な形態が2種類存在する.このうち媒質の振動方向が波の伝搬方向と直交するものは横波,平行であるものは縦波とよばれる.音は縦波の一種であり,伝搬する媒質中に密度の高い部分と低い部分を交互に作り出しながら伝搬していく(疎密波).波のイメージとしてわれわれが一般に思い描く"波型"は横波のイメージである.これに対して縦波は形としては少しイメージしにくいが,媒質を"押したり""引いたり"して媒質中に疎な部分と密な部分を交互に生じながら,その方向に進んでいく波と考えればよい(図1).

音は媒質中を直進する性質があるが,音の進む速さすなわち音速は媒質に依存する.空気中では約340 m/s,水中では約1,530 m/sである.生体はほぼ水でできているため,生体内の音速は約1,540 m/sであるが,組織によってわずかに異なることが知られる(表1).波が単位時間あたりに

表1 媒質中の音速と音響インピーダンス

媒質	音速(m/s)	音響インピーダンス ($\times 10^5$ Ns/m^3)
空気	330	0.0004
水	1,480	1.48
脂肪	1,450	1.38
血液	1,570	1.61
軟部組織平均	1,540	1.63
肝臓	1,550	1.65
筋肉	1,550	1.70
骨	4,080	7.80

振動する回数は周波数とよばれ，音の高低は周波数で表現される．また，波1周期分の長さを波長という．音の周波数(f)，波長(λ)と音速(c)の間には次の関係が成り立つ．

$$c = f\lambda$$

以上，超音波を含む波の基本について述べたが，超音波診断では波としての超音波の物理的性質と，それらにより引き起こされる物理現象についても理解しておく必要がある．以下，それらについて解説する．

a. 反射

反射は音響インピーダンスの異なる媒体の境界面で波の進行方向が変わる現象である．音響インピーダンス(Z)は次式で表される媒質の音響物理学的特徴量で，生体内の組織はそれぞれ異なるさまざまな値を有している(表1)．

$$Z = \rho c \;(\rho：密度，c：音速)$$

境界面に到達した超音波(入射波)は境界面に垂直な線(法線)について対称な方向に向きを変えて進む．この現象を反射とよぶ(図2)．法線と入射波の進行方向とのなす角を入射角(θi)，法線と反射波の進行方向のなす角を反射角(θr)という．入射角と反射角は等しい．また，境界面に達した波のうち，反射しない分はそれまでの進行方向に向かって伝搬していくが，これを透過とよぶ．この場合，境界面の前後で音速が異なる場合には屈折が生じ，進行方向が変化する(→ p.214：図4)．

特に境界面に垂直な入射波の場合，反射波は進行方向とは正反対の方向に向きを変え，これまで

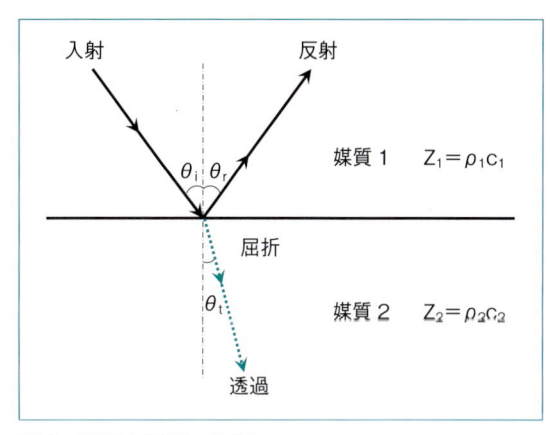

図2 反射と透過，屈折
音響インピーダンスの異なる媒質同士の境界面に到達した超音波が法線に対称な方向に向きを変えて進む現象を反射とよぶ．

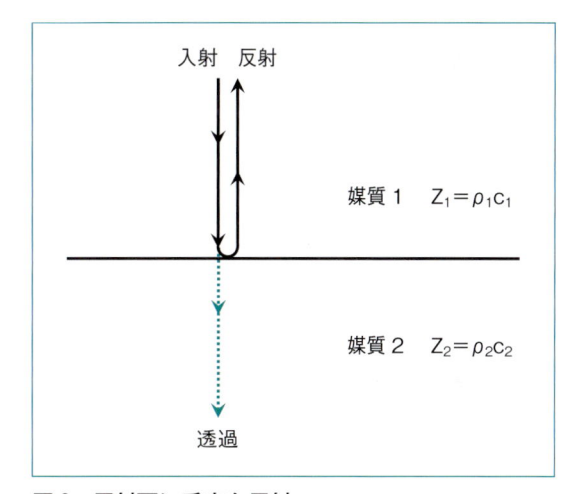

図3 反射面に垂直な反射
反射波は入射波の伝搬経路をそのまま戻っていく．超音波診断ではこうした反射波をとらえて画像化している．

の伝搬経路をそのまま戻っていくことになる(図3)．超音波診断ではこうした反射波をとらえて画像化している．反射の大きさは次式で表され，境界を形成する媒質の音響インピーダンスの差が大きいほど大きい(音圧の反射率，R)．

$$R = (Z_2 - Z_1)/(Z_2 + Z_1)$$

ここでZ_1，Z_2はそれぞれ媒質の音響インピーダンスである．

生体内では骨あるいは空気の音響インピーダンスが他の組織に比べ突出した値を示す．したがってこれらが観察範囲に存在すると，他の組織との

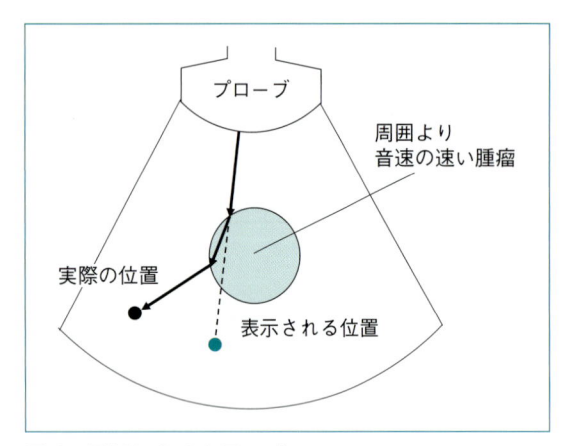

図4 屈折による表示のズレ
超音波診断装置は，生体内で実際に起こる屈折を認識できないため，屈折が生じないものとして位置を表示する．

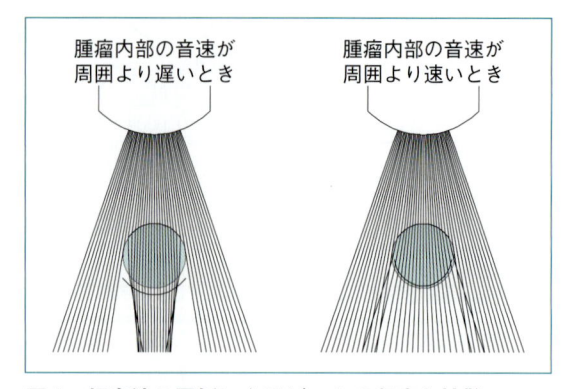

図5 超音波の屈折によるビームの収束と拡散
腫瘍内部の音速が周囲より遅いと超音波ビームは収束し，速いと拡散する．

境界面では非常に強い反射が起こり，それより深部には超音波がほとんど透過せずに，超音波画像の欠損が生じてしまう．これは音響陰影とよばれる現象である．こうした理由から，超音波診断においては骨や空気をできる限り避けて断層像を描出することが必要となる．

b．屈折

屈折は音速の異なる媒質の境界面で波の進行方向が変わる現象である．境界面における屈折の大きさは各媒質における音速(c)の比によって決まり，境界面における法線と入射波および屈折波の進行方向がなす角(入射角 θ_i および屈折角 θ_t)と各媒質における音速(c_1，c_2)の間には次の関係が成り立つ〔Snell(スネル)の法則〕．

$$\sin\theta_i/c_1 = \sin\theta_t/c_2$$

生体内には無数の境界面が存在しており，そこでは超音波の屈折も実際に生じている．しかし超音波診断装置がそれらを認識することは不可能なため，超音波画像はそれらが存在しないものとして描画される．生体組織における音速の差は実際にはそれほど大きくはないため，境界面での屈折が超音波画像に与える影響は一般には大きくない．しかし超音波画像を評価・解釈する際には，屈折による表示誤差(あるいはズレ)やアーチファクト(虚像)が含まれうることを念頭に置くことが

重要である(図4，5)．

c．減衰

超音波が媒質内を伝搬するとき，そのエネルギーは反射により一部が進行方向から逸れて失われるほか，媒質内の各所における吸収や，アトランダムな方向への散らばり(散乱)により次第に弱まっていく．このようにして超音波のエネルギーが失われる現象は減衰とよばれる．超音波の減衰は周波数に依存し，周波数が高いほど大きい(周波数依存減衰)．このため種々の周波数成分を含む超音波が媒質内を伝搬する場合，深部へと進むにつれて周波数の高い成分から減衰していき，深部に到達するのは周波数の低い成分のみとなる．したがって周波数の高い超音波は深部の観察には向かず，深部を観察するためには周波数の低い超音波を用いなければならない．

d．干渉とスペックル

2つ以上の波が同時に存在する場合，媒質の振動する方向が両者とも同じであれば，振動は増幅し合って大きくなり，逆であれば打ち消し合って小さくなる．こうした現象は干渉とよばれる(図6)．超音波が生体組織のように均一で，波長に比べて十分に小さな無数の反射体群により散乱する場合，無数の場所でアトランダムな方向に生じる散乱波同士の干渉により，確率論的にしか論じ

図6　波の干渉
2つ以上の波が同時に存在する場合，媒質の振動する方向が両者とも同じであれば，振動は増幅しあって大きくなり，逆であれば打ち消し合って小さくなる．

図7　スペックル
顎下腺のBモード像．実質はスペックルとよばれるまだら模様のランダムな輝点に覆われている．スペックルは無数の場所でアトランダムな方向に生じる散乱波同士の干渉により生じた「パターン」であり，組織の「形」そのものではない．

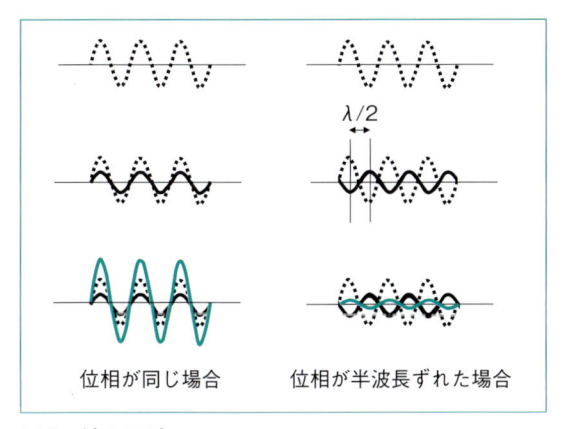

ことのできない反射信号の強弱が生じる．その結果，超音波画像には「スペックル(speckle)」とよばれる，まだら模様のランダムな輝点が現れる(図7)．超音波画像として表示される実質臓器の像は，ほとんどがこうしたスペックルに覆われているが，これらは組織の均一性を反映する単なる「パターン」にすぎず，組織の「形」そのものではないことに注意が必要である．

e. 音場

超音波診断に用いる超音波は直進性(指向性)がよくなければならず，実際にはこうした条件に適した平面波が用いられる．しかし平面波もある一定の距離を進むうちに指向性を失い球面波となって拡散していく．このように超音波の空間的なプロフィールを表す場は音場とよばれる．音には空間的な広がりがあって一様ではなく，時間的にも一様ではないため，音の強さをうまく表現するのは難しい．したがって，それを表す指標も複数存在し，一般には空間的(spacial)なピーク(peak)あるいは平均(average)，時間的(temporal)なピークあるいは平均のどれに着目するかを決め，各々を組み合わせた場合にどういう強さとして表現されるかを表した指標により表現するのが一般的である．たとえばI_{SATA}とか，I_{SATP}とかいったものがこれに相当する．

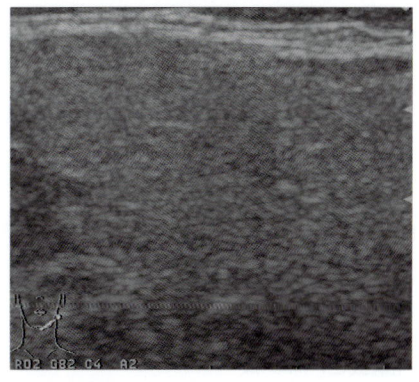

3. 超音波断層法

3次元構造をとる生体内部の構造を破壊を伴わずに観察しようとする場合，内部のある断面を切り出して，その断面について観察・評価をするのが精度が高く理解もしやすい．こうした手法は断層法とよばれ，得られる画像は断層像とよばれる．断層像はX線，核磁気共鳴，超音波などを用いて得ることができるが，以下に述べるさまざまな方法により，超音波により得た断層面の情報を画像として表示するのが超音波断層法である．

a. パルスエコー法

連続波ドプラ法などの特殊な場合を除けば，超音波診断法のほとんどはパルス波とよばれるきわめて幅(持続時間)の短い波の送受信により行われている(図8)．パルス波は超音波振動子の両端にごく短時間電圧を印加することによって発生させるが，これを生体内部に送信すると，内部に無数に存在する反射面で次々に反射しながら深部に進み，次第にエネルギーを失って消失していく．この間，次々に帰ってくる反射波を振動子により受信し，受信までにかかる時間(伝搬時間)を計測しながら，その強さ(I)を記録する．生体内の音速をある一定値(c)と仮定すると，伝搬時間(t)から伝

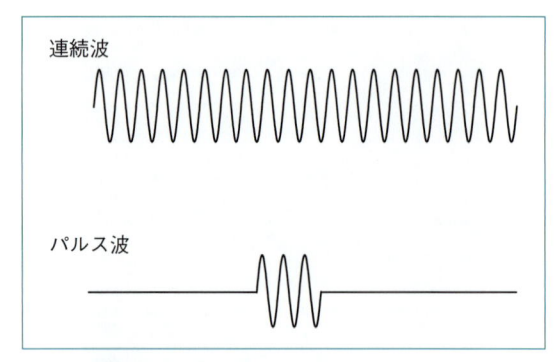

図8 連続波とパルス波
きわめて幅(持続時間)の短い波をパルス波とよぶ．超音波検査法のほとんどはパルス波の送受信により行われている．

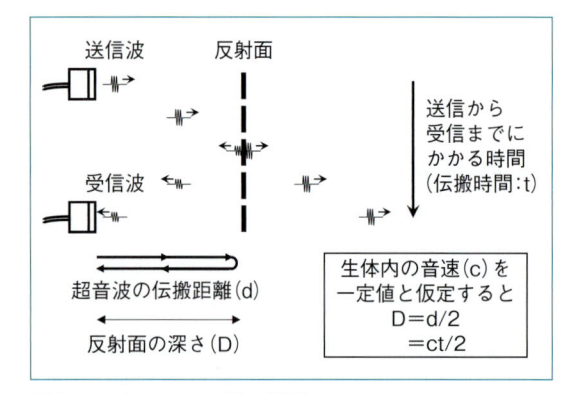

図9 パルスエコー法の原理
送信したパルス波が，生体内の反射面で反射して帰ってくるのを観察すると，生体内の音速(c)をある一定値と仮定することにより，パルス波の伝搬時間(t)から伝搬距離(d)を求めることができる．これにより反射の大きさと反射面の深さ(D)を知ることができる．

搬距離(d)が求められる．

$$d = ct$$

伝搬距離(d)は超音波が体表面と反射面の間を往復する距離だから，反射面の存在する深さ(D)はその1/2であり，以下の式で求められる．

$$D = d/2 = ct/2$$

こうして生体内のどの深さ(D)にどのような強さ(I)の反射を示す構造物が存在するかを表示するのがパルスエコー法である(図9)．反射の強さ(I)をその深さ(D)とともに表したものをAモード像とよぶ(図10)．

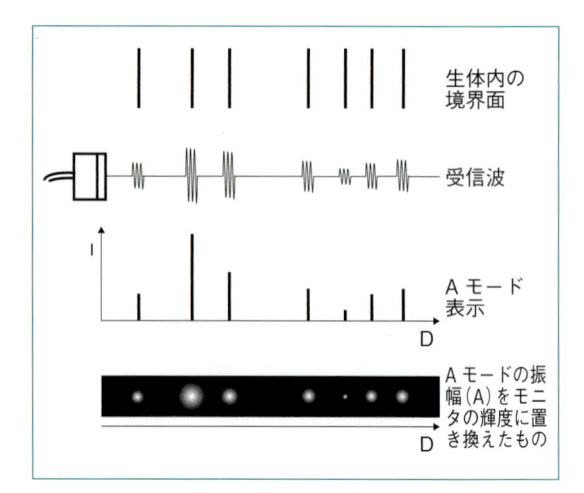

図10 Aモードの原理
パルスエコー法により求めた生体内部の反射面における反射の強さをその深さとともに表したものをAモード像とよぶ．

b. BモードとMモード

Aモード像における反射の強さは基線の振れ幅として表示してもよいが，画面上の輝点の明るさとして表示してもよい(図10)．超音波ビームを送信方向とはほぼ直行する方向(一般的には体表面にほぼ平行な方向)に一定の間隔で順次移動させ，それぞれの位置におけるAモードを連続的に書き連ねていけば(走査)，生体内のある断層面における超音波の反射の強さの分布を示した2次元の画像が得られる．こうした画像はBモード像とよばれる．超音波断層法の最も基本的な表示方法である(図11)．また，体表面の一定位置に送受信装置を固定し，得られるAモード像の時間変化を横軸に時間をとって表示すれば，生体内部の動きを表示することができる．これはMモード像(図12)とよばれる．

超音波の送受信を無限に繰り返せば，Mモード像は無限に続くリアルタイム画像となる．また，Bモードにおいてビームの走査を一定の幅で無限に繰り返せば，同様に無限に続くリアルタイム画像が得られる．このように生体内の情報がリアルタイムに得られること(これをリアルタイム性という)が，超音波断層法の大きな特徴である．ただし超音波の音速には限りがあるから，Bモード像として一度に表示する断層像の深さや幅を極端に

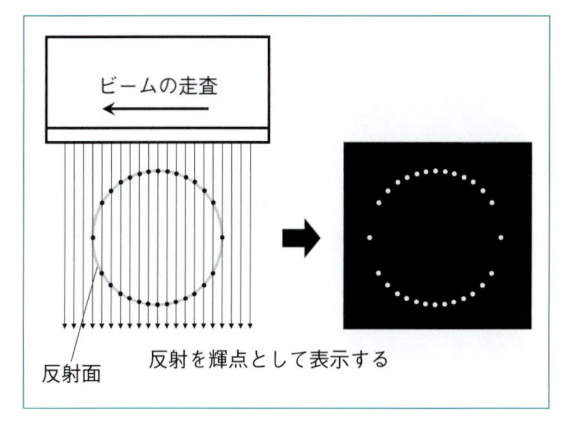

図11 Bモードの原理
超音波ビームを送信方向とはほぼ直行する方向（一般的には体表面にほぼ平行な方向）に一定の間隔で走査し，それぞれの位置におけるAモードを連続的に書き連ねると，生体内のある断層面における超音波の反射の強さの分布を示した2次元の画像が得られる．

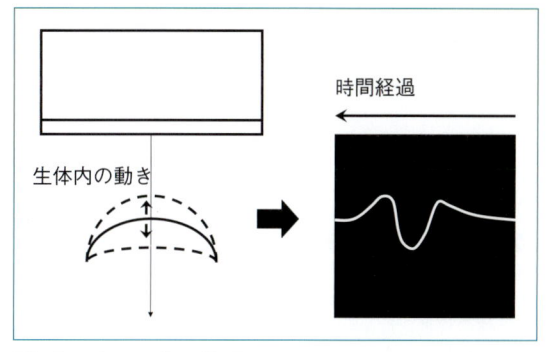

図12 Mモードの原理
体表面の一定位置に送受信装置を固定し，得られるAモード像の時間変化を横軸に時間をとって表示すれば，生体内部の動きを表示することができる．

大きくすると，走査する超音波ビームの間隔を広げて間引きの多い画像とするか，1枚のBモード像が表示されてから次の画像が表示されるまでの間の時間間隔がひどく開いたコマ送り画像となるのを我慢するか，どちらかを選択しなければならなくなる．前者の場合は画像の質（画質）が，後者の場合はリアルタイム性が劣化するため，どちらも好ましいとはいえない．このため，通常の検査装置では画質，リアルタイム性，観察深度，画像の幅が適切な一定の範囲に収まるように調節してある．

4. ドプラ法

a. ドプラ法の原理

移動する音源から発せられる音は，反射体の移動方向と速度に応じた周波数の変化（周波数偏移）を生じる．音源が近づく場合，その速度が速ければ速いほど周波数は上昇し（高い音になり），逆に遠ざかる場合，その速度が速ければ速いほど周波数は低下する（低い音になる）．この現象は，発見者の名をとってDoppler（ドプラ）効果とよばれる（図13）．移動する反射体からの超音波の反射波にもドプラ効果による周波数偏位が生じるため，周波数偏位がわかれば反射体の移動速度を知ること

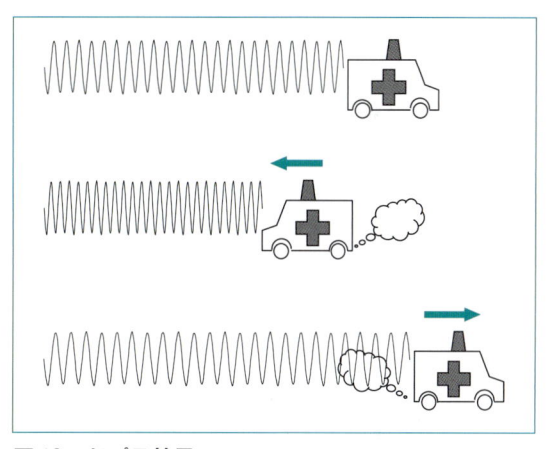

図13 ドプラ効果
救急車のサイレン音など移動する音源から発せられる音は，反射体の移動速度と方向に応じた周波数の変化（周波数偏移）を生じる．

ができる．これが超音波ドプラ法の原理である．
超音波の周波数を f_0，反射体の移動速度を v，反射体の移動方向と超音波ビームのなす角を θ，音速を c とすると，ドプラ周波数偏移 Δf は次式で表される．

$$\Delta f = 2f_0 v \cos\theta / c$$

したがって反射体の移動速度 v は次式で求められる．

$$v = c\Delta f / (2f_0 \cos\theta)$$

ここで，求められる反射体の移動速度 v が，反射体の移動方向と超音波ビームのなす角 θ に依存することに注意が必要である．これはドプラ角とよばれる（図14）．

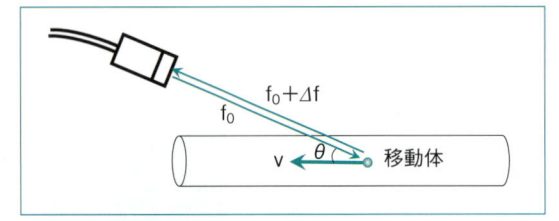

図14 反射体の移動速度と周波数偏移
超音波の周波数を f_0, ドプラ周波数偏移を Δf, 反射体の移動方向と超音波ビームのなす角を θ, 音速を c とすると, 反射体の移動速度 v は $v = c\Delta f/(2f_0 \cos\theta)$ で求められ, 反射体の移動方向と超音波ビームのなす角 θ(ドプラ角)に依存する.

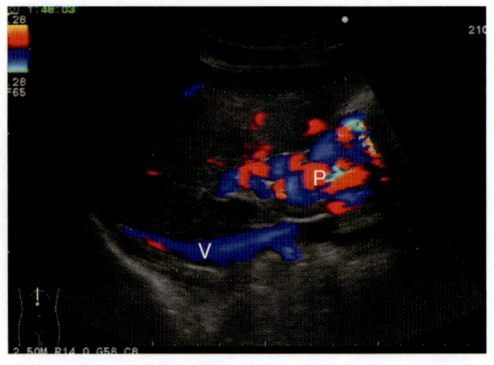

図15 カラードプラ法
カラードプラ法ではプローブに向かう血流は赤, プローブから遠ざかる血流は青で表示される. 肝門部(P)では複数の著明に蛇行する血流が, 全体としては肝内に向かって(向かって左へ)流れていることが分かる. 本来この部分には直線的な走行を示し左へ向かう門脈の血流が1条だけ描出されるはずだから, 明らかな異常所見である. また下大静脈(V)では, 心臓に向かって流れる血流が画面左に向かって流れる血流として観察されている. こちらは正常所見である.

　生体内のほとんどの組織・臓器は多かれ少なかれ動いているため, それらはいずれもドプラ法の評価対象になりうる. なかでも血液の流れ(血流)は, 他の組織・臓器と比較して反射が極端に弱く, かつ速度が速いという大きな特徴を有しており, 血流を血流として同定することが比較的容易なこと, 血流の解析は臨床的にきわめて重要な情報をもたらすことから, 超音波ドプラ法は主として血流評価のために用いられている.

b. パルスドプラ法とカラードプラ法

　超音波ドプラ法では主としてパルスドプラ法とカラードプラ法の2つの手法が用いられる. パルスドプラ法は, パルス波を用いて, あるサンプリングゲートにおけるドプラ周波数偏移を高速フーリエ変換(fast Fourier transform; FFT)により求める手法であり, その部位の血流速度の分布を測定することができる. 測定された血流は速度(周波数偏移)を縦軸に, 時間を横軸にとり, 成分の多寡を輝度として表示する. このため周期的に速度が変化する拍動流では規則正しい波形が描かれ, 速度の時間変化がない定常流では単調な帯状の波形が描かれることになる. こうして描き出される波形はドプラ波形とよばれ, 血流の基本的な性質・状態を表す重要な指標となる.

　カラードプラ法も同様にパルス波を用いるが, 設定した関心領域内の各所において単位面積あたりの大まかな速度を求め, その2次元的な分布をBモード上に重畳して表示する手法である. カラードプラ法では, プローブに向かう血流を赤(暖色系), プローブから遠ざかる血流を青(寒色系)で表示し, 流速の速いものほど明るく(白っぽく), 遅いものほど暗く(黒っぽく)表示するのが一般的である. これにより, 表示された血流の方向と大まかな速度を視覚的に把握することができる(図15).

　パルス波の送受信により行われるパルスドプラ法およびカラードプラ法では, 受信信号に時間情報が含まれ, 画面上の任意の位置(サンプルゲート)のデータが得られる利点がある反面, 検出可能なドプラ偏移周波数が送受信の繰り返し周波数(pulse repetition frequency; PRF)の制限を受けるという欠点があり, 繰り返し周波数の1/2を超える周波数偏移は逆方向の偏移として表示されてしまう. この現象は折り返し現象とよばれる(図16). パルスドプラ法およびカラードプラ法では, これを避けるため, 繰り返し周波数を適切に設定する必要がある.

　しかし, 生体内には折り返し現象が避けられない高速血流も存在するため, これらに対しては, パルス波の代わりに連続波を用いたドプラ法(連

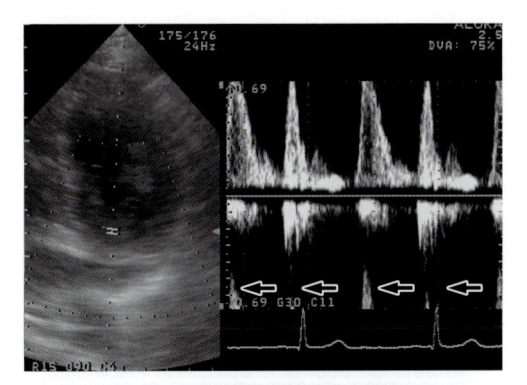

図16 パルスドプラ法と折り返し現象
拍動流が周期的な波形として描出されている．設定した繰り返し周波数が低すぎるため，波形の一部（周波数偏移の大きい最も上側の部分）が下側に折りかえって表示されている（矢印）．

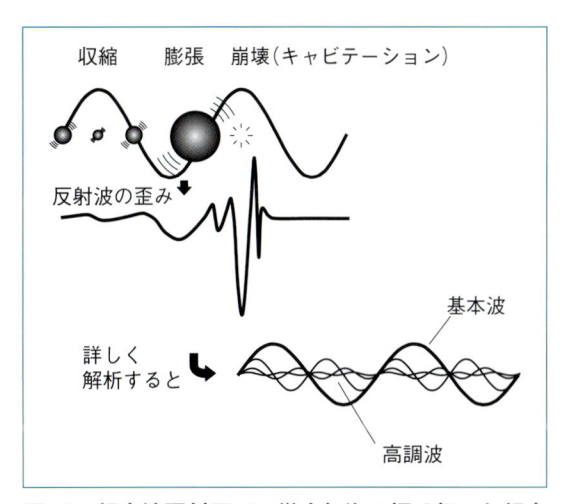

図17 超音波照射下での微小気泡の振る舞いと超音波の非線形性
超音波照射下の微小気泡には収縮と膨張が繰り返し生じ，強い圧力のもとでは圧潰が生じる．こうした状態にある微小気泡からの反射波は歪み，送信波（基本波，ファンダメンタル）以外にその整数倍の周波数成分（高調波，ハーモニック）や整数分の1の周波数成分（分調波，サブハーモニック）が含まれるようになる．

続波ドプラ法）が用いられる．連続波ドプラ法では振動子（後述）を送信専用と受信専用に分け，送信用振動子で連続的に生体内に超音波を送信し，反射波を受信用振動子で連続的に受信してドプラ偏移周波数を計測する．このため，理論的には音速の1/2の速さまでの血流の計測が可能だが，検出される信号は時間情報をもたないため，血流の検出部位は特定できない．

5. 3D超音波法

超音波でBモード像を得ながら，それとは直交する方向にもビームを走査すると，ある体積についての3次元の立体的な情報を得ることができる．これをもとに生体組織の3次元的な構造を表示しようとするのが3D超音波法である．3D超音波法では，超音波ビームの走査により得られた3次元的な情報を再構築することにより，さまざまな投影法や描画法（レンダリング法）を用いて生体組織を立体的に表示することができるほか，走査方向にとらわれない任意の断面で切り出した断層像を表示することもできる．このうち，超音波ビームに直交する断面，つまり生体内のある深さにおける，体表面に平行な面についての断層像は，特にCモード表示とよばれる．また，こうした情報を連続的に採集し続ければ，Bモードと同様，3D像をリアルタイム画像として表示するこ

とも可能である．こうした表示をリアルタイム性つまり時間を第4の次元とみなして4D表示などとよぶことがある．

6. 造影超音波法とハーモニックイメージング

a. 超音波の非線形性

生体内に存在する微小な気泡は超音波にとってよい反射体であるが，これに超音波を照射した場合，単に反射が起こるだけでなく，気泡およびその周囲に交互に生じる陽圧と陰圧のため，気泡には収縮と膨張が交互に繰り返し生じるようになる．気泡の周囲に働く陽圧・陰圧と気泡の収縮・膨張の間にはタイムラグが生じるため，両者の関係を詳細に把握することは必ずしも容易ではないが，いずれにしても気泡に強い圧が加わると，気泡は圧潰し非常に強いエネルギーを放出して消失する（キャビテーション）．気泡のこうした振る舞いにより，反射波は歪み，送信波（基本波，ファンダメンタル）とは異なる複雑な波形となる（図17）．これを詳細に分析すると送信超音波の周波

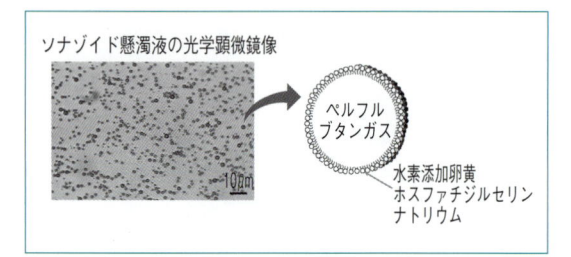

図18 超音波造影剤ソナゾイド®の顕微鏡像とその構造（模式図）
超音波造影剤ソナゾイド®の本体は水素添加卵黄ホスファチジルセリンナトリウムの殻（shell）の内部に難溶性気体ペルフルブタンを閉じ込めた粒径2.3〜2.9μmの微小気泡である．

数の整数倍や整数分の1の成分が含まれていることがわかるが，これらはそれぞれ高調波（ハーモニック）あるいは分調波（サブハーモニック）とよばれる．このように超音波の歪みが生じる性質あるいは現象は超音波の非線形性とよばれるものである．一方，生体内を伝搬する超音波にも同様の非線形性は存在する．これは気泡ほど顕著ではないにせよ，組織にも陽圧と陰圧に対する振る舞いの違いが存在するためである．これにより組織を伝搬する超音波も次第に歪み，高調波を主とする非線形成分を含むようになる．超音波の非線形成分を画像化する手法はハーモニックイメージング（harmonic imaging）とよばれるが，これらがもたらす情報は収集および処理が難しい反面，基本波よりも有用な場合も多いため，特にハイエンド装置（最上位機種）では積極的に利用されている．

b．造影超音波法
1）超音波造影剤

上述したように，超音波にとって生体内の気体はよい反射体である．微小な気泡を血中あるいは体腔内に投与し，造影剤として使用しようとするのが造影超音波法である．わが国では，経静脈的投与が可能な超音波造影剤レボビスト®の登場により各領域で行われるようになり，その後発売されたソナゾイド®（図18）の登場により，特に肝臓の超音波診断においては一定の地位が確立されるに至っている（図19）．2011年9月の時点ではソ

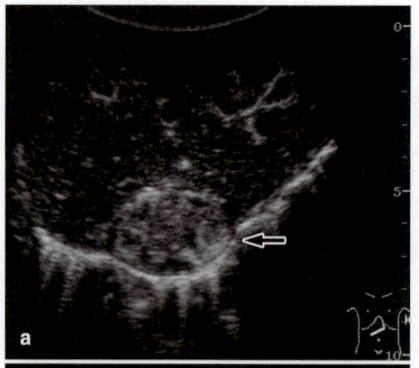

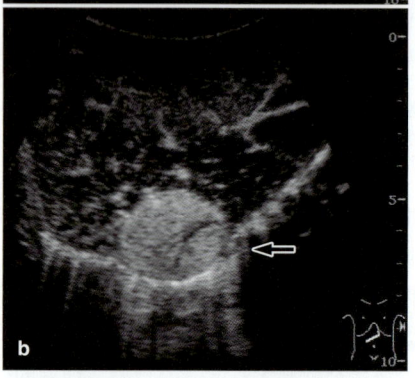

図19 肝細胞癌の造影超音波像
a．造影開始22秒後．血管相（動脈優位相）．腫瘍辺縁から内部に分布する多数の動脈が描出されている．
b．造影開始34秒後．血管相（門脈優位相）．腫瘍内の大部分に染影を認めている．

ナゾイド®の適応が肝腫瘍性病変に限られていることもあって，ソナゾイド®を用いた肝疾患診断と，レボビスト®を用いた卵管造影が主に行われている．わが国で使用可能な超音波用造影剤は上記のみであるが，国外では他の造影剤も使用されている．これらを用いた造影超音波法では腫瘍性病変の血管構築，内部の血液灌流の状態（血流の多寡），臓器実質の血液灌流の状態を知ることができる（血管相）．さらにレボビスト®とソナゾイド®には，それぞれの本体である微小気泡が血中から消失した後も，Kupffer（クッパー）細胞などに取り込まれて長時間肝内に留まり，肝実質の染影像が得られるという大きな特徴があり，肝内に存在する腫瘍を不染域として表示することが可能である（後血管相）．

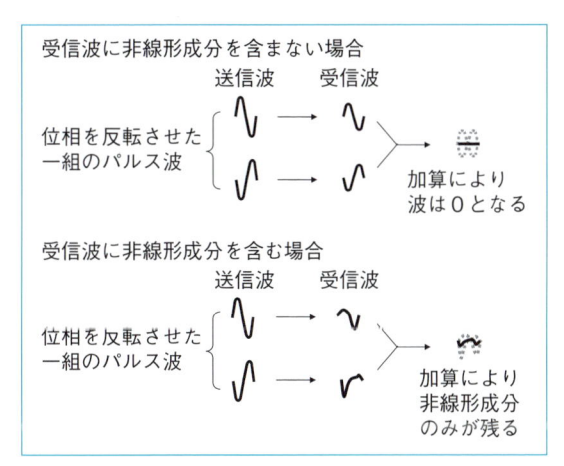

図20 位相反転法
位相反転法では互いの位相が180°異なる2つのパルスを一組として用いる。受信波に非線形成分が含まれる場合、それぞれの反射波を加算すると基本波成分は相殺され、非線形成分のみが残る。

2）造影ハーモニックイメージング

経静脈的投与が可能、つまり肺毛細血管床の通過が可能なことからもわかるように、超音波造影剤の本体である微小気泡は赤血球よりも径が小さい微小な気泡である。生体内に投与される量も全体液量に比べればごく微量であるから、気体がいくらよい反射体とはいえ、微小気泡からの反射は組織に比べれば十分に小さく、通常では組織の反射に埋もれてしまう。したがって、こうした微小気泡からの微細な反射波をとらえて画像化するには実際には相当の工夫が必要となる。造影超音波においてはこれを実現するためのテクノロジーの進歩が不可欠であり、実際種々の優れた手法が開発されてきた。これらの主役は、位相反転法（パルスインバージョン法またはフェイズインバージョン法）やパワーモジュレーション法などを用いた造影ハーモニックイメージングである。位相反転法（図20）は互いの位相が180°異なる2つ1組のパルスを用い、それぞれの反射波を加算することにより基本波成分を相殺し、非線形成分のみを抽出する手法であり、パワーモジュレーション法は波形・位相が同じで振幅の異なる2つ一組のパルスによる反射波の差分から、非線形成分を効率よく抽出する手法である。いずれの手法も微小気泡

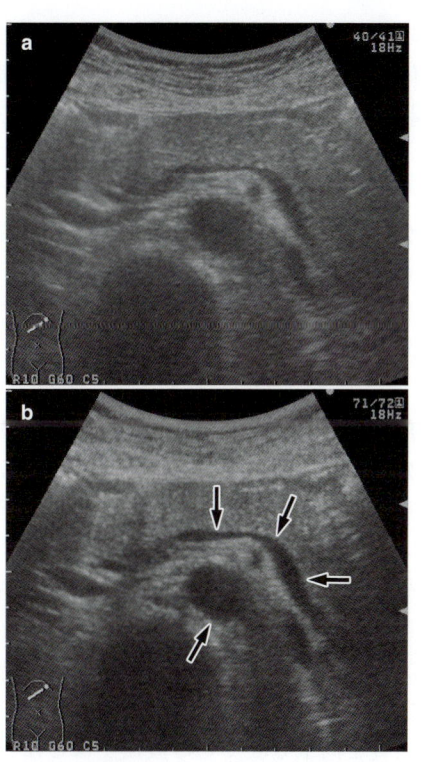

図21 組織ハーモニックイメージングの効果
組織ハーモニックイメージング（b）では、基本波画像（a）よりもヌケのよい鮮明な血管像が得られている。

の存在を効率よく画像化することが可能である。また、脆弱なレボビスト®に関しては、気泡からの信号を効率よくとらえるための高音圧超音波の間歇送信法や、気泡を積極的に崩壊させて強い信号を得るとともに、気泡の消失という急激な変化をとらえて気泡の存在を認識する手法（loss of correlation；LOC）が有効である。

c. 組織ハーモニックイメージング（図21）

超音波が生体組織を伝搬する場合にも、気体が存在する場合ほど顕著ではないにせよ、非線形成分が生じることは上述した。これを用いてBモード画像を作るのが組織（ティッシュ；tissue）ハーモニックイメージングである。用いられる非線形成分は第2次高調波成分（セカンドハーモニック）が主となるが、これには、①音圧が小さい、②送信波の音圧が高い領域つまり超音波ビームの中心

部でのみ発生する，③ 非線形伝搬の結果生じるため，体表近くでは発生しにくいといった特徴がある．② は基本波に比べて超音波ビームがより細いこと，すなわち方位分解能に優れることを意味し，③ は B モードで常に問題となる体表近くの多重反射が軽減されることを意味するが，これらはいずれも B モードの画質に改善をもたらす．逆に① は信号を受信するのが難しく，特に深部の信号が得られにくいという欠点があることを示している．

超音波診断の歴史のなかでは，純粋な 2 次高調波成分のみを用いて B モード画像の画質改善を得ようとする試みもみられたが，そうした手法では時に組織ハーモニックイメージングの欠点が問題となることがあった．このため現在の超音波診断装置では，どちらか一方の情報のみを表示するのではなく，基本波と高調波の両者から得られる情報を相互補完的に巧みに組み合わせて，B モードの画質を向上させている機種がほとんどである．

7. 組織弾性評価（エラストグラフィ）

一般に悪性腫瘍は正常組織に比べて硬いことが多い．また慢性肝疾患では，病変の進行とともに肝臓が硬くなることが知られている．超音波による組織の弾性評価法あるいは弾性像〔エラストグラフィ(elastography)〕はこうした組織の硬さを客観的に評価して，超音波診断に新たな情報を付加しようとする手法である．

現時点で実用化されている超音波を用いた生体組織の弾性評価法は，① 外力に対する組織の歪みを硬さの指標とする手法と，② 組織に振動を与えた際に生じる剪断弾性波の伝搬速度から組織の弾性を求める手法の 2 つに大別される．① は乳腺などの体表臓器を標的とし，体表に押し当てたプローブにより体外から直接圧迫した場合の組織の歪みを画像化する手法が基本となる．② では組織の弾性を客観的な数値により評価することが可能である．本法では何らかの形で組織に振動を与え，

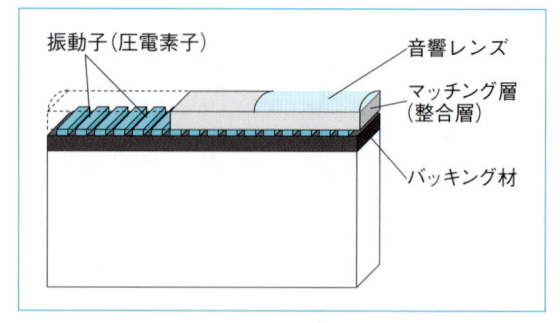

図 22　超音波プローブの基本構造
振動子は圧電素子でできており，両端に電圧を印加すると振動し，逆に振動（圧）を与えられると電圧を生じるため，電気エネルギーと振動のエネルギーの間でエネルギー交換器の役割を果たす．

剪断弾性波を発生させる必要があるが，そのための手法としては 2011 年 11 月現在，体表から機械的振動を与える方法と，収束超音波による音響放射圧（acoustic radiation force impulse；ARFI）により剪断弾性波を発生させる方法が実用化されている．

8. 超音波診断装置

a. 超音波診断装置の基本構成

超音波診断装置は主として① 超音波発生装置，② 送受信装置，③ 増幅・検波装置，④ 情報解析装置，⑤ 画像出力装置で構成される．

b. プローブの構造（図 22）

生体表面に押し当てるなどして生体内に超音波を送信するとともに，生体からの反射波を受信する送受信兼用の装置がプローブ（探触子）である．プローブは主として超音波振動子，音響レンズ，整合層，バッキング材，遅延回路で構成されている．

プローブから生体内に送信する超音波は，プローブ表面に並べた振動子の両端に電圧を印加することにより発生する．振動子は圧電素子とよばれる物質でできているが，圧電素子は両端に電圧を印加すると振動し，逆に振動（圧）を与えられると電圧を生じる性質があり，電気エネルギーと振

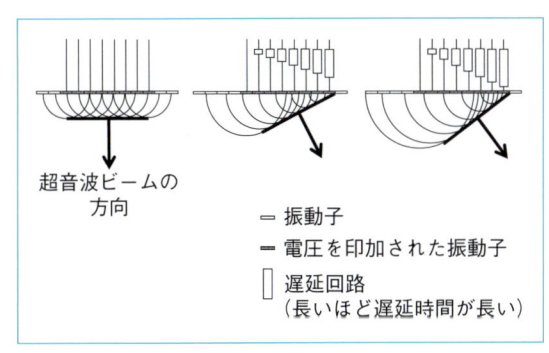

図23　遅延回路の役割
個々の振動子に電圧を印加するタイミングを遅延回路により適切に調節することにより，超音波ビームの照射方向，タイミングをコントロールすることができる．

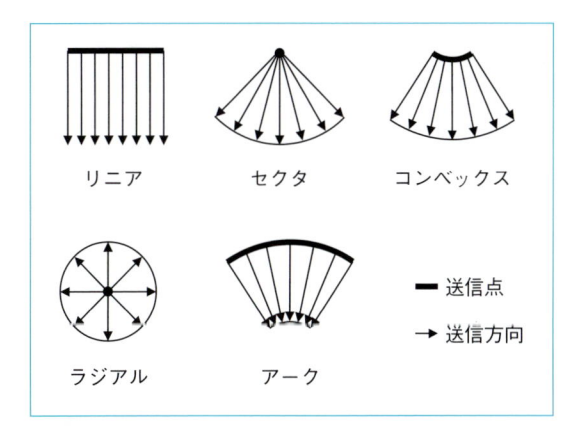

図24　超音波ビームの走査方式
超音波ビームの基本的な走査方式．リニア型，コンベックス型，セクタ型が代表的である．

動のエネルギーの間でエネルギー交換器の役割を果たす．この性質により，振動子を送信・受信両用の装置として使用することができる．また，バッキング材の存在により圧電素子にて発生する超音波は，パルスエコー法に適したパルス幅の短いものとなり，整合層の存在により効率よく生体内に伝搬する．現在，超音波診断装置で用いられている超音波の周波数は約 1 MHz～30 MHz であるが，実際に1つの探触子でカバーできる周波数の帯域はそれほど広くなく，たとえば 4 MHz～7 MHz などと探触子によって決まっている．これは使用される振動子によりカバーできる周波数帯域に限りがあるからである．

c. 走査方式

実際の装置では，プローブの表面にはこうした振動子が多数並べられており，遅延回路を制御することによりこれらのうちいくつかを駆動して細い超音波ビームを形成し，形成した超音波ビームの照射方向を順次変えて送受信を行うことにより，生体内部の情報を得ている（図23）．超音波ビームの照射方向を順次変えることをビームの走査とよぶが，その方式としてはリニア型，コンベックス型，セクタ型が代表的である（図24）．観察対象により，たとえば腹部臓器なら 4 MHz～7 MHz のコンベックス型，体表臓器なら 6 MHz～9 MHz のリニア型など，観察に適したプローブの周波数と走査方式はほぼ決まっているため，実際の診断装置ではこうした条件を適切に組み合わせたプローブが複数用意されている．検査に際しては観察対象に合わせて適切なプローブを選択して使用する必要がある．

d. 空間分解能とフォーカシング（図25, 26）

空間的にどれだけ細かい情報を提供できるかという能力を空間分解能という．具体的には弁別可能な2点間の最小の距離に相当する．超音波のビーム方向の分解能を距離分解能，それに直行する方向の分解能を方位分解能という．また，プローブの厚み方向の分解能も存在する．

1) 距離分解能

超音波ビーム方向の分解能はパルス波の長さ（パルス幅）に規定される．一般的には周波数が高いほどパルス幅は短いため，高周波のプローブほど距離分解能は高いと考えてよい．また，振動子の周波数はたとえば 5 MHz などといった単一の値ではなく，3～7 MHz などの一定の幅（周波数帯域）をもつのが一般的だが，こうした周波数帯域の広さはパルス幅に影響を与える．
一般に周波数帯域が広いほどパルス幅は短く，したがって距離分解能も大きい．

2) 方位分解能

方位分解能は超音波ビームの幅に規定される．

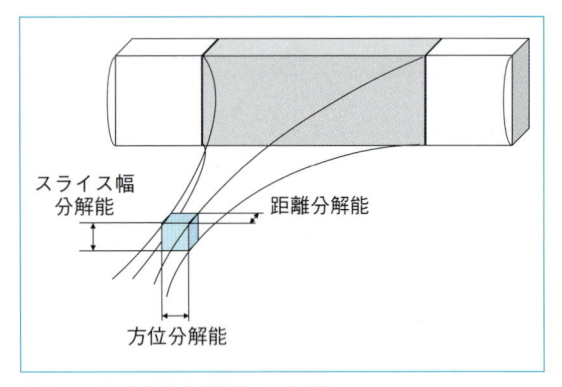

図25　超音波診断装置の分解能
距離分解能はパルス幅に規定され，方位分解能は超音波ビームの幅に規定される．またプローブの厚み方向の分解能は音響レンズによって規定される．

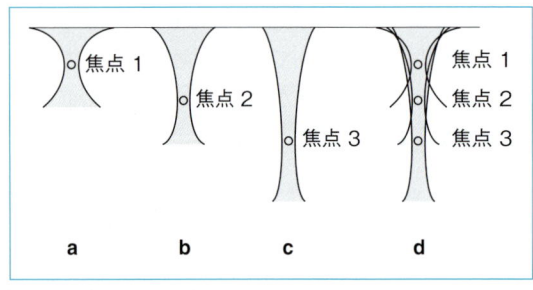

図26　多段フォーカス
超音波ビームの絞り込みによってそれぞれフォーカス付近の方位分解能は向上するが，フォーカスの手前および深部ではビーム幅が広がり方位分解能は極端に低下する（a，b，c）．フォーカス位置の異なる複数のビームを1組として同一音線上の対象を観察すれば，深さ方向における方位分解能の差が小さくなり，画質の均質性が高まる（d）．

　超音波ビームは複数の振動子に遅延回路を作動させることにより方位方向に絞り込みをかけて形成されるが，ビームの形成に預かる振動子の数（これを開口幅とよぶ）が大きければ大きいほど細くシャープにすることが可能である．ただしここでいうシャープさとはあくまでフォーカス付近の形状のことであり，その手前および深部，特に深部ではビーム幅は広がり，方位分解能は極端に低下する．観察がある狭い範囲の深さだけにとどまる場合はこれでもよいが，実際の観察領域は深さ方向にある程度の広がりがあるから，深さによる分解能の差はできるだけ小さいほうがよく，実際の装置では開口幅はこれらのバランスをみながら決められている．フォーカスを複数の深さに設定すれば深さ方向における分解能の差が小さくなり，画質の均質性も高まる．これは同一音線上の対象物をフォーカス深度を変えた複数のビームで観察することで可能になる．こうした方式は多段フォーカスとよばれるが，送信時に多段フォーカスをかけると，かけた分だけ同一音線上の画像を得るための時間がかかるため，リアルタイム性は低下する．

3）プローブの厚み方向の分解能
　プローブの厚み方向のフォーカシングは，プローブ表面の音響レンズによる超音波ビームの絞り込みのみで行われている．このためフォーカス位置も分解能もプローブごとに固定され不変である．

9. アーチファクト

　超音波画像内には，生体内の構造を反映した真の像以外に，種々の原因により生体の構造を正しく反映しない虚の像が生じることがある．これらはアーチファクト（artifact）とよばれ，一般には画像劣化の原因となるほか，虚像を虚像と認識できない場合，画像の誤った解釈は誤診につながるため，できるかぎり軽減させることが望ましい．しかし反面，これらアーチファクトは組織性状の反映にほかならないため，成立機序を正しく理解することにより，アーチファクトから組織性状の推測が可能なことも多い．以下，代表的なアーチファクトについて解説する．

a. 多重反射（図27）
　プローブから生体内に送信された超音波が，プローブ表面と生体内の反射面との間，あるいは生体内の反射面同士の間で予期せぬ反射を繰り返すことがある．この場合，プローブ表面あるいは反射面の後方に複数の線状エコーが規則正しく配列した像がみられる．これは多重反射といわれる現象で，体壁直下あるいは胆嚢や膀胱の内腔にみられることが多い．胆道系の小結石の後方にみられ

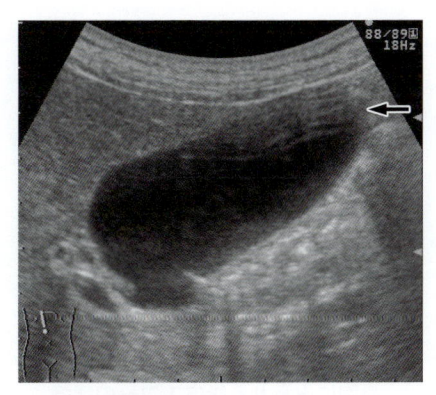

図27　多重反射
胆嚢底部の前壁直下に規則正しく並ぶ複数の線状エコーを認めている．腹壁内で生じた多重反射と考えられる．

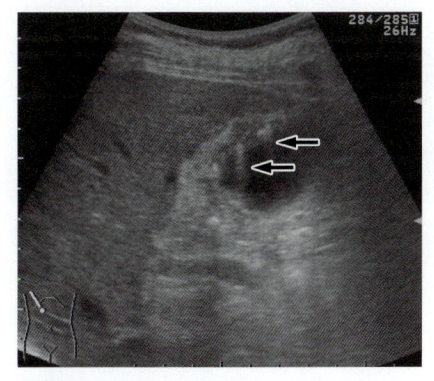

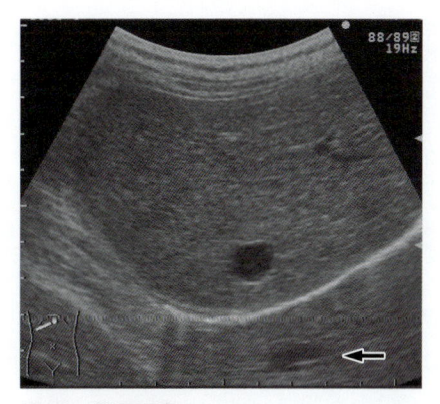

図29　鏡面現象
横隔膜エコー（深部に見える輝度の高い線状高エコー）の前方に存在する肝嚢胞の虚像（矢印）が，横隔膜エコーの後方に描出されている．嚢胞の虚像の周囲には肝実質の虚像も見える．横隔膜エコーの強い反射による鏡面現象である．

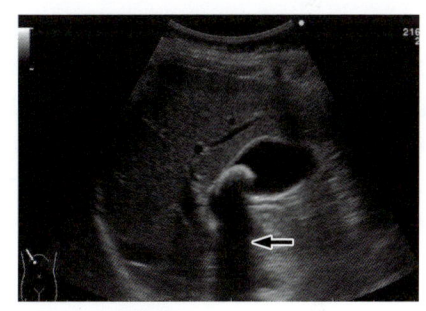

図28　コメットエコー
胆嚢壁内の微小結石に起因すると考えられる複数の多重反射．結石の後方に尾を引き，彗星状を呈している．

図30　音響陰影
胆嚢結石．結石表面における強い反射と散乱のため，後方に音響陰影（矢印）を生じている．胆嚢結石の最も一般的なBモード像である．

る彗星の尾に似たコメットエコー（図28）も多重反射の一種である．

b. 鏡面現象（図29）

　強い反射面の前方に存在する構造物の虚像が反射面の後方に描出され，実像に対する鏡面像を呈することがある〔鏡面現象（mirror image）〕．これは強い反射面で反射して上方に向きを変えた超音波が，通常とは反対の方向から構造物に当たって反射を起こし，その反射波がそれまでの伝搬経路をそのまま遡ってプローブに戻った場合に生じる．超音波診断装置は反射による超音波ビームの進行方向の変化を認識できないため，構造物を反射面の後方の，反射を起こす前の超音波伝搬経路の延長上に表示する．横隔膜エコーの後方に表示される肝臓の虚像がその代表である．

c. 音響陰影（図30）

　強い反射や強い散乱の後方には超音波が到達せず，Bモード上，その部分に画像の欠損域が生じる．これは音響陰影（acoustic shadow）とよばれる現象である．結石や石灰化後方の音響陰影が代表的である．また生体内に存在する骨，ガスは周囲組織との境界面で強い反射を生じるとともに，その後方に音響陰影を生じるが，これらはBモード像の代表的な画質劣化要因である．

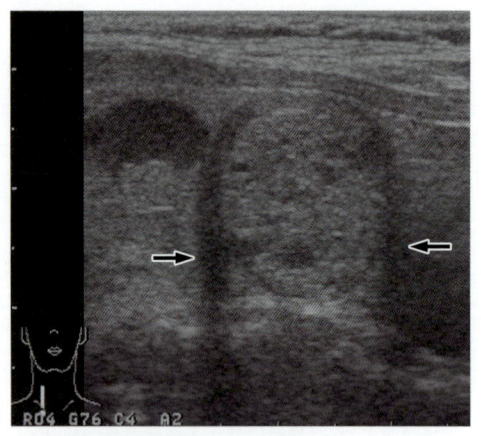

図31　外側陰影(lateral shadow)
甲状腺腫瘍の両外側から後方に向かう音響陰影を認めている(矢印).腫瘍表面の被膜の存在を疑わせる所見である.

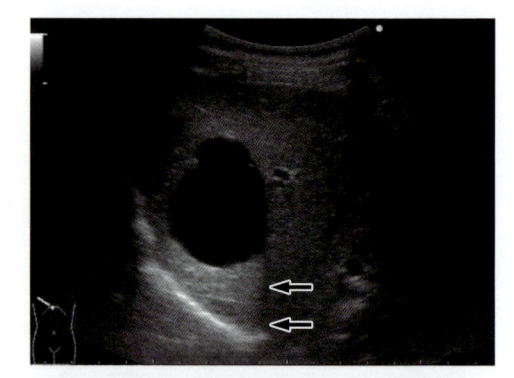

図32　囊胞にみられる後方エコーの増強
肝囊胞例.内部が水様で超音波の減衰が周囲より弱いため,後方の反射信号は周囲より相対的に強くなる.

d. 外側陰影(図31)

　被膜を有する腫瘍など,スムーズな境界面を有する類円形の構造物側方の境界面では超音波ビームの屈折・反射により境界部の後方に超音波ビームの到達しない領域が生じ,信号が得られなくなって音響陰影を生じることがある.一般には腫瘍の表面が平滑なことを示す所見と考えられている.

e. 後方エコーの増減(図32,33)

　生体内の構造物の後方にその構造物の性状を反映したエコーの増強あるいは減弱がみられることがある.円形の腫瘍内部の音速が周囲よりも遅い場合,腫瘍境界部で生じる超音波の屈折により腫瘍内部を通過する超音波ビームは収束し,腫瘍後方のエコーには増強する.逆に腫瘍内部の音速が周囲よりも速い場合,超音波の屈折によりビームは拡散し腫瘍後方のエコーは減弱する(→ p.214:図5).また,囊胞のように腫瘍の内部が水様であったり,腫瘍内部がきわめて均質であったりすると,腫瘍内を通過する際の超音波の減衰が弱いため,腫瘍後方の反射信号は周囲と比較して相対的に強くなり,腫瘍後方のエコーは増強する.逆に腫瘍内部が不均質であったり,腫瘍内に強い散乱体や反射体が存在すると,腫瘍内を通過する際に超音波は減衰して,腫瘍後方のエコーは減弱する.こ

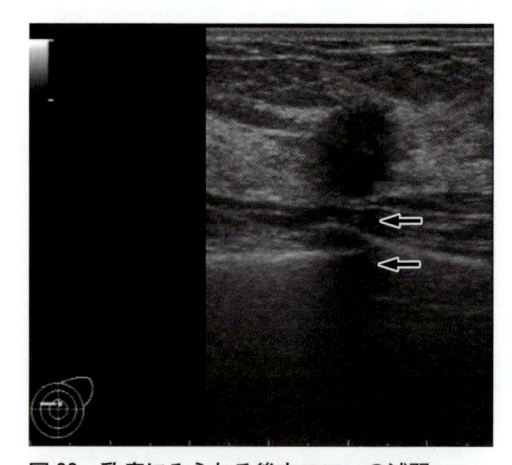

図33　乳癌にみられる後方エコーの減弱
腫瘤内部が不均質で,散乱が生じやすいと腫瘤内での減衰により,後方エコーは減弱する.強い線維化の存在を疑わせる所見である.

の極端な例が音響陰影である.これらの所見は腫瘍内部の性状を表す所見として重要であり,種々の疾患の診断に積極的に利用されている.

10. 超音波検査の実際

a. 超音波診断の特性

　超音波検査は,①観察断面(走査面)を任意に設定できる,②動画によりリアルタイムで観察できる,③装置の移動が可能であり,ベッドサイドでの検査も可能である,④侵襲性が低い,⑤低コス

トであるなど，さまざまな利点をもつ．反面，① 一度に画面表示できる範囲（視野）が狭い，② 物理的な死角が多い，③ 検査後の読影は厳密には困難であり，検査時に見落とした所見や観察しなかった部位についての情報は欠損するなどの欠点がある．こうした特性から，一般に超音波検査の診断精度は検者の技量に大きく依存する．超音波検査を行う者には，十分な知識と技術でこれらの欠点を補うだけの技量が求められる．

b. 検査の実際

1）検査室の確保と検査装置の設置

適切な部屋を確保するか，適切な場所をパーティション，カーテンなどで囲ってブースとし，超音波診断装置と検査用ベッドを設置して検査室とする．一般的な検査室では超音波診断装置の向かって右側に検査用ベッドを設置するが，この配置が最も汎用性が高い．検査部位・目的によって標準的な体位はほぼ決まっているので，基本的には標準的体位で検査をするが，状況に応じて適切な体位変換を行うことも重要である．

2）プローブの選択と装置の設定

検査にあたっては，観察部位に適したプローブを選び，適切なプリセットを設定する．一般的な検査では使用に適した探触子の周波数，走査方式は決まっている．観察にあたっては，観察部の最深部が画面内に描出できるように観察深度を調節し，ゲイン，STCつまみを適切に調節して，画面の明るさが適当かつ均等になるようにする．

3）カップリングゼリーの使用

検査の際，被検者の体表面にプローブを直接押し当てても，一般には良好な断層像は得られない．これはプローブの表面（接地面）と体表面との間に存在する空気のために超音波が体内にうまく伝搬しないためである．こうした現象を改善するため，通常の検査ではゼリー状の物質（カップリングゼリー）を被検者の体表面に塗布し，それを介してプローブを押し当てながら行う．カップリングゼリーはまた，プローブと体表面の摩擦抵抗を軽減するため，これによる被検者の苦痛を防ぐ効果もある．

4）プローブの操作（走査）

実際の観察は被検者の体に押し当てたプローブを操作して行う．この操作は，送受信超音波の「走査」であり，断層面の「走査」でもあるため，一般には「操作」ではなく「走査」とよばれる．プローブの基本的操作（走査）には ① 移動，② 回転，③ 扇動がある．扇動走査は被検者の体表にプローブの接地面を固定したまま，プローブの厚み方向あるいは横方向に弧を描くように連続的に傾けることにより，視野を順次移動させていくテクニックである．これらの基本走査を適切に組み合わせるとともに，プローブにより体表を適度に圧迫することにより良好な画像が得られる．

5）観察部位と順序

検査部位ごとに標準的な観察方法がいくつか決まっているので，それにしたがって検査を行う．複数の検査部位がある場合は，見逃しが最も少ないと思われる順序，最も合理的と考えられる順序など，自分に最も合うと考えられる順序で検査してよいが，いつも同じ順序で検査をするのがよい．

6）表示方向

超音波診断の最大の特徴の1つに，断層面の設定を検者自身が行う点があげられる．これは病変の特徴を最大限に抽出できるという点で非常に大きな利点であるが，同時に，描出された画像や，それを基に検者が頭の中に描いた病変の立体構築が，他者との間で共有しにくいという大きな欠点ともなる．また，走査方向はたとえば横から縦，あるいは縦から横へと無段階に移行させることができるが，モニタ上の超音波像が横から縦，あるいはその逆へと切り替わることはないので，この点にも相当の慣れが必要となる．こうした欠点を最小限にとどめるためには，超音波画像の描出方向をルールとしてあらかじめ決めておき，検者はルールにしたがって描出・記録し，それを評価するものはルールにしたがって描出されたものとし

て解釈・評価することが必要となる．

　横断像は被検者を足元から頭の方向に向かって見上げた状態，縦断像は仰臥位の被検者の右側に立って，右側から左側を見通す状態で描出するのを原則とする．すなわち，横断像は画面向かって左側が被検者の右側，縦断像は画面向かって左側が被検者の頭側となる．

7) 所見の記述と用語・表現

　超音波で生体内を観察すると，実質臓器はほぼ全体がスペックルとよばれるランダムな輝点の集まりに覆われた白っぽい領域として描出される．実質内には正常構造として血管などの管腔臓器が存在しているが，これらは実質と比較して明らかに黒く，内部にスペックルは存在しない．さらに，実質内に腫瘍や嚢胞などの病変が存在すると，それらは実質よりも白っぽく見えたり，逆に黒っぽく見えたりするほか，一部が白くて一部が黒いなどしてまだらに見えたりするので，われわれはこうした画像パターンの違いから病変の存在に気づくことができる．こうした白っぽいとか黒っぽいとか，あるいはまだらであるとかいう画像のパターンは，超音波画像を見るものの間でそのイメージを共有できるように適切に表現されなければならない．こうした目的で，基本的な表現が「用語」として日本超音波医学会により定義され使用されている．

　モニタ上の輝度あるいは画像上の白黒の程度をエコーレベル（図34上段）といい，輝度が高く白が勝った状態をエコーレベルが「高い」，逆に輝度が低く黒が勝った状態をエコーレベルが「低い」と表現する．ほかよりもエコーレベルが高い状態を「高エコー」，低い状態を「低エコー」，同等の状態を「等エコー」という．特に輝度が低く輝点が存在しない，真っ黒に見えるものは「無エコー」と表現される．ここでいうエコーレベルの高低は，「無エコー」の場合を除き，ある画面内での比較に基づく相対的な評価であり，絶対的なものではないことに注意が必要である．また，一様なスペックルで構成される臓器の実質像のように，一定の面積における階調の差の少ないものは「均一」と表現する．こ

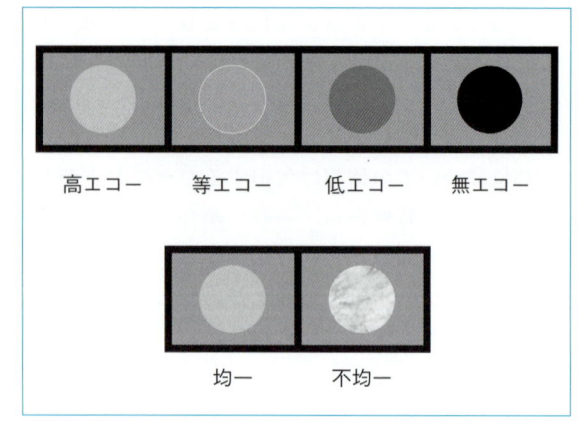

図34　エコーレベルとエコーパターン
エコーレベルの高低は，「無エコー」の場合を除き，ある画面内での比較に基づく相対的な評価であり，絶対的なものではない．

の均一性に乱れが生じ，白黒の階調の差が目立つようになったものは「不均一」と表現される．これらの階調の空間的な分布は「パターン」あるいは「テクスチャー」などとよばれる（図34下段）．用語はこれら以外にも多々定義されているが，用語を正しく使用することは所見についての理解を共有するための第一歩である．所見はそれらを適切に用いて簡潔に記載することが重要である．

8) 検査の記録と保存

　検査を行いながら適切な画像を記録し，最終的に検査記録（検査レポート）を作成する．記録画像は静止画と動画の両者が考えられるが，状況に応じて使い分ける．検査記録は適切な用語と表現で記述し，適宜適切なシェーマ（説明図）を付記する．画像および検査記録は適切な媒体に記録し整理して保存する．画像用の記録媒体としては，静止画用としてサーマルプリンタ，画像用サーバ（ハードディスク），DVD，MOなどが，動画用としてはビデオテープ，DVD，MO，画像用サーバ（ハードディスク）などが使用される．検査記録用の媒体としては紙，画像用サーバ（ハードディスク）などが代表的である．

B 心臓の超音波検査

本項を理解するためのキーワード

❶ **心エコー法（検査）**
心臓の超音波検査は，通常，こうよばれる．また，Bモード法は，断層心エコー法（断層法）とよばれることが多い．

❷ **エコーウィンドウ**
心臓の検査では，超音波の伝播（伝搬）を妨げる骨や肺が介在するため，いくつかの狭い窓からセクタ型プローブで覗きこむように心臓を観察する．この窓をエコーウィンドウという．

❸ **拡張末期**
左室内腔が最大となり，収縮を始める寸前の時相．心エコー検査では，僧帽弁が閉じた時点とすることが多い（心電図ではおよそR波の頂点に一致する）．

❹ **収縮末期**
左室内腔が最小となり，拡張を始める寸前の時相．一般に，大動脈弁が閉じた時点と定義される（心電図ではおよそT波の終わりに相当する）．

❺ **左室収縮機能**
左室が収縮し血液を送り出す働きであり，通常は，拡張末期の左室容積のうち動脈に駆出される割合（左室駆出分画）で評価される．

❻ **左室拡張機能**
左室収縮が保たれていても，左室の拡張が悪いと，肺毛細管圧が上がり，心不全をきたす．経僧帽弁血流波形からその程度を類推する．

❼ **肺動脈圧**
多くの心疾患の重大な合併症である左心不全では，肺循環系の血圧が上昇する．肺動脈圧推定は，左心不全の程度を知るうえで重要である．

心臓の超音波検査（cardiac ultrasound examination）は，心エコー法（echocardiography）や心エコー検査（echocardiographic examination）とよばれることが多い．通常，経胸壁的に超音波ビームを投入し〔経胸壁心エコー法（transthoracic echocardiography）〕，心血管系からの反射波を画像化する．

1. 心臓の超音波検査の特徴

超音波検査は，今日，全身の臓器・組織に広く適用されるが，心臓では，他領域とは異なる以下の特徴がある．① 心臓は速く大きく動くため，超音波法の時間分解能のよさが特に生かされること，② 血流診断の必要性が高く，ドプラ法の役割が大きいこと，③ 計測項目が多く，かつ重要であること，④ 重症度や緊急性の高い患者が多いため，超音波法の非侵襲性や機動性が重視されること，などである．これらはCTやMRIなど他の画像診断法に優る心エコー法の利点でもあり，その結果，⑤ 心疾患の診断に占める超音波検査の役割は特に大きく，必須の検査法となっている．

一般に，心エコー法では，他領域の超音波検査より多彩な機能を使うため，多機能で大型のハイエンド装置を使うことが多い．重量は200 kg程度と重いが，移動用の車輪により1人で運搬可能である．一方では，緊急性の高い患者に対応するため，小型軽量（数kg以下）の携帯型装置によるワンポイント検査も行われる．

経胸壁的心エコー検査には，成人では2.5 MHz～3.5 MHzの，小児では5 MHz程度の電子セクタ型プローブが用いられる．皮膚との接触面の広さを最低限に抑えたこの形状は，狭いエコーウィンドウから広い視野を得るためのものである．

2. 検査の実際

a. 検査の準備と進め方

心エコー検査にあたっては，まず，上半身を裸にした被検者をベッドに左側臥位または左半側臥位で横臥させる．心電図の同時記録は必須であり，四肢にはさみ電極，または体幹に貼付電極を付け，一般にⅡ誘導か類似の誘導を記録する．検査に使わない部分（背，右腕，右前胸部など）をバスタオルで覆ってあげるとよい．通常，検者は被検者の右側（背中側）に座り，右手にプローブを持ち，左手で装置のパネルを操作する．プローブの接触面に，腹部用より固めの心臓用ゼリーを盛り，検査

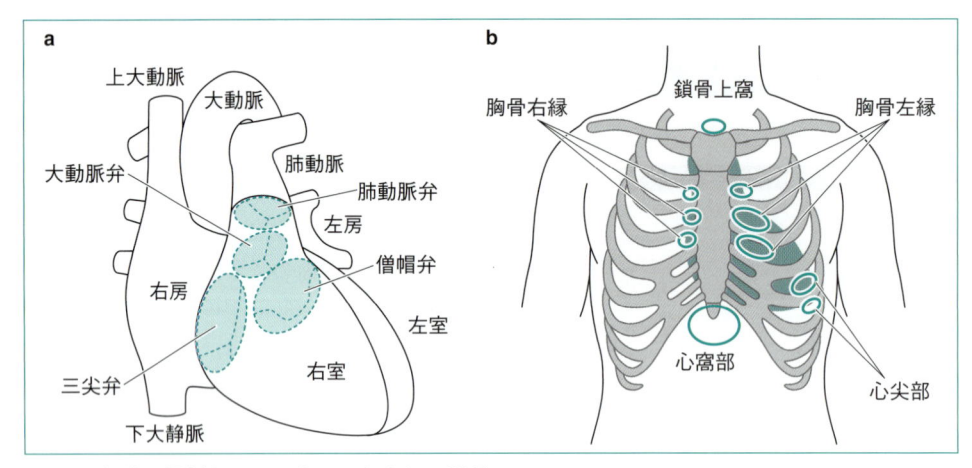

図35 心臓の解剖とエコーウィンドウとの関係
心臓・大血管・弁の解剖(a)と経胸壁検査に用いられるエコーウィンドウ(b)を模式図で示す.

部位の皮膚に当てる．体表と心臓の間には，超音波の伝播(伝搬)を妨げる骨(胸骨と肋骨)や肺があるため，心臓を観察するための「窓」(エコーウィンドウ)は限られる(図35)．左側臥位の被検者の胸骨左縁から検査を始め，その外側，左半側臥位で心尖部，最後に仰臥位で心窩部から検査するのが一般的である．各部位で断層像を観察のうえ，必要に応じてMモード法，カラードプラ法，パルスドプラ法，連続波ドプラ法を織りまぜ，検査を進める．主要な検査断面と計測法は次項で述べる．

断層法やカラードプラ法では動画の観察が重要であり，これをリアルタイムに評価するとともに，ビデオやハードディスクに記録する．また，重要な所見を示す静止画をモノクロプリンタ，カラープリンタないしハードディスクに記録する．

一般に検者依存性が高い超音波検査のなかでも，手技や計測が複雑で，検査中に高度の判断が求められる心エコー検査は，検者の熟練度に影響されやすい．

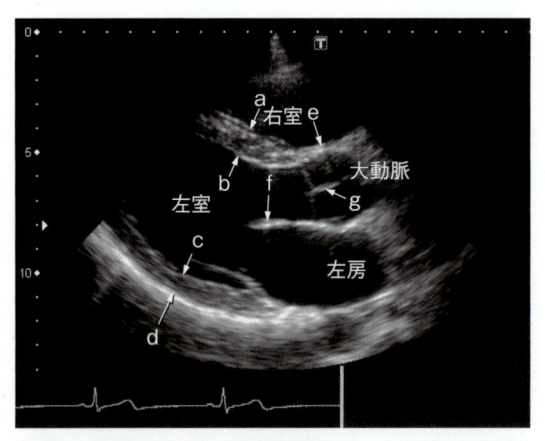

図36 断層心エコー図(健常例)
扇形の表示領域内に，心臓画像(拡張中期左室長軸像)が表示されている．その下方には心電図が表示され，縦線が表示画像の時相を表している．心腔内の血液からの超音波反射は微弱なため，黒く抜けて表示される．音響インピーダンスの異なる組織間，たとえば右室内腔と心室中隔(a)，心室中隔と左室内腔(b)，あるいは左室内腔と後壁(c)など境界部からの超音波反射波が主に画像を形成する．左室後壁と心膜との境界(d)は，心膜の音響インピーダンスが大きいために高輝度となる．心室中隔や左室後壁の心筋組織は，その微細構造に基づくスペックルノイズで埋まる．大動脈壁(e)や僧帽弁(f)，大動脈弁(g)などの薄い構造は，前後の境界が融合し1本の線としてしか認識されない．

b. 検査法と基本断面(正常像)
1) 断層心エコー法(Bモード法)
検査の基本は，組織の断面像を得るBモード法であり，心臓領域では断層心エコー法(断層法)とよぶことが多い．電子走査でビームを振り子状に動かし，扇型の断層像を30〜90フレーム毎秒のリアルタイム二次元動画像として得る(図36)．超音波反射が少ない血液は黒っぽく表示される．左室心筋など厚みのある組織は，2つの境界面と内部のスペックルノイズがグレースケールで表示される．大動脈壁や左房心筋などの薄い組織は，分

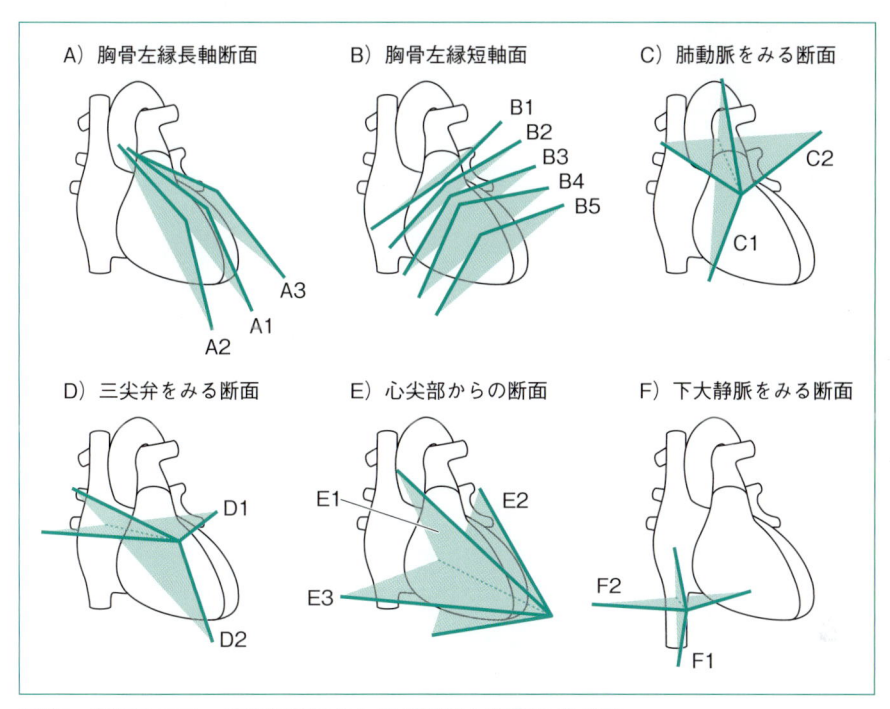

図37 断層心エコー検査に用いられる代表的な断面の模式図
心臓を正面からみた模式図に，断層法に用いる代表的な断面を書き入れ，両者の関係を模式的に示した．各断面に付したA1〜F2の記号は，図38〜図42の実記録に付けた記号と対応している．

解能の限界から，普通，1本の線で表示される．

心エコー法習得の基本として，断層法断面の理解はたいへん重要である．断層法自体が心臓の形態と動きという重要な診断情報を提供するだけでなく，Mモード法や各種のドプラ法など，その他すべての手法が，そのガイド下に行われるからである．断層法に用いられる各断面を，心臓解剖とエコーウィンドウ(図35)，断面方向を示した模式図(図37)，および各断面の正常画像(図38〜42)とを対照しつつ，理解してほしい．

なお，実際の検査では，これらの断面を中心にその近傍も走査する．特に病変部は必ず複数の方向から観察し，その立体構造の把握に努めるべきである．

a) 胸骨左縁アプローチ

胸骨左縁第2，第3，第4肋間は，心臓を観察するための最も重要なエコーウィンドウである．左心系の長軸に沿う長軸断面と，これに直交する短軸断面とに大別される．

胸骨左縁長軸断面(図38)：左室の長軸に沿う，最も基本的な断面である．左室，左房，大動脈，僧帽弁，大動脈弁など左心系の重要な構造が観察される．拡張末期(僧帽弁閉鎖時)に，左室拡張末期径，心室中隔厚，左室後壁厚，大動脈径を，収縮末期(大動脈弁閉鎖時)に左房径を計測する．

胸骨左縁短軸断面(図39)：左室長軸に直交する断面で，大動脈弁レベルでは大動脈弁や左房を，僧帽弁レベルでは僧帽弁を観察する．左室腱索レベルでは左室の壁運動と壁厚などを評価する．心室中隔厚は，長軸断面よりこの断面でより正確に計測できる．左室の壁運動と壁厚は乳頭筋レベルや心尖部短軸像でも観察する．心尖部をみるエコーウィンドウはより外下方にある．

右心系観察のための断面(図40)：肺動脈弁と肺動脈は，胸骨左縁から，矢状方向に肺動脈主幹部を縦断する右室流出路長軸断面および肺動脈を見上げる横方向の断面で観察する．三尖弁と心房中隔は，胸骨左縁やや左下方から，水平方向の胸骨左

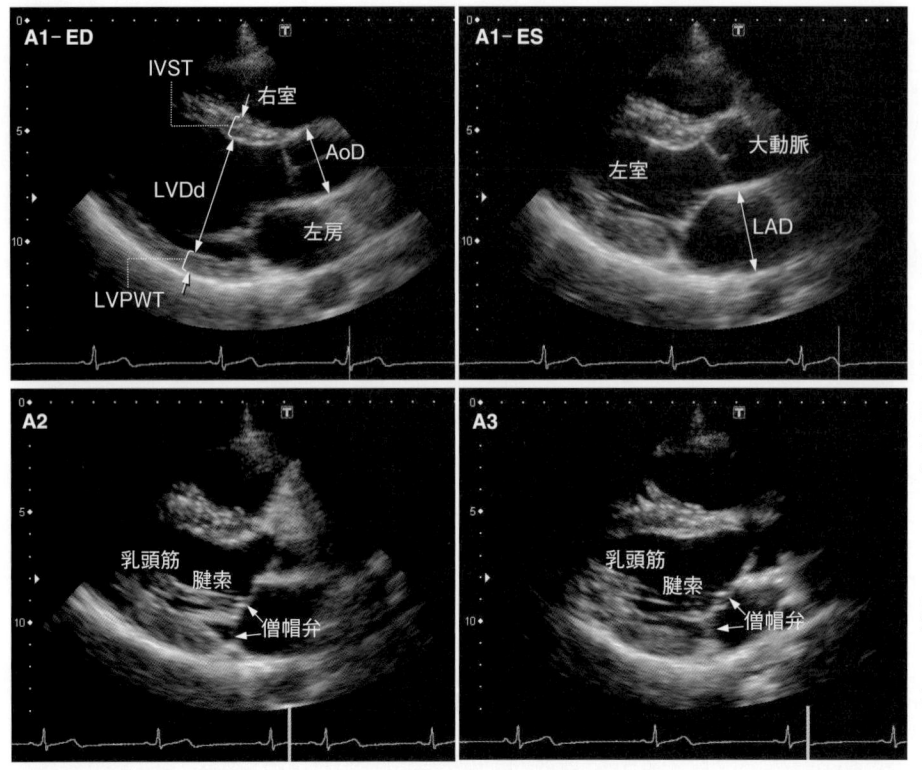

図38 胸骨左縁長軸断面（健常例）

上段は，左室や僧帽弁など左心系の構造の中央を縦断する，胸骨左縁長軸断面の拡張末期像(A1-ED)と収縮末期像(A1-ES)である．前者から左室拡張末期径(LVDd)，心室中隔厚(IVST)，左室後壁厚(LVPWT)と大動脈径(AoD)を，A1-ESから左房径(LAD)を計測する．
下段は，僧帽弁と弁下組織（腱索や乳頭筋）を観察するための後交連側の長軸像(A2)と前交連側の長軸像(A3)を示す．

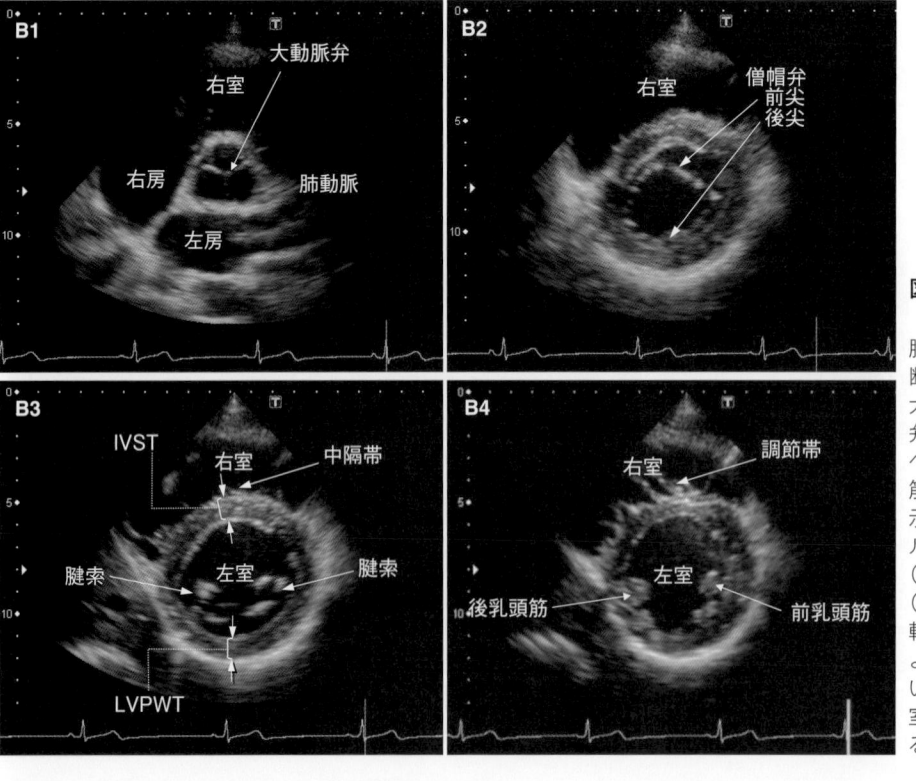

図39 胸骨左縁短軸断面（健常例）

胸骨左縁から得られる短軸断面を示す．右上から順に，大動脈弁レベル(B1)，僧帽弁レベル(B2)，左室腱索レベル(B3)，および左室乳頭筋レベル(B4)の拡張期像を示す．拡張末期の腱索レベル短軸像から，心室中隔厚(IVST)と左室後壁厚(LVPWT)を計測する．短軸像では中隔帯や調節帯とよばれる筋束を弁別しやすいので，これらを避けて心室中隔厚を正確に計測できる利点がある．

第1章 超音波検査／B. 心臓の超音波検査　233

図40 右心系を観察するための断面（健常例）

右室流出路，肺動脈弁および肺動脈は，胸骨左縁からの矢状方向の断面（右室流出路長軸断面，C1）や横方向の断面（C2）で観察する．右房，三尖弁および右室流入路は，やや左下方からの水平方向の断面（胸骨左縁四腔断面，D1）および右室流入路長軸断面（D2）で観察する．なお，肺動脈弁や三尖弁を観察する矢状方向の断面は，実際は大動脈弁レベル短軸断面に近い断面なので，そのバリエーションと考えてもよい．

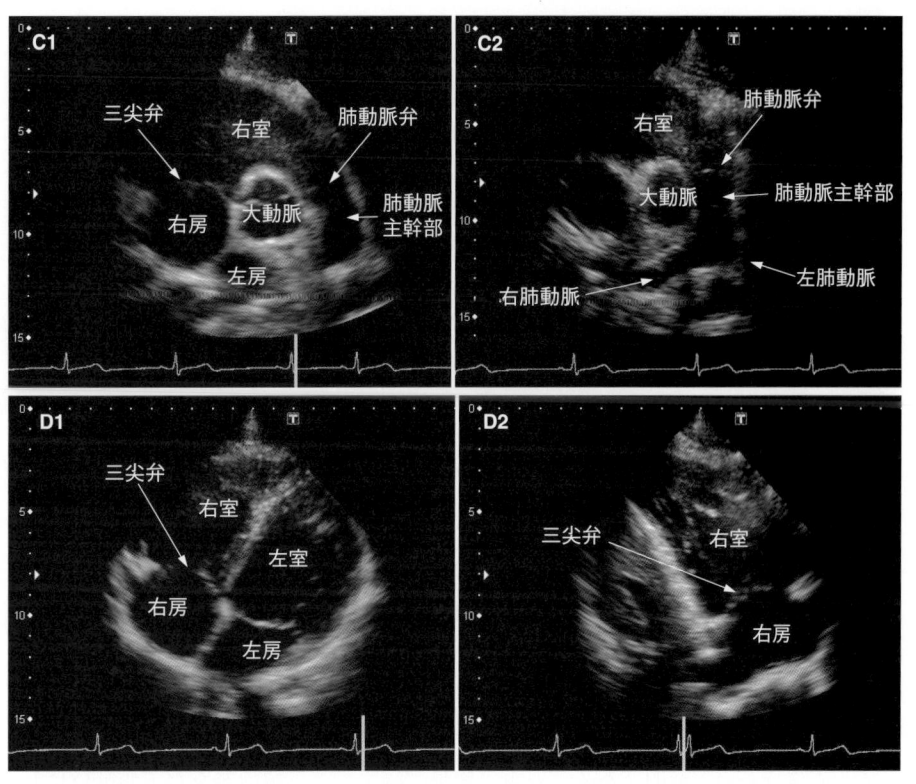

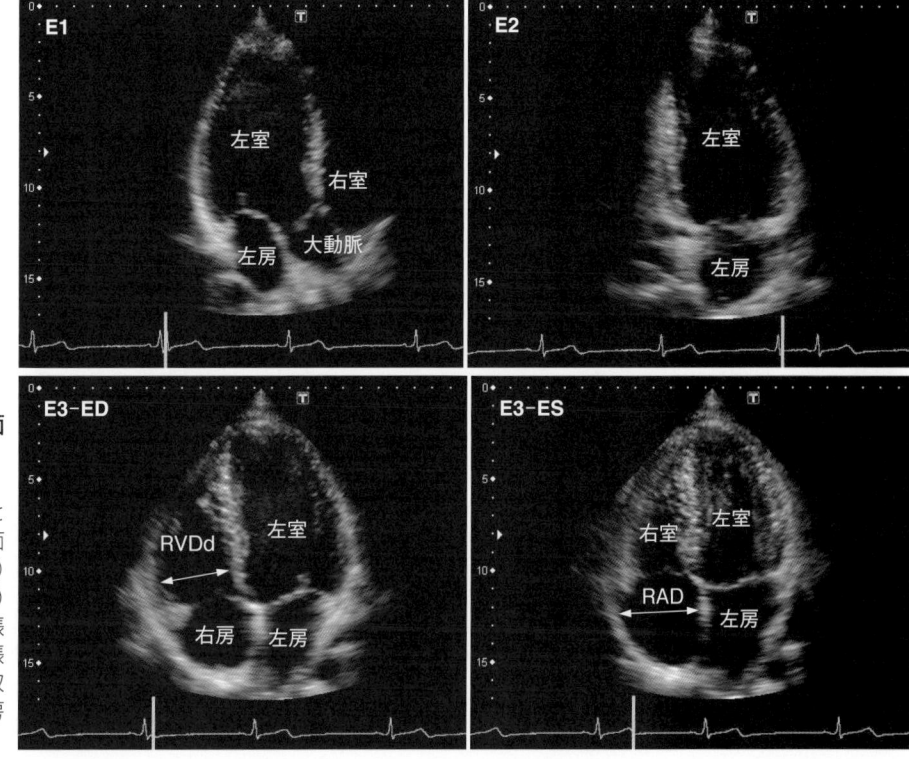

図41 心尖部からの断面（健常例）

心尖部から左室を見上げ，プローブを回転させることにより，心尖部長軸断面（E1），心尖部二腔断面（E2）および心尖部四腔断面（E3）が得られる．四腔断面拡張期像（E3-ED）から右室拡張末期径（RVDd）を，その収縮末期像（E3-ES）から右房径（RAD）を計測する．

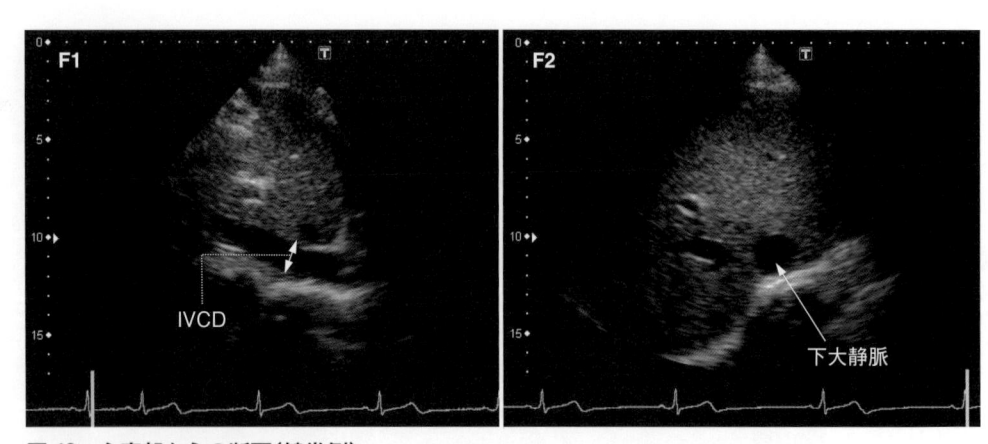

図42 心窩部からの断面(健常例)
心窩部からの下大静脈の長軸断面(F1)と短軸断面(F2)で，下大静脈径(IVCD)の計測やその呼吸性変動を観察する．

縁四腔断面と右室と右房の長軸に合わせた右室流入路長軸断面などで観察する．

b) **心尖部アプローチ(図41)**

左室壁の大部分に平行に超音波が入射するため，画像はやや不鮮明になる．一方，胸骨左縁アプローチでは難しい左室全体の描出が可能なため，左室壁運動を視覚的に評価するうえで重要である．左室容積や駆出分画の計測には，心尖部二腔像と四腔像が用られる．また，心臓内の生理的な血流や多くの異常血流に沿って超音波が入射するので，ドプラ法による血流評価に欠かせないアプローチでもある．

心尖部長軸断面：左室，大動脈，左房，右室を含む断面で，胸骨左縁長軸像と同じ構造を心尖部から見ることになる．心室中隔と左室後壁の壁運動評価とともに，大動脈弁と僧帽弁の弁口血流や逆流血流の評価に用られる．

心尖部二腔断面：左室と左房のみを描出する断面で，左室の前壁と下壁の観察に用いられる．

心尖部四腔断面：左室，右室，左房，右房の四腔を描出する断面で，左室側壁，心室中隔の中央部の壁運動，あるいは右室，右房の評価，三尖弁の評価などに用いられる．拡張末期に右室拡張末期径を，収縮末期に右房径を計測する．

c) **心窩部アプローチ(図42)**

下大静脈の長軸および短軸断面でその太さや断面形態を観察する．また，肺気腫例など胸壁からの観察が困難な場合，ここから心臓を見上げるように観察することがある．

d) **胸骨右縁アプローチ**

被検者を右下臥位にして得られる水平方向の断面が心房中隔欠損の評価に役立つ．高位肋間からは上行大動脈の観察が可能で，大動脈弁口部血流の記録にも用いられる．

2) **Mモード心エコー法(図43)**

1本のビーム上の反射波からの情報を輝度表示し，時間軸方向に展開するMモード心エコー法(Mモード法)は，心臓独自の方法である．時間分解能はきわめてよく，心内構造の動きの計測に適するが，最近ではあまり使われなくなってきた．通常，胸骨左縁長軸断層図ガイド下に，大動脈弁，僧帽弁，左室腱索の各レベルで記録を行う．左室腱索レベルのMモード像から，左室の拡張末期径と収縮末期径を計測し，左室内径短縮率を算出する．

3) **カラードプラ法**

心血管腔内の各部位の血流速度情報を二次元的に計測し，断層心エコー画像に重ね合わせてカラー表示するのがカラードプラ法である．フレーム数は，血流をカラー表示する領域(関心領域)の

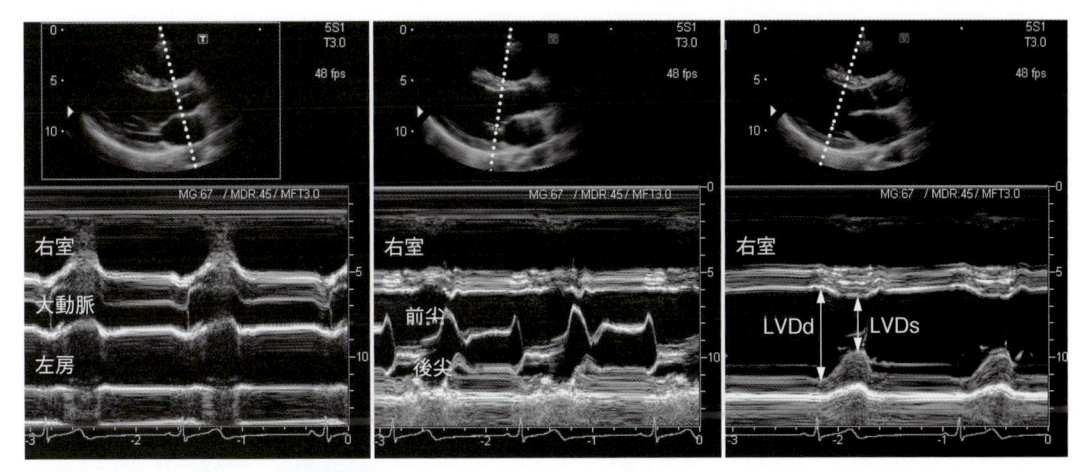

図43　Mモード心エコー図(健常例)
通常,胸骨左縁長軸像のガイド下に(各図の上段),大動脈弁レベル(左下図),僧帽弁レベル(中央下図),左室腱索レベル(右下図)でMモード像を記録する.腱索レベルでは拡張末期径(LVDd)と収縮末期径(LVDs)を計測する.

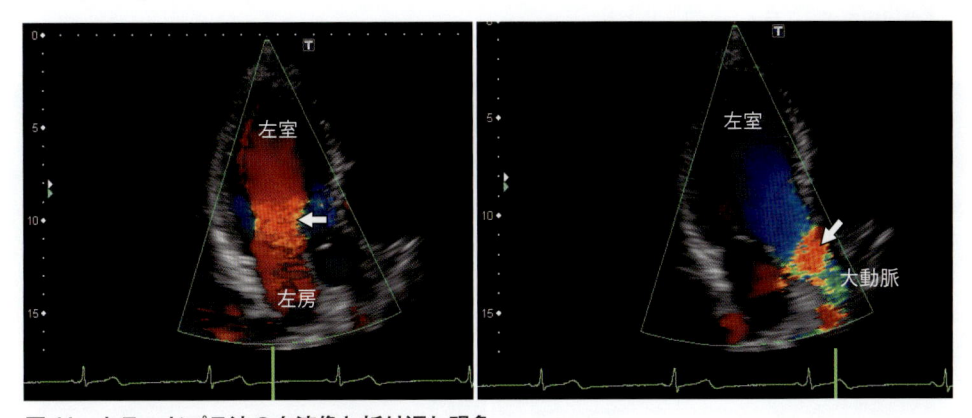

図44　カラードプラ法の血流像と折り返し現象
健常例の心尖部長軸カラードプラ像を示す.扇型の白線で囲まれた領域が,カラードプラ法の関心領域である.拡張早期像(左図)では,左房から僧帽弁を経て左室に流入する血流(プローブに向かう方向)が赤色で表示されるが,比較的流速の速い僧帽弁口部で色がより明るい(矢印).収縮中期像(右図)では,左室から大動脈弁を経て大動脈に駆出される血流(プローブから離れる方向)が青色に表示されるが,流路が狭まり加速される大動脈弁近傍では,折り返し現象のため赤色に転じる(矢印).

広さの設定により異なるが,通常は10ないし30フレーム毎秒と,断層法より時間分解能が劣る.探触子に向かう方向の流れは赤色系で,探触子から離れる方向の流れは青色系で表し,流速が速いほど明るく表示される(図44左).カラードプラ法では,繰返し周波数の1/2以上の周波数偏位を呈する速い血流は,逆方向の色で表示される(図44右).これを折り返し現象〔エイリアシング(aliasing)〕とよぶ.また,高速の乱流は,明るい赤色系と青色系の色が混在する,いわゆるモザイクパターンを呈する(→ p.240:図51).折り返し現象やモザイクパターンは,超音波の原理的な限界であるが,逆流や短絡など病的血流の認識を容易にするので,実際上はむしろ長所ともいえる.

カラードプラ法による血流観察に用いられる断面は断層法に準じるが,ビーム方向と目標とする血流の方向とがなるべく合致するような断面設定が望ましい.また,異常血流を発見した場合,既定の断面に捉われず,その血流の全体像を描出するよう努める.

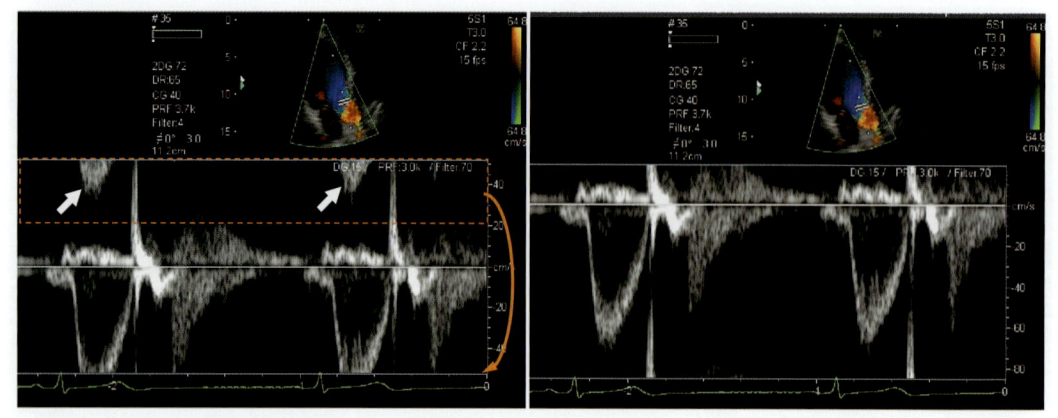

図 45 パルスドプラ法の血流波形とベースラインシフト
健常例の左室流出路にサンプルボリュームを設定したパルスドプラ記録である．左図は，基線が記録中央にある基本的な表示法である．左室流出路を大動脈方向（プローブから離れる方向）に向かう血流が下向きに表示されているが，折り返し現象のため，収縮中期の高速部分が欠落し，記録の上隅に表示されている（白矢印）．この問題に対処するため装置には，パルスドプラ記録の最上部（オレンジ破線）を最下部に移動（オレンジ矢印）するような画面処理機能が装備されている．その結果，右図のように，あたかも基線が上に移動したようになり，血流の全貌を表示できる．この機能をベースラインシフトとよぶ．

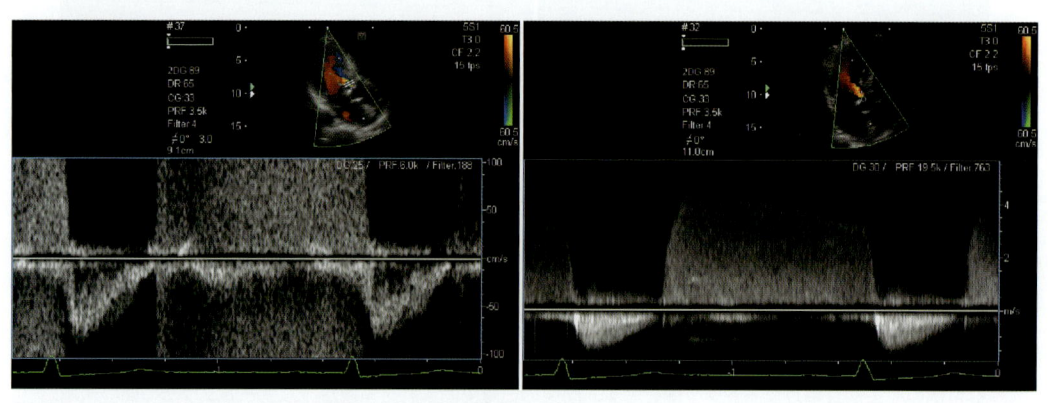

図 46 パルスドプラ法における層流・乱流と連続波ドプラ法
大動脈弁逆流例の左室流出路の血流記録である．左図のパルスドプラ法では，収縮期の駆出血流は下向きに線状に表示され，サンプルボリューム内の血球群の速度がそろった状態，すなわち層流である．一方，拡張期の大動脈弁逆流血流は，基線の上下全体がドットで埋まり，何度も折り返した高速の乱流であることがわかる．右図の同じ症例の同じ方向を狙った連続波ドプラ法では，拡張期の高速の大動脈弁逆流血流の全貌が表示されるが，速度の遅い収縮期の駆出血流は基線近くに圧縮された表示となる．

4）パルスドプラ法

　パルスドプラ法は，心血管腔内の1点，正確には狭い限られた体積（サンプルボリューム）内の血流速度を計測し，その時間経過を表示する．プローブに向かう方向の血流は基線より上側，離れる方向の血流は基線の下側に表示される．カラードプラ法と同様，折り返し現象のため，繰り返し周波数の半分以上のドプラ偏位をきたす高速血流は，本来とは反対側に表示されるが，ベースラインシフト機能を使えば，みかけ上は折り返しなしに，その2倍までの流速を表示できる（図45）．通常は1.5 m/秒程度以下の比較的遅い血流速度計測に用いられる．サンプルボリューム内の血流速度がほぼ均一な層流であればパルスドプラ記録は線状となるが，これが均一でない乱流の場合，縦軸方向に流速が分散し，その表示域を埋め尽くすような記録が得られる（図46左）．

　パルスドプラ法による血流速度計測では，でき

るだけ血流方向に沿うエコーウィンドウを選ぶべきである．たとえば，経僧帽弁血流や駆出血流の記録には心尖部からの左室長軸断面を用いてカラードプラ法を行い，血流の範囲と方向を確認したうえでサンプル部位を決定する．一般に，心臓の検査では角度補正は行わない．

5）連続波ドプラ法

連続して超音波を発信しつつ受信する連続波ドプラ法では，距離分解能を失う．しかし，折り返し現象をきたさないため，弁狭窄や弁逆流による高速ジェットの速度計測に適している（**図46右**）．ジェット血流の速度を V，その両側の圧較差を ΔP とすると，簡易 Bernoulli（ベルヌーイ）式 $\Delta P = 4V^2$ が臨床的には十分な精度で成り立つので，連続波ドプラ法は，主に心血管腔内の圧較差の評価に用いられる．

カラードプラ法で目標とする血流の部位と方向を観察し，できるだけその方向に合わせてビームを投入する．角度補正は一般に行わない．本法では，ビーム上のすべての血流が重なって表示されるため，低速血流の同定は困難となる．ビーム上やその近傍に複数の高速血流がある場合，目標とする血流が正しく記録されているかどうかに注意する必要がある．

3. 心エコー法による計測

a. 心内径と壁厚（図38, 39, 41〜43，表2）

最も基本的な計測であり，断層法またはMモード法を用いる．心疾患の診断やその重症度評価とともに，経過観察に重要な役割を果たす．なお，その正常範囲を**表2**に示したが，境界値の近傍での判断には，被検者の体格も考慮する必要がある．

b. 左室収縮機能（表2, 3）

左室駆出分画は左室収縮機能の代表的な指標で，標準的には2断面ディスク加算法で計測される（**図47**）．装置の画面上で，拡張末期と収縮末期の心尖部二腔像と四腔像の内腔をなぞれば，自動的に算出される．左室の拡張末期容積（LVVd）と収縮末期容積（LVVs）を算出し，左室駆出分画（EF）を EF＝(LVVd−LVVs)/LVVd の式で求める．

簡易法として，左室腱索レベルMモード像で計測した左室の拡張末期径（LVDd）と収縮末期径（LVDs）から，左室内径短縮率（% FS）＝(LVDd

表2　基本的な計測項目と正常域（成人）

計測項目	略称	断面	時相	正常域
大動脈径	AoD	胸骨左縁長軸断面	ED	≦35 mm
左室拡張末期径	LVDd	胸骨左縁長軸断面	ED	≦55 mm
左房径	LAD	胸骨左縁長軸断面	ES	≦40 mm
心室中隔厚	IVST	胸骨左縁長軸断面	ED	≦11 mm
左室後壁厚	LVPWT	胸骨左縁長軸断面	ED	≦11 mm
左室駆出分画	EF	心尖部四腔断面・二腔断面	ED, ES	≧0.55
左室内径短縮率	% FS	Mモード（腱索レベル）	ED, ES	≧30%

ED＝拡張末期，ES＝収縮末期

表3　左室内径・壁厚から算出される左室の収縮機能指標・容積・心筋重量

指標	計算式	単位
左室内径短縮率	% FS＝{(LVDd−LVDs)/LVDd}×100	%
左室容積（Teichholz 法）	LVV＝7.0D³/(D+2.4)	mL
左室駆出分画	EF＝(LVVd−LVVs)/LVVd	
左室心筋重量	LVM＝0.8×{1.04×[(LVDd+IVST+LVPWT)³−(LVDd)³]}+0.6	g

LVDd＝左室拡張末期径，LVDs＝左室収縮末期径
LVVd＝左室拡張末期容積，LVVs＝左室収縮末期容積
IVST＝心室中隔厚，LVPWT＝左室後壁厚

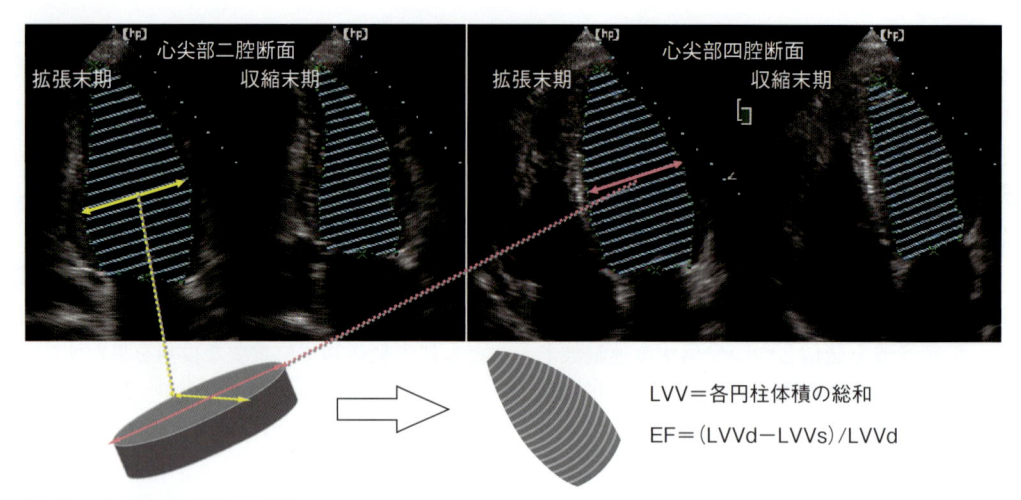

図 47　左室駆出分画の計測
装置の画面上で，心尖部二腔断面と四腔断面それぞれの拡張末期像と収縮末期像の内腔を検者がなぞると，装置に搭載されたソフトウェアが，20 枚の楕円形のディスクの体積の総和として，左室拡張末期容積（LVVd），左室収縮末期容積（LVVs）および左室駆出分画（EF）を自動的に算出する．

LVV＝各円柱体積の総和
EF＝(LVVd－LVVs)/LVVd

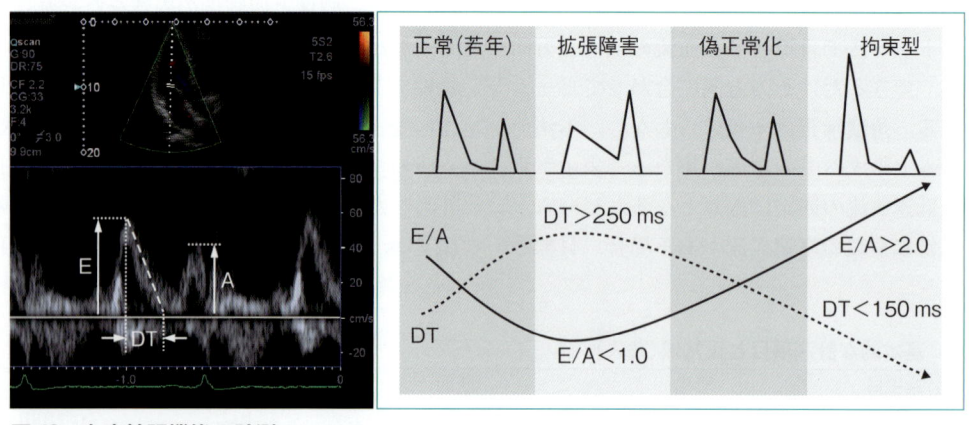

図 48　左室拡張機能の計測
左図は，若年健常例の心尖部から僧帽弁口部にサンプルボリュームを置き，パルスドプラ法で記録した経僧帽弁血流速度波形である．拡張早期ピーク流速（E）と心房収縮期ピーク流速（A）を計測し，その比（E/A）を求め，拡張早期波の減速時間（DT）を計測する．右図のように，左室拡張障害があると E/A は減少，DT は増大するが，拡張障害のために心不全をきたし，左房圧が上昇すると，拡張障害があっても正常同様の波形に逆戻りする．左房圧がさらに上昇すると，E/A はより大きく，DT はより小さくなる．

－LVDs/LVDd)×100 を（**図43**），また左室径からの容積計算（Teichholz らの方法など）に基づき，左室駆出分画を求めることができる．しかし，これらの簡易法は，心筋梗塞例など，局所的な収縮異常や形の歪みがあると不正確となる．

c. 左室心筋重量（表3）
壁厚計測のみでは，左室肥大を必ずしも正しく評価できない．たとえば，左室内径が大きければ，壁厚が正常でも心筋重量は増大している．左室心筋重量を求める簡易法として，左室腱索レベルの壁厚と内径から算出する方法がよく使われる．

d. 左室拡張機能（図48）
一般に，パルスドプラ法で記録した僧帽弁口部血流から，拡張早期波のピーク流速（E），心房収

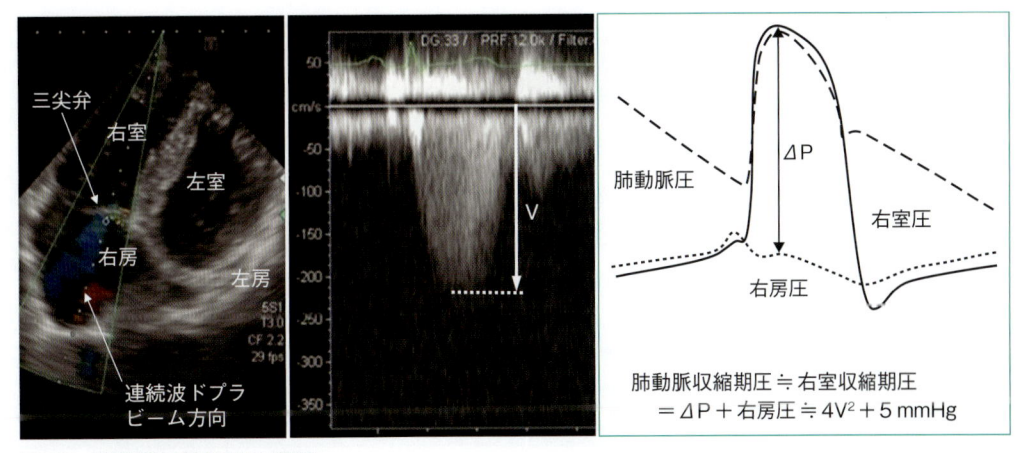

図49 肺動脈収縮期圧の評価
カラードプラ法で検出した三尖弁逆流の噴出口(左図)に向けて得られた連続波ドプラ記録(中央図)で、三尖弁逆流のピーク流速(V)を計測する。簡易Bernoulli式で算出した収縮期の右室・右房圧較差(ΔP)を右房圧に足せば、右室収縮期圧、ひいては、通常これとほぼ等しいはずの肺動脈収縮期圧を求めることができる(右図)。本例では、V=2.1m/sなので、ΔP=18mmHgとなり、右房圧を5mmHgと仮定すると肺動脈収縮期圧は23mmHgと計算される。

縮期波のピーク流速(A)、両者の比(E/A)、拡張早期波の減速時間(DT)などを計測する。左室拡張障害では、E/Aが低下、DTは増大するが、心不全で左房圧が上昇すると、一見正常の波形に戻り(偽正常化)、さらに左房圧が上昇するとE/Aはより大、DTはより小となる(拘束型)。

e. 肺動脈圧 (図49)

三尖弁逆流血流速度を連続波ドプラ法で計測すると、収縮期の右室右房圧較差を求めることができる。右房圧を下大静脈の径や呼吸性変動の程度から推定し(3、5ないし15mmHg)、これに先の圧較差を加算すると、右室収縮期圧、ひいては肺動脈収縮期圧を推定できる。心不全の程度評価に役立つ。

4. 心疾患の診断と重症度評価

心エコー法は、弁膜疾患と先天性心疾患については、あらゆる検査法のなかで最も診断情報に富む検査法である。また、その他ほとんどすべての心疾患の診断に、たいへん重要な役割を果たす。

a. 弁膜疾患

1) 弁狭窄

一般に、弁の狭窄は、断層法の動画観察で診断でき、弁口面積を断層法で直接計測するか、連続波ドプラ計測に基づき算出することで、その重症度を評価できる。

大動脈弁狭窄は、先天性二尖弁や加齢変性などによりきたされ、弁尖は硬化し、左室は求心性に肥大する。連続波ドプラ法による大動脈弁口部血流速度やこれから簡易Bernoulli式で求めた左室大動脈圧較差により、その程度を評価する(図50)。より正確には、左室流出路でのパルスドプラ血流速度記録と断層法による内径計測を併用し、連続の式に基づき弁口面積を算出する。

僧帽弁狭窄は多くがリウマチ性で、弁尖の肥厚・硬化と前後尖の癒着によるドーム形成がみられる。左房は拡大する。僧帽弁口面積は、短軸断面で拡張早期の弁口を直接計測するか、連続波ドプラ法による弁口部拡張期血流速度の圧半減時間から算出される。

2) 弁逆流

弁逆流(弁閉鎖不全)は、一般に、カラードプラ

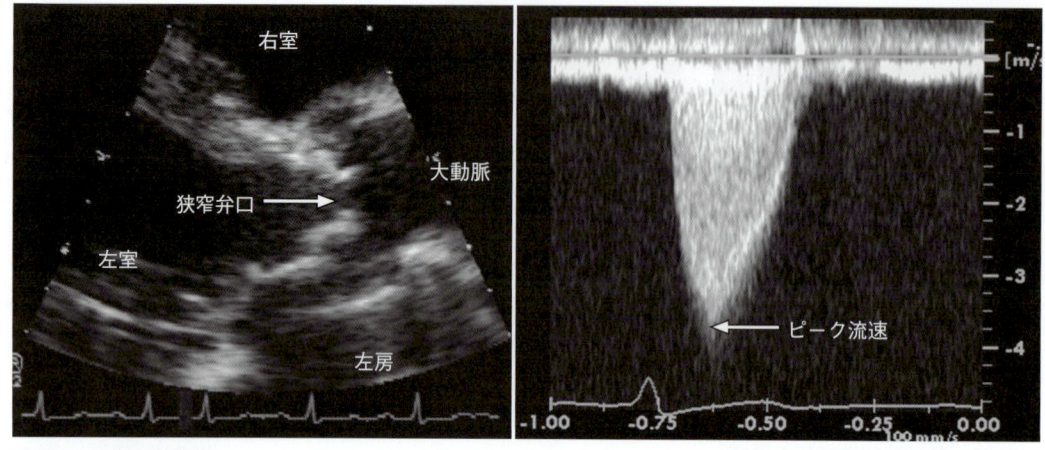

図 50　大動脈弁狭窄
大動脈弁狭窄患者から得られた記録である．断層法で大動脈弁を中心にズームアップした胸骨左縁左室長軸像（収縮中期，左図）には，肥厚・硬化し狭窄した大動脈弁が描出されている．心尖部から連続波ドプラ法で記録した大動脈弁口部血流速度波形（右図）のピーク流速は 3.8 m/s であり，左室大動脈圧較差は 58 mmHg と計算され，中等度の大動脈弁狭窄があると判断された．

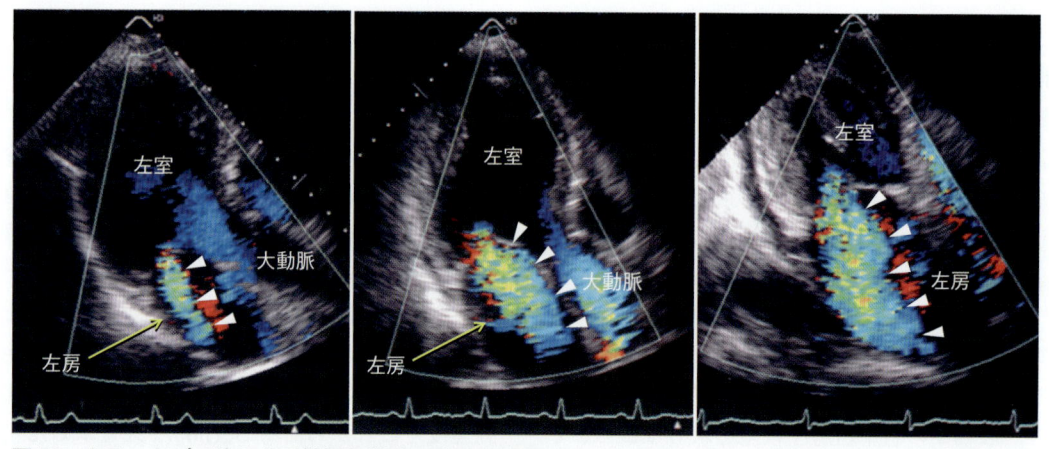

図 51　カラードプラ法による僧帽弁逆流の重症度評価
僧帽弁逆流シグナルの大きさから，逆流重症度のおおまかな重症度評価が可能である．逆流ジェットのシグナル（矢頭）は，逆流が大きくなるほど大きく表示される．左図が軽度，中央図が中等度，右図が高度の僧帽弁逆流である．

法で逆流ジェットをみることにより診断され，その大きさから大まかな重症度評価が可能である（図51）．断層法による弁障害の成因判定，弁器質的変化の程度評価ならびに心内径や心機能評価は，弁逆流の手術適応の決定や手技の選択に役立つ．

僧帽弁逆流の原因として僧帽弁逸脱や僧帽弁腱索断裂が重要であり，長軸像で逸脱弁尖が左房方向に突出し，そこから逆流シグナルが噴出する（図52）．細かく振動する断裂腱索が見えれば，腱索断裂と診断できる．機能的僧帽弁逆流は，拡張型心筋症などにみられる弁の器質的変化を伴わない逆流である．左室拡大のために，収縮期に乳頭筋・腱索が弁尖を牽引（テザリング；tethering）しすぎた結果，逆流をきたす．

大動脈弁逆流は，二尖弁，加齢変性，感染性心内膜炎などにより生じる．二尖弁では短軸像で二尖構造が観察される．

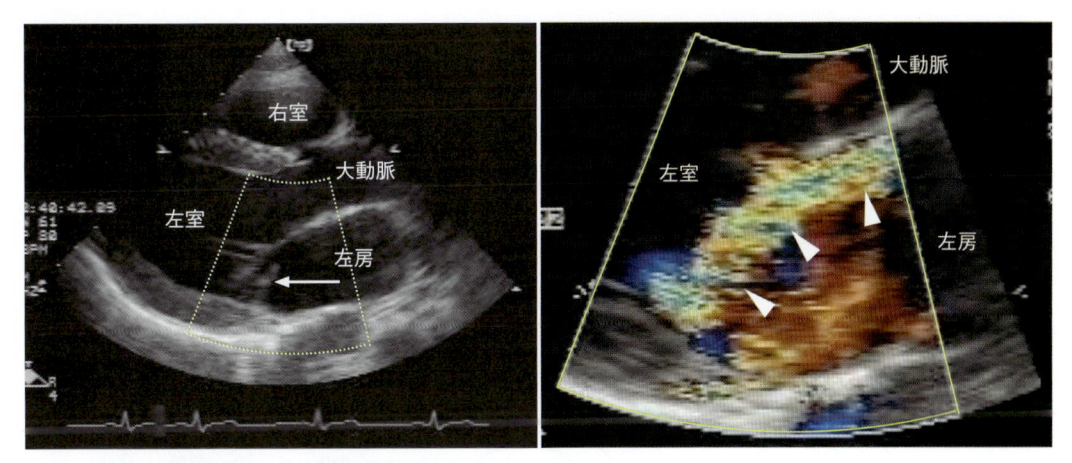

図52 僧帽弁腱索断裂による僧帽弁逆流
収縮中期の胸骨左縁長軸断層像(左図)では,僧帽弁後尖が左房方向に落ち込み(矢印),前尖との間にギャップを生じている.図中,台形状の枠で囲んだ部分をズーム表示したカラードプラ像(右図)には,逸脱弁尖から左房前壁方向に向かうモザイクパターンが描出されている(矢頭).

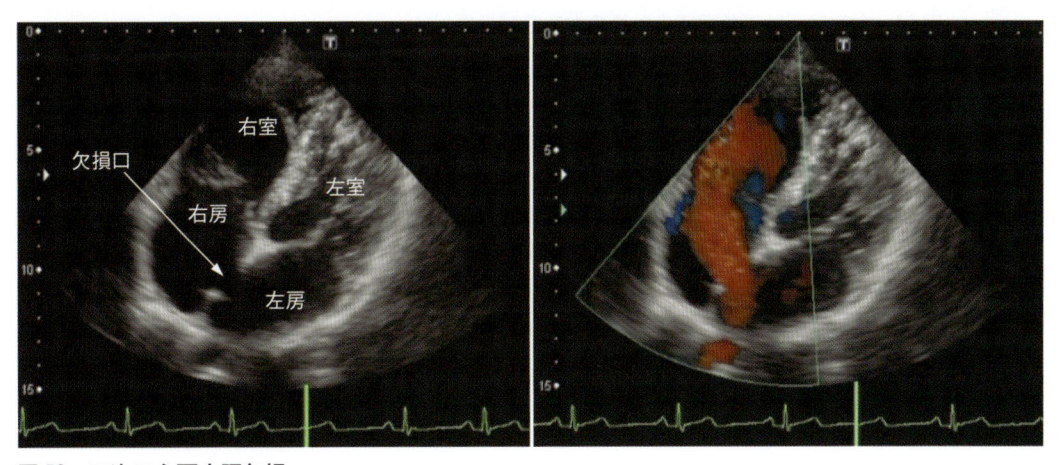

図53 二次口心房中隔欠損
二次口心房中隔欠損患者の記録である.胸骨左縁四腔断層像(左図)では,心房中隔の中央部に欠損口が観察される.同断面のカラードプラ像(右図)では,左房から,ここを通り抜けて右房に向かい,さらに三尖弁口を通って右室に流入する,赤色の短絡血流が観察される.

三尖弁逆流は,ほとんどが機能的逆流である.弁に器質的変化はないのに,弁輪拡大や右室拡大による弁のテザリングのために逆流を生じる.

3) 感染性心内膜炎

感染性心内膜炎では,主として弁に感染をきたすため,心臓4弁を詳しく観察する.弁に付着しひらひら動く疣腫(ベジテーション;vegetation)や弁の破壊(亀裂,穿孔)をきたし,しばしば高度の弁逆流が観察される.

b. 先天性心疾患

ほとんどすべての先天性心疾患が心エコー法で診断可能である.

心房中隔欠損では,胸骨左縁四腔像などで心房中隔の欠損が見え,通常,左房から右房に向かう血流が観察される(図53).右室容量負荷のために右室は拡大し,心室中隔は通常とは逆に収縮期に

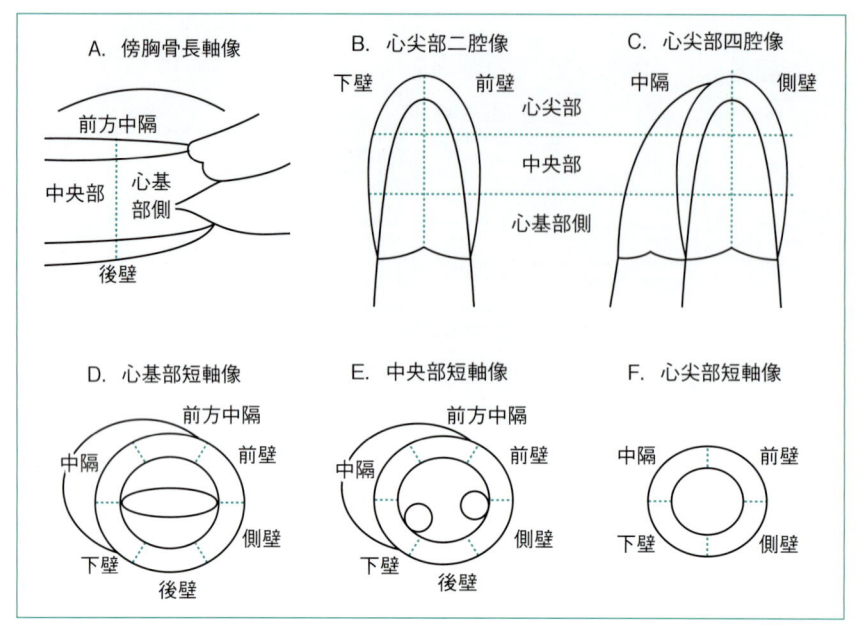

図54 左室局所壁運動評価のための左室区域分類
米国心エコー学会が推奨する左室区域分類である．心基部側（僧帽弁ないし腱索レベル）と左室中央部（乳頭筋レベル）の短軸像の左室壁を各々6区域に，また心尖部短軸像を4区域に分割し，合計16区域に分類する．長軸方向の3断面（長軸像，二腔像，四腔像）を各々6区域に分割し，これらと短軸像の各区域とを対応させている．なお，これに心尖先端部分を別区域とする17区域分類が使われることもある．

前方に移動する（心室中隔奇異性運動）．

心室中隔欠損では心室中隔の上部の大動脈弁近傍の心室中隔が欠損することが多い．大動脈弁直下の短軸像で欠損口が観察される．小さな欠損は，断層法では見にくいこともあるが，カラードプラ法では心室中隔から右室に向かうモザイクパターンがみられる．

動脈管開存は，成人では断層法による描出が難しいことも多いが，カラードプラ法で肺動脈分岐部から主幹部を肺動脈弁に向かって逆行するモザイクパターンが観察される．

肺動脈弁狭窄では，肺動脈弁にドーム形成を認める．狭窄の重症度は，大動脈弁と同様，連続波ドプラ法で計測した弁口部ピーク圧較差に基づき評価される．

c．虚血性心疾患

心筋梗塞では，断層法で，虚血部位に応じた壁運動異常（asynergy）を認める．壁運動異常の評価は，左室壁を16分割した米国心エコー学会の分類に基づき，各区域ごとに行う（図54）．壁運動異常の程度は，視覚的に，正常，低収縮（hypokinesis），無収縮（akinesis），逆方向運動（dyskinesis）に分類されるが，hypokinesisをmildおよびsevere hypokinesisに分けることもある．

急性心筋梗塞では，心エコー法が壁運動異常の観察が障害心筋の部位と範囲の評価に役立つとともに，心不全，心室中隔破裂，乳頭筋機能不全などの合併症の評価に必須である．陳旧性心筋梗塞では壁運動異常に加え，局所の壁輝度上昇と壁菲薄化がみられる（図55）．心室瘤や壁在血栓の評価にも役立つ．

狭心症では非発作時には異常を認めないが，後述の負荷心エコー法がその診断に役立つ．

d．心筋症

拡張型心筋症では，断層法で，左室の内径拡大とびまん性壁運動異常を認める（図56）．左室駆出

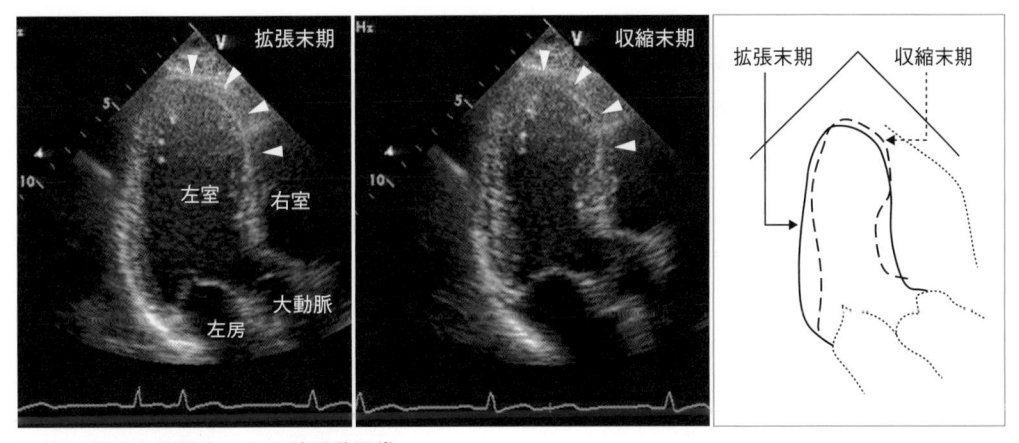

図55 前壁心筋梗塞による壁運動異常
陳旧性前壁心筋梗塞例の心尖部長軸断面の拡張末期像(左図)と収縮末期像(中央図)である．梗塞の中心に相当する心尖部寄りの心室中隔と心尖部前壁(矢頭)は，壁が菲薄化し，心内膜の輝度が上昇している．心内膜をトレースした模式図(右図)からわかるように，動画では，この輝度上昇部を中心に壁運動異常(無収縮/一部は逆方向運動)がみられた．

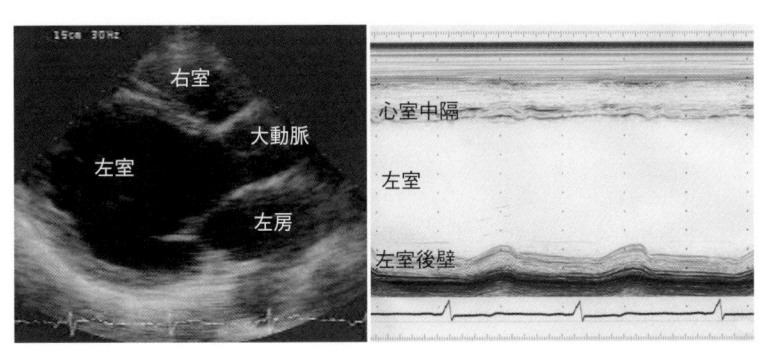

図56 拡張型心筋症の心エコー所見
拡張型心筋症例の拡張末期胸骨左縁長軸像(左図)と左室腱索レベルMモード像(右図)を示す．左室拡張末期径は68 mmと拡大し，左室内径短縮率は13%と低下している．

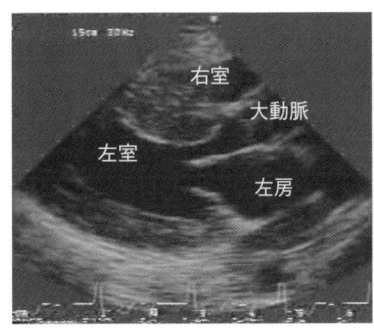

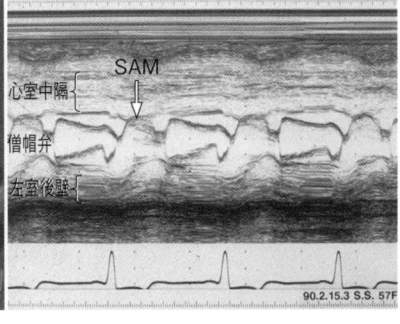

図57 肥大型心筋症の心エコー所見
肥大型閉塞性心筋症例の拡張末期胸骨左縁長軸像(左図)と僧帽弁レベルMモード像(右図)である．心室中隔厚は30 mm，左室後壁厚は18 mmと非対称性中隔肥厚(心室中隔/左室後壁厚比≧1.3)を認める．Mモード像には，収縮期に左室流出路に僧帽弁の先端が突出する現象〔収縮期前方運動(SAM)：矢印〕を認める．

分画は低下する．本症に合併する心不全の評価には，パルスドプラ法による左室拡張機能計測や連続波ドプラ法による肺動脈収縮期圧推定が役立つ．
　肥大型心筋症では，断層法で，心室中隔の肥大〔非対称性中隔肥厚(asymmetric septal hypertrophy：ASH)〕(図57左)，あるいは心尖部の肥大をみる．通常，駆出分画は正常だが，左室拡張機能は障害される．左室流出路狭窄を伴う肥大型閉塞性心筋症では，僧帽弁に収縮期前方運動(systolic

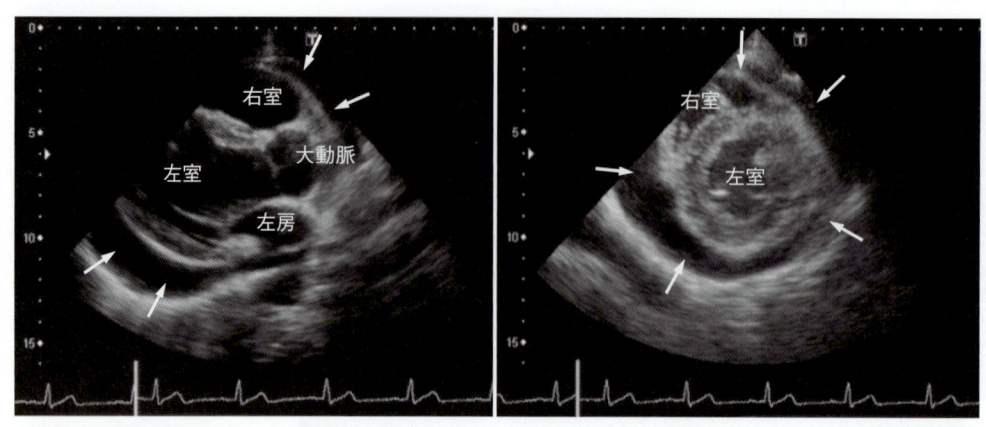

図58　心膜液貯留の心エコー像
中等度の心膜液貯留をきたした例の拡張末期の胸骨左縁長軸像(左図)と左室腱索レベル短軸像(右図)を示す．心臓のほぼ全周に，心膜液によるエコーフリースペース(矢印)を認める．

anterior motion；SAM)を認め(**図57右**)，狭窄の程度は連続波ドプラ法による左室流出路圧較差計測で評価される．

e. 心膜疾患

急性心膜炎では，心膜液貯留があり，断層法で心臓周囲のエコーフリースペース(echo-free space)をみる(**図58**)．右室が拡張期につぶれるなどの所見から，心タンポナーデの有無を評価できる．また，収縮性心膜炎では心膜の肥厚硬化に加え，パルスドプラ法による僧帽弁や三尖弁の弁口部血流速度の呼吸性変動の増大がみられる．

f. 心腫瘍と心内血栓

左房粘液腫は断層法で僧帽弁口と左房内を行き来する腫瘤として容易に診断できる．左房内血栓は，左心耳に多く，通常の経胸壁的検査では見にくいので，後述の経食道検査をしばしば必要とする．

g. 不整脈

不整脈を直接心エコー法でみるわけではないが，その基礎疾患や合併症の評価に本法は欠かせない．たとえば，左室機能の評価は，心室性不整脈患者の予後判定に重要な役割を果たす．また，心房細動患者の抗凝固療法や電気的除細動を含む治療法選択に，基礎疾患や左房内血栓の有無の評価が必要である．

5. 特殊な心エコー検査

ここまでは，日常的に行われる心エコー検査について述べてきた．以下には，必要に応じて選択されるやや特殊な検査法を紹介する．そのうち，プローブの体腔内への挿入(c と f)や経静脈的に薬物等の投与(d と e)を必要とするものについては，これらを医師が行う必要があるが，日本心エコー図学会はこれらの検査にも技師の参加を推奨している．

a. 組織ドプラ法

パルスドプラ法は通常は血流計測に使われるが，これを組織の運動速度計測に特化させた手法が組織ドプラ法である．心尖部から僧帽弁輪にサンプルボリュームを置き記録した拡張早期の僧帽弁輪運動速度(e')は，左室拡張機能指標として使われる(**図59**)．これと経僧帽弁血流のEとの比 E/e' は，左房圧が高いほど増大する．

b. 3次元心エコー法

最近，振動子を横1列ではなく，網目状に2次元配置したマトリックスアレイプローブを使い，リアルタイムに3次元画像を得ることが可能となった(**図60**)．複雑な心病変の立体構造の把握，外科医への画像情報伝達，あるいは心腔容積や心機能の3次元計測などに応用される．

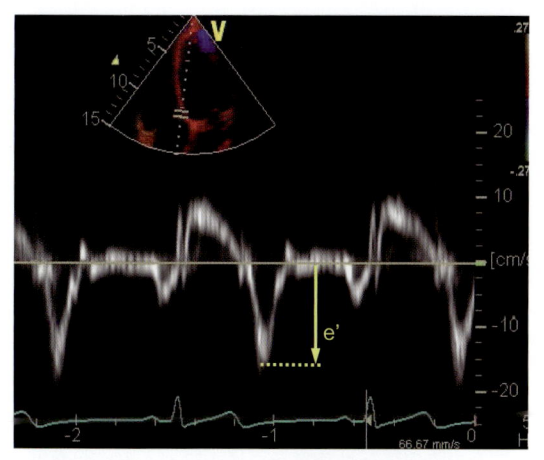

図59 組織ドプラ法による僧帽弁輪運動速度
心尖部から心室中隔側僧帽弁輪にサンプルボリュームを置き（図左上），組織ドプラ法で得た僧帽弁輪運動速度波形（図下段）である．拡張早期ピーク速度（e'）は左室拡張機能指標として使われる．

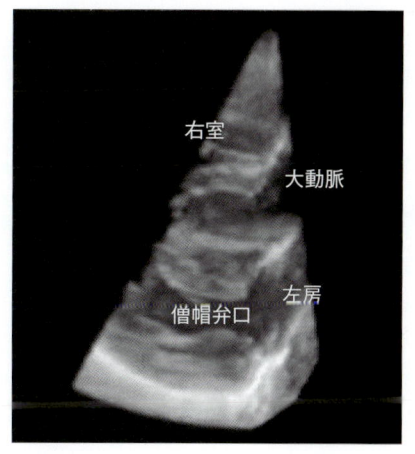

図60 リアルタイム3次元心エコー
心臓を左室と左房の中央付近でカットし，左下方から僧帽弁を見上げるように観察するリアルタイム3次元画像である．

c. 経食道心エコー法

　胃カメラに類似した形状で，先端に5MHz程度の振動子を装着したプローブを用い，食道内から心血管系を観察する方法である．経胸壁アプローチより良好な画像が得られる．特に，胸壁からは見にくい左心耳内の血栓（**図61**），微細な感染性心内膜炎病変，および胸部下行大動脈の解離などの診断に有用である．

d. ドブタミン負荷心エコー法

　ドブタミンの漸増投与で心筋虚血を誘発し，心エコーで壁運動異常を評価する方法である．労作性狭心症を，運動負荷心電図法より正確に診断することができる．

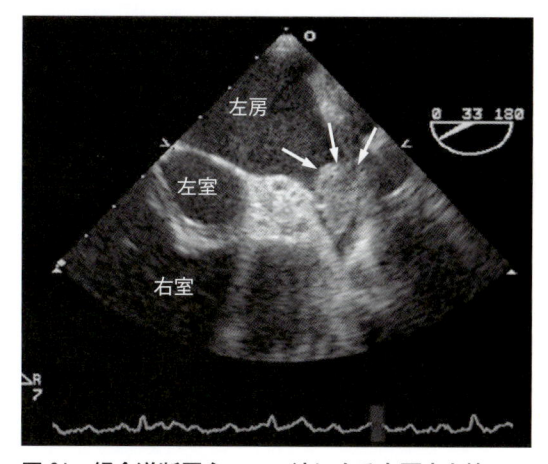

図61 経食道断層心エコー法による左房内血栓
経食道心エコー法により描出した，左房を短軸方向に切る断面である．左心耳内に血栓（矢印）を認める．

e. コントラスト心エコー法

　用手的に攪拌した生理食塩水を静脈注射すると，微小気泡が超音波を強く反射するため，右心系が造影される．先天性の右左短絡や静脈接続異常の証明に役立つ．また，肺血管系を通過し，左心系をも造影可能な超音波造影剤が，ドプラシグナルの増強や心筋灌流の評価に使われることもある．

f. 血管内エコー法

　20MHz〜40MHzのごく小さな超音波振動子を先端部に装備したカテーテルを用いて血管の断面像を観察する血管内エコー法（intravascular ultrasound；IVUS）は，冠動脈造影ではみえない粥腫など冠動脈壁内構造を画像化することができる（**図62**）．

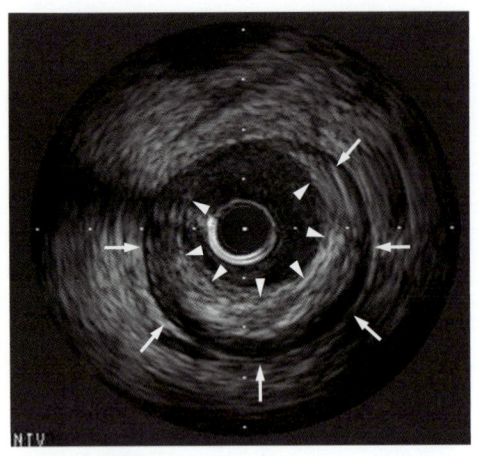

図62 血管内エコー法（IVUS）による冠動脈像
左冠動脈前下行枝に挿入した IVUS カテーテルから得た血管内エコー画像で，矢頭（内膜面）と矢印（外膜）との間が大きなプラークである．なお，中央の円はカテーテル自身の像である．

C 上腹部の超音波検査

本項を理解するためのキーワード

❶ **門脈と静脈の描出**
肝内で描出される脈管は基本的に門脈と静脈のみである．正常の動脈と胆管は細すぎて描出できない．

❷ **Couinaud（クイノー）の肝区域**
肝内門脈枝をきちんと描出すること，それはクイノーの区域を同定することである．

❸ **"エ"の字と"Y"の字**
肝左葉は心窩部横走査で"エ"の字を，肝右葉は右肋間走査で"Y"の字を探して同定する．

❹ **脂肪肝**
脂肪肝は最も頻度の高い肝臓の異常所見の1つで，肝実質のエコーレベルの上昇が特徴である．

❺ **モザイクパターン，ブルズアイ・パターン，カメレオンサイン**
肝腫瘍にはそれぞれ特徴的なパターンが知られている．

❻ **胆管拡張**
肝内胆管は正常では細すぎて描出できない．描出できたらそれは拡張である．

❼ **総胆管**
胆嚢管も細くて描出できないことが少なくないので，超音波上，総肝管と総胆管は区別せず，どちらも総胆管とよんで差し支えない．

❽ **胆石**
胆嚢内に観察される高エコー＋音響陰影の組み合わせは結石である．

❾ **胆嚢ポリープ**
胆嚢内腔の隆起性病変をポリープとよぶ．胆嚢ポリープは最もありふれた胆嚢の異常である．

❿ **脾静脈，腹腔動脈，上腸間膜動脈**
膵臓は上腹部横走査では脾静脈の腹側に，縦走査では腹腔動脈と上腸間膜動脈の間に描出される．

⓫ **膵癌**
膵癌の典型像は末梢側に拡張膵管を伴う低エコー腫瘤である．

⓬ **腎嚢胞**
腎臓で最も頻度の高い異常所見の1つ．境界明瞭な内部無エコーの腫瘤性病変である．

上腹部には肝臓をはじめとする重要臓器が存在しており，それらの多くが超音波診断の得意とする実質臓器であることから，上腹部の検査は，腹部超音波診断において中心的な地位を占める．実際の検査に際しては，これら諸臓器の観察を一連の検査として行うことがほとんどである．ほとんどの場合，観察には 3 MHz～6 MHz 程度の周波数帯域の腹部用コンベックスプローブを用いる．以下，実際の観察方法について，臓器ごとに述べる．

1. 肝臓（図63）

a. 肝内脈管と肝区域

肝臓は右上腹部にあり，全体がほぼ均一なスペックルに覆われたグレーの実質臓器として描出される．背面には下大静脈が走行し，下面には胆嚢が接している．肝内には肝門部より流出入する肝動脈，門脈，胆管と，背面の下大静脈に流入す

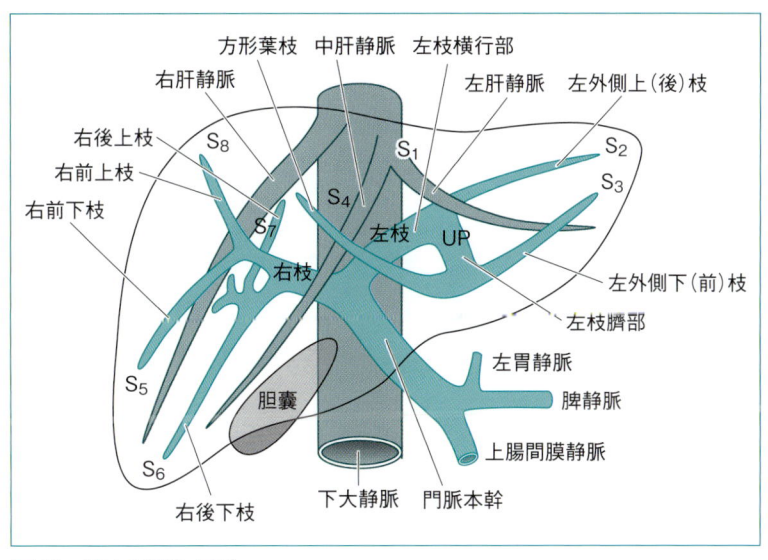

図63 肝内脈管と区域
Bモードでは肝内の動脈と胆管は細すぎて描出できないため、正常の肝内で観察されるのは門脈と静脈のみである。肝臓の観察ではこれらの走行を頼りに区域を同定しながら行うのが基本である。

る肝静脈の計4系統の脈管が存在するが、Bモードでは肝内の動脈と胆管は細すぎて描出できないため、肝内では門脈と肝静脈のみが観察される。肝臓の観察においてはこれら血管の走行を頼りに区域を同定しながら行う。

　肝臓は左葉と右葉2つの区域に大別される。左右の肝葉は解剖学的に明確な境界で隔てられているわけではなく、両者の境界は下大静脈と胆嚢窩を結ぶ仮想的な線〔Cantlie（カントリー）線〕で定められるのみである。Cantlie線上には下大静脈、中肝静脈、胆嚢が存在するので、超音波ではこれらが右葉と左葉の境界となる。実際の肝臓の観察にあたっては左葉の内・外側区域および右葉の前・後区域を同定するだけでなく、Couinaud（クイノー）の肝亜区域8区域（S_1〜S_8）をすべて描出・同定するのが基本である。Couinaudの肝亜区域は門脈支配をもとにした区域分類であり、門脈枝（P_1〜P_8）を同定することが、同時に区域（S_1〜S_8）を同定することにつながる。

b. 左葉の観察
1）観察方法
　心窩部縦走査と横走査で観察する。

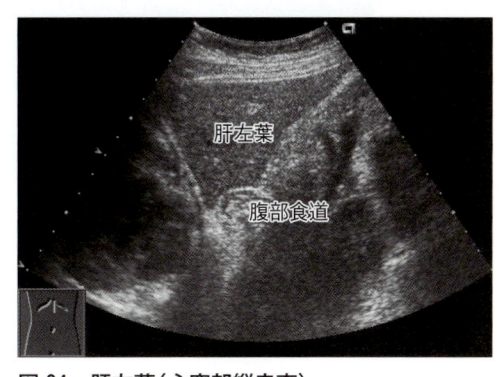

図64 肝左葉（心窩部縦走査）
正常像。表面は平滑、辺縁は鋭、内部は均一である。

2）正常像
　縦走査で肝左葉を観察すると、画面向かって左上が直角の直角三角形の実質臓器として描出される。画面右上の角は正常例では鋭角であり、辺縁の評価はここで行う。表面は平滑で、内部は均一である（図64）。また、呼吸に伴う左葉全体の上下動とともに辺縁が腹壁に沿って柔らかに動きながらスムーズに上下するのが正常である。慢性肝障害が進行すると辺縁が鈍化し、表面が不整になると同時に、この柔らかさが次第に失われていく。

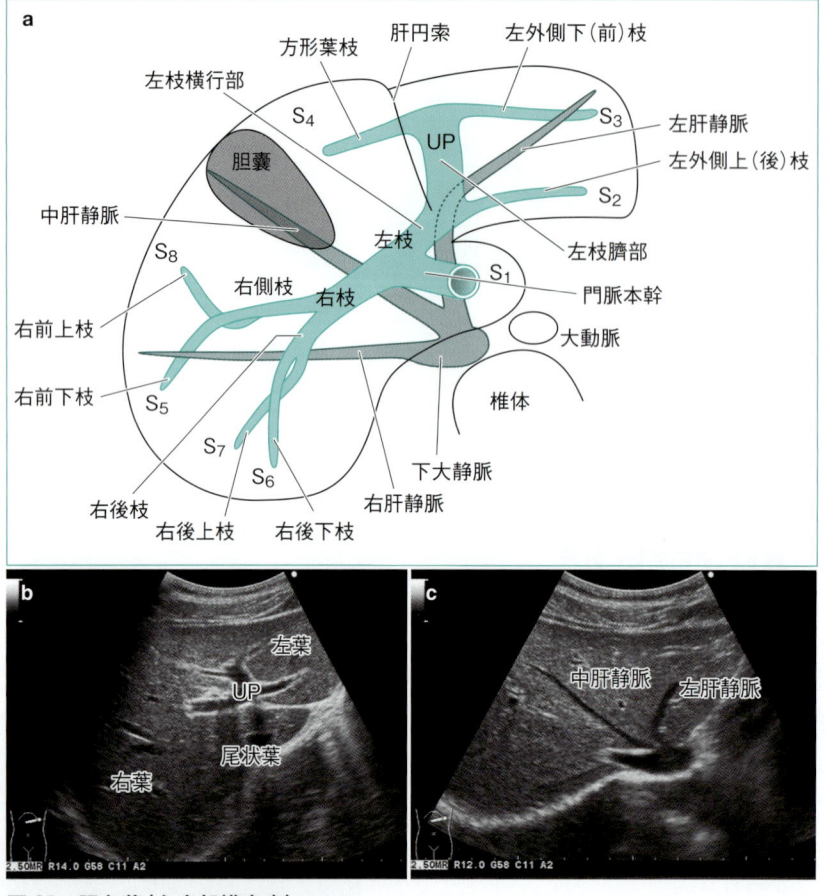

図 65　肝左葉（心窩部横走査）
a．心窩部横走査により描出した肝臓の模式図
b．正常像．門脈左枝臍部（UP）を中心に特徴的な"エ"（または"横倒しのH"）型を呈する左門脈が描出される．
c．正常像．左および中肝静脈．互いに近接して下大静脈に流入している．

一方，心窩部横走査で肝左葉を描出すると，実質内に特徴的な"エ"（または横倒しの"H"）の字型を呈する脈管構造が描出される（図65）．この中心部が門脈左枝臍部（UP）であり，左葉の中心となる．ここから分岐して横走する3本の門脈枝は右下から順に P_2, P_3, P_4 で，各々の周囲がそれぞれ S_2〜S_4 となる．また P_2 の分岐部から外背側に向かい，肝辺縁に達する索状の高エコーが静脈管索であり，これより下方の下大静脈を含む領域が尾状葉（S_1）である．下大静脈には左，中，右の3本の肝静脈が流入するのが観察される．慢性肝疾患では外側区域（S_2, S_3），尾状葉（S_1）が腫大し，内側区域（S_4）が萎縮しやすいが，こうしたアンバランスのない均整のとれたプロポーションをとるのが正常である．

c．右葉の観察
1）観察方法
右肋弓下走査と肋間走査を併用して観察する．

2）正常像
右肋弓下走査で右肝静脈を描出すると右葉の全体像が観察できる（図66）．右肝静脈の腹側（画面向かって上側）が前区域（S_5, S_6），背側（下側）が後区域（S_6, S_7）である．一方，第6あるいは第7肋間からの肋間走査では前区域枝が"Y"の字型に描

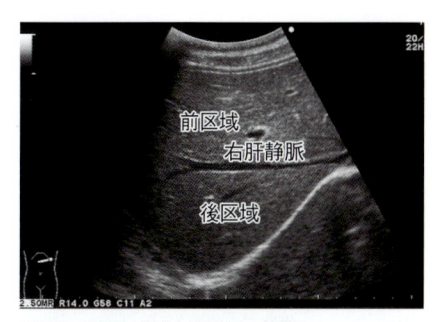

図66 肝右葉(右肋弓下走査)
正常な右葉の全体像．中心に描出された右肝静脈の腹側が前区域，背側が後区域である．

出される(図67)．末梢に向かう枝のうち前腹側(画面向かって右側)に向かう枝がP_5，後背側(左側)に向かう枝がP_8である．同じ肋間で扇動走査でプローブを尾側に向けるか，肋間を1つ下げるかすると，今度は後区域枝が"Y"の字型に描出される．前腹側(画面向かって上側)に向かう枝がP_6，後背側(下側)に向かう枝がP_7である．それぞれの周囲がS_5〜S_8となる．右肋弓下走査でそれぞれの区域枝を同定するにはかなりの熟練を要するが，肋間走査では容易である．

正常肝は表面平滑，内部均一で，前区域と後区域がほぼ同等の容積を有する．また右葉全体で左葉の約2倍程度の容積があるのが正常である．慢性肝疾患では右葉全体が萎縮しやすく，逆に左葉(特に外側区域)が腫大しやすいため，肝全体のプロポーションが変化する．

c．異常所見

肝疾患はびまん性肝疾患と限局性肝疾患に大別される．ここでは前者の代表的疾患として脂肪肝と肝硬変，後者の代表的疾患として肝囊胞，肝血管腫，原発性および転移性肝癌について解説する．

1) 脂肪肝

肝実質全体に脂肪が沈着すると，そこを伝搬する超音波の散乱は増大し，エコーレベルが上昇して均一な高エコーを呈するようになる(図68)．この結果，正常な腎実質との間で白黒のコントラストが明瞭となる(肝腎コントラスト)．散乱の増大は減衰の増大を招き，深部ではエコーレベルが低下する．また，脈管内腔のエコーレベルは上昇し，脈管と実質の白黒コントラストが不明瞭となって脈管が不明瞭となる(脈管の淡明化)．

2) 肝硬変(図69)

正常肝の実質にみられる点状の無数の輝点はスペックルとよばれるが，これは肝実質の実際の構造を表す実像ではなく，肝実質がきわめて均質な

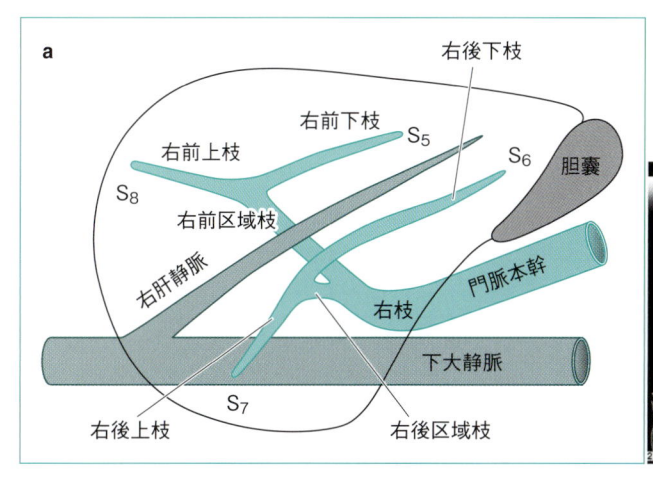

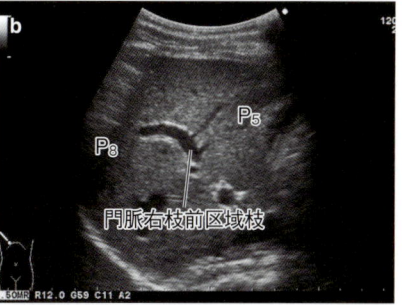

図67 肝右葉(右肋間走査)
a．肋間走査により描出した肝臓の模式図
b．門脈右枝前区域枝が"Y"の字型に描出されている．末梢に向かう枝のうち前腹側(画面向かって上側)に向かう枝がP_5，後背側(下側)に向かう枝がP_8である．右肋弓下走査ではそれぞれの区域枝を容易に同定できる．

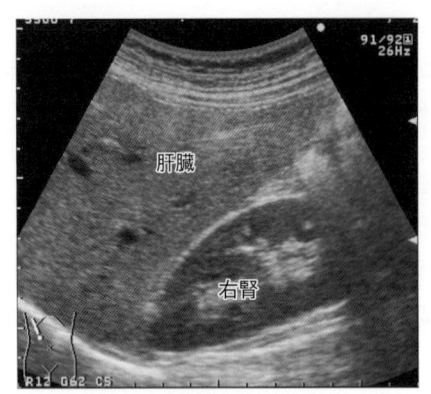

図68　脂肪肝（右側腹部斜走査）
肝実質は均一な高エコーを呈し，肝腎コントラストが明瞭である．

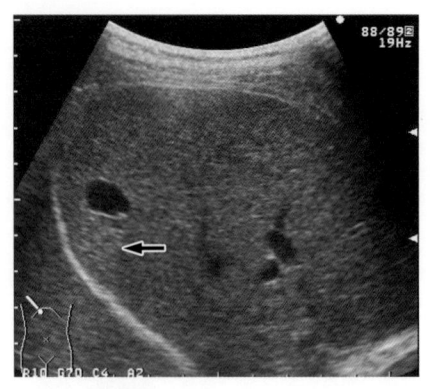

図70　肝囊胞
境界明瞭・平滑，内部無エコーの腫瘤性病変として描出されている．後方エコーの増強（矢印）を認める．

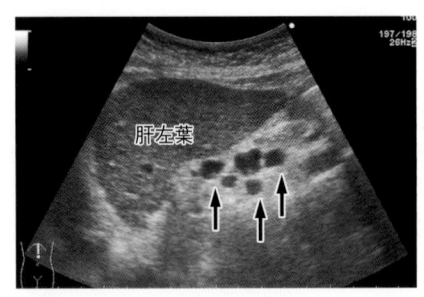

図69　肝硬変（心窩部縦走査）
表面は不整，辺縁は鈍，内部は不均一で，肝実質が本来有する軟らかさは消失している．正常肝（図64）と比較してみること．肝裏面には門脈圧亢進症に伴い拡張した側副血行路（左胃静脈）も描出されている（矢印）．

散乱体であるために生じる虚像の1つである．慢性肝炎などの慢性肝疾患では，線維化の進行とともに肝実質が次第に不均一となり，組織の再構築が生じて再生結節とよばれる粗大な結節が形成されようになる．この過程で，もともと均一であった肝実質エコーも次第に不均一となり，虚像であるスペックルに線維化や粗大な再生結節の実像が加わったきわめて不均一な像へと変化していく．こうした変化は肝表面の粗大な不整，辺縁の鈍化，肝実質が本来有する軟らかさの消失（弾性の低下）としても観察される．

3）肝囊胞（図70）

囊胞は内腔面を上皮に覆われ，内部に水溶液を貯めた良性の限局性病変である．あらゆる臓器に生じるが，肝臓や腎臓では特に出現頻度が高い．超音波上は境界明瞭かつ平滑，内部無エコーの腫瘤性病変として描出される．肝実質と内容液では音響インピーダンスの差が大きいため，浅部と深部の境界部には明瞭な線状の高エコー（境界エコー）を伴う．また囊胞内では減衰を生じにくいため，結果として囊胞後方のエコーレベルは上昇する（後方エコー増強）．

4）肝血管腫（図71）

小結節では辺縁やや不整，境界やや不明瞭な，均一な高エコー腫瘤として描出されることが多い．サイズの増大に伴い内部に変性をきたしやすくなり，部分的にエコーレベルが低下し，内部の不均一性が増大する．この場合でも腫瘍辺縁部の高エコーは保たれたままのことが多い（marginal strong echo）．時に硝子化を伴い，石灰化同様の高エコーと音響陰影を伴うことがある．

5）原発性肝癌（肝細胞癌）

肝硬変を背景に出現することが多い．腫瘍のサイズや組織の分化度の違いにより種々のパターンを示すが，典型的な肝細胞癌は低エコーと高エ

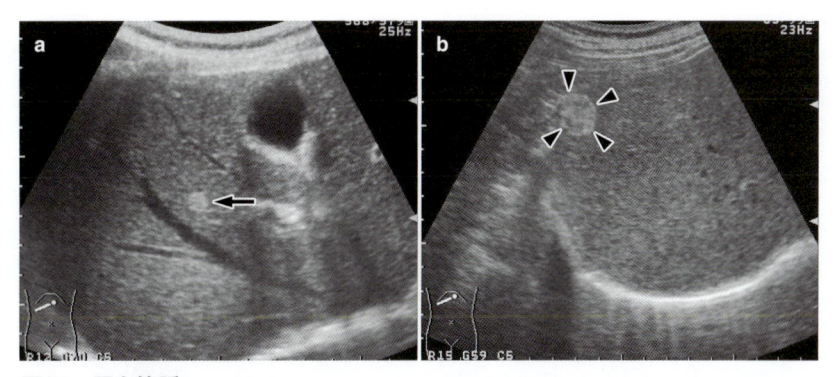

図71　肝血管腫
a．小結節．辺縁やや不整で境界やや不明瞭な，均一な高エコー腫瘤（矢印）．
b．約2cm大の結節．内部不均一で marginal strong echo（矢頭）を認める．

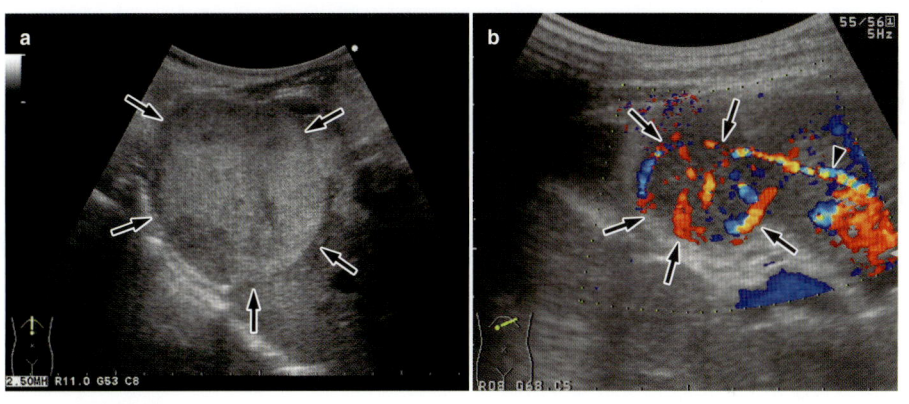

図72　肝細胞癌
a．低エコーと高エコーの混在するモザイクパターンの円形腫瘤．辺縁にハロー（矢印）を認め被膜の存在が疑われる．
b．肝細胞癌の典型的なカラードプラ像．腫瘤辺縁部を取り囲み内部に流入する血管によるバスケットパターンが明瞭である．腫瘤（矢印）の（画面に向かって）右側には栄養血管（矢頭）も描出されている．

コーの混在する類円形の腫瘍性病変として描出される〔モザイクパターン（mosaic pattern）：図72a〕．辺縁に被膜を有することが多く，腫瘍辺縁部の薄い縁取り状の低エコー〔ハロー（halo）〕が観察されやすい．腫瘍は基本的に多血性であり，カラードプラでは，腫瘍辺縁部を取り囲む血管とそこから腫瘍内部に入り込む血管が描出される特徴的なパターンを示す〔バスケットパターン（basket pattern）：図72b〕．

6）転移性肝癌

転移巣は単発のこともあるが，多発することも多い．典型的な転移性肝癌は，辺縁に比較的厚めのリング状の低エコー域（ハロー）を有し，中心部が高エコーの同心円状のパターンをとる．これはブルズアイ・パターン（bull's eye pattern）とよばれる（図73a）．また多数の腫瘍が集簇して一塊となることも多いが，この状態はクラスター・サインとよばれる．転移巣は石灰化や壊死，囊胞変性などを伴いやすく，その像は多彩だが，原発巣により一定のパターンをとりやすいため，特徴的なパターンを示す例では原発巣の推定も可能である．多血性であることは少なく，肝実質の既存の血管を圧排して存在することが多い（図73b）．

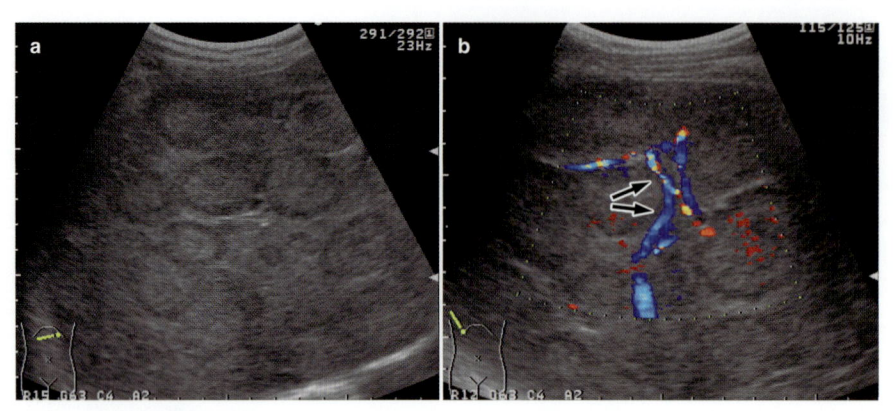

図73 転移性肝癌
a. 肝内にブルズアイ・パターンを示す円形腫瘤が多発している.
b. 肝実質内の既存の血管は腫瘍により圧排されている(矢印).

2. 胆道系

　胆道系は肝で産生された胆汁を十二指腸まで輸送する管腔臓器である. 門脈に沿って肝内外を走行しているが, 肝内胆管は正常では細すぎて描出できないため, 通常の観察は胆嚢と肝外胆管が中心となる(図74). しかし, 種々の原因で狭窄ないし閉塞が生じると, その上流では胆汁のうっ滞が起こり, 胆道は拡張する. 拡張した胆管は門脈と併走する異常脈管として描出されるようになる. ここでは通常でも観察可能な胆嚢および肝外胆管の観察を中心に解説する.

a. 胆嚢

1) 観察方法
　心窩部および肋弓下走査あるいは右肋間走査にて描出する. 胆嚢の長軸方向は被検者によりさまざまだが, 可能な限りそれと直交する断面でも描出し, 短軸像でも観察することが重要である.

2) 正常像
　左葉・右葉境界部の肝下面にナス型の細長い嚢

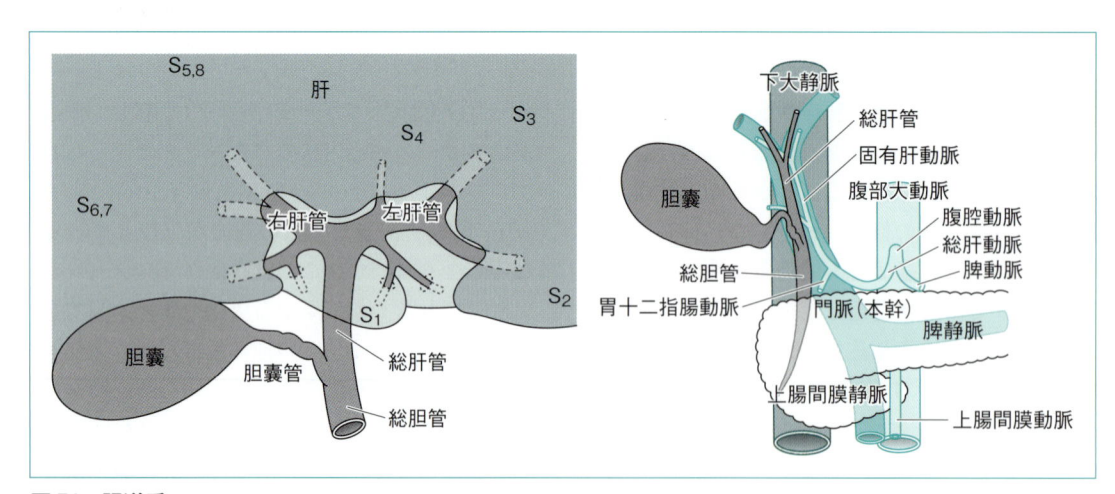

図74 胆道系
超音波で観察できる胆管は図に示した範囲である. 肝内胆管はグリソン鞘内を門脈, 動脈と並走しているが, 通常は細すぎてBモードでは描出できない. 肝門部の左右肝管より腸管側の胆管および胆嚢は通常でも描出可能である. ただし, 胆嚢管は肝内胆管同様細すぎて描出できない.

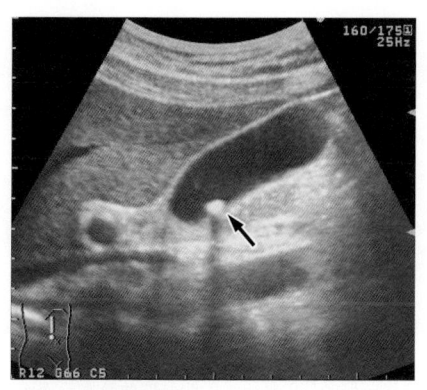

図75　胆嚢結石
胆嚢頸部に全体が高エコーの小腫瘤があり，後方に明瞭な音響陰影を伴っている(矢印).

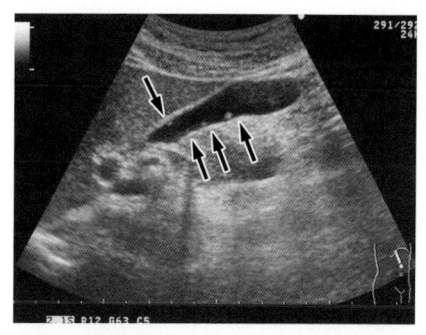

図76　胆嚢ポリープ
胆嚢の頸部から体部の粘膜面に，内腔に突出する粒状の高エコーを多数認める(矢印).

状の臓器として描出される．正常のサイズは長径は7〜8cm程度まで，短径は3cm程度までとされるが個人差が大きい．胆嚢管は細すぎて総胆管合流部以外はほとんど描出できない．胆嚢管以外の部分は頸部，体部，底部に分けられる．頸部と体部の一部は肝下面の胆嚢床に固定されているが，底部側は固定されておらず，種々の方向に偏位していることがあるので注意を要する．

3) 異常像

a) 胆嚢結石(胆石)

胆嚢内の固形物は結石とよばれる．結石の典型像(図75)は強エコー(高エコー)とその後方の音響陰影として知られるが，2〜3cm程度の比較的大きな結石を1個だけ認めるもの，1〜2mm程度の多数の小結石がデブリエコーに埋もれて堆積するもの，胆嚢内腔に多数の結石が充満するものなど，実際の結石は大きさも数も症例によりさまざまである．胆嚢結石は胆嚢炎や胆嚢機能障害を伴いやすいが，こうした場合にみられる膿や脱落上皮あるいは胆砂・胆泥などの胆汁中の沈殿物に由来するエコーはデブリエコー(debris echo)またはスラッジエコー(sludge echo)とよばれている．

b) 胆嚢ポリープ

胆嚢粘膜面に存在する限局性隆起性病変を総称してポリープとよぶ．悪性腫瘍，良性腫瘍，腫瘍様病変が含まれる．最も頻度が高いのはコレステロールポリープである．コレステロールポリープはコレステロールを貪食した組織球(泡沫細胞)が集簇・増生した非腫瘍性病変である．小さいものは粒状の高エコー，比較的大きなものは桑実状または金平糖状の高エコーを呈し，亜有茎性または有茎性で10mmを超えることは少ない．しばしば多発する(図76)．10mmを超えるものは良性または悪性腫瘍のことがあるので注意が必要である．

c) 急性胆嚢炎

胆石の嵌頓や刺激に伴う胆石胆嚢炎が最も多いが，原因のはっきりしない無石胆嚢炎も少なくない．胆嚢は多くの場合腫大し，胆嚢壁は種々の程度に肥厚する．肥厚した胆嚢壁は多層構造を呈することが多い．内腔には結石のほか，膿や脱落した上皮に由来すると考えられるデブリエコーをしばしば認める．胆嚢周囲に少量の腹水を認めることもある．プローブによる胆嚢の圧迫で疼痛を訴えることも多く，本症診断の一助となる．

d) 慢性胆嚢炎

多くは結石を伴うが，時に伴わない場合もある．胆嚢壁は種々の程度に肥厚するが，腫大を伴うことはなく，胆嚢はむしろ萎縮する．胆嚢壁の肥厚はびまん性で均一，エコーレベルも均一である(図77)．時に胆嚢癌との鑑別が問題となり，壁の肥厚が不整で不均一な場合はむしろ胆嚢癌が疑われる．特殊な例としては磁器様胆嚢があげられる．

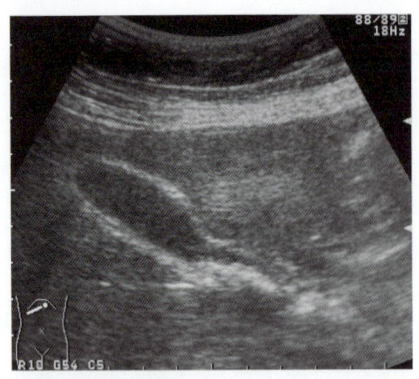

図77　慢性胆嚢炎
頸部に多数の小結石を認め，胆嚢壁全体にびまん性の軽度の肥厚を認める．胆嚢壁の肥厚は均一でエコーレベルも均一である．

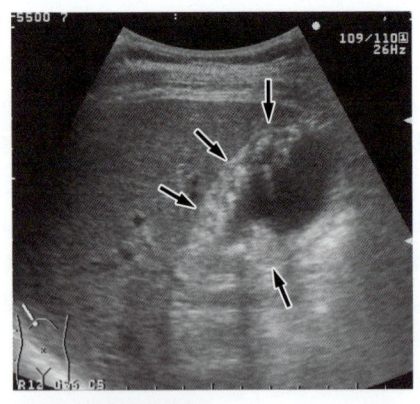

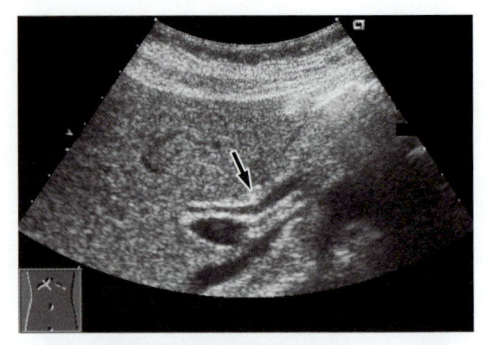

図79　総胆管（右肋弓下斜走査）
正常像．肝門部の門脈本幹腹側に並走する総胆管が描出されている（矢印）．

図78　胆嚢腺筋腫症
胆嚢壁全体に肥厚が目立ち，内部に複数の小囊胞成分とコメットエコーを伴う点状高エコーを認める．点状高エコーの一部は音響陰影を伴っている．びまん型の胆嚢腺筋腫症である（矢印）．

これは慢性的な炎症により胆嚢壁全体が石灰化に陥ったもので，本症では胆嚢全体が音響陰影を伴う弓状高エコーとして描出され，きわめて特徴的な所見を示す．

e）胆嚢腺筋腫症
　粘膜内への上皮の陥入，Rokitansky-Asohoff（ロキタンスキー・アショフ）洞（RAS）の増生および胆嚢壁の肥厚を認める疾患で，肥厚した胆嚢壁の内部に小囊胞成分とコメット様エコー（comet-like echo）を伴う特徴的な所見を示す（図78）．罹患部位と範囲から分節型，底部型，びまん型に分類される．コメット様エコーの成因として壁内結石とRASの二者が考えられている．コメット様エコーを欠く場合など，必ずしも典型的所見がそろわない場合，胆嚢癌との鑑別が問題となる．

b. 総胆管

1) 観察方法
　右肋弓下走査にて長軸像を描出する．膵頭部内の胆管（下部胆管または膵内胆管）は右肋弓下斜走査または心窩部横走査で観察すると長軸像および短軸像として観察できる．

2) 正常像（図79）
　肝門部から肝外にかけて門脈本幹を長軸像で描出すると，その外腹側を門脈とほぼ平行に走行する管腔臓器として総胆管が描出される．こうして描出される総胆管は解剖学的には一部が総肝管である可能性が高いが，総肝管に合流する胆嚢管が細すぎて描出できないことも多いため，この事実は無視して全体を総胆管とよぶ．正常では径は7mm以下である．下部胆管，特に十二指腸乳頭部の描出は近接する十二指腸のガスのため大きな制約を受ける．下部胆管の観察にあたってはこうした検査の限界を常に念頭に置く必要がある．

c. 肝内胆管

1) 観察方法と正常像
　左右肝管より末梢の肝内胆管はGlisson（グリソ

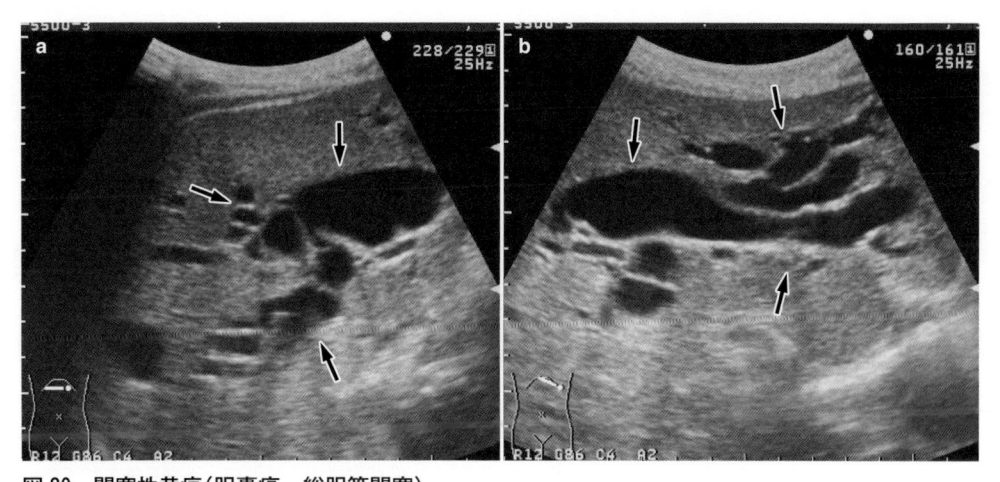

図80　閉塞性黄疸（胆嚢癌，総胆管閉塞）
a．右葉．b．左葉．総胆管閉塞に伴い，肝両葉で肝内胆管の著明な拡張を認めている（矢印）．

ン）鞘内を門脈，動脈と並走しているが，通常は細すぎてBモードでは描出できない．しかし種々の原因で拡張すると門脈と併走する異常脈管として描出されるようになる．肝内胆管の走行はおおまかには門脈の走行と一致するが，分岐部では樹枝状あるいは放射状に分岐し，必ずしも門脈の走行とは一致しない．観察は基本的に肝内門脈と同様にして行う．並走する門脈を目安に腸管側から肝側へ順次辿るようにして観察していく．

2) 異常像

総胆管結石，肝内結石などの胆道結石，胆管癌などの腫瘍性病変，先天性あるいは後天性の拡張または狭窄などをみることがある．なかでも重要なのは胆道閉鎖・狭窄に伴う閉塞性黄疸である．胆道結石，胆道癌，膵癌など種々の要因で胆道が狭窄ないし閉塞すると，その上流では胆汁のうっ滞が起こり，胆道は拡張する．うっ滞した胆汁が肝内で逆流して血中に入り黄疸をきたした状態が閉塞性黄疸である．閉塞性黄疸では重篤な急性閉塞性化膿性胆管炎を合併しやすいため，胆道拡張の範囲・程度の評価と，閉塞・狭窄の原因検索をできる限り速やかに行うことが求められる（図80）．

3. 膵臓

1) 観察方法

膵臓は心窩部横走査および縦走査にて観察する．周囲を後腹膜の脂肪織に囲まれて存在しており，同定しにくいこともあるが，脾静脈，上腸間膜静脈，門脈，腹腔動脈，脾動脈，総肝動脈，上腸間膜動脈など，近傍に存在する脈管を目標にすることで確実に描出できる．

2) 正常像（図81）

膵臓は上腹部正中，腹部大動脈と下大静脈の腹側，十二指腸下行脚と脾臓の間に存在する，幅1〜2cmのブーメラン形の実質臓器である．実質は均一で周囲よりエコーレベルの低いことが多いが，脂肪沈着のため，全体が高エコーに描出されることもある．中心部に主膵管が描出されることが多い．主膵管径は正常では2mm以下である．膵臓体尾部の背側にはその長軸に沿って脾静脈が走行している．頭部，体部，尾部に区分されるが，頭体部の境界は膵背部で脾静脈と合流する上腸間膜静脈である．膵臓は腹部大動脈より起始する腹腔動脈と上腸間膜動脈に上下から挟まれて存在している．

3) 異常像

びまん性疾患としては急性および慢性膵炎，限

図 81　正常膵
a．心窩部横走査．腹側に凸の弧を描く脾静脈(矢印)の前面に，ブーメラン形の実質臓器として膵臓が描出されている．
b．心窩部縦走査．膵臓は肝裏面にあって，腹腔動脈(矢頭)と上腸間膜動脈(矢印)に上下から挟まれて存在している．

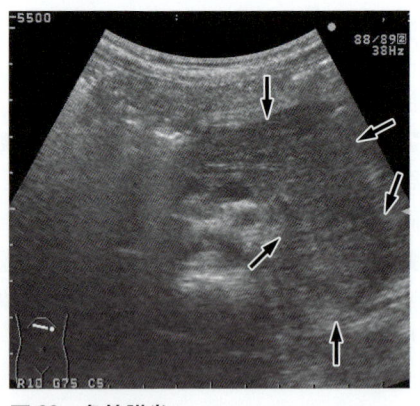

図 82　急性膵炎
膵体尾部は腫大している．明らかな膵管拡張や膵周囲への液体貯留は認めない．頭部は十二指腸のガス貯留の影響で観察が難しい．

局性疾患としては膵癌が重要である．

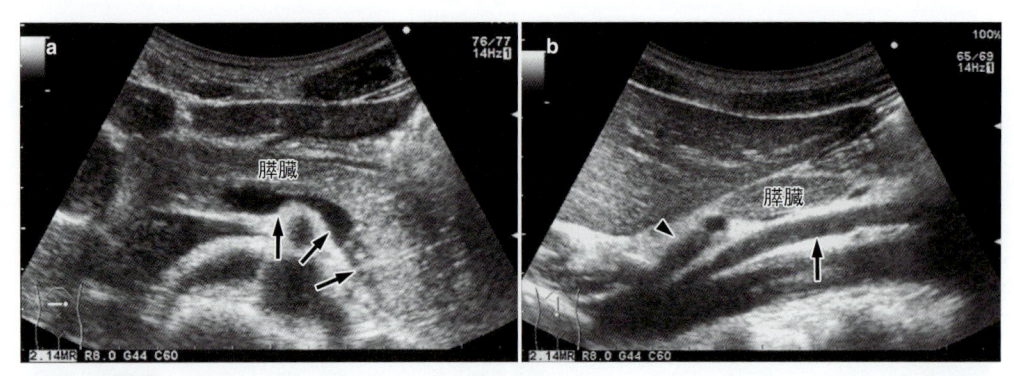

a) 急性膵炎(図82)

　急性膵炎では膵実質の腫大，膵管拡張，膵周囲あるいは後腹膜腔への液体貯留，仮性嚢胞の形成などをみる．周囲の消化管に麻痺性イレウスを伴いやすく，ガス貯留の影響で観察が非常に難しいことも少なくない．

b) 慢性膵炎

　慢性膵炎では膵石，膵管拡張，膵実質の萎縮などが観察される．慢性膵炎にみられる急性増悪の所見は，基本的に急性膵炎と同様である．また，炎症に伴い腫瘤を形成する腫瘤形成性膵炎や，自己免疫機序により主膵管狭細像と膵腫大をみる自己免疫性膵炎では，しばしば膵癌あるいは胆管癌との鑑別が問題となる．

c) 膵癌(図83)

　膵癌はやや不整な円形から不整形の低エコー腫瘤として観察されることが多い．膵管は腫瘍により途絶することが多く，腫瘍尾側では数珠状の著明な拡張を示す．膵癌は周囲組織に浸潤しやすく，動脈・門脈にも容易に浸潤をきたす．腫瘍近傍の血管に狭窄・閉塞や腫瘍栓をみることも稀ではないので注意を要する．

4. 門脈系(図84)

　肝外門脈は，脾門部から発して右に向かう脾静脈と，腹部のほぼ正中を上行する上腸間膜静脈およびそれらが膵背面で合流して形成される門脈本幹からなる．門脈本幹は肝門部より肝内に入り，左右の門脈に分かれたのち，それぞれの亜区域枝に分岐していく．脾静脈には膵背面で下腸間膜静脈が合流するが，超音波では同定し難い．

a. 脾静脈
1) 観察方法

　上腹部横走査で長軸像を，縦走査で横断像を観察する．

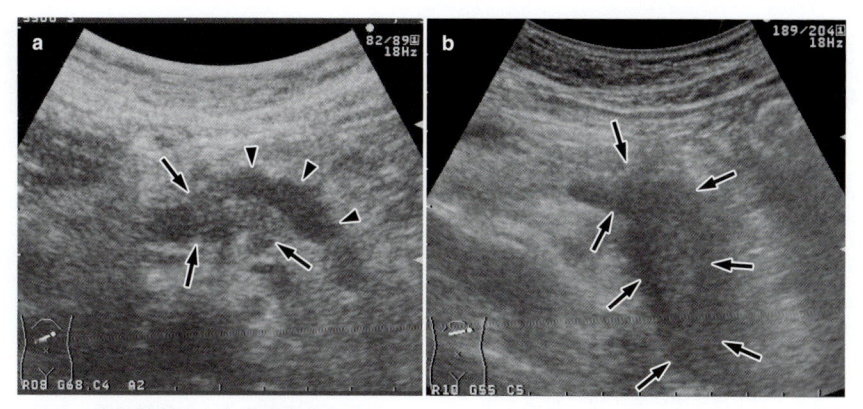

図83 膵体部癌(a)と膵尾部癌(b)
a. 膵体部癌. 膵体部に不整形の低エコー域を認める(矢印). 尾側の膵管には数珠状の著明な拡張を認めている(矢頭). 浸潤により脾静脈は閉塞している.
b. 膵尾部癌. 膵尾部のほぼ全体が低エコーの腫瘍により置換されている(矢印). 腫瘍は脾静脈と広く接しており, 脾静脈壁は不整である. 浸潤が疑われる.

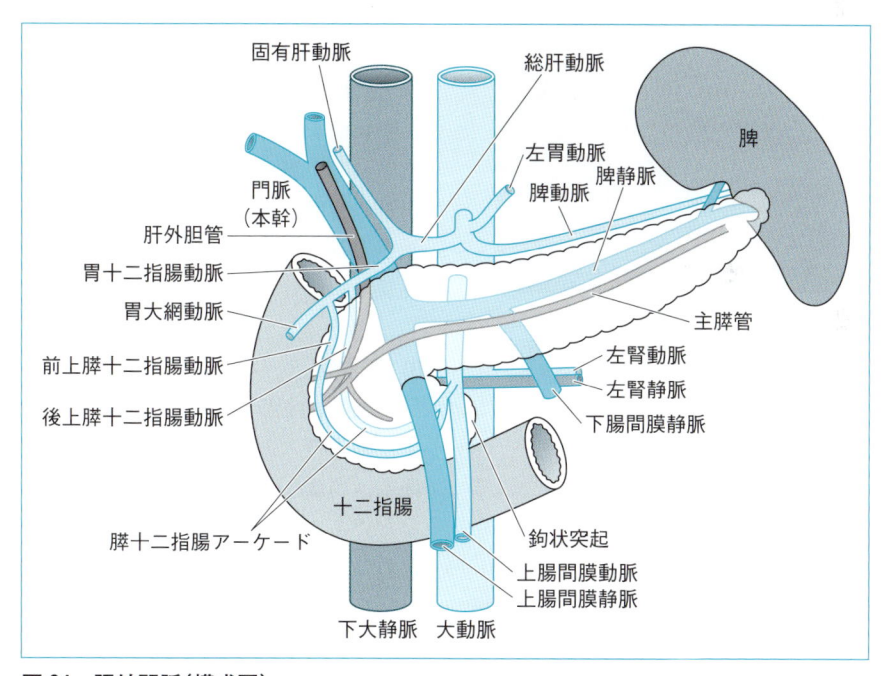

図84 肝外門脈(模式図)
肝外門脈と周囲臓器の関係を示す. 肝外門脈は脾静脈と上腸間膜静脈およびそれらが膵背面で合流して形成される門脈本幹からなる. 脾静脈には下腸間膜静脈が合流するが, 超音波では同定し難い.

2) 正常像

脾門部に始まり, 腹側に向かって凸の弧を描きながら腹部大動脈および上腸間膜動脈前面を経て, 膵背面で上腸間膜静脈と合流する. 上記経路のほぼ全体わたって, その腹側には膵臓が接している. 上腹部縦走査では, 膵臓とその背面に接する脾静脈がともに横断像として観察される(図85).

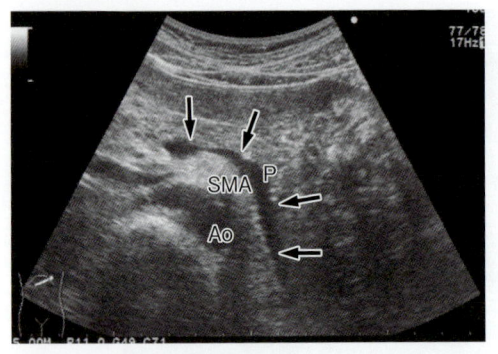

図85　脾静脈(上腹部横走査)
腹部大動脈(Ao)および上腸間膜動脈(SMA)前面を腹側に向かって凸の弧を描きながら走行する(矢印).腹側には膵臓が接している.P:膵臓

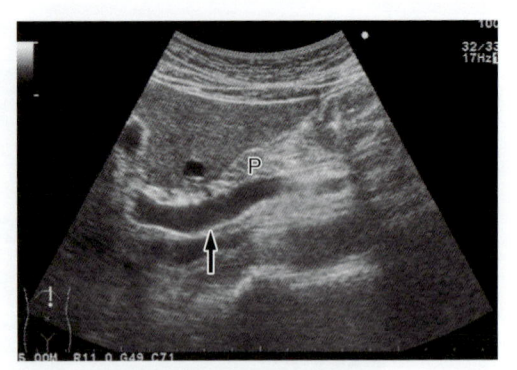

図87　門脈本幹(右肋弓下斜走査)
膵背面を走行する上腸間膜静脈の延長として描出され肝門部に達している(矢印).P:膵臓

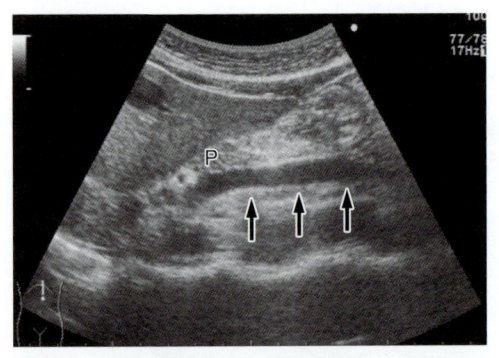

図86　上腸間膜静脈(上腹部縦走査)
腰椎右側,上腸間膜動脈の右側を体軸にほぼ平行に上行し膵背面に至る(矢印).脾静脈と合流する直前約2〜3cmの腹側には膵臓(頭体部境界)が描出されている.P:膵臓

b. 上腸間膜静脈

1) 観察方法

正中やや右側の上腹部縦走査および横走査で描出する.

2) 正常像(図86)

腰椎右側を体軸にほぼ平行に上行し,膵背面で脾静脈と合流する.脾静脈と合流する直前約2〜3cmは膵頭部の背面に接している.この部分の上腸間膜静脈が膵頭体部の境界となる.すぐ左側を上腸間膜動脈が並走しており,上腹部横走査横断像では膵臓の背側,腹部大動脈の腹側に両者が横断像として並んで描出される.

c. 門脈本幹

1) 観察方法

右肋弓下斜走査で長軸像として描出する.

2) 正常像(図87)

膵背面を走行する上腸間膜静脈の延長として観察される.脾静脈-上腸間膜静脈合流部から十二指腸の背面を通り肝門部に達する.背側に上大静脈が走行しており,肝門部では近傍を並走する肝動脈,総胆管もともに描出される.

3) 異常像

門脈系に生じる変化として重要なのは,血栓および腫瘍栓,近傍の腫瘍による直接浸潤や狭窄・閉塞,門脈圧亢進症に伴うさまざまな側副血行路などである.Bモードで形態的変化を評価するとともに,カラードプラおよびパルスドプラで血行動態を評価することが重要である.

5. 脾臓

1) 観察方法(図88)

左肋間走査にて描出する.呼気位では左肺下端のガスエコーの陰に隠れるが,吸気をしてもらうか腹部を膨らませてもらうかすると全体の観察が可能となることが多い.

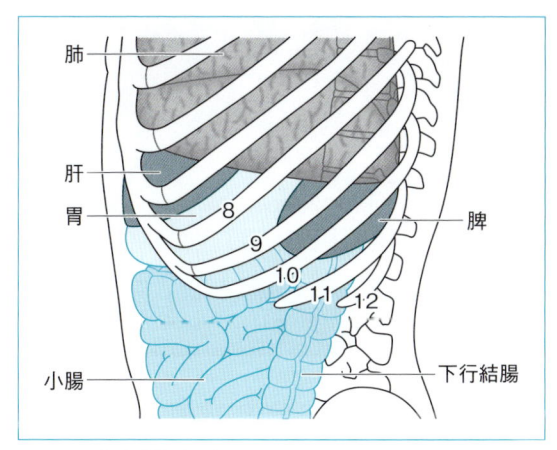

図88 脾臓（模式図）
脾臓は左背面の肋骨弓上方に存在するため，肋間走査で描出する．

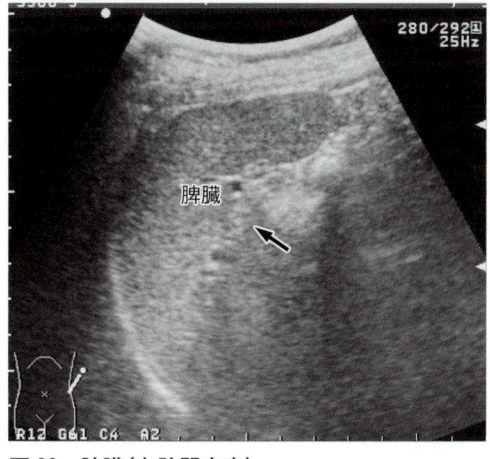

図89 脾臓（左肋間走査）
横隔膜エコーの腹側に接して半月形の実質臓器として描出されている．半月形の弦の中心に当たる部分（画面中心部）が脾門部である（矢印）．

2）正常像（図89）

横隔膜エコーの腹側に接する長径約6〜10 cmの半月形の実質臓器として描出される．実質のエコーレベルは近傍の腎よりわずかに高い．半月形の弦の中心にあたる部分が脾門部で，脾動静脈が出入りしているのが観察される．

3）異常像

最も多い異常は腫大（脾腫）である．長径あるいは長径と短径より求めた指標などでサイズを評価する．長径と短径を組み合わせた指標としては，長径×短径で求めるspleen index（SI）が代表的である．おおむね長径>10 cm，SI>40の場合，脾腫としてよい．限局性病変は比較的稀だが，囊胞，リンパ管腫，悪性リンパ腫などが比較的多い．

6. 腎・尿路系

腎臓は左右の腰背部に存在する，手拳大の一対の実質臓器である．内腹側の腎門部には腎動静脈と腎盂・尿管が出入りしている．正常では腎盂・腎杯は周囲の結合織と一体になって中心部エコー（central echo complex；CEC）として描出されるのみであり，同定は困難である．尿管も正常では描出できない．これらが描出・同定できるのは，何らかの理由でこれらが拡張した場合のみである．

a. 腎臓

1）観察方法

a）左腎

左肋間走査または左側腹部斜走査および横走査で観察する．観察しにくいときは吸気をしてもらうか腹部を膨らませてもらうかするとよい．

b）右腎

右肋間走査または右側腹部斜走査あるいは右肋弓下走査で観察する．肝右葉S6の後下面に接して存在するので，肝を音響窓（acoustic window）として利用するとよい．横走査でも観察する．観察しにくいときは吸気をしてもらうか腹部を膨らませてもらうかする．

2）正常像（図90）

左腎は脾臓の尾側に，右腎は肝右葉の尾側にそれぞれ接する．長径約9〜12 cmの長楕円形の実質臓器である．中心部に中心部エコー（CEC）とよばれる高エコー域があり，その周囲を肝臓よりわずかにエコーレベルの低い実質が取り巻いている．腎実質の最内層，CECのすぐ外側には錐体エコーとよばれる円形の低エコー域が複数配列している．

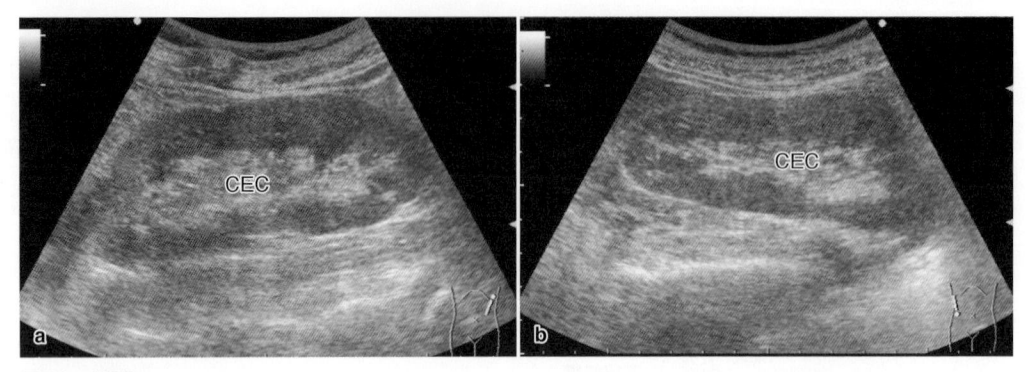

図90 腎臓
a. 左腎（左側腹部縦走査）．b. 右腎（右側腹部縦走査）．左腎は脾臓の尾側に，右腎は肝右葉の尾側にそれぞれ接している．長楕円形で中心部に中心部エコー（central echo complex；CEC）を認める．

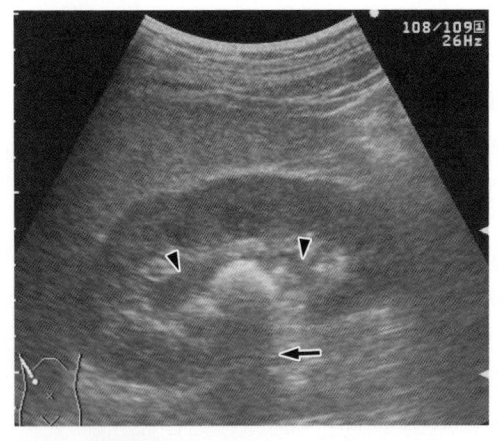

図91 腎結石
わずかに拡張した腎盂（矢頭）内に弧状の高エコーを呈する粗大な結石を1個認める．結石後方には音響陰影（矢印）を認める．

図92 腎嚢胞
左腎上極に境界明瞭・平滑，内部無エコーの腫瘤性病変を認める．後方エコーは増強している（矢印）．

3）異常像

a）慢性腎障害
慢性腎疾患をはじめとする慢性障害では実質のエコーレベルが上昇する．障害が進むと錐体エコーは不明瞭となり，実質は菲薄化する．さらに萎縮が進むと腎サイズは縮小し，辺縁の周囲脂肪組織との境界が不明瞭となる．

b）腎結石
腎結石は音響陰影を伴う高エコーとして描出される（図91）．時に腎盂の大部分を占める粗大な結石を認めることがあるが，これはサンゴ状結石とよばれる．腎盂・腎杯を閉塞するとその上流には尿が貯留し，腎盂・腎杯は拡張する（→ p.261：図94）．

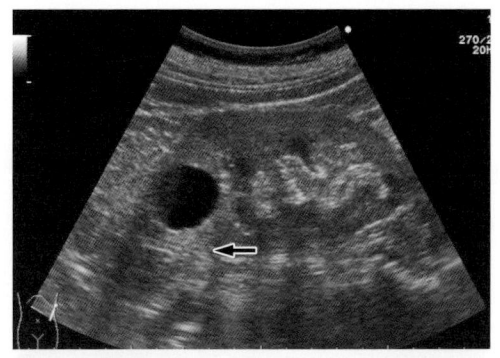

c）腎嚢胞
日常みられる異常所見として最も多い．ほとんどの嚢胞は肝の場合と同様，内腔面を上皮に覆われ，内部に水溶液を貯めた良性の限局性病変である（単純性嚢胞）．境界明瞭かつ平滑，内部無エコーの腫瘤性病変として描出される（図92）．明瞭な境界エコーを伴い，後方エコーは増強する．実質より外方に向かって突出するものも多く，ほとんどの部分が腎外にあることも稀ではないので注意が必要である．時に内部に出血をきたすなどして，内腔に充実性部分や浮遊する多数の点状エコーを伴って描出されることがある（複雑性嚢胞）．

d）腎腫瘍
悪性腫瘍としては腎細胞癌が多く，良性腫瘍としては血管筋脂肪腫が多い．腎細胞癌（図93）は多

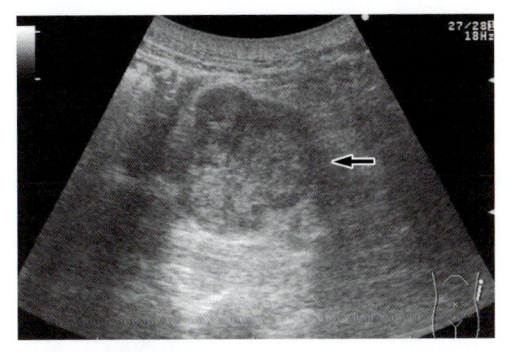

図93 左腎細胞癌
境界明瞭，辺縁平滑でわずかに分葉状の内部不均一な類円形腫瘤を認める（矢印）．腫瘤の大部分は腎外に突出している．

血性の充実性腫瘍のことが多いが，ほとんどが囊胞成分からなる囊胞性腫瘍のこともあり注意が必要である．血管筋脂肪腫は境界やや不明瞭な高エコー腫瘤として描出されることが多く，後方エコーが増強しやすい．

b. 腎盂，尿管
1) 正常像
左右腎臓にみられる中心部エコー（CEC）は腎盂・腎杯およびその周囲の結合織の超音波像であるが，正常では内部に存在する腎盂・腎杯を同定することは困難である．腎盂は腎門部で尿管に移行し膀胱へと向かうが，尿管も正常では描出できない．これらが描出できるのは，何らかの理由でこれらが拡張した場合のみである．

2) 異常像とその観察方法
結石や腫瘍の存在により尿路が狭窄または閉塞すると，上流の尿路は拡張する．こうした状態は水腎症とよばれるが，超音波ではCEC内部の無エコー域として観察される（図94）．軽度では無エコー域によるCEC中心部の解離やCEC内部の囊胞様構造を認めるのみだが，拡張が進むと腎

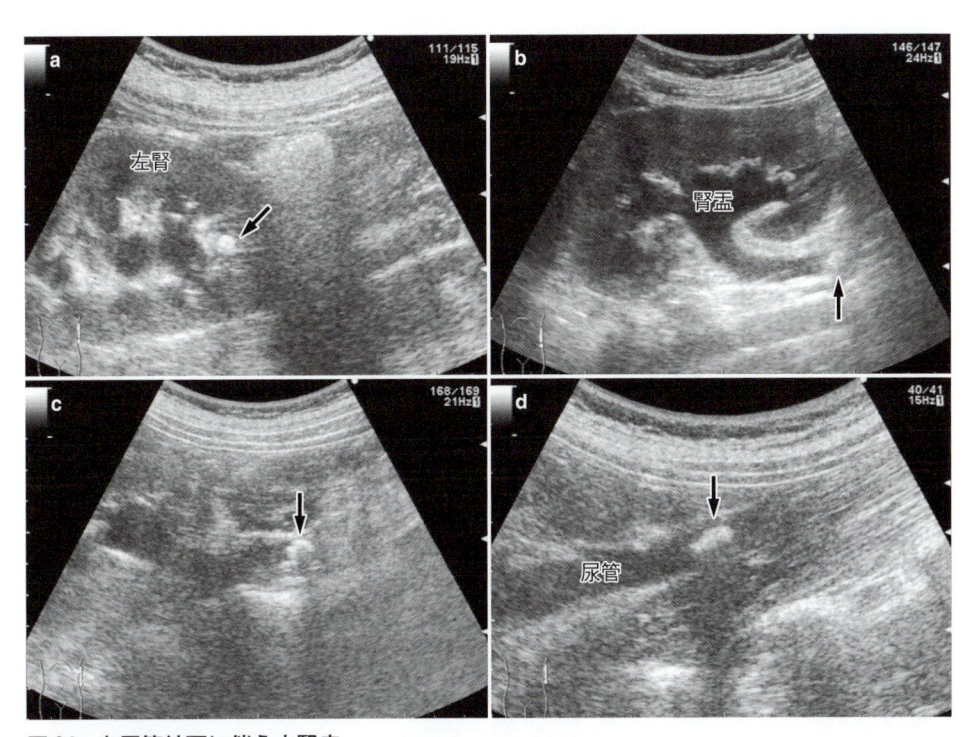

図94 左尿管結石に伴う水腎症
a．左腎下極に結石を1個認める．
b．腎盂・腎杯は拡張し，内部無エコーの特徴的な形状を示している．腎盂-尿管移行部に嵌頓する結石（矢印）を認める．
c．bでみられた結石の拡大像
d．腎盂-尿管移行部の尾側でも尿管は拡張しており，さらに尾側に結石を認めている．

盂・腎杯としての特徴的な形状が明瞭となってくる．拡張した腎盂・腎杯は腎臓と同様の観察方法で観察する．さらに尿管の拡張があれば，尿管の走行に従って，肋弓下走査，側腹部あるいは傍臍部の斜走査，縦走査など，走査部位・方向を適宜工夫して，拡張尿管を追跡しながら観察する．拡張した尿路の下端には狭窄・閉塞の原因となった結石や腫瘍が描出される確率が高いため，可能な限り描出する努力をする．

D 下腹部の超音波検査

本項を理解するためのキーワード

❶ **男性生殖器の超音波検査**
男性では膀胱と前立腺を観察する．

❷ **女性生殖器の超音波検査**
女性では膀胱と子宮および卵巣を観察する．

❸ **卵巣超音波検査の特徴**
卵巣は位置の個人差が非常に大きく，正常でもきわめて観察しにくい．

❹ **妊娠の超音波検査**
妊娠の確認とは胎嚢（と胎児）の確認である．

❺ **胎児の観察**
妊娠時には児が主な観察対象となる．

下腹部の超音波検査は，一般検査の一部として経腹走査による観察が行われる以外に，泌尿器科や産婦人科において，経肛門走査あるいは経腟走査による観察も行われている．経肛門走査および経腟走査では，経腹走査の際に障害となる恥骨や消化管ガスの影響を受けずに詳細な評価が可能となるため，両科では必須の検査となっている．泌尿器科領域では前立腺生検を含めた前立腺・膀胱疾患の評価に，また，産婦人科領域では，女性生殖器疾患のほか，妊娠の診断・評価，胎児の観察にも頻用されている．

ここでは一般的な経腹走査による評価について解説する．観察には上腹部の観察と同様 3 MHz～6 MHz 程度の周波数帯域の腹部用コンベックスプローブを用いる．

1. 膀胱

a. 観察方法

恥骨結合直上の横走査および縦走査で描出する．十分に尿を貯留させた状態で検査を行う．

b. 正常像（図 95）

尿の貯留量により大きさ，形態は変化する．横断像では壁の比較的厚い，逆三角形あるいは下底の短い台形状，縦断像では楕円形の囊状臓器とし

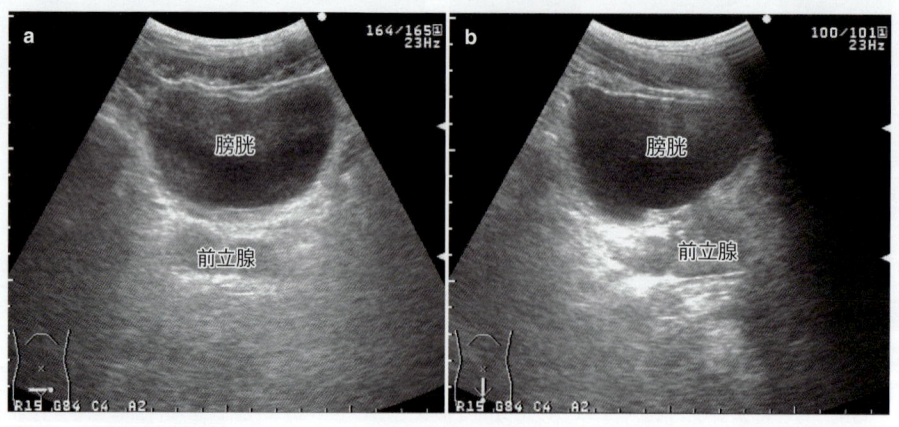

図 95　正常膀胱（男性）
a．横走査，b．縦走査．横断像では下底の短い台形状，縦断像では楕円形の囊状臓器として描出されている．下面に前立腺が接している．

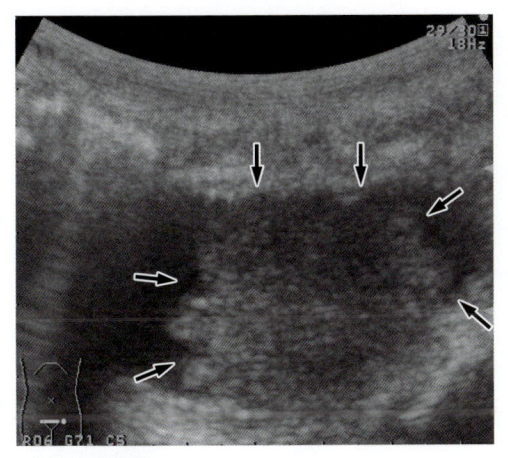

図96 膀胱癌
膀胱壁より内腔に突出する腫瘤性病変．表面は絨毛状で凹凸が目立つ（矢印）．

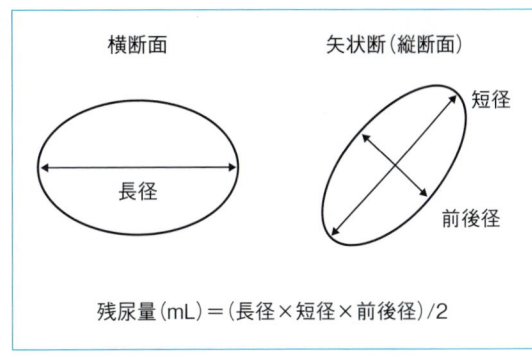

図97 残尿量測定
残尿量測定の代表的な方法として，『過活動膀胱診療ガイドライン(2005)』で推奨されている方法を示した．残尿量の測定が必要な膀胱は，基礎に排尿あるいは蓄尿障害を有し，複雑な形態をとることも多いため，ほかにも複数の方法が考案されている．

$$残尿量(mL) = (長径 \times 短径 \times 前後径)/2$$

て描出される．膀胱壁の厚みは基本的に均一である．深部の左右尿管開口部から間歇的に内腔に向かって噴射する尿が，カラードプラにて観察可能である（urinary jet）．尿の貯留量が不十分だと壁が肥厚して見えたり，一部が屈曲したりして正確な評価が困難なことがあるため注意を要する．また，痩せた被検者では前壁と前壁よりの内腔は腹壁の多重反射の影響で画質が劣化し，観察しにくいことがある．組織ハーモニックイメージングにて画質が改善することがあるので適宜使用する．

c. 異常像

憩室，肉柱形成，結石，腫瘍などが観察されうる．排尿障害を背景に憩室や肉柱が形成されることがある．憩室は膀胱壁の一部が嚢状に外方に突出したものである．肉柱は膀胱筋層の肥大により壁の一部が肥厚・隆起したもので襞あるいは筋状の形状を呈する．腫瘍とは異なり周囲との明瞭な連続性が認められるので，それを確認する．結石は音響陰影を伴う高エコー像を呈する．体位変換などで移動することを確認できれば，腫瘍性病変との鑑別が可能である．膀胱癌の70～80%は表在性であり，有茎性で球状を呈し内腔に突出する（図96）．浸潤性の癌は広茎性で膀胱壁への浸潤像の確認が重要である．

d. 残尿量測定

膀胱の超音波検査に際しては，尿を十分に貯留させた状態で通常の観察を行った後に排尿させて，排尿後の膀胱の計測に基づいて残尿量を評価することも可能である．前立腺肥大症，神経因性膀胱など種々の疾患の診療において残尿量測定は重要であり，さらに近年，下部尿路症状（lower urinary tract symptom；LUTS）や過活動膀胱（overactive bladder）など，排尿および蓄尿症状にかかわる診療の普及に伴い，残尿量測定に対する臨床的なニーズは増加している．残尿量測定の代表的な方法として過活動膀胱診療ガイドライン(2005)で推奨された方法（図97）があるが，残尿量の測定が必要な膀胱は基礎に排尿あるいは蓄尿障害を有しており，単純な形態ではなく複雑な形態をとることも多いため，ほかにも複数の方法が考案・提唱されている．

2. 前立腺

a. 観察方法

恥骨結合上の横走査および縦走査で，膀胱を介して恥骨の裏側を覗き込むように走査する．

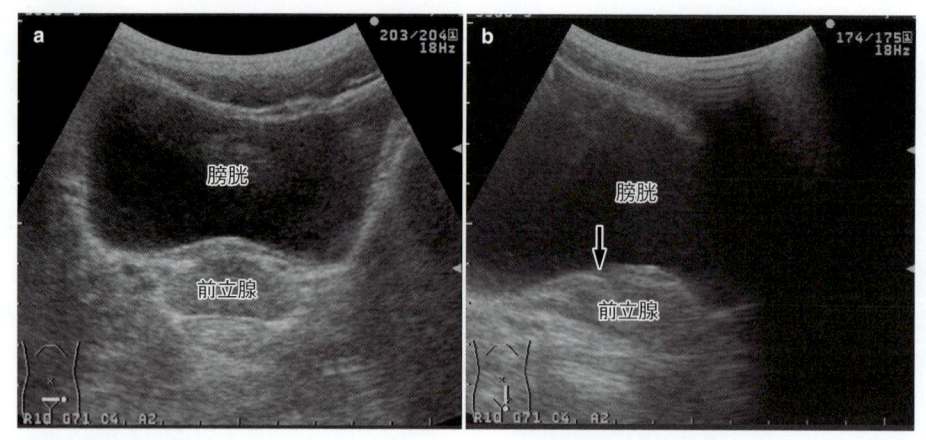

図98 正常前立腺
a. 横断像. 膀胱下面に丸みを帯びた三角形の左右均等な実質臓器として描出されている.
b. 縦断像. 前立腺は半円形で周囲より低エコーに描出されている. 膀胱下面の内尿道口(矢印)は前立腺内部に向かってややくびれている.

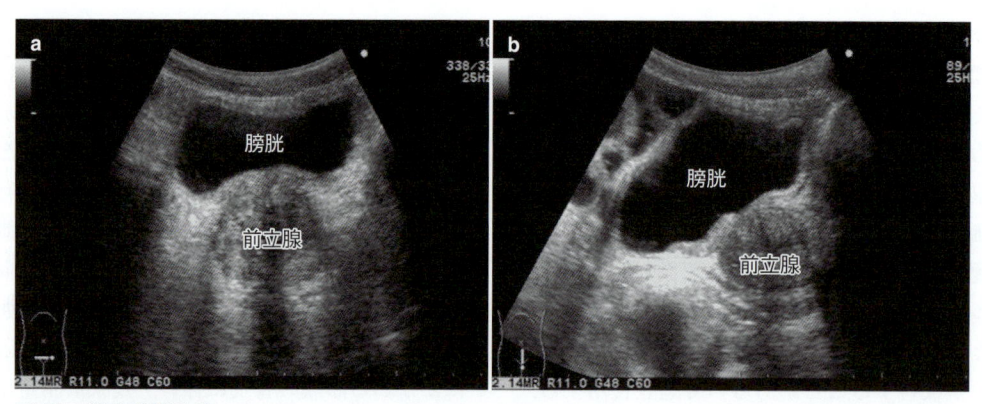

図99 前立腺肥大症
a. 横断像, b. 縦断像. 前立腺は円形で内部のエコーレベルが上昇し, 膀胱内腔に向かって突出している. 石灰化と考えられる点状高エコーも認めている.

b. 正常像(図98)

男性の膀胱下面にあって, 横断像では丸みを帯びた三角形から扁平な楕円形の左右均等な実質臓器である. 辺縁・境界は整・明瞭, 内部は均一で周囲より低エコー, 尿道周囲はさらにやや低エコーである. 膀胱内への突出はみられない.

縦断像では三角形から半円形で, 断面を正中より左右に傾けると, 背上側に低エコーで囊状の精嚢が接しているのが観察される. 膀胱下面の内尿道口は前立腺内部に向かってややくびれているのが正常である.

c. 異常像

前立腺肥大症では横断像では楕円形から円形で, 肥大が進むにつれて円形に近づく. 辺縁・境界は整・明瞭, 内部のエコーレベルは上昇する(図99). 中心部の左右が腫大するもの, 中心部が腫大するもの, 左右と中心部が同様に腫大するものなど腫大のパターンには複数あるが, いずれの場合も腫大部は膀胱内腔に向かって突出する. こうした膀胱内腔への突出は縦断像でも明瞭に観察可能である. 初期の前立腺癌は診断が難しいが, 進行癌では前立腺形態は対称性を失い, 変形が目立つ

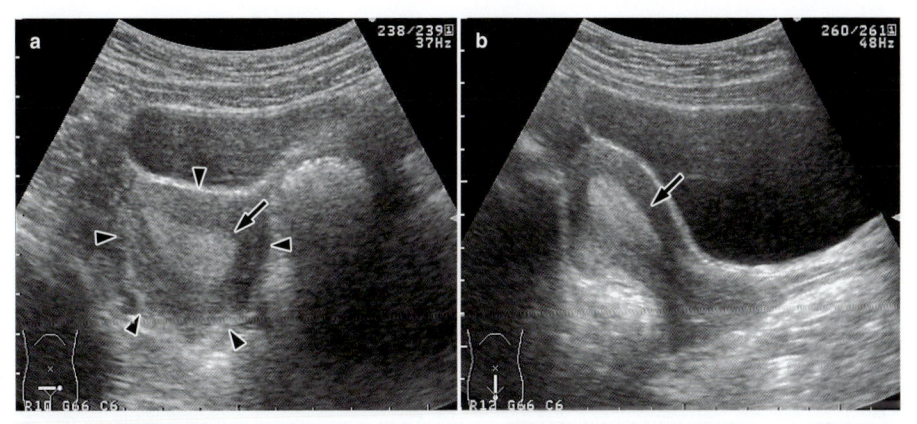

図100 子宮正常像
a. 横断像．膀胱の背側やや右側に，中心部に高エコーの内膜(矢印)を伴う子宮体部が描出されている(矢頭)．
b. 縦断像．子宮全体がくびれた洋ナシ形の臓器として描出されている．低エコーの壁状構造が主体で，体部の中心部のエコーレベルの高い部分は内膜(矢印)である．周囲に少量の腹水を認める．

ようになる．辺縁・輪郭は不整・不連続となり内部は不均一となる．急性前立腺炎では前立腺全体の腫大を認め，膿瘍形成部は低エコーとなる．

3. 子宮

a. 観察方法

恥骨結合上の横走査および縦走査で，尿の貯留した膀胱を音響窓として描出する．

b. 正常像(図100)

下腹部の正中，膀胱の背側にある長さ約7 cm のくびれた洋梨形の臓器で，エコーレベルの比較的低い壁状構造が主体である．全体としては正中部に存在するが，実際の子宮は左右どちらかに傾いていることが多い．体部，狭部，頸部の3つの部分に区分される．最も頭側の体部は中心部にエコーレベルの高い内膜が存在する．体部は多くの場合前方に傾いている(前屈)．最も尾側の頸部は長さ2〜3 cm のやや低エコーの管状構造として観察される．体部と頸部の境界が狭部だが，多くの場合，経腹壁走査では明瞭に同定することは困難である．生殖期の女性では性周期により体部内膜の厚みが著明に変化する一方，閉経後は子宮全体が萎縮することも多い．したがって子宮の形態

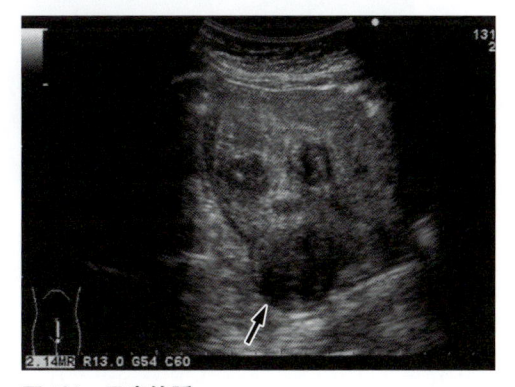

図101 子宮筋腫
やや高エコーの子宮内部に円形の低エコー腫瘤を3個認めている．最も背側の腫瘤は壁外に突出している(矢印)．

評価にあたっては年齢および性周期を十分に考慮する必要がある．体部の頭側よりは腹部ガスの影響を受けやすく観察しにくいことも多い．

c. 異常像

腫瘍性病変として最も多いのが子宮筋腫である．低エコーの円形腫瘤として描出されることが多い(図101)．壁外発育を示すことも稀ではない．変性を伴いやすく，種々の形態の石灰化を伴っていたり，液状変性をきたした部分が囊胞状に観察されたりすることがある．

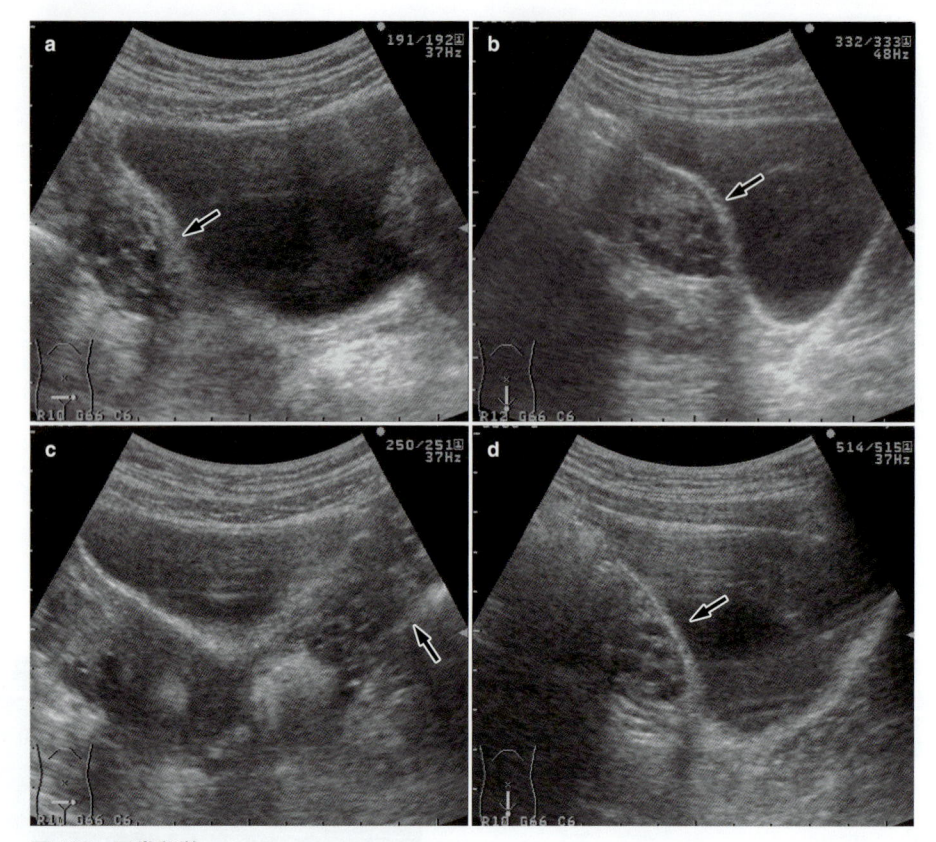

図102 正常卵巣
a. 右卵巣横断像, b. 右卵巣縦断像, c. 左卵巣横断像, d. 左卵巣縦断像.
膀胱の左右背面に, 辺縁部に複数の卵胞が配列する楕円形の卵巣が確認できる.

　子宮体癌は子宮内膜の肥厚として観察される. 生殖年齢の女性では, 正常子宮でも性周期により肥厚を認めるため注意が必要である. 月経後の肥厚がない時期や, 非生殖年齢の女性にみられる子宮内膜の肥厚では本症を疑う. 子宮体癌が比較的観察しやすいのに対し, 子宮頸癌は超音波では観察が難しいとされている.

4. 卵巣

a. 観察方法
　恥骨結合上の横走査および縦走査で観察する. 内部辺縁に囊胞状構造が配列する"卵胞像"を目印に, 子宮の周囲をくまなく探して描出する.

b. 正常像(図102)
　子宮の左右に対称性に存在する約2〜4cmの楕円形の実質臓器である. 基本的には子宮の左右に存在するが, その位置は被検者によりさまざまで, 実際には子宮体部の前後に存在する場合や, Douglas(ダグラス)窩付近に存在する場合, あるいは子宮のかなり頭側に存在する場合などもある. サイズが小さく, 周囲を腸管に囲まれて存在することもあって描出に難渋することも多い.
　正常の卵巣では, 実質のエコーレベルは比較的高く, 種々の状態の卵胞が, さまざまな数・サイズの囊胞状構造として辺縁部に配列しているのが観察される. これら卵胞の形態は性周期とともに変化しうることに注意する.

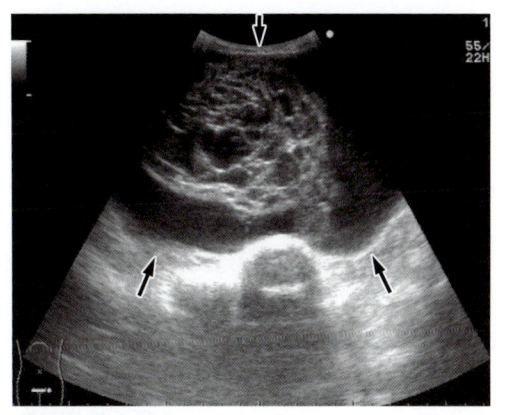

図103　卵巣癌
小児頭大の卵巣癌．多数の隔壁を有する多房性の嚢胞性腫瘍である（矢印）．

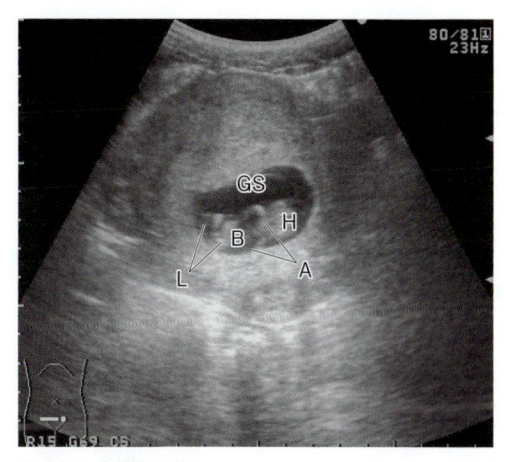

図104　妊娠9週
子宮内に楕円形の胎嚢（GS）を認め，内部に胎芽の頭部（H），体幹（B），上肢（A）および下肢（L）が確認できる．

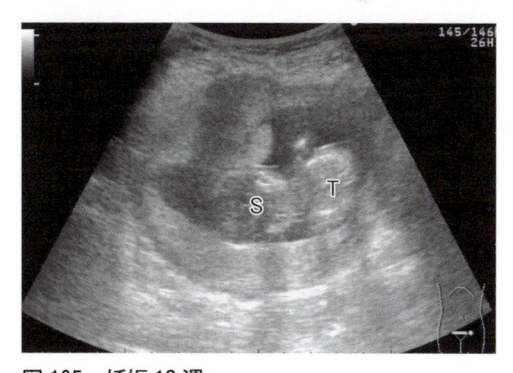

図105　妊娠13週
胎児の頭蓋（S）と胸郭（T）が明瞭に描出されている．

c．異常像

卵巣嚢腫は子宮近傍の囊胞性病変として観察される．内腔面が平滑で，壁の厚みが均等な囊胞性病変では卵巣嚢腫を疑う．サイズの小さいもの，多発性のものでは正常卵胞との鑑別が必要となる．卵巣癌（図103）は囊胞成分を伴いやすく，さまざまな割合の囊胞成分を伴った充実性腫瘍として観察されることが多い．鶏卵大から小児頭大といった比較的大きな腫瘍として見つかることも多く，腹水を伴いやすいのが特徴である．

ある程度以上大きさの卵巣腫瘍は頸捻転を伴いやすい．下腹部痛を訴える患者の下腹部に腫瘍性病変とその周囲の腹水をみたら，本症の可能性を疑う必要がある．

5．産科領域の超音波検査

a．正常妊娠（図104, 105）

妊娠初期には胎囊の存在による妊娠の確認や，胎囊の位置，胎児心拍の有無，胎児数の確認が行われる．正常な胎囊は子宮内部にあり，内部に一定の規則正しいリズムを刻む胎芽の心拍動が観察される．妊娠中・後期には胎児の発育評価や形態異常の確認，羊水量の評価，胎盤の位置の確認などが行われる．胎児の発育評価は，大横径（BPD），腹囲（AC），大腿骨長（FL）といった代表的な指標の計測と，それらを基にして推計される推定体重により行われる．

b．異常妊娠

妊娠初期には妊娠反応との組み合わせで子宮外妊娠の可能性を推定したり，卵管妊娠およびその破裂，胎児の大奇形などを診断したりするのに用いられる．妊娠反応陽性にもかかわらず，子宮内に胎囊が確認できない場合は子宮外妊娠が疑われる．卵管妊娠では，子宮外の卵管相当部に存在する囊胞状構造内に胎児心拍が確認できれば，卵管妊娠の診断が可能となる．卵管妊娠が破裂すると骨盤腔に出血をきたすことが多いため，突然の下腹部痛を訴える生殖年齢の女性では，本症を念頭

に検査を行い出血の有無を確認することが重要である．妊娠中後期には胎児の発育異常・形態異常の評価，胎盤の位置異常や羊水量の異常の評価が行われる．

E その他臓器の超音波検査

本項を理解するためのキーワード

❶ IMC の観察
超音波では頸動脈の内膜と中膜は一体となって内膜中膜複合体(IMC)として観察される．IMC の厚みが内膜中膜複合体厚(IMT)である．

❷ IMT，プラーク，狭窄・閉塞
頸動脈では IMT とプラーク，および狭窄・閉塞を評価する．いずれも動脈硬化の指標となるが，この順で程度が重い．

❸ 圧迫法と DVT
下肢静脈では深部静脈血栓症(DVT)の評価が重要である．DVT では体表から圧迫しても静脈の内腔が完全につぶれないことを利用して同定する．

❹ 超音波ガイド下 FNAC
甲状腺ではびまん性疾患と腫瘤性病変のいずれもが評価可能なだけでなく，FNAC のガイドとして重要な役割を担う

❺ 乳腺の観察
乳腺では腫瘤性病変，特に癌とその他の病変の鑑別が重要である．

❻ 骨があってもエコーはできる
骨の存在が観察時に障害になりやすい運動器や脳でも超音波による評価が可能である．

今日では種々の領域で日常検査として超音波検査が行われている．特に体表臓器の超音波検査は，高周波プローブによる詳細な評価が可能なだけでなく，検査時に超音波ガイド下の穿刺吸引細胞診(fine needle aspiration cytology；FNAC)やコア生検(core needle biopsy；CNB)などの病理学的検査を追加しやすいこともあって，きわめて有用な検査として位置づけられている．観察には 7.5 MHz～15 MHz 程度の体表用リニア型プローブを用いるのが一般的である．超音波検査が行われる代表的な臓器について解説する．

1. 頸動脈

a. 観察方法

頸部前面から側面の横および縦走査により，短軸像および長軸像を観察する．これにより，左右の総頸動脈と近位部の内外頸動脈が観察可能である．また鎖骨上窩からの走査により左右鎖骨下動脈近位部も観察可能である．頸動脈の観察に際しては椎骨動脈の観察もあわせて行う．

b. 正常像

1) 頸動脈(図 106)

総頸動脈は椎骨の左右前外側を走行する，径 7 mm 前後の拍動性を有する血管として描出される．遠位では紡錘状に拡張して膨大部を形成したのち内外頸動脈に分岐する．この場合，内頸動脈が後方，外頸動脈が前方に分岐するのが普通である．

血管壁は内側から高エコー，低エコー，高エコーの 3 層からなるが，内側の高エコー層と低エコー層は内膜と中膜が一体となって描出されたものであり，内膜中膜複合体(intima-media complex；IMC)とよばれる．この厚みは**内膜中膜複合体厚**(intima-media thickness；IMT)とよばれ，動脈硬化の指標の 1 つとされている．正常では 1.0 mm 以下である．最外側の高エコー層が外膜である．

2) 椎骨動脈

総頸動脈の長軸像が描出される位置で扇動走査を行い，プローブを側方に傾けると，椎弓による規則的な音響陰影を伴いながら，椎弓の後方を走行する椎骨動脈が観察される．径や逆流を含めた血流を評価する．

c. 異常像

動脈硬化に伴い IMC は肥厚する．IMT が 1 mm を超えるものを肥厚とする．粥腫による IMC の部分的な肥厚部はプラーク(plaque)とよばれる(図 107)．プラークはその性状によりソフトプ

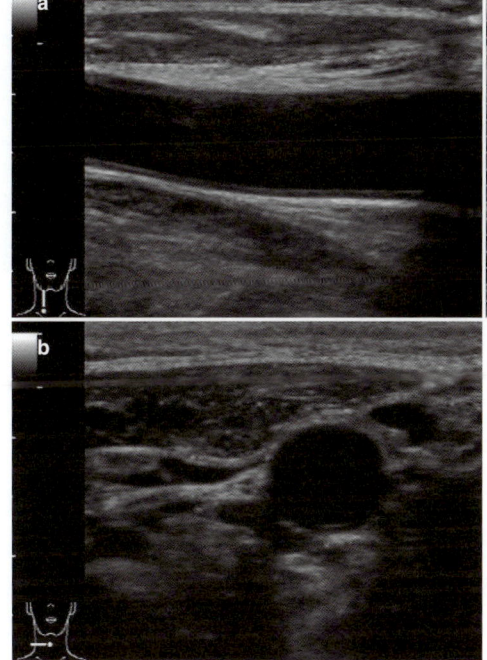

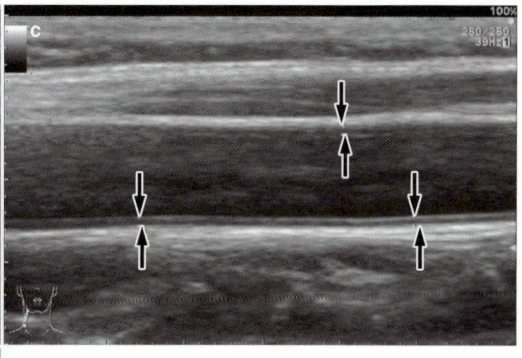

図106 正常頸動脈
a. 縦断像，b. 横断像，c. IMT.
リアルタイム画像では拍動が観察される．IMTは動脈硬化の指標であり，1.0 mm以下が正常である．

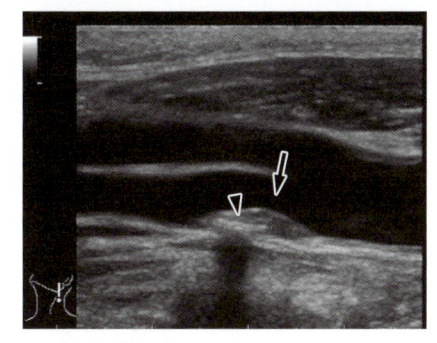

図107 プラーク
内頸動脈分岐部に内部に石灰化（矢頭）を伴うプラークを認める（矢印）．

ラーク（soft plaque），ハードプラーク（hard plaque），石灰化プラーク（calcified plaque）に分類される．時にはプラークの一部が崩壊して形成される潰瘍（ulceration）が観察されることもある．崩壊したプラークは脳動脈塞栓を引き起こす可能性があり，潰瘍は臨床的にはきわめて重要な所見である．

頸動脈は時に狭窄または閉塞するが，狭窄または閉塞が観察範囲に存在すれば，Bモード，カラーおよびパルスドプラにてこれらを直接観察・評価することができる．狭窄率の評価方法としてはNACSET法，ECST法，面積法など複数の方法が提唱されている．狭窄に伴う血流障害は，主としてカラードプラパターンやパルスドプラ波形にて評価する．狭窄部に生じる血流障害は①狭窄前（中枢側）における血管抵抗の増大，②狭窄部における流速の著明な増大，および③狭窄後の流速の低下と血管径の拡張として観察される．

2. 下肢静脈

a. 観察方法と正常像

浅部の静脈は高周波のリニア型プローブで，深部の静脈は腹部用のコンベックス型プローブで観察するとよい．対象疾患は主に深部静脈血栓症（deep vein thrombosis）と静脈瘤（varicose vein）である．観察対象は骨盤腔，大腿および下腿の静脈であり，これらを長軸および短軸像として描出しながら観察する．

下肢静脈は基本的に動脈と並走しており，体表からの圧迫により容易につぶれて内腔像が消失することを利用して同定する．また，静脈内腔に血

栓が存在すると，体表から圧迫しても静脈はつぶれず，内腔像の全部または一部が消失せずに残るようになるため，これを利用して静脈内の血栓の有無を評価することができる．このほか，ミルキングにより血流を増大させて観察したり，呼吸による血流方向・血流量の変動を利用したり，体位を変えて異常を検出しやすくしたり，さまざまな手法を使って観察することが重要である．

b. 異常像

1) 深部静脈血栓症（DVT）

深部静脈血栓症（図108）は，しばしば重篤な転帰をとる肺塞栓症を合併しやすいため臨床的に重要である．狭いシート上で，長時間同じ姿勢で座り続ける飛行機の旅客では，下肢に深部静脈血栓を生じやすく，肺塞栓症を合併しやすい．こうした病態は近年「エコノミークラス症候群」として広く知られるようになった．

深部静脈とは表在静脈以外の静脈のことであり，その機能は血液還流である．静脈には弁があって逆流を防止しているが，生理的に最も不利な条件下にある下肢の静脈血還流においては，下腿筋群の収縮によるポンプ作用が大きな役割を果たしている．

静脈血栓症は，①凝固亢進，②血流のうっ滞，③静脈の損傷により生じる．全身の凝固亢進状態や，下肢のポンプ作用不全に伴う血流うっ滞が存在すると特に血栓が形成されやすい．凝固亢進の原因としてはアンチトロンビンⅢ欠乏および欠損症，抗リン脂質抗体症候群，プロテインC，S欠乏および欠損症などの血栓性素因を伴う疾患が重要である．また血流うっ滞の原因としては，長期臥位・座位の継続，妊娠，手術，固定などがある．体動の制限を伴うことの多い整形外科などの周術期や，出産時には本症を発症しやすいため注意が必要である．静脈損傷の原因としては炎症・感染，外傷のほか，静脈穿刺などの医療行為も原因になりうる．

静脈血栓症では局所の血管の閉塞，弁機能の破壊により逆流が生じ，患部の色調の異常，腫脹や疼痛をもたらす．下腿に生じる血栓は小さいこと

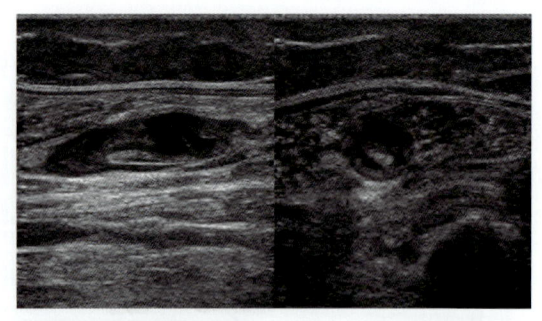

図108　深部静脈血栓症
ヒラメ静脈の一部が限局性に拡張し，内部に種々のエコーレベルを呈する血栓を認める．内腔は保たれているが，内部に存在する血栓のため，この部分の静脈は圧迫しても完全にはつぶれない．

が多いため多くは無症状でしばしば自然消退するが，時に中枢側に伸展したり，肺塞栓症を発症したりすることがある．また，心房中隔欠損症を伴う例では，右左シャントにより脳梗塞を発症することがある（奇異性脳梗塞）．

深部静脈血栓症の診断には①脈波検査，②超音波検査，③造影CT，④MRI（MRV），⑤静脈造影など多くの検査が用いられるが，超音波検査は血栓そのものを同定できるうえ侵襲もほとんどないため，きわめて有用である．

本症は形成後，時間の経過とともに血栓のエコー輝度が上昇してBモードでもとらえやすくなるが，形成直後の血栓は低エコーを呈するため，Bモードによる観察のみでは診断が難しい．こうした場合には圧迫法が非常に有効である．血栓の存在する静脈は並走する動脈よりも径が太くなることを目安に検索し，圧迫法にて診断する．カラードプラにおける血流シグナルの欠損を診断に用いることも可能だが，精度が低いため，補助診断として用いるに止める．

2) 下肢静脈瘤（図109）

静脈の弁機能が破壊され，逆流を伴って拡張した状態が静脈瘤である．拡張・蛇行する特徴的な形態の静脈瘤が観察されるが，浅部から深部に向かう順行性血流の消失と逆流の出現を証明することが重要である．

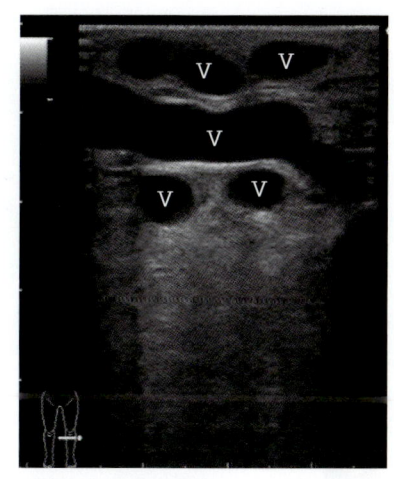

図109　下肢静脈瘤
静脈瘤(V)が拡張・蛇行する特徴的な形態を示す異常血管として描出されている．

3. 甲状腺

a. 観察方法

体表用の高周波リニア型プローブを頸部下方の気管前面に当て，横および縦走査にて観察する．

b. 正常像（図110）

甲状腺は気管の前面から側面，喉頭と第3-4気管軟骨の間の高さにある，蝶形の実質臓器である．左右両葉とその間の狭部からなる．横断像では，弧状の高エコーとして描出される気管の前面から側面に，浅部の前頸筋群よりもエコーレベルの高い蝶形の左右対称な実質臓器として描出される．外側は頸動脈と接している．実質は均一で辺縁も平滑である．正常では右葉または左葉はおおむね縦15 mm，横20 mm以内の大きさで，狭部の厚さは2 mm以内である．

c. 異常像

びまん性疾患や腫瘍性疾患が存在する．びまん性疾患としてはBasedow（バセドウ）病（図111）や慢性甲状腺炎（橋本病）のほか，急性および亜急性甲状腺炎などがあり，おのおの特徴的な所見を示す．腫大や萎縮などのサイズの変化や，表面（辺縁）の性状，実質のエコーレベル，エコーパターンなどのBモード所見に加え，カラードプラ上の血流パターンなどを総合して評価する．

腫瘍性疾患としては乳頭癌をはじめとする各種の癌，良性腫瘍である濾胞腺腫のほか，腫瘍類似病変である腺腫様甲状腺腫，囊胞などがあげられる．サイズ，全体の形状，境界および辺縁の性状，内部のエコーレベルやエコーパターン，石灰化の有無，血流の多寡などを評価する（図112）．腫瘍性疾患では石灰化の存在や豊富な血流は悪性をより強く疑わせる所見であるため，特に注意を要する．良悪性の鑑別を目的に，超音波ガイド下に行われる細径針による細胞診（FNAC）は非常に有用である．

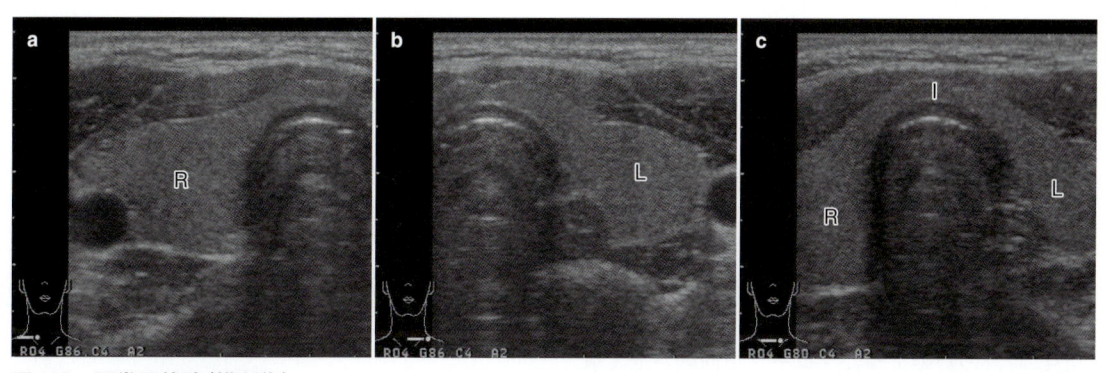

図110　正常甲状腺（横断像）
a. 右葉(R)，b. 左葉(L)，c. 狭部(I)．弧状の高エコーとして描出される気管の前面から側面に，前頸筋群よりもエコーレベルの高い，均一な蝶形の実質臓器として描出されている．外側は頸動脈と接している．

図111　Basedow 病（横断像）
a. 右葉（R），b. 左葉（L），c. 狭部（I），d. カラードプラ像（右葉），e. カラードプラ（左葉）．甲状腺は全体に腫大し，内部のエコーレベルは不均一に低下している．カラードプラでは甲状腺全体に豊富な血流シグナルを認める．

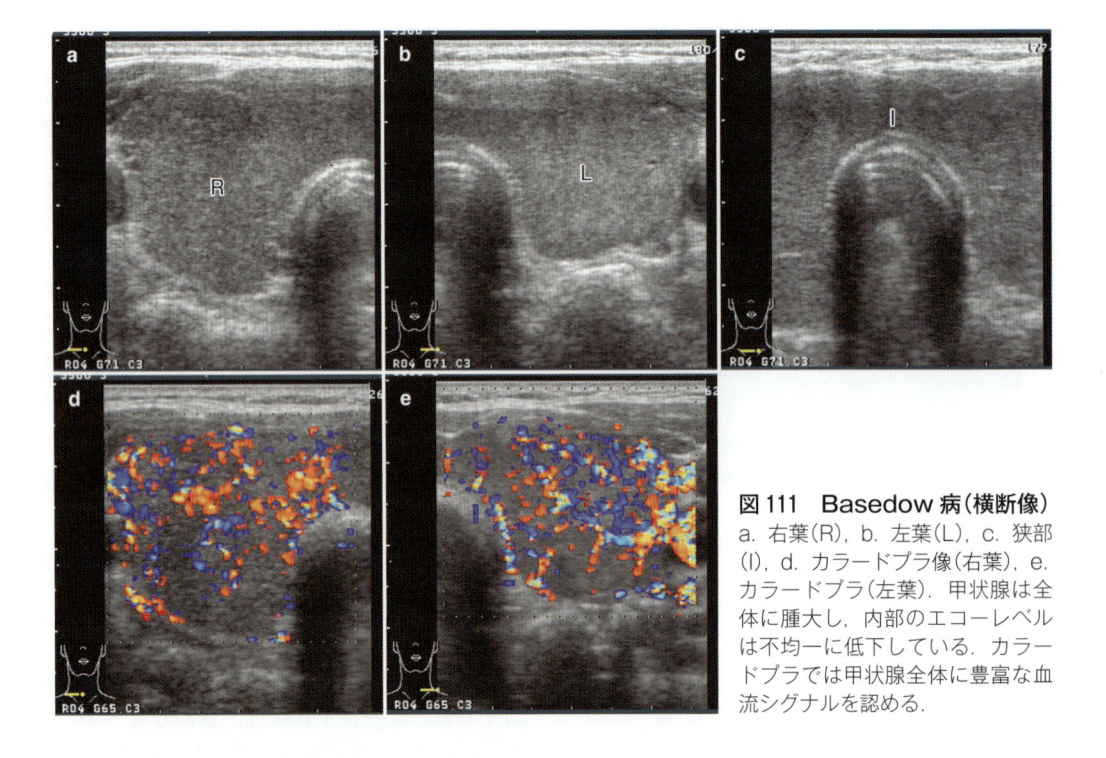

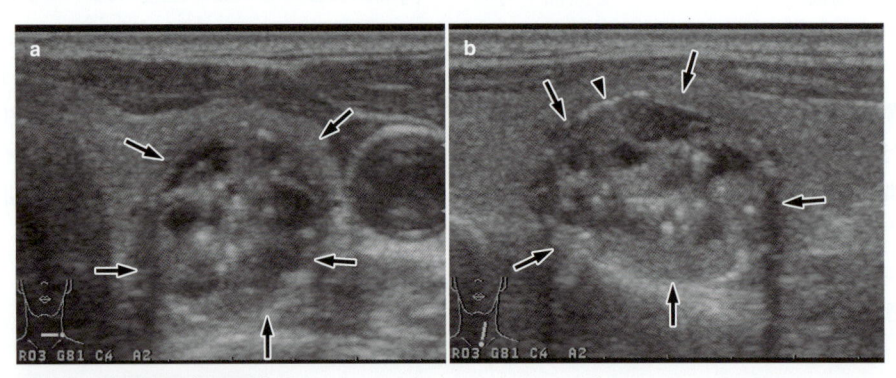

図112　甲状腺癌（乳頭癌）
甲状腺左葉に境界やや不明瞭な楕円形の腫瘤性病変を認める（a．矢印）．内部には囊胞性変化が目立ち，多数の小石灰化を認めるほか，辺縁部に弧状の石灰化も認めている（b．矢印）．

4. 乳腺

a. 観察方法

　高周波のリニア型プローブを用いて観察する．走査方法にはさまざまな種類が存在する．乳頭を中心に時計の針のようにプローブを回転させて乳腺全体を描出する走査方法と，それに直交する方向の走査を基本とし，縦走査および横走査を適宜組み合わせて乳腺全体を観察する．

　乳癌は腋窩リンパ節に転移しやすいため，乳腺の観察に際しては両腋窩リンパ節の観察も行う．腋窩動脈を指標に脂肪織内のリンパ節腫脹の有無を確認する．

b. 正常像（図113）

　乳腺は乳房内にあって，浅在筋膜浅層と深層の

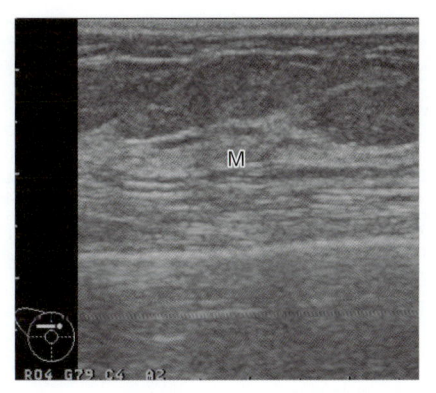

図113　正常乳腺
低エコーに描出される脂肪織（浅在筋膜浅層周囲）と，層状に描出される脂肪織（同 深層周囲）の間の，境界やや不明瞭な高エコー領域が乳腺（M）である．

図114　囊胞
境界明瞭，辺縁平滑な楕円形の腫瘤として描出されている．内部無エコーで外側陰影を伴い，後方エコーの増強を伴う囊胞の典型像である．

間に脂肪織に埋もれて存在する，境界やや不明瞭な扁平な実質臓器である．エコーレベルは周囲の脂肪織よりも高い．大きさは個人差が著しく，高齢者では高度の萎縮を伴うこともあるため注意を要する．

c．異常像
1）良性疾患
　囊胞は良性疾患の代表で，成熟女性の乳腺にしばしば存在する乳腺症の部分症である．境界明瞭，辺縁平滑な円形から楕円形の腫瘤として描出される（図114）．典型例では内部無エコーで外側陰影を伴い，後方エコーの増強を伴うが，内部エコーを有するものや，外側陰影や後方エコーの増強を欠くものも稀ではない．
　線維腺腫は乳腺間質と実質両者の増殖からなる良性腫瘍である．良性乳腺腫瘍のなかでは最も頻度が高い．境界比較的明瞭，辺縁平滑な楕円形の低または等エコー腫瘤として描出される（図115）．辺縁にくびれを有することも多い．

2）乳癌
　乳癌は限局型，中間型，浸潤型の3型に大別される．限局型は境界明瞭，辺縁平滑な円形から楕円形あるいは多角形の形態をとり，充実腺管癌がその代表である．浸潤型は境界が不明瞭な腫瘤であり，硬癌がその代表である．腫瘤辺縁に特徴的な辺縁高エコー帯〔ハロー（halo）〕を伴うことが多

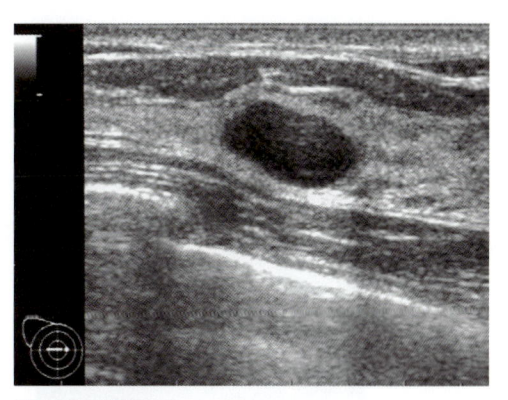

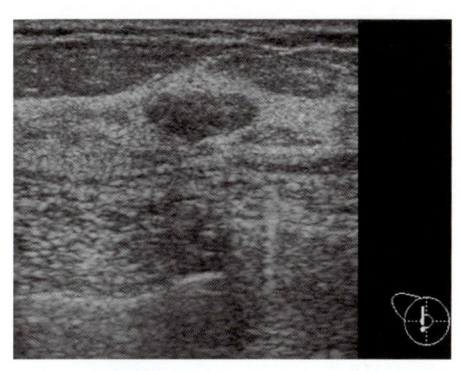

図115　線維腺腫
境界比較的明瞭，辺縁平滑な楕円形の低エコー腫瘤として描出されている．

い（図116）．形態学的に両者の中間に位置するのが中間型であり，その代表は乳頭腺管癌である．境界は明瞭だが不整形である．
　乳腺超音波診断では悪性病変と良性病変がしばしば同様の形態を示し，両者の鑑別が難しい場合も多い．悪性病変は辺縁の平滑性に乏しいのが特徴だが，それ以外にも縦横比が大きい，境界不明瞭・粗造，内部不均一，微細な点状高エコーの存在，乳腺境界線の断裂などは悪性を疑うべき所見であり，これらに着目して可能な限り良悪性の鑑別に努めることが重要である（表4）．

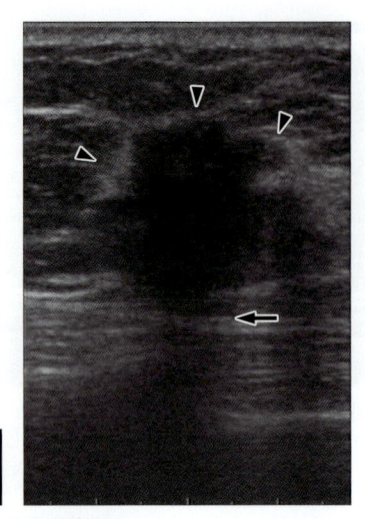

図116 乳癌（硬癌）
辺縁にハロー（矢頭）を有する不整形の腫瘤性病変．浸潤型の典型像．後方エコーの減弱（矢印）は腫瘍内部の著明な線維化を反映している．ハローとは腫瘍境界部にみられる高エコー部分で，癌細胞の脂肪組織への浸潤を示す所見と考えられている．乳腺以外の領域では一般に腫瘍境界部の低エコー域を指すので注意が必要である．

表4 悪性を疑うべき所見

1. 多角形あるいは不整形
2. 縦横比が大きい（円形に近い）
3. 境界不明瞭・粗ぞう
4. 内部不均一
5. 微細な点状高エコーの存在
6. 乳腺境界線の断裂
7. 硬い
8. 血流豊富

5. 運動器

整形外科における超音波検査は，①骨以外の軟骨，筋，腱，靱帯など運動器全体を簡便に低コストで評価できる，②非侵襲的である，③リアルタイムの動画像での評価が可能であるなど，他の画像診断法にはない大きな利点を有する．反面，骨の評価は表面における強い反射のため表面形状の評価にとどまり，内部が評価できないのが欠点である．

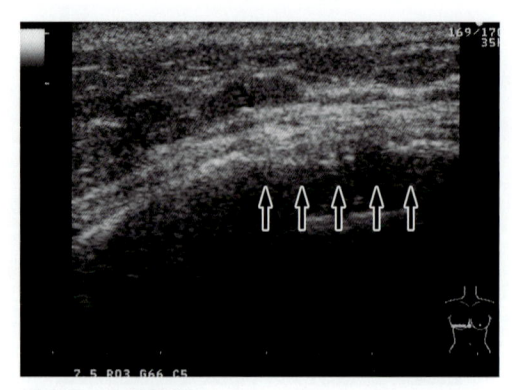

図117 肋骨骨折
骨折部が骨表面の線状高エコーの不連続部として描出されている（矢印）．

超音波上，運動器各部はそれぞれ特徴的な像を呈するので，これらのパターンと病的変化のパターンを理解し，診断を進めるのが重要である．運動器は基本的に左右対称なので，患側と健側を比較することにより生じている変化が認識しやすくなる．

a. 正常像

7.5 MHz以上の高周波のリニアプローブが観察に適している．観察対象は，骨，軟骨，筋，腱，靱帯，末梢神経，血管など多岐にわたる．これらはそれぞれ特徴的な像を呈するが，なかでも骨は表面における強い反射により表面だけが線状の高エコーを呈し，その後方は音響陰影のため観察できないのが特徴である．したがって骨を含む領域では，観察が可能なのは体表面から骨の表面までの領域に限られることに注意する必要がある．内部が均一な関節軟骨は低エコー，線維に富む軟骨は高エコーに描出される．筋は長軸像では筋束が長軸方向に走る多数の線状エコーとその間の低エコーとして層状に描出される．短軸では低エコー領域内に点状・線状の高エコーを含む塊状に描出される．腱および靱帯は多数の平行な線状エコーを伴う層状の構造物として描出される．

b. 異常像

骨折は骨表面の線状高エコーの不連続部として描出される（図117）．また骨以外の筋，腱，靱帯な

どの損傷（断裂，脱臼，血腫など）や肥厚あるいは萎縮などを描出・観察することができる．

このほか，新生児および乳児では股関節の大部分が軟骨であるため超音波検査のよい適応となる．先天性股関節脱臼の診断に用いられている．

6. 頭部

超音波検査の頭部への応用としては，① 主として大泉門からのアプローチによる新生児・乳児疾患評価，② 経頭蓋超音波パルスドプラおよびカラードプラ法による成人の頭蓋内血流評価，③ 術中を含む脳外科領域の超音波検査などがある．

a. 新生児・乳児疾患評価

新生児，特に未熟児では頭蓋骨が薄いため，あらゆる部分から観察が可能である．また，乳児では大泉門が開いているので，これを音響窓として頭蓋内の観察が可能である．最も一般的な大泉門アプローチでは，5 MHz 程度のセクタ型探触子を用い，探触子を大泉門にあてて冠状断面と矢状断面で観察する．冠状断面では前頭から後頭方向へ，矢状断面では正中から左右に，それぞれ扇状に走査しながら，大脳鎌，側脳室，脳梁，第3・第4脳室，レンズ核，内包，尾状核，視床，橋，小脳，脈絡叢などを観察する（図118）．頭蓋内出血，脳性まひの原因となる脳室周囲白質軟化症，水頭症，各種の奇形，腫瘍，感染症などの観察・評価が可能である．

b. 成人の頭蓋内血流評価

経頭蓋超音波検査は側頭部の骨の薄い部位から観察を行う経側頭骨的ルート，あるいは骨のない経眼窩的ルートまたは経大後頭孔的ルートなどにより行われる．パルスドプラおよびカラードプラ法で，主として脳底部の Willis（ウィリス）動脈輪部の血流を評価する．2.5 MHz 程度のセクタ型探触子を用いて行う．狭窄部における流速の増大や狭窄後の減少，流速の左右差，くも膜下出血後の攣縮に伴う流速の著明な増大，動静脈奇形の存在などの評価が可能である．

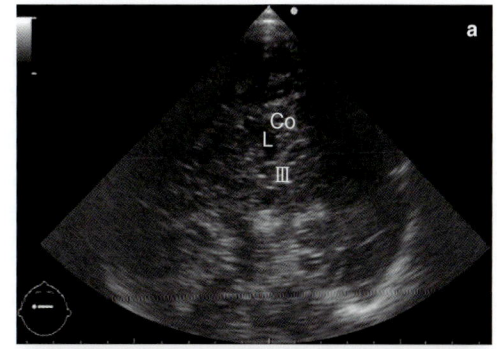

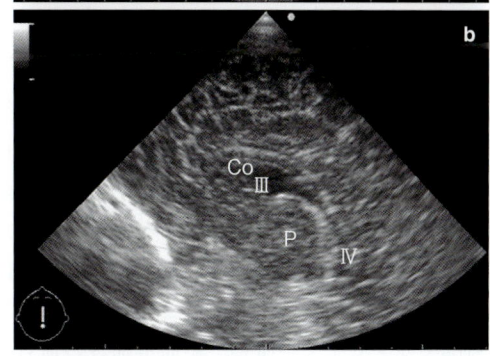

図118　乳児の脳（正常例）
a．冠状断（第3脳室断層面）．脳梁（Co），第3脳室（Ⅲ），側脳室（L），が描出されている．
b．矢状断（第3脳室断層面）．脳梁（Co），第3脳室（Ⅲ），第4脳室（Ⅳ），橋（Po）が描出されている．

c. 脳外科領域の超音波

5 MHz 程度のセクタ型探触子を用い，開頭状態か，頭蓋骨に部分的に開けた孔（穿頭孔）に探触子を挿入した状態で観察を行う．脳腫瘍，脳出血，頭蓋内血腫，脳膿瘍など各種疾患の診断，部位の同定，処置範囲の決定に有用なだけでなく，生検，ドレナージなどの処置・治療におけるガイドとしても用いられる．

7. その他の検査

超音波を使用する検査には超音波診断装置を使用しないものもあり，代表的なものについて簡単に触れておく．

1) ABPI と PWV（→ p.67 も参照）

ABPI（ankle brachial pressure index）は，足首と上腕の血圧の比から下肢動脈の狭窄の程度を予

測する検査である．下肢の動脈に狭窄・閉塞が生じると，足首の血圧が上腕より低くなるためABIが低下する．またPWV(pulse wave velocity)は心拍動に起因する脈波(pulse wave)が体幹・四肢の血管を伝播する速度を計測して血管の硬さを評価する検査である．動脈硬化が進行するほど脈波の伝播速度すなわちPWVは上昇する．最近ではオシロメトリック法を用いたPWVとABPIの同時計測が可能な装置が普及している．

2) FMD(→ p.71)

FMD(flow-mediated dilation；血流依存性血管拡張反応)は，駆血後の血流再開に伴う反応充血(血流増加)により血管内皮細胞より一酸化窒素(NO)が産生され，血管が拡張する現象である．NOは血管拡張物質であり，その産生能は血管内皮機能を反映し動脈硬化の指標となる．本検査では腕部をカフで完全駆血し，駆血解除後の血管径の拡張を超音波で計測して血管拡張率を算出する．

3) 骨塩定量

骨塩量または骨密度，骨量は骨の強度を表す1つの指標であり，骨塩定量(骨密度)検査は主として骨粗鬆症診断を目的に行われている．超音波を用いる方法には骨中の伝導速度を測定する方法と骨による減衰率を測定する方法があるが，いずれも非侵襲的で可搬性があり，特にスクリーニング検査として有用である．

参考文献

1) 日本超音波医学会(編)：新超音波医学 第1巻 医用超音波の基礎．医学書院，2000
   ※医用超音波の基礎について必要な知識のほとんどすべてが網羅されている
2) 最新超音波診断データブック(臨床画像増刊)．メジカルビュー社，2011
   ※医用超音波の基礎だけでなく臨床的各論についても最新の情報が得られる
3) 増田喜一・他(編)：心臓超音波テキスト 第2版．医歯薬出版，2009
   ※技師による技師のためのテキストで定評がある
4) 吉川純一(編)：臨床心エコー図学 第3版．文光堂，2008
   ※国内の心エコーの教科書として最も信頼される一冊
5) Oh JK, et al：The Echo Manual (3rd edition). Lippincott Williams & Wilkins, 2007
   ※世界のベスト教科書．英語だが，やる気のある学生に勉強してほしい
6) 日本超音波医学会(編)：新超音波医学 第2巻 消化器．医学書院，2000
7) 日本超音波医学会(編)：新超音波医学 第3巻 循環器．医学書院，2000
8) 日本超音波医学会(編)：新超音波医学 第4巻 産婦人科，泌尿器科，体表臓器およびその他の領域．医学書院，2000
   ※6～8)は超音波診断の臨床的各論について，分野ごとに詳細に解説されている

第2章
磁気共鳴画像検査(MRI)

学習のポイント
1. 磁気共鳴画像検査(MRI)の成り立ちと特徴を理解する.
2. 各種MR撮像法の違いと特徴を理解する.
3. 各種造影剤の違いと特徴を理解する.
4. MRIの安全性について理解する.

本章を理解するためのキーワード

❶ 水素原子核(プロトン)
MRIは生体内の水あるいは脂肪として存在する水素原子核(プロトン)から生じる信号を画像化する.

❷ 核磁気共鳴現象
プロトンから生じる信号を画像化するために,核磁気共鳴現象を利用する.

❸ 縦緩和
共鳴周波数を持つ電磁波を照射してプロトンを励起した後,静磁場と平行方向で磁化が回復していく過程.

❹ 横緩和
共鳴周波数を持つ電磁波を照射してプロトンを励起した後,静磁場と垂直方向で磁化が減衰していく過程.

❺ スピンエコー法・グラディエントエコー法
MRIの基本撮像法. スピンエコー法は90度パルスと180度パルスを組み合わせて信号を取り出す. グラディエントエコー法は180度パルスを用いず傾斜磁場を反転することにより信号を取り出す.

磁気共鳴画像検査(magnetic resonance imaging;MRI)とは,水素原子核(プロトン;^{1}H)の核磁気共鳴現象(nuclear magnetic resonance;NMR)を利用して生体内の情報を取得し,コンピュータ処理し断層画像を得る撮影法である. そのあらましは,① 生体が大きな磁石の静磁場の中に入ると生体内のプロトンが磁化し,② 外部から電磁波〔ラジオ波(radio frequency;RF)〕を照射すると,そのエネルギーをプロトンが吸収(=共鳴)し,その後信号を発しながらラジオ波照射前の状態へと戻る(=緩和),③ その間にMRI装置側では,生体から出てくる信号(NMR信号)を巧みに取り出し画像化する. 実際に画像化されるのは,水(H_2O)と中性脂肪($-CH_2-$)のプロトンである.

表1にMRIの特徴を示す. これらのなかで,MRIが超音波検査やコンピュータ断層撮影(computed tomography;CT)に勝る最大の特徴は高い組織コントラストであり,病変の描出に大変優れている. ただしMRIの組織間コントラストは一定ではなく,撮像条件により大きく変化するため,MRIの撮像および評価にはMRIの信号強度が決定されるまでの基礎的知識が必要となる.

A MR装置

MR装置の主な構成は,① **静磁場用磁石**,② ラジオ波送信用とNMR信号受信用の**RFコイル**,③ NMR信号発生の空間的位置を知るための**傾斜磁場コイル**,④ NMR信号の収集・処理,画像再

表1 MRIの特徴

利点	欠点
・非侵襲的である：照射される電磁波は，エネルギーが低く被曝の心配がない．静磁場や傾斜磁場も人体に対する生物学的悪影響は認められない． ・高い組織コントラストを得ることができる：軟部組織のコントラスト分解能が高い． ・撮像断面の多様性：横断面のみならず，冠状断面や矢状断面，斜断面などの任意断面を画像再構成なしに直接得ることができる． ・血流情報が得られる：造影剤を用いることなく脈管描出や血流分布描出が可能． ・脳機能撮像により脳局所活性部位の同定が可能． ・化学シフト情報が得られる：生体内の分子の種類・成分などを調べることが可能．	・検査時間が長い． ・特有のアーチファクトが多く，動きに弱い． ・石灰化に関する情報が得にくい． ・撮像対象に制限がある：ペースメーカーやその他生命維持装置などを取り付けている患者は撮影できない．妊娠前半期妊婦の検査は極力避ける． ・高価格で維持費もかかる．

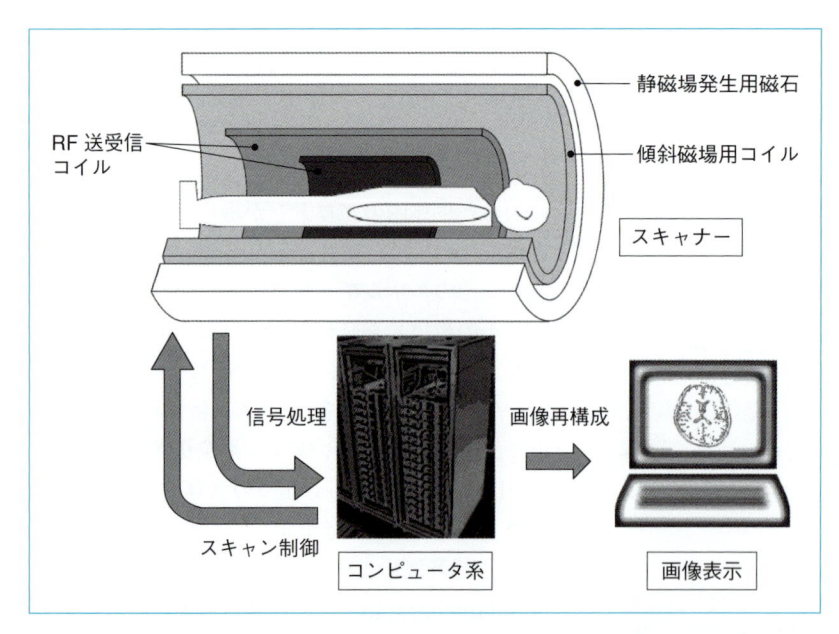

図1 MR装置の構成

MRスキャナー本体には静磁場用磁石やラジオ波送信用，NMR受信用コイル，傾斜磁場コイルが備えられ，これらをコンピュータシステムが制御している．

構成を行ったり，全体を制御するためのコンピュータシステムからなる(図1).

a. 静磁場用磁石

静磁場(B_0)とは時間的にその強度や方向が変化しない磁場のことを指し，その強度はテスラ(T)で表される．静磁場強度0.2T未満を低磁場，0.2T以上1T未満を中磁場，1T以上を高磁場といい，3T以上は超高磁場とよばれる．静磁場強度が大きくなるほど，信号強度が高く，信号雑音比のよい画像が得られる．MRI装置の静磁場を作り出す磁石には，発生方式により永久磁石，常伝導電磁石，超伝導電磁石がある．超電導電磁石を用いたMRI装置(超電導MRI装置)が磁場均一性(数ppm)や安定性に優れ，高磁場を発生できることから現在の主流になっており，1.5Tあるいは3TのMRI装置が使用されることが多い．

b. RFコイル

RF(radio frequency)コイルの役割には，①生体にRFパルスを照射しNMRを生じさせる，②生体から発生するNMR信号を受信する，という2つがある．RF送信のみ，RF受信のみ，送受信両方を行うものがあり，また，撮像部位や撮像目

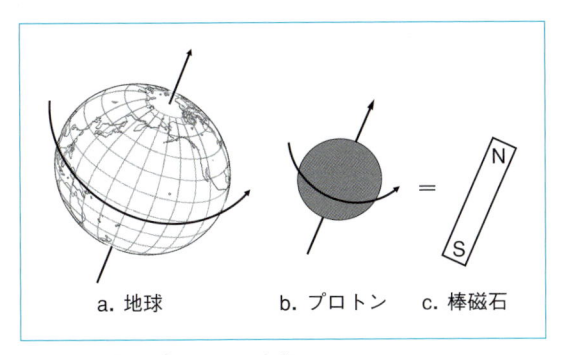

図2 地球とプロトンの自転
地球(a)と同様に，プロトン(b)は自転しており，回転する小さな棒磁石(c)と見なすことができる．

的に合わせて数多くの種類が存在する．

c. 傾斜磁場コイル

静磁場内のプロトンに傾斜磁場を与えることでNMR信号発生の空間的位置を確認し，画像構築を行うことができる．傾斜磁場コイルを用いて，直線的な傾斜磁場を作り出している．

d. コンピュータシステム

システム制御部や画像再構成部，データ処理部などに区分される．これら各処理系は，独立の演算処理装置により構成され，おのおのは通信回路により結ばれている．

B 核磁気共鳴現象

a. 原子核の構成と磁気モーメント・歳差運動

原子は原子核と電子から構成され，原子核はさらに陽子(プロトン)と中性子から構成される．臨床のMRIで対象とする水素原子の原子核は1個の陽子からなるため，水素原子核＝プロトンと考えられる．以下，特に断りがない場合，水素原子核をプロトンと表記する．

われわれの住む地球は，北極と南極を磁極とする大きな磁石であり，北極・南極を結ぶ線を軸として自転している(図2a)．プロトンも球状に分布した正の電荷と質量をもち，地球と同様，量子力学的に自転(スピン)しており，これにより回転の

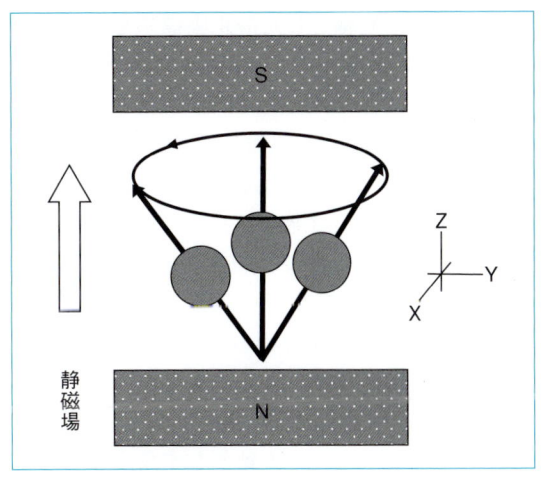

図3 スピンの歳差運動
プロトンは静磁場中に置かれると，静磁場方向を回転軸とした歳差運動を行う．

中心軸に沿った磁場(磁気モーメント)が発生し，プロトンは回転する小さな棒磁石とみなすことができる(図2b, c)．

生体内には大量のプロトンが水(H_2O)や中性脂肪($-CH_2-$)として含まれており，無数の小さな棒磁石が存在することになる．通常状態では，棒磁石としてのプロトンは無秩序な方向を向いているが，プロトンが強い均一な外部の静磁場内に置かれると，静磁場の方向を回転軸として倒れかけのコマのようなみそすり運動(歳差運動)を一斉に行い始める(図3)．歳差運動の周波数〔Larmor(ラーモア)周波数〕ω は，次式で与えられる．

$$\omega = \gamma B_0 \quad (\gamma：磁気回転比，B_0：静磁場強度)$$

b. 共鳴・励起・緩和

静磁場方向(縦方向)をZ軸，これと直行する横

サイドメモ：静磁場強度とLarmor周波数

- 1テスラ(tesla；T(SI単位))＝10^4ガウス〔G(CGS単位)〕．家庭用冷蔵庫の磁石は0.01T以下．
- 磁気回転比γは原子核ごとの固有数値で，水素原子核の場合42.6 MHz/T．静磁場強度1.5TでのLarmor周波数は42.6×1.5＝63.9 MHz，3Tでのそれは127.8 MHzである．

方向をX軸，Y軸とした静止座標系を仮定すると，歳差運動を行っている個々のプロトンを総和した巨視的磁化ベクトル（M）がZ軸方向に生じる．これを縦磁化という（図3，図4a）．静磁場方向と垂直方向に，Larmor周波数と同じ周波数をもった電磁波〔ラジオ波（RF）〕を照射すると，バラバラであったプロトンの位相が揃い，電磁波のエネルギーを吸収しながらZ軸を中心としてらせん状に回転しながら倒れていく〔共鳴（resonance）；図4b〕．共鳴によりエネルギーを吸収した状態を励起状態（excited state）という．磁化ベクトルMが倒れる際，Z軸となす角度をフリップ角（flip angle；FA，θ度）とよび，θ＝90度および180度になるようなRFをそれぞれ90度パルスおよび180度パルスとよぶ．

RFの照射をやめると，プロトンはエネルギーを同じ周波数の電磁波として放出しながら，再びらせん状に回転しZ軸方向に戻る（図4c）．この過程を緩和とよび，縦緩和（T1緩和）と横緩和（T2緩和）の2種類に分けられる．

共鳴周波数を照射・中止することによりプロトンに励起・緩和が生じる現象を，**核磁気共鳴**（nuclear magnetic resonance；NMR）という．緩和の過程で生じた電磁波は，これを受信するアンテナ（受信コイル）に誘導交流電流を発生させ，NMR信号として検出される．これをコンピュータ処理し画像化したものがMR画像である．

c．縦緩和・横緩和

静止座標系では，励起されたプロトンの緩和過程がらせん状の回転で示していたが，これを今後回転座標系で考えることとする．回転座標系では，励起されたプロトンの緩和過程は図5のように表すことができる．また，プロトンの緩和過程における磁化ベクトル$M(t)$は，Z軸方向の成分M_z（＝縦磁化）とXY平面方向の成分M_{xy}（＝横磁化）とに分割することができる．90度パルスを照射してプロトンを励起した場合，磁化ベクトルMはXY平面のY軸上に倒れるが，励起直後の縦磁化成分M_zは0である．RFの照射を中止するとプロトンに緩和が生じ，縦磁化M_zは時間経過とともに回復していき，その回復過程は$M_z=M_0(1-e^{-t/T1})$で表される（M_0は励起前の縦磁化の大きさ，tは時間）（図5e）．横磁化成分M_{xy}は，励起直後にはプロトンの位相が一致し同じ方向を向いた状態〔コヒーレント（coherent）〕であるが，小さな磁石であるプロトンは他のプロトンとの間で相互に磁場の不均一を生じ，これによりそろっていたプロトンの位相はバラバラ〔位相分散（dephase）〕となり，横磁化は急速に減衰，最終的には完全に消失する．その減衰過程は$M_{xy}=M_0 e^{-t/T2}$で表される（図5f）．T1およびT2は時定数であり，それぞれ**縦緩和時間**（longitudinal relaxation time；T1），**横緩和時間**（transverse relaxation time；T2）とよばれ，常にT1＞T2の関係がある．組織によってT1値，T2値は異なり，この違いをそれぞれ強調させる（T1強調像，T2強調像など）ことで組織間の信号強度に差が生まれMR画像のコントラストとして反映される（図6a，b）．

サイドメモ：T2*

縦緩和時間（T1）は信号回復能力の指標で，信号放出能力が63.2％にまで回復する時間である．T1が大きい（長い）ほど，信号回復に時間を要する．一方横緩和時間（T2）は信号持続能力の指標で，信号が36.8％に減衰するまでの時間である．T2が大きい（長い）ほど，信号が減衰せず強い信号を保っていることになる．実際には静磁場の不均一性などにより，横磁化はT2よりもはるかに速いスピードで消失する．この速度はT2*（T2スター）とよばれる．

C　MRIの撮像法と画像

a．空間選択

NMR信号を検出するのはRF受信コイルであるが，MR画像を得るためにはその空間的分布を正確に把握する必要がある．静磁場に加えて，第2の磁場として空間的に強度差をもつ磁場（傾斜磁場あるいは勾配磁場）を加えると，NMR信号の位置情報を得ることが可能となる．用いられる傾

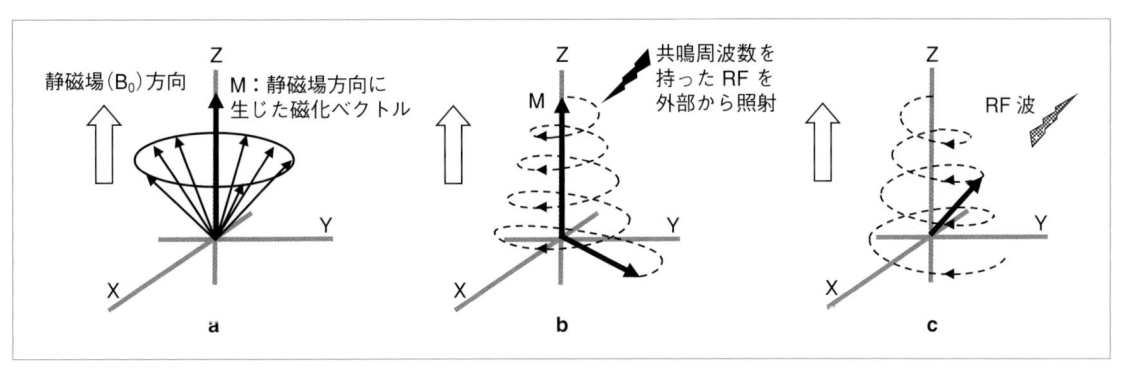

図4 静止座標系からみた静磁場内のプロトンの振る舞いと核磁気共鳴現象
a. 静磁場の中に入ったプロトンの振る舞い：各プロトンはバラバラの位相で歳差運動を行っており，XY平面で見るとその磁化ベクトルはゼロであるが，静磁場方向（Z軸方向）には磁化ベクトル（M）が生じる．
b. 核磁気共鳴現象：共鳴周波数を持ったRFを照射するとプロトンの位相が揃い，a図で静磁場方向を向いていた磁化ベクトルはらせん運動をしながらXY平面へ倒れていく（励起）．
c. 緩和現象：外部からのRF波照射を中止するとプロトンの位相は再びバラバラになり，a図の状態へと戻っていく（緩和）．その過程で同じ周波数のRF波を放出する．

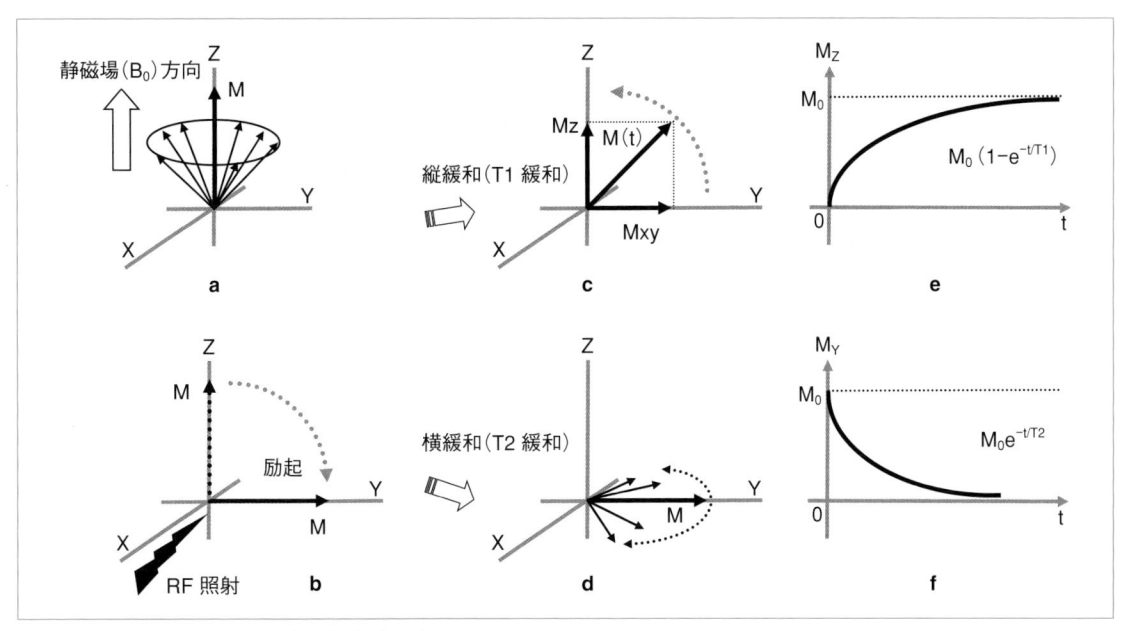

図5 回転座標系からみた核磁気共鳴現象
a. 静止座標系からみた静磁場内のプロトンと磁化ベクトル（M）．
b〜f. 回転座標系からみた磁化ベクトル（M）と核磁気共鳴現象，時間信号曲線．
b. 外部からRF波を照射すると，各プロトンの位相が揃い，静磁場方向を向いていた磁化ベクトルはY軸上へと倒れる．
c, d. RF波の照射を中止すると，Y軸に倒れた磁化ベクトルは再びZ軸方向へと戻っていくが，磁化ベクトルはZ軸方向のMz（縦磁化）とXY軸方向のMxy（横磁化）の成分に分けることができる．Z軸方向の磁化ベクトル（Mz）が回復していく過程を縦緩和といい，e図のような時間信号曲線と式になる．XY平面内においては，各プロトンの位相がバラバラになり，総和の磁化ベクトル（Mxy）は消失（横緩和）していき，f図のような時間信号曲線と式になる．縦緩和および横緩和はそれぞれ独立した過程で，横磁化が急速に消失するのに対し，縦磁化の回復には時間を要する．

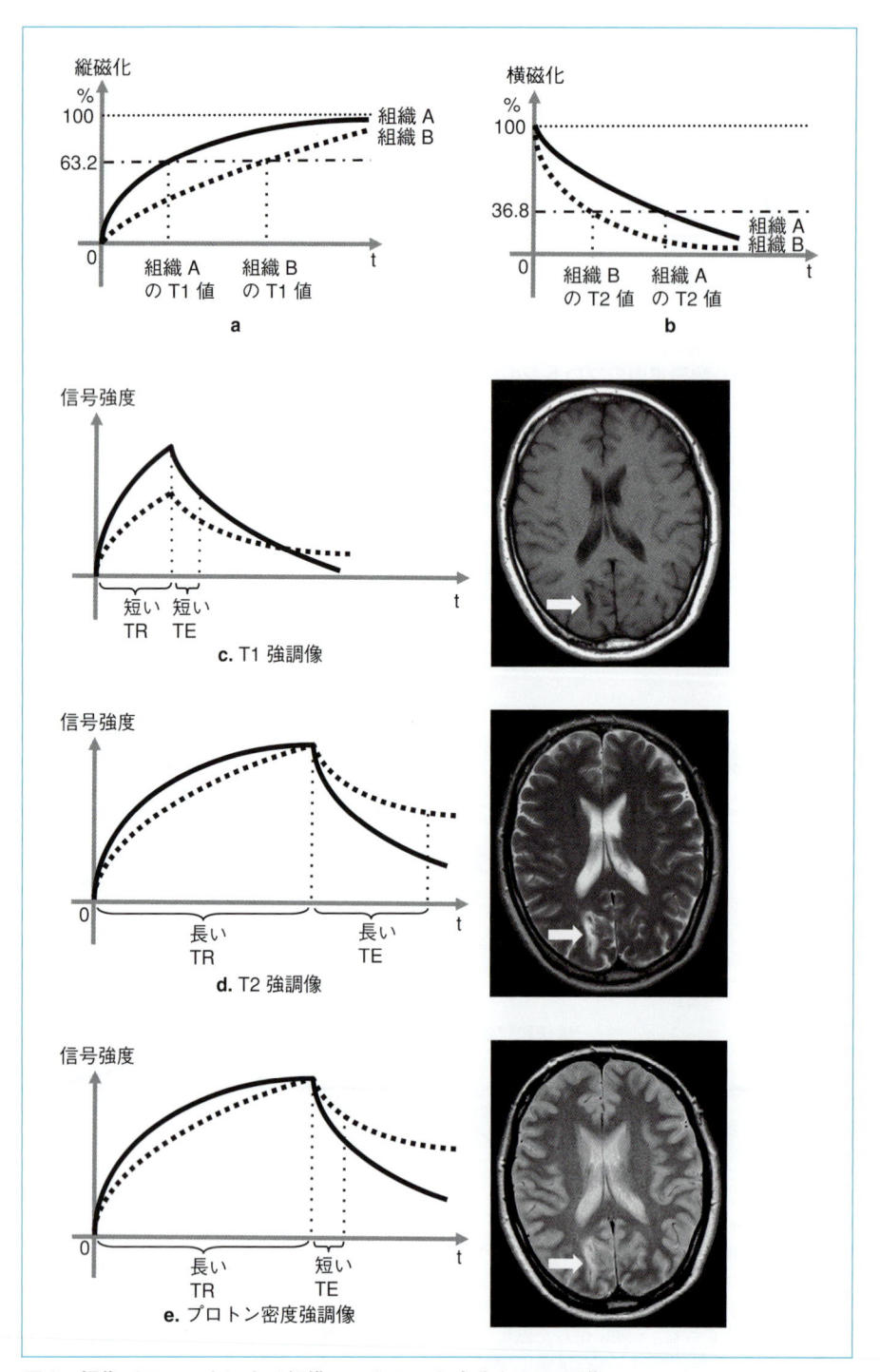

図6 撮像パラメータによる組織コントラスト変化とMR画像
a, b. 組織によってT1値, T2値は異なる.
c〜e. T1値, T2値の違いを強調させることで組織間の信号強度に差が生まれ, MR画像のコントラストとして反映される. T1強調像(c)は短いTR/短いTE, T2強調像(d)は長いTR/長いTE, プロトン密度強調像(e)は長いTR/短いTEを用いて撮像を行い, 同一部位でコントラストの異なった画像が得られる(画像c〜eの矢印：陳旧性梗塞巣). なおTR, TEについては本文中パルスシークエンスの項(→ p.284)を参照.

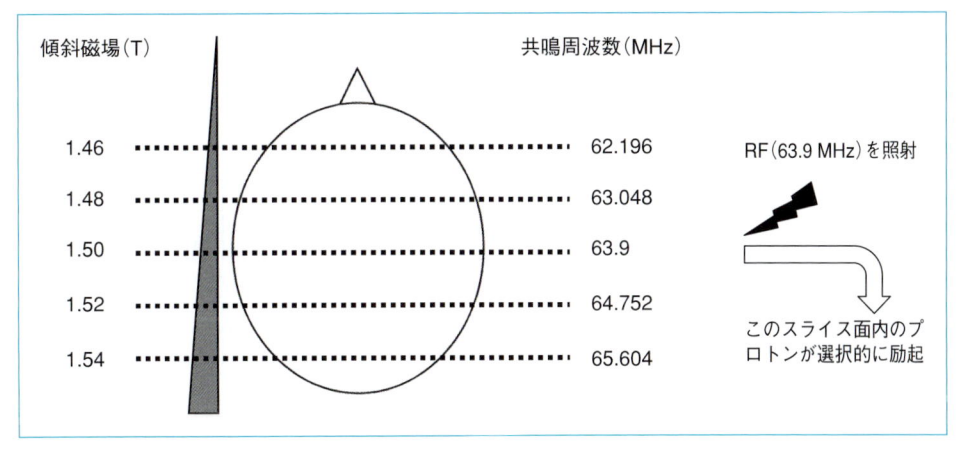

図7 周波数エンコーディングの磁場と周波数

傾斜磁場を加えることで，共鳴周波数に違いが生じる．共鳴周波数に一致したRFを照射することで，特定のスライス面内のプロトンが選択的に励起される．

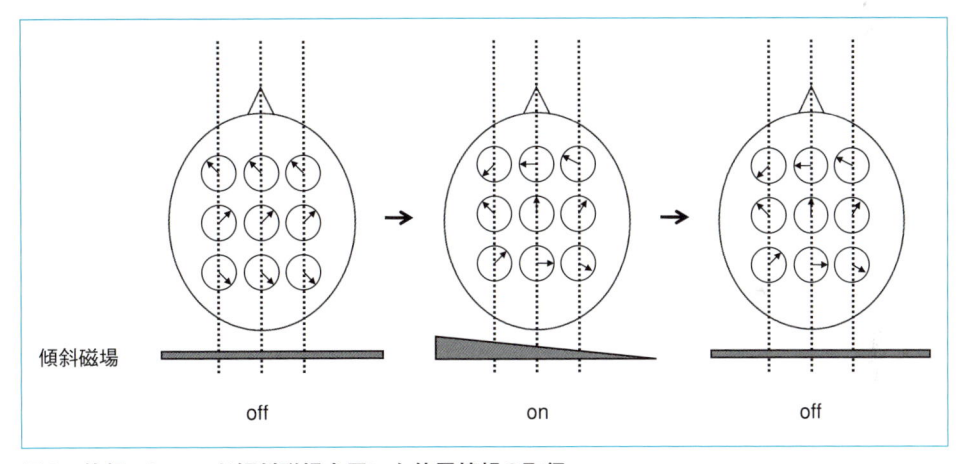

図8 位相エンコード傾斜磁場を用いた位置情報の取得

傾斜磁場をoffからonにすると，プロトンは位置により異なった大きさの磁場を感じ，プロトンの位相が異なった状態となる．位相の違いは傾斜磁場onからoffにしても，そのまま蓄積される．

斜磁場には，①スライス選択傾斜磁場，②位相エンコード傾斜磁場，③周波数エンコード（読み取り）傾斜磁場の3つがある．生体のある一断面がスライス選択傾斜磁場により選択された状態を考える．この状態では選択されたある一断面のプロトンのみを励起することができたが，面内の信号発生部位がはっきりしない．信号発生位置を特定するため，縦軸と横軸に別々の傾斜磁場を加える必要がある．縦軸に周波数エンコード傾斜磁場を加えたとすると，プロトンの存在位置によりプロトンの感じる磁場強度は異なるため，共鳴周波数も傾斜磁場強度に比例して変化する〔周波数エンコード（frequency encode）〕．たとえば，1.46Tおよび1.5Tの位置に存在するプロトンの共鳴周波数はそれぞれ62.196 MHz，63.9 MHzであり，それぞれ異なった共鳴周波数のRFを照射すると，特定位置のプロトンが選択的に励起され，縦軸方向の位置を特定できる（図7）．一方，横軸に位相エンコード傾斜磁場を加えた場合を考えると，プロトンはその存在位置により異なった磁場強度を感じ，それぞれ異なった位相を示すようになる〔位相エンコード（phase encode）〕（図8）．こ

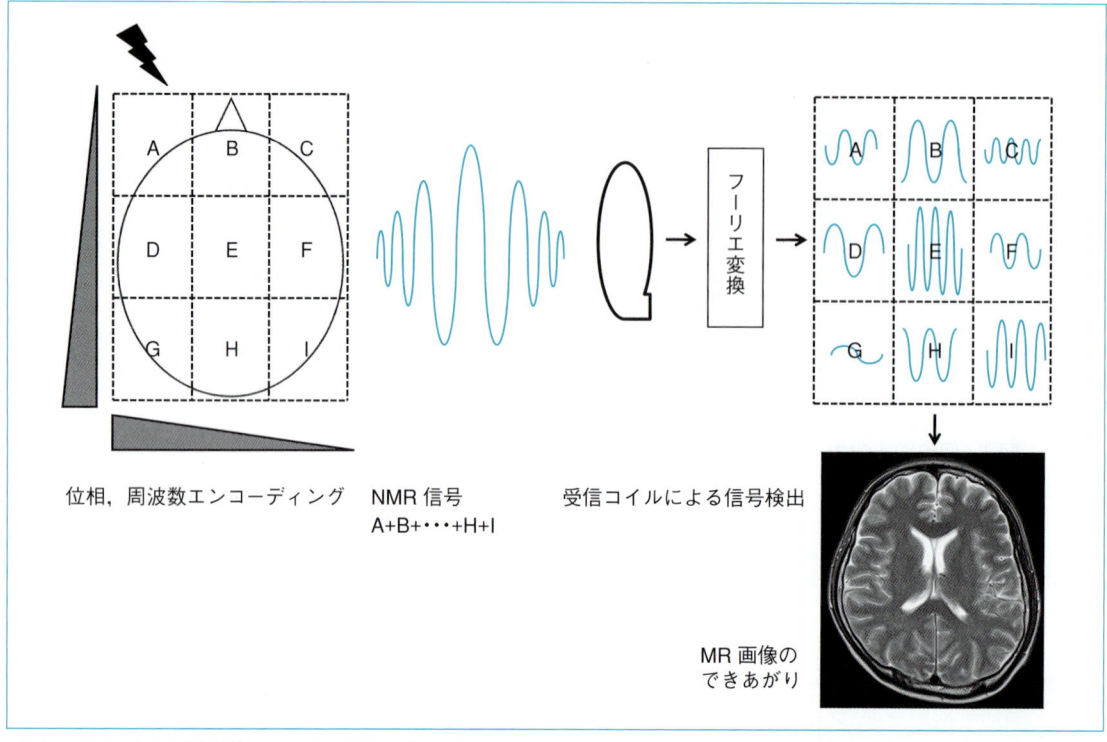

図9 NMR信号の取得からMR画像の作成まで
周波数エンコード傾斜磁場と位相エンコード傾斜磁場を組み合わせることで，選択した断面の縦横二方向の情報を得ることができる．得られたNMR信号を連立方程式を解く要領で解析することで信号の位置情報を確定でき，Fourier変換を用いてコンピュータ処理することでMR画像ができあがる．

れら2つの傾斜磁場を組み合わせることで，縦横二方向の情報が得られることになり，連立方程式を解く要領でNMR信号の位置情報を確定できる．得られたNMR信号は数学的手法であるFourier（フーリエ）変換を用いてコンピュータ処理され，最終的にMR画像としてわれわれの目に触れることになる（図9）．

b. 信号強度

　MRIの信号強度に影響する因子は多数存在するが，そのなかでも特に重要なのは，①プロトン密度（プロトンが多ければ多いほど強い信号を生じる），②縦緩和時間（T1値），③横緩和時間（T2値）である．MR画像は白黒濃淡のついたグレースケール画像であり，信号強度が強いほど白く，低いほど黒く表示される．組織ごとにプロトン密度や緩和時間が異なるため，その差が画像コントラストを生むことになる．実際に得られる画像にはプロトン密度，T1値，T2値のすべてが反映されているが，撮像パラメータを適当に選択することにより，これらのなかの1つを強調した画像を得ることができ，T1強調像，T2強調像，プロトン密度強調像などとよばれる（→ p.282：図6c〜e）．日常臨床ではこれらを撮像して実際の診断を行うこととなる．

> **サイドメモ：MRI信号強度と流速**
> 流速も信号強度に影響する重要な因子であるが，これは血管内のような大きな動きのある部分に関係してくる．

c. パルスシークエンス

　傾斜磁場やRF照射をどのようなタイミングでどの程度行い，NMR信号をいつ受信するかを決めている撮像プログラムをパルス系列（パルス

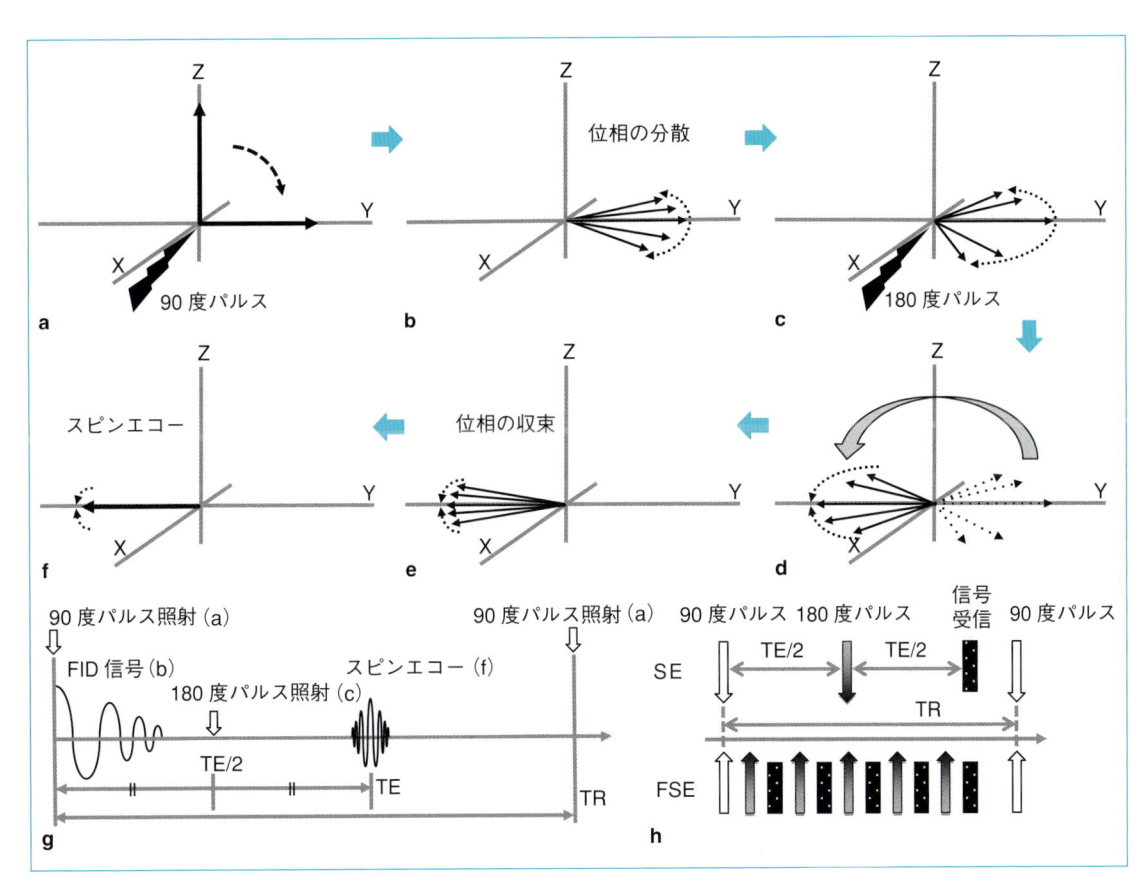

図10 スピンエコー(SE)法
SE法では，90度パルス照射と180度パルス照射を組み合わせることで信号を取り出す．図中のgで用いられているa～fのアルファベットは，上段のa～fの各図に相当する．FSE法では，SE法に比べETL分だけ撮像時間を短縮させることが可能で，高速撮像法として日常臨床でも多くの場面で利用されている．

シークエンス)という．パルスシークエンスは，① スピンエコー(spin echo；SE)法と ② グラディエントエコー(gradient echo；GRE)法とに大別され，後者はさらに定常状態(コヒーレント)型(＝残存横磁化の積極的な利用)と非定常状態(非コヒーレント)型(＝残存横磁化の影響抑制)に分類される．

1) スピンエコー(SE)法

SE法のパルスシークエンスの特徴は，180度パルスを用いる点にある(図10)．通常90度パルスを励起パルスとして組み合わせて用いられる．90度パルス照射により縦磁化を横磁化に移行させると(図10a)，横磁化の位相は急速に分散し**自由誘導減衰**(free induction decay；FID)信号が発生する(図10b)．次いでTE/2時間後に180度パルスを照射(図10c, d)すると位相が収束し始め(図10e)，さらにTE/2後には再び位相がそろって強いNMR信号(スピンエコー信号)を生じる(図10f)．1回の90度・180度パルス照射では十分な信号を得ることが難しいので，何度も繰り返しパルスを照射することが必要になる．最初の90度パルスから次の90度パルスを照射するまでの間隔を**繰り返し時間**(repetition time；TR)，90度パルスを照射してからエコー信号を得るまでの間隔を**エコー時間**(echo time；TE)とよぶ(図10g)．
TR，TEを短く設定することでT1強調像(TR＝200～600ミリ秒，TE＝10～30ミリ秒)，TRを長くTEを短く設定するとプロトン密度強調像(TR＝1,800～3,000ミリ秒，TE＝30ミリ秒)，TR，

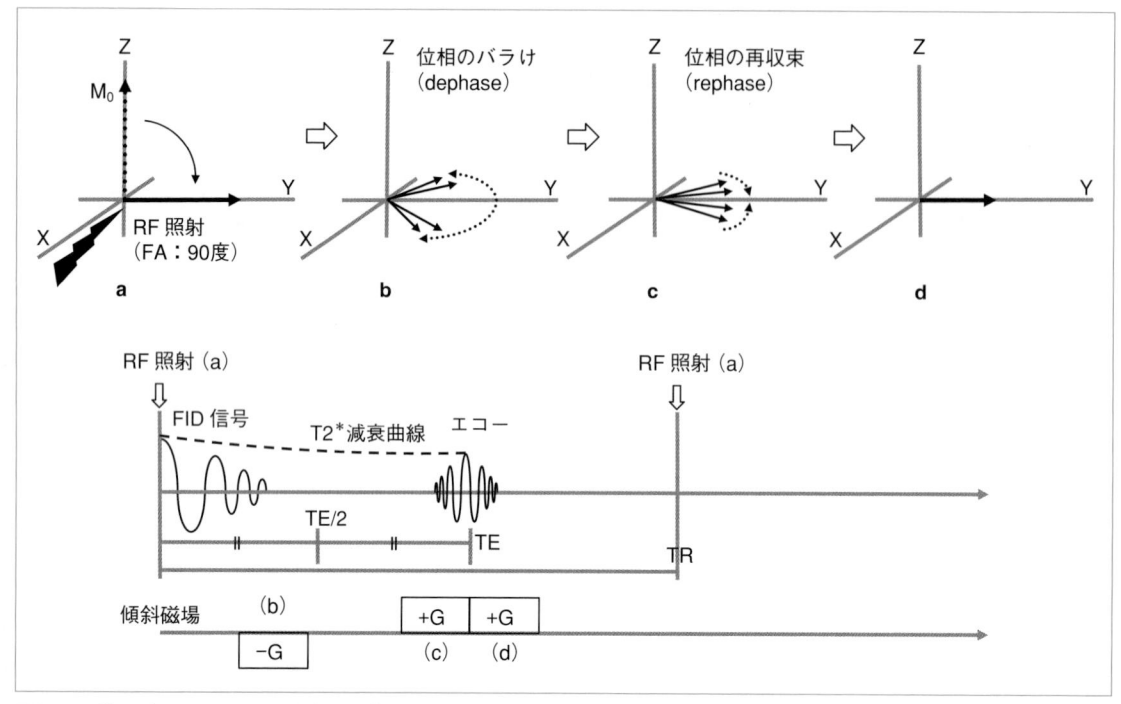

図11 グラディエントエコー(GRE)法
GRE法では，180度パルスを照射する代わりに，正と負(正の1/2時間)2方向の反転傾斜磁場(G)を用い，分散したスピンの位相を再収束させて信号を取り出す．緩和は，T2ではなくT2*減衰曲線に従って生じる．

TEを長く設定するとT2強調像(TR＝1,800〜3,000ミリ秒，TE＝80〜120ミリ秒)を得ることができる．スピンエコー法は磁場不均一性に強く，高い信号雑音比の画像を安定して得られるため現在のゴールドスタンダードとなっているが，エコー信号を得るまでに時間を要するため，撮像時間が長くなるという欠点がある．撮像時間短縮のためにさまざまな高速撮像法が工夫されているが，そのなかの1つである高速スピンエコー(fast spin echo/turbo spin echo；FSE/TSE)法では，1回の90度パルスに対し位相エンコードを変えながら180度パルスを短時間に多数回繰り返し，繰り返した分(echo train length；ETL)だけエコー信号を受信する．このため画像作成に必要な90度パルス数が1/ETLになり，信号雑音比を低下させることなく撮像時間を短縮することが可能となる(図10h)．

2) グラディエントエコー(GRE)法

GRE法のパルスシークエンスの特徴は，180度パルスを用いず傾斜磁場を反転することによりFID信号から信号を取り出す点にある(図11)．励起パルスには通常90度以下の小さいフリップ角(FA)が用いられる(図12a)．180度パルスを用いないためTRが短縮され高速撮像として利用できるが，磁場の不均一による影響を受けやすいという欠点もある．また逆にこの性質を積極的に利用し，微量の鉄沈着を鋭敏に検出することが可能である．画像コントラストはSE法に比べてやや複雑で，TR/TE/FAの組み合わせで以下のようなコントラストを強調した画像となる．

・短い/長い/小さい＝T2*強調像
・短い/短い/小さい＝プロトン密度強調像
・長い/短い/大きい＝T1強調像

FA＝90度のRFパルスを短い間隔で何度も照射すると，T1の短いものはすぐに縦磁化成分が回復するが，長いものはなかなか回復せず，RF

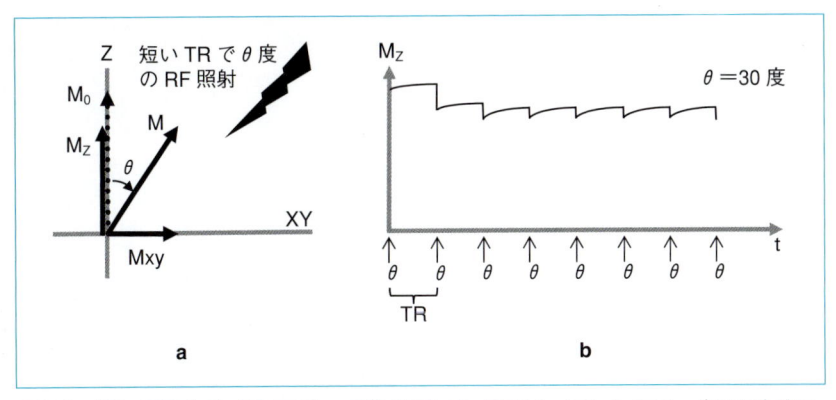

図12 短いTRと小さなフリップ角を用いたグラディエントエコー(GRE)法による定常状態自由歳差運動

a, b. 短いTR(≪T2)でθ度のRFを繰り返し照射すると，倒される縦磁化と回復する縦磁化の量が同じになり，安定した状態となる．この状態を定常状態自由歳差運動(SSFP)という．TR＝20〜50ミリ秒，フリップ角30〜45度で，スピンに動きがない場合に成立する．

照射のたびに縦磁化成分は減弱し，最終的にまったく消失する．FAを90度よりも小さいRFパルス(たとえばFA＝30度)を照射した場合，縦磁化成分の減少が少なく短時間で縦磁化の回復がみられ，TRを短くしても信号低下を抑えることができる．しかしながら，短いTRで繰り返しRFを照射した場合，横磁化が残存したまま次のRFパルスが照射されるため，発生する信号は縦磁化に残存横磁化の影響が含まれる．短いTR(≪T2)でθ度のRFを繰り返し照射すると，倒される縦磁化と回復する縦磁化の量が同じになり，**定常状態自由歳差運動**(steady state free precession；SSFP)とよばれる(図12)．

サイドメモ：信号の減衰

- かけっこで足の速い選手と遅い選手を同時にスタートさせる(90度パルス照射)と，すぐに皆バラバラになる(これがFID)．スタートからTE/2後に一斉に逆戻りさせた場合(180度パルス照射)，足の速い選手はその分遠くに，遅い選手は近くに行っているが，さらにTE/2待つとすべての選手がスタートラインに戻ってきていることになる．行き帰りで同じルートを通るため磁場の不均一性は相殺され，組織本来のT2に従って信号は減衰する．
- FSE法では，横磁化の信号が次第に減衰していくなかで位相エンコードを変化させるため，位相エンコードごとに横磁化の大きさが異なり，画像の位相方向にボケ〔ブラーリング(blurring)〕が生じる．このため，適切なETLを設定することが必要である．FSEのTEは実効TE(effective TE)で表される．
- MRIの撮像時間は，繰り返し時間(TR)×位相エンコード数(通常128〜256)×加算回数で決定される．
- GRE法では最適なフリップ角が存在し，Ernst(エルンスト)角とよばれる．

サイドメモ：FLAIR

- inversion recovery(IR)法は，パルスシーケンスの最初に180度パルスを照射して縦磁化を180度反転させ，縦磁化が回復する途中で撮像することによりさまざまなコントラスト画像を得る方法である．水信号を選択的に抑制する方法は，fluid-attenuated inversion recovery(FLAIR)法とよばれる．脳脊髄液に接した脳室周囲病変やくも膜下出血などの頭部病変を明瞭に描出できる．また，最近では心筋や血管壁の明瞭な画像を得るために，複数の180度パルスを組み合わせたIR法も臨床応用されている．

D 脂肪抑制法

MR撮像で画像化されるのは水と脂肪に含まれるプロトンであるが，同じプロトンでも水と脂肪とではその結合状態が異なっているため，周波数は1.5Tで3.5ppmの違いがある．これを化学シフト(chemical shift)という．このため水と脂肪のプロトンで回転スピードが異なり，位相ずれが生じる．また水と脂肪のプロトンで緩和時間に違いがあり，特に縦緩和時間は脂肪で著しく短縮，水で延長している．これら水と脂肪のプロトンの性質の違いを利用することで，脂肪信号を抑制して水のプロトンの信号を選択的に取り出したり，逆に脂肪のプロトンの信号を選択的に取り出したりすることができる．脂肪抑制法には，①化学シフトを利用したもの：chemical shift selective(CHESS)法，位相差法(DIXON法)，②T1値の差を利用したもの：short T1 inversion recovery(STIR)法，③CHESS法とSTIR法を組み合わせたものがある．

E MRハイドログラフィ

水のT2値が著明に長いことを利用して非常に強いT2強調像を撮影し，生体内の静止した水成分を高信号に描出する方法を，MRハイドログラフィ(MR hydrography)とよぶ．目的とする水成分の形状や分布を，生理的状態で良好に観察することが可能である．胆道内の胆汁，膵管内の膵液を描出するMR胆道膵管撮影(MR cholangiopancreatography；MRCP)(図13)に代表される．

F MRアンギオグラフィ

MR撮像で用いられるパルスシークエンスは一般的に，静止しているプロトンの画像化を目的としている．一方，MRアンギオグラフィ(MR angiography；MRA)はMRIの撮像技術を用いて血管内の移動するプロトンを選択的に描出する方法の総称であり，非造影MRAと造影MRAに大きく分けられる．非造影MRAには，タイムオブフライト(time-of-flight；TOF)法や位相コントラスト(phase contrast；PC)法，fresh-blood imaging(FBI)法，balanced steady-state free precession(bSSFP)法，spin labeling法などがある．造影MRAは，血管内投与したガドリニウム造影剤によるT1コントラストを利用する方法で，X線血管造影と類似の造影画像を得ることができる．MR装置の開発とともにTOF法やPC法が開発され，頭部・頭頸部領域を中心に利用されていたが，長い撮像時間やアーチファクトの問題，造影撮像技術の進歩とも相まって，体幹部や四肢領域では造影MRAが主流となった．その一方で昨今，ガドリニウム造影剤を投与された腎不全患者に**腎性全身性線維症**(NSF；→p.292)の発症が報告され，造影MRAが主流であった領域でも非造影MRAに対して強い関心が集まっており，技術の進歩が大変著しい分野となっている．

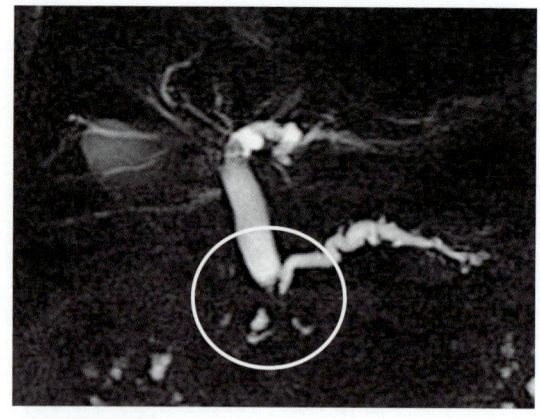

図13 MRCP
膵頭部癌による主膵管と総胆管の狭窄(○で囲んである部分)があり，その後の拡張を認める．このようにMRハイドログラフィでは，生体内の水を非侵襲的に画像化することが可能である．

a. 非造影MRA

1) TOF法

通常の静止した組織で短時間に何度もRFパルスを照射すると，励起されるプロトンの信号が減

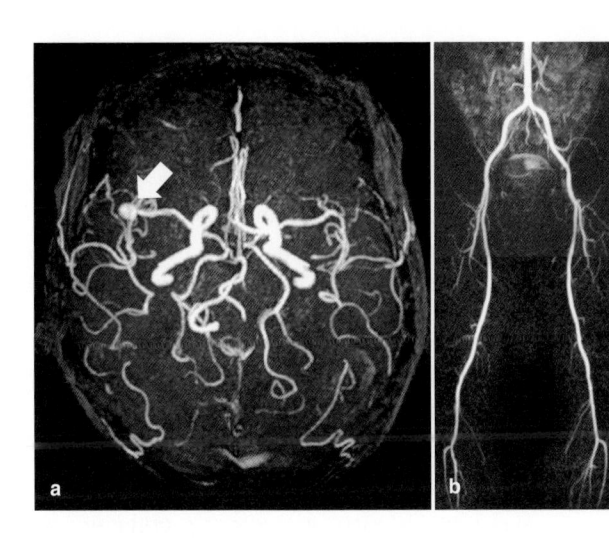

図14 非造影 MRA
a．脳動脈 TOF-MRA：右中大脳動脈に動脈瘤を認める（矢印）．
b．大血管 FBI：上腹部～下腿までの撮像．造影 MRA に匹敵するほどの血管描出が認められる．

弱・消失してしまう．一方，スライス面を横切る血管内には励起されていないプロトンを含んだ新鮮な血液が次々と流れ込んでくるため，GRE 法で撮影すると血流部分（血管）が高信号に描出される〔流入効果（inflow effect）〕．これを利用することで血流の画像化ができ，TOF（タイムオブフライト）法とよばれる．条件設定を変えることで，動脈のみ，あるいは静脈のみを非侵襲的に描出することが可能であり，特に頭蓋内血管の診断などに広く利用されている（図14a）．

2）PC 法

傾斜磁場内を血液が流れることで血液内のプロトンの歳差運動の位相ずれが生じるが，この位相ずれを利用し血流を画像化する方法が PC（位相コントラスト）法である．血流方向および流速を反映した血流画像を得ることができるが，傾斜磁場の程度が描出しようとする血管の流速とうまく一致する必要があり，撮像する血管の最大流速を，あらかじめある程度知っている必要がある．TOF 法に比べ撮像時間が長いが，静脈など流速の小さな血管描出に優れる．

3）FBI 法

心電図同期を併用した 3D single shot fast spin echo 法により，血液を高信号に描出する撮像法である．静脈は心周期の収縮期・拡張期ともに高信号を示すが，動脈は収縮期では血流が早いため低信号，拡張期では血流が緩やかになるため高信号を示す．これら信号変化の違いを利用し，拡張期（動静脈）画像から収縮期（静脈）画像を引いた差分画像を得ることで，動脈のみを高信号に描出できる（図14b）．

4）bSSFP 法

定常状態（コヒーレント）型 GRE 法で，信号雑音比の高い画像を得ることが可能な高速撮像法である．T2/T1 コントラストが得られるため，血液や脳脊髄液などは高信号に描出され，非造影 MRA として利用できるが，磁化率の影響を受けやすくバンディングアーチファクトなどが発生しやすい．

5）spin labeling 法

撮像範囲の上流に反転パルスを照射し，撮像範囲に流入するスピンを無信号にする方法で，頭部領域では動脈血をラベリング（labeling）することで血流量測定などにも使用される．time-spatial labeling inversion pulse（Time-SLIP）法は spin labeling に 180 度反転 IR パルスを使用しており，頭部領域に限らず体幹部・四肢を含めた広い領域で非造影 MRA の撮像が可能になっている．

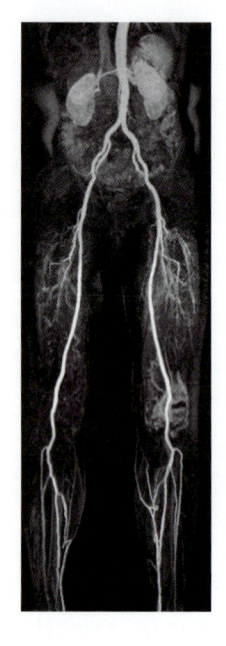

図15　造影MRA
上腹部〜下肢までの造影MRAを，table moving法により撮像．

b. 造影MRA

　MR造影剤（ガドリニウムキレート剤）を経静脈性にボーラス投与し，目的とする血管内に高濃度の造影剤が存在している間に高速撮像を行って血管像を得る方法．静注されたガドリニウムにより血液のT1値が短縮し，血管が選択的に高信号に描出される．主に胸腹部や四肢のMRAに用いられており，MR装置内で患者を乗せた寝台を移動させることで大動脈〜下肢動脈末梢までの撮影が1回の造影剤投与で可能となる方法（table moving法）も開発されている（図15）．

G 拡散強調画像

　拡散という現象は，ある溶媒の中に物質が置かれたとき，その濃度勾配に応じて物質が溶媒中に広がっていく過程を指す．この現象を引き起こす運動として，分子同士のランダムな衝突が考えられており，この運動はブラウン運動（Brownian motion）として知られる．

　拡散強調画像（diffusion weighted imaging；DWI）は，生体組織内の水分子の拡散の大きさと方向をパラメータとして画像化する方法である．SE法の中で180度パルス前後に同じ大きさの一対の傾斜磁場（motion probing gradient；MPG）パルスを照射することにより，水分子の拡散が制限された領域が高信号域として描出される．MPGを印加する強さをb値（b-factor）といい，b値が大きいほど拡散がより強調された画像となる．単位は秒/mm^{2}で表される．

　頭部領域では，急性期の脳梗塞検出（図16）を可能としており，また，白質の神経線維では水分子の拡散が特定の方向に生じる性質を利用して，さまざまな神経線維路を描出する方法〔拡散テンソルトラクトグラフィ（diffusion tensor tractography）〕などにも応用されている．近年ではパラレルイメージングの普及とも相まって，体幹部のさまざまな領域においても拡散強調画像が臨床応用されており，悪性腫瘍の検出や治療効果判定などにも用いられる．

H パラレルイメージング

　パラレルイメージング（parallel imaging）とは，同時に複数の受信コイルで同時に位相エンコード間隔を減らすことで，大幅な撮像時間短縮を可能とする高速撮像技術であり，sensitivity encoding（SENSE）法とsimultaneous acquisition of spatial harmonics（SMASH）法とがある．SENSE法では，位相エンコード数を減らすことで生じる折り返しのある画像から，あらかじめ収集しておいた各コイルの感度分布の違いを利用して折り返しを展開・再構成し，画像を得ている．撮像時間の短縮率はリダクションファクター（reduction factor）で表される．リダクションファクター＝Nであれば撮像時間は1/Nに短縮されるが，信号雑音比は$1/\sqrt{N}$に低下する．磁化率アーチファクトの減少や比吸収率（specific absorption rate；SAR）を低下させることが可能で，特に3Tなど超高磁場MRIで重要な技術となっている．

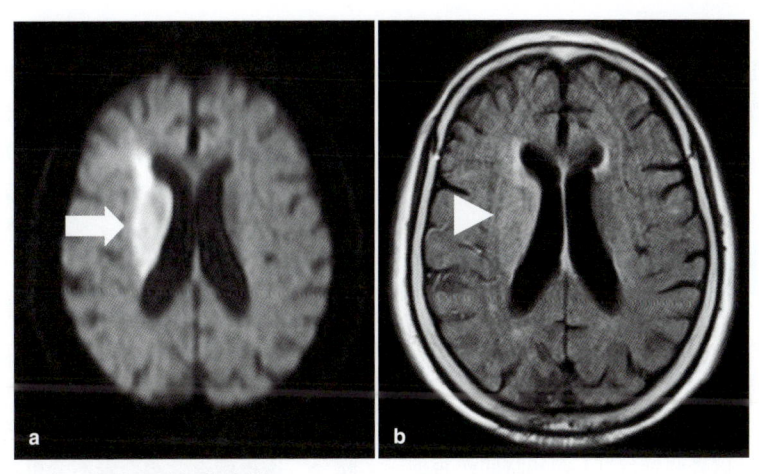

図16　急性期脳梗塞症例
a．拡散強調像（b値：1,000秒/mm^2）：右放線冠に高信号域（⇨）が認められ，急性期梗塞巣と考えられる．
b．FLAIR像：a図で認められた高信号域は，ごく軽度淡い高信号域（▷）として描出されるのみである．

I　3T MR 装置

わが国ではこれまで1.5T MR装置が主流となっていたが，近年3T MR装置が急速に導入され日常臨床のなかで使用される機会が増えている．3T MR装置は，1.5T MR装置と比べ良質な画像を提供することができるが，3Tならではの欠点や問題点もある．これらのことを十分理解し，検査を行う必要がある．

a．3Tの利点

信号雑音比の向上が，3T MR装置の最大の利点である．静磁場強度が2倍となるため信号雑音比も2倍となり，1.5T MR装置に比べ高分解能画像や高速画像を得ることが可能となる．

b．3Tの欠点

誘電効果による画像信号不均一性：誘電効果により，画像信号強度が不均一となる．特に定常波効果は，体幹部領域における信号低下の原因となり，大量の腹水貯留がある場合には画像信号強度が著しく低下する．誘電パッドを患者の体表に装着して撮像を行うなどの対策が必要となる．

SARの増大：比吸収率（SAR）は静磁場強度とフリップ角（FA）の2乗に比例して増大する．SARには上限値が規定されているため，SAR増大を抑えるためにFAを小さくしたり，繰り返し時間（TR）を延長させるなどの対策が必要となる．

c．3Tの利点・欠点の両面

磁化率効果の増大：磁化率が大きく異なる構造の境界では磁場均一性が低下し，画像の歪みや信号の不均一を生じる．高次シムによる静磁場均一性向上やパラレルイメージング併用などが必要となる．一方，磁化率の差を利用した撮像法では，出血の既往や血腫の存在診断の向上に寄与すると考えられる．

化学シフトの増大：3Tでは，1.5Tと比較して水と脂肪のプロトンの共鳴周波数の差が大きくなるため，化学シフトアーチファクトが目立つようになる．一方，化学シフトの増加は水と脂肪の分離が容易になり，脂肪抑制の精度も高くなる．MRスペクトロスコピー〔MR spectroscopy（MRS）〕では，各代謝物信号の分離が容易になる．

縦緩和時間の延長：縦緩和時間が延長するため，SE法によるT1強調像では画像コントラストがつきにくくなる．逆にMRAでは静止しているプ

ロトンからの信号が低下するため，末梢血管の描出が向上したMRAを得ることができる．また，ガドリニウム造影剤投与による造影効果を際立たせる効果もある．

J 造影剤

病変の描出や性状の詳細な評価のため，必要に応じて造影剤が使用される．MRI用造影剤には，T1緩和時間，T2緩和時間を短縮する物質が用いられるが，MRIの信号強度はT1緩和時間が短縮することで上昇，T2緩和時間が短縮することで低下する．T1緩和時間の短縮効果が強く，T2緩和時間の短縮効果の弱い常磁性物質は，T1強調像で陽性造影効果(MR画像で高信号)を示し，T2緩和時間の短縮効果が強い物質はT2強調像で陰性造影効果(MR画像で低信号)を示す．

現在，わが国で臨床使用されているMRI用造影剤は，投与経路から経静脈性造影剤と経口造影剤の2つに大別される．経静脈性造影剤は，静注後細胞外液に非特異的な分布を示す細胞外液性ガドリニウム(Gd)造影剤と，肝臓に特異的な分布を示す肝特異性造影剤に分かれる．経口造影剤は，腹部MRIにおける消化管造影剤として用いられる．

a. 細胞外液性ガドリニウム造影剤

ガドリニウム(Gd)は希土類元素で，Gdイオン(Gd^{3+})は7つの不対電子を有する常磁性体である．Gdイオンをキレート化したものが造影剤として使用される．静注後は細胞外液に非特異的に分布し，主に腎臓より尿中に排泄される．造影剤

が直接画像化されるのではなく，造影剤が分布した周囲組織のプロトンのT1緩和促進により造影効果が発揮され，T1強調像で信号増強として認められる．造影剤を急速静注し高速撮像を行うことにより造影MRAが得られるほか，血管以外の諸臓器で造影ダイナミック撮像を行うこともできる．

造影剤による副作用発現率は約1%程度と報告されており，X線ヨード造影剤に比べその発現率は低いが，アナフィラキシーショックなど緊急時に対応できる態勢を整えておく必要がある．また昨今，透析例を含めた腎不全患者への造影剤投与による**腎性全身性線維症**(nephrogenic systemic fibrosis；NSF)の発症が報告されている．NSFはいったん発症すると現在のところ有効な治療法がないため，造影剤使用に際しては患者の利益とリスクを十分検討する必要がある．

b. 肝特異性造影剤

1) 肝細胞特異性Gd造影剤

細胞外液性Gd造影剤であるガドペンテト酸(Gd-DTPA)分子に脂溶性側鎖であるエトキシベンジル基(EOB)が導入された構造を持つ(商品名：EOB・プリモビスト®)．Gdキレート製剤であり，T1短縮効果を有する．静注後，血管内および細胞間隙に非特異的に分布後，投与量の約40%が肝細胞に取り込まれ，残り約60%が尿中に排泄される．静注後早期相では細胞外液性Gd造影剤として作用し，ダイナミック撮像で肝血流動態が把握できる．また，静注後から肝細胞へも取り込まれ，肝機能が保たれていれば投与後15~20分の肝細胞造影相で肝腫瘍検出に十分なコントラストを得ることができる(図17)．

2) 超常磁性酸化鉄造影剤

カルボキシデキストランで被覆された超常磁性酸化鉄微粒子(superparamagnetic iron oxide；SPIO)を有効成分とする親水性コロイド液(商品名：リゾビスト®)．静注後，細網内皮系組織の異物貪食作用により主に肝臓Kupffer(クッパー)細胞に取り込まれる．SPIOは強いT2，T2*短縮効

サイドメモ：Gd造影剤使用の注意

ガドリニウム造影剤使用に関する詳細は，日本医学放射線学会・日本腎臓学会から合同で出された「腎障害患者におけるガドリニウム造影剤使用に関するガイドライン」(http://www.radiology.jp/modules/formember/index.php?id=12)を参照されたい．

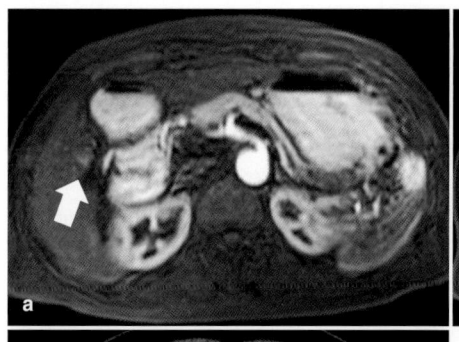

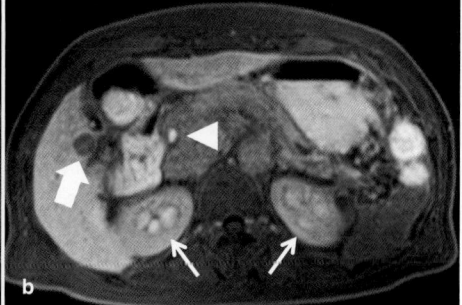

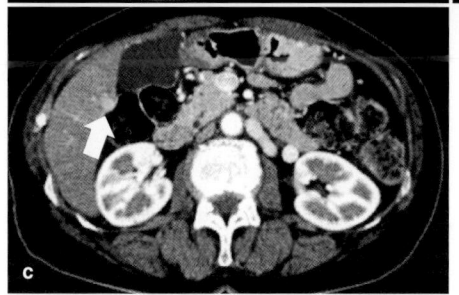

図17 肝特異性造影剤(EOB・プリモビスト®)
a. EOB・プリモビスト®投与後早期相横断像．肝 S5 に，肝細胞癌を考える早期濃染を示す腫瘤性病変を認める(矢印)．
b. EOB・プリモビスト®投与後肝細胞造影相横断像．a で認められた病変は，周囲肝に比べ明瞭な低信号として描出される(太矢印)．また造影剤が胆管(矢頭)および腎(細矢印)から排泄されているのが確認できる．
c. 造影 CT 早期相横断像．a と同様，病変は早期濃染を示している(矢印)．

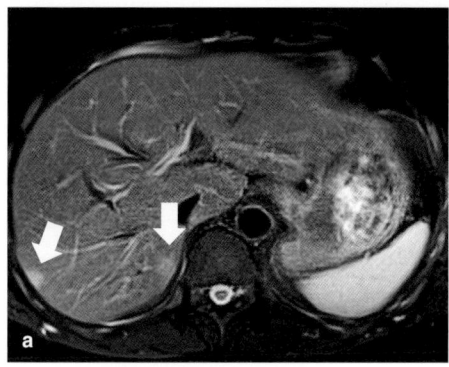

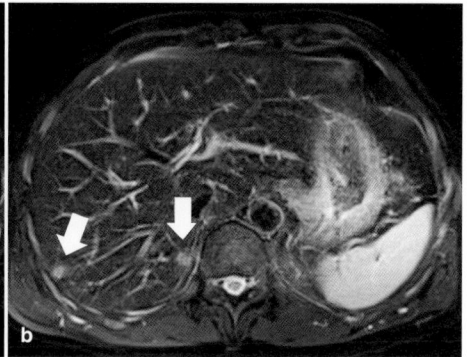

図18 肝特異性造影剤(SPIO)
a. SPIO 投与前 T2 強調横断像：肝右葉後区域に 2 か所，転移性肝癌を考える腫瘤性病変が存在する(矢印)．
b. SPIO 投与後 T2 強調横断像：SPIO 投与前に比べ，正常の背景肝は全体に低信号となっている．病変はいずれも投与前に比べより高信号となり，明瞭に描出される(矢印)．

果があり，陰性造影剤として用いられる．T2 強調像では，Kupffer 細胞を有する正常肝実質の信号が低下するが，Kupffer 細胞を有しない肝腫瘤性病変(肝細胞癌や転移性肝癌など)は相対的に高信号となり，病変として検出される(図18)．

3) 経口造影剤

塩化マンガン四水和物を有効成分とする製剤(商品名：ボースデル®)とクエン酸鉄アンモニウムを有効成分とする製剤(商品名：フェリセルツ®)がある．いずれも陽性造影効果，陰性造影効果をもち，製剤服用後の消化管は T1 強調像で高信号，T2 強調像で低信号に描出される．主に MRCP 撮影時，消化管内容液の信号を抑制する目的で利用される．

K MRIの安全性

　MR検査を安全に行うためには，基本的なことではあるがチェックリストなどを用いて検査前に被検者への十分な問診を行うことが必須である．また検査に関わる医療者側も磁性体をMR検査室内に持ち込まないなど，MR検査にあたって細心の注意を払い，不要な事故を起こさないように努めることが極めて大切である．

　MR非対応の磁性体（酸素ボンベ，医療用モニタ，ストレッチャー，点滴台，車椅子，はさみ，ヘアピンなど）を検査室内へ持ち込むことは禁忌で，実際酸素ボンベ持ち込みによる死亡事故も報告されている．心臓ペースメーカーや人工内耳留置後患者もMR検査は禁忌である．アイシャドウ，貼付剤（ニコチン，ニトログリセリン）は火傷を生じる危険性があるため，検査前に除去する．

> **サイドメモ：医療用デバイス**
>
> 　医療用デバイスにはさまざまな磁性と形態があるが，ほとんどのデバイスについて「MRIsafety.com」(http://www.mrisafety.com/)で網羅されているので参照されたい．

女性患者では妊娠の有無を確認することが必要である．検査時の騒音に対しては耳栓などを用いて対応する．

　造影剤使用にあたっては，過敏症の既往の有無や気管支喘息の有無，腎機能の評価などを事前に確認し，また緊急時に対応できる態勢を整えておく必要もある．

参考文献

1) VERSUS研究会（編）：小倉明夫，土橋俊男，宮地利明，船橋正夫（監）：改訂版 超実践マニュアルMRI．医療科学社，2010
2) 土橋俊男，飯塚明寿，石黒秋弘，藤田功（編著）：これだけは習得しようMRI検査—診療放射線技師継続学習テキスト．ピラールプレス，2010
3) 山下康行（編著）：新版 これで完璧！MRI（臨床放射線54巻別冊）．金原出版，2009
4) 土屋一洋（監），扇和之（編）：改訂版 MRIデータブック最新用語辞典．メジカルビュー社，2010
5) 荒木力（監訳）：MRI「超」講義 第2版—Q&Aで学ぶ原理と臨床応用．メディカル・サイエンス・インターナショナル，2003
6) 荒木力（著）：決定版 MRI完全解説．秀潤社，2008
   ※1)～3)はMRIの入門書として非常によい．4)は最新のMRI用語がほとんど網羅されており，わからない用語を調べるのに適する．5)，6)はいずれも内容は比較的高度だが，原理を含め本格的にMRIを学ぶ際には大変役立つ

第3章 熱画像検査法

学習のポイント

❶ **熱画像とは**
皮膚表面より放射される遠赤外線の検出による皮膚温度分布図をいう.

❷ **臨床的意義**
閉塞性動脈硬化症をはじめ末梢血液循環に影響を及ぼすすべての疾患(表1)の診断に有用である.

❸ **皮膚温度に影響する因子**
外的因子(室温・湿度,気流,服装など)と内的因子(局所血流,発汗,薬物,緊張状態,性周期など)がある.

❹ **検査法**
基準値を作ることが困難なため,体幹に対して左右差の測定と負荷検査の併用により実施されている.

本章を理解するためのキーワード

❶ **遠赤外線**
5.6〜1,000 μm の波長をもつ放射線(生体からは10 μm 付近をピークとする遠赤外線が放射している).

❷ **中立温度**
皮膚からの放熱と外部からの貯熱が釣り合った状態(皮膚温度と室温との間に温度勾配のない状態).

❸ **馴化時間**
検査室の環境に馴らすまでの時間(通常 15〜30 分必要).

❹ **cross radiation（相互放射または相互干渉）**
向かい合った皮膚表面からお互いに放射する赤外線によって互いの皮膚温に影響をもたらすこと(検査を行う際は手指を開き,両足を離して相互放射の影響を極力避ける).

A 熱画像検査とは

皮膚表面の温度分布を画像として表示し,その異常分布を示す病態生理の検査法を熱画像検査法〔サーモグラフィ(thermography)〕という.皮膚表面より放射する遠赤外線を皮膚と接触せずに検出し,画像化する遠隔式熱画像検査法〔テレサーモグラフィ(telethermography)〕と薄い液晶プレートを皮膚表面に密着して測定する接触式熱画像検査法〔コンタクトサーモグラフィ(contact thermography)〕とがある.熱画像検査法は断りのない限り前者のテレサーモグラフィを指す.

皮膚表面温度に最も影響する因子は皮膚血流量である.血流によって運ばれる体温は血流量の少ない皮膚では低温になり,多い皮膚では高温となる.しかしこの皮膚血流量の変化は血管の収縮・拡張に関与する自律神経系の興奮や抑制によっても影響する.一方皮膚温は外気温や風量などの外部因子や発汗による蒸散などによっても影響する.したがって,熱画像検査法ではこれらの変動因子をよく理解したうえで検査を行わなければならない.

1. サーモグラフィの原理

絶対零度(−273℃ : 0 K)以上の熱源からは必ず赤外線が放射される.生体より放射される赤外線は波長 10 μm 付近の遠赤外線である.熱源より放射される全エネルギー M は完全黒体(放射率 ε =

表1 サーモグラフィ検査適用疾患（日本サーモロジー学会基準）

適用領域	適用疾患例	診断原理
血行障害	動脈狭窄・閉塞性疾患，静脈瘤，動静脈瘤血管奇形，リンパ浮腫などの疾患，血流に影響を及ぼす薬剤・治療法の効果の経過観察，移植皮膚片の活着状況の判定，インポテンツの病態分析	組織血流量の推定と血流分布異常または異常血管による温度分布異常の発見
代謝異常	多くの皮膚疾患，皮下組織疾患など	組織代謝率の異常部位の発見
慢性疼痛	慢性疼痛性疾患，頭痛，後頭神経痛，三叉神経痛，内臓関連痛，脊髄神経根刺激症状（椎間板ヘルニアなど）などの筋神経疾患および間欠性跛行など	侵害受容器由来の慢性疼痛と，血管性疼痛および筋肉虚血性の疼痛の存在部位の温度異常分布の発見
自律神経障害	自律神経疾患，脊髄神経疾患，および交感神経系に影響を及ぼすと思われる神経疾患，神経ブロックの効果判定，麻酔深度および麻酔部位の判定，Raynaud 現象の各種負荷による分析，電気刺激の効果判定	自律神経系，殊に交感神経系の活動度の体表温分節（thermatome）による分析，負荷反応分析
炎症	各種表在性急性炎症，リウマチ様関節炎，慢性炎症の経過観察や消炎薬の治療効果の判定	炎症による高温の発見と指標化による炎症の程度の判定
腫瘍	乳房腫瘍，甲状腺腫，皮膚腫瘍，骨肉腫，陰嚢水腫，その他の表在性腫瘍，転移腫瘍の発見と悪性度の判定	代謝率の異常による鑑別診断，動静脈吻合による高温皮膚静脈の発見
体温異常	神経性食思不振，温度中枢の異常を思わせる疾患，ショックのモニター	体温の異常と体温と末梢温の較差のモニター

1）では $M \approx \sigma T^4 (W \cdot m^{-2})$ の式〔Stefan-Boltzmann（ステファン・ボルツマン）の式〕が成り立つ．σ は定数（Stefan-Boltzmann 定数），T は絶対温度である．生体は黒体ではなく灰色体であるが，波長 $0.2 \sim 15 \mu m$ の範囲で $\varepsilon = 0.98 \sim 0.99$ とほぼ黒体に近い放射率をもっていることから，黒体での Stefan-Boltzmann の式が適用できる．したがって，生体より発生する遠赤外線を検出器でエネルギー（M）を計測すれば，絶対温度（T）が算出できる．

検出器にはサーモパイルやサーミスタボロメータなどの熱型検出器と検出時定数の短い InSb（インジウムアンチモン）や CdHgTe（テルル化水銀カドミウム）のような冷却が必要な光量子型検出器（光量子型センサ）がある．最近では冷却の必要がない熱型検出器による 2 次元赤外線センサを用いた装置が普及している．

2. サーモグラフィの臨床的意義

熱画像は皮下 1 mm 以内の皮膚表面温度が変化するすべての疾患が検査対象となる．たとえば乳癌や炎症部位では高温となるが，閉塞性動脈硬化症（ASO）をはじめ Buerger（バージャー）病や Raynaud（レイノー）病などは低温となる．また，対象部位の交感神経ブロックなどでは高温を呈す

る．表1に日本サーモロジー学会基準による熱画像検査適用疾患を示す．

3. 皮膚温度に影響する因子

皮膚温度に及ぼす因子は外部環境を主とした外的因子と血流，血圧，神経系などを主とした内的因子に分類される．

a. 外的因子

室温（環境温），湿度，気流（風），雑音，着衣の量，周囲熱源の有無，化粧品の塗布などがある．

b. 内的因子

局所血流（血管の収縮・拡張による），脂肪層の厚さ，組織の代謝熱と熱伝導，深部温，蒸散熱（発汗など），季節差，概月および概日周期，薬物，精神状態などがある．

c. その他

体表面より放射される遠赤外線は特に他の向かい合った皮膚面に影響を及ぼす．これを cross radiation（相互放射）という．したがって，検査では cross radiation を避けるために手指を十分に開いたり，乳房検査では両上肢を挙上した体位をとる．

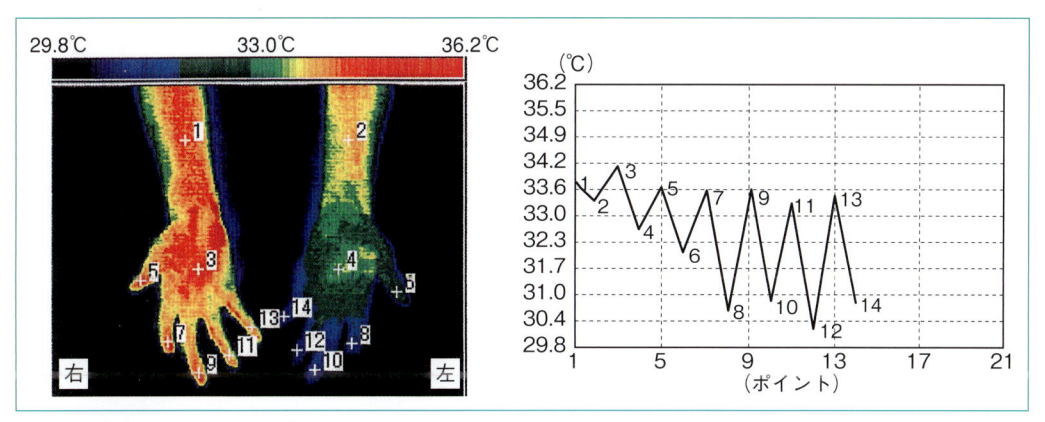

図1　糖尿病患者のサーモグラム
右健側に対して左シャント側で最大3℃の温度差がある（奇数番号は右，偶数番号は左を表している）．

B 検査方法

a. 検査室の準備
相対湿度50～60%程度で中立温度（25℃程度）に設定し，室内には熱源となるヒータ類は電源を切り無風状態にする．

b. 被検者側に対する準備
❶ 検査前には検査の目的・内容・方法を十分に説明して同意を得る．
❷ 検査直前の飲食，飲酒，喫煙，化粧，運動は禁止する．
❸ 検査室の温度や環境に慣れるための馴化時間を15～30分とり，安静にする．
❹ 口紅，マニキュア，アクセサリー，眼鏡など画像に影響するものは取り除く．
❺ 痛みや血管造影検査など心身に負担があった検査の後は1～2日後に行う．

c. 検査中の注意
❶ 検査中に突然の人の出入りがないように，またプライバシーの確保に配慮する．
❷ 体位や撮影範囲を工夫するとともに，cross radiationを少なくするようにする．
❸ 皮膚温は被検者ごとに異なるため，片側性の疾患の場合には，必ず健側と患側の左右同時撮影する．通常0.5℃以上の左右差は病的であり，1℃以上の差は異常と考えられる（図1）．

d. 負荷試験
熱画像検査の負荷試験として温度負荷試験，振動負荷試験，血流遮断試験，薬剤負荷試験などがあるが，ここでは温度負荷試験について示す．

1） 冷水負荷
手足の肢端または手（足）首まで通常0℃の氷水に10秒間，できれば左右同時に浸した後，素早く乾いたタオルで水気を拭き取り皮膚温の回復状態を測定する．30秒を超える冷水負荷は健常者でも苦痛を伴うことがある．自律神経障害やRaynaud病，閉塞性動脈硬化症，糖尿病性血管障害などの診断に有用である．

2） その他の温度負荷
42℃前後の温水につける方法や局所にアルコールを塗布する方法などがある．

参考文献
1) 電子情報技術産業協会（編）：新ME機器ハンドブック．pp267-270, コロナ社, 2008
※赤外線画像診断装置の原理・構成と最新装置について解説されている
2) 藤正　巌（監）：最新医用サーモグラフィ（熱画像診断テキスト）．日本サーモロジー学会, 1996
※熱画像の正しい検査法およびその臨床応用についてわかりやすく解説されている

和文索引

あ

アース方式，心電図の　15
アーチファクト
　——，心電図の　15
　——，超音波検査の　211, 224
　——，脳波の　81
アイントーフェンの三角形　12
アシデミア　157
アシドーシス　155
アニオンギャップ　155
アブミ骨筋反射　188
アボガドロの法則　121
アルカリ性血　157
アルカレミア　157
アルカローシス　155
アルファ(α)波　83, 85
アロステリック効果　119
亜急性硬化性全脳炎(SSPE)の脳波　91
足踏み検査　196
圧刺激検査，眼振の　201
圧脈波　63
安静吸気位(EIP)　128
安静呼気位(EEP)　128
安全管理　2

い

インピーダンスオージオメトリ　187
位相，脳波の　83
位相エンコード　283
位相コントラスト(PC)法　288
位相反転法　221
位相分散　280
医療用デバイス　294
異型狭心症　33
異常Q波　30, 32
異常心電図　17
意識障害の脳波　89
閾値　99
閾値上聴力検査　186
一過性閾値上昇(TTS)　186
咽頭の虚脱　177
陰性T波　38, 40
陰性(マイナス)，心電図の　8

う

ウィルソンの中心電極　11

ウェーバー法　185
ウェスト症候群　87
ウェンケバッハ型　24
右脚ブロック　27
右室肥大　38, 39
右心系の観察，心エコーの　231
右房負荷　35, 36
渦電流　110
運動関連脳電位(MRCP)　94
運動器の超音波検査　274
運動神経伝導検査　104, 105
運動生理学の基礎　41
運動耐容能　42
運動単位電位(MUP)　97, 98, 102
運動負荷試験
　——の禁忌　43
　——の特徴　46
運動負荷心電図　41

え

エイリアシング　235
エコー　212
エコーウィンドウ　229, 230
エコー検査　212
エコー時間(TE)，MRIの　285
エコーパターン　228
エコーフリースペース　244
エコーレベル　228
エコノミークラス症候群　270
エネルギー代謝　179
エネルギー代謝率　42
エラストグラフィ　211, 222
エルゴメーター負荷試験　45
エルンスト角　287
エンヌベール徴候　201
鋭徐波複合　84
鋭波　84
遠隔式熱画像検査法　295
遠隔電場電位(FFP)　93

お

オージオグラム　185
オージオメータ　185
オースチン・フリント雑音　61
オトガイ筋筋電図(EMG)　167
折り返し現象
　——，カラードプラ法の　218, 235
　——，パルスドプラ法の　219, 236

往復雑音　61
横隔膜の構造と機能　117
音の基礎知識　184
音圧レベル(SPL)　184
音響インピーダンス　213
音響陰影　225, 226
音響性耳小骨筋反射　188
音響窓　259
音叉による検査法　185
音色　184
温度刺激検査，眼振の　200
温当量　179

か

カテーテルアブレーション　23
カラードプラ法　218
　——，心エコーの　234
カリウム異常の心電図　41
カルシウム異常の心電図　41
カロリー当量　179
ガス希釈法　140
ガス交換と運搬　117
ガドリニウム(Gd)　292
ガンマ波(γ)　83, 85
下気道　115
下肢静脈の超音波検査　269
下肢静脈瘤の超音波検査　270
下部尿路症状(LUTS)　263
下腹部の超音波検査　262
化学シフト　288
加算平均心電図　51
過活動膀胱　263
過呼吸負荷の脳波　81
過剰塩基(BE)　157
過剰心音　55
過剰同期，小児脳波の　84
画像検査　211
回旋性眼振　198
回転刺激検査，眼振の　201
開放音，心音の　59
解析機能付き心電計　13
外呼吸　115
外耳道狭窄　183
外側陰影　225
外リンパ瘻　184
拡散強調画像(DWI)　290
拡散テンソルトラクトグラフィ　290
拡張型心筋症の心エコー　242

拡張期雑音　60
拡張末期，心臓の　229
核磁気共鳴(NMR)　280
核磁気共鳴現象(NMR)　277, 279
覚醒維持検査(MWT)　173
覚醒時脳波　85
覚醒反応指数　169
楽音様雑音　61, 62
活動電位，心筋細胞の　7
紙送り速度，心電計の　10
完全脚ブロック　27
完全房室ブロック　26
肝血管腫の超音波検査　250
肝硬変の超音波検査　249
肝細胞癌
　──の MR 画像　293
　──の超音波像　220, 250
肝腎コントラスト　249
肝性脳症(肝性昏睡)　87
　──の脳波　90
肝臓の超音波検査　246
肝嚢胞の超音波検査　250
冠性 T 波　32, 33
冠攣縮性狭心症　34, 49
患者との接し方　2
換気機能　113, 116, 120
　──の標準式　127
換気機能検査　122, 123
換気・血流比(V/Q)　117, 118
換気障害の分類　134
換気量(V)　118
間質性肺炎　114, 161
間接的熱量測定法　180
感音難聴　184
感覚神経活動電位(SNAP)　105
感覚神経伝導検査　105, 106
感染症対策　3
感染性心内膜炎の心エコー　241
緩徐充満，左室の　56
緩和　280
簡易スパイロメトリ　126
簡易睡眠呼吸検査　173
灌水性雑音　61
眼球運動　81
眼球反対回旋(OCR)検査　198
眼振計(ENG)　198
眼振方向優位性(DP)　201
眼底カメラ　207
眼底検査　203
眼底撮影　207
眼底出血　206
眼電図(EOG)　167

き

ギャロップ，心音の　58
ギラン・バレー症候群　103

気管支循環　117
気管支喘息　114, 159
　──の治療過程　137
気管支の構造と機能　115
気体に関する法則　120
気道　113, 115
気道抵抗(R_{aw})　145
気導聴力　185
奇異性脳梗塞　270
奇異性分裂，Ⅱ音の　58, 60
基準電極の活性化，脳波の　89
基準電極法，脳波の　78, 79
基線，心電図の　8
基線の動揺，心電図の　15, 16
　──，クロージングボリュームの　140
基礎代謝の検査　179
基礎代謝率(BMR)　180
基礎代謝量(BM)　42, 180
基礎律動(基礎波，α波)　85
基本駆動，脳波の　79
機械様雑音，心音の　62
機関車様雑音，心音の　62
機能性雑音，心音の　62
機能的残気量(FRC)　128, 140
偽性瘻孔症状，梅毒の　201
脚動の記録と判定，睡眠時の　171
脚ブロック　27
逆説睡眠　86
逆説的 α ブロック　80
逆流性雑音，心音の　59
吸着電極，心電計の　14
急性心筋梗塞　31
　──の心エコー　242
急性膵炎の超音波検査　256
急性胆嚢炎の超音波検査　253
急速眼球運動検査　199
急速充満，左室の　55
急速流入波　66
虚血性 ST 変化　50
虚血性心疾患の心エコー　242
距離分解能，超音波検査の　223
共鳴　280
狭心症(AP)　32
　──の心エコー　242
胸郭系の構造と機能　117
胸骨右縁アプローチ　234
胸骨左縁アプローチ　231
境界エコー　250
鏡面現象　225
驚愕反応　192
局在性てんかん　89
棘徐波複合　84
棘波　84
筋萎縮性側索硬化症(ALS)　101, 103, 108
筋強直性ジストロフィー　101, 102

筋原性電位　103
筋ジストロフィー　104
筋電計　100
筋電図　97
筋電図の混入，心電図への　15, 16
緊急検査　3

く

クイノーの肝亜区域　247
クラーク型電極　152
クラスター・サイン　251
クリック，心音の　59
クロージングキャパシティ　139
クロージングボリューム(CV)　138, 140
クロイツフェルト・ヤコブ病の脳波　91
クロライドシフト　154
グラディエントエコー(GRE)法　285, 286
グレーアム・スティール雑音　61
駆出，心の　55
駆出音，心音の　58
駆出性雑音　59
繰り返し時間(TR)，MRI の　285
空間分解能，超音波検査の　223
空気とらえ込み　125, 129, 130, 161

け

ケアリー・クームズ雑音　61
ケント束　27
ゲンスラー法　132
経胸壁心エコー法　229
経食道心エコー法　245
経頭蓋磁気刺激検査　110
経皮的動脈酸素飽和度(Spo_2)　159
軽睡眠期　85
傾斜磁場(MPG)　290
傾斜磁場コイル　279
頸静脈波　64
頸動脈-大腿動脈(cfPWV)法　69
頸動脈の超音波検査　268
頸動脈波　64
欠神発作の脳波　81
血圧脈波検査装置　66
血液ガス判読フローチャート　156
血液ガス分析装置　152
血流依存性血管拡張反応(FMD)　71, 276
血管内エコー法(IVUS)　245
血管内皮機能検査　70
血中の酸素分圧(Pao_2)　119
検査室環境　2
検査精度向上　3
検査の心構え　2

和文索引 301

原発性肝癌の超音波検査　250

こ

コヒーレント　280,285
コメット様エコー　224,254
コレステロールポリープ　253
コンタクトサーモグラフィ　295
コントラスト心エコー法　245
コンプライアンス(C)　144
呼気ガス分析　150
呼吸イベントの記録と判定　169
呼吸インダクタンスプレチスモグラフィ(RIP)　175
呼吸インピーダンス(抵抗)(Z)　147
呼吸運動とその調節　117
呼吸器系の検査　113
呼吸器疾患の分類　114
呼吸器の構造と機能　115
呼吸機能検査　122,123
呼吸曲線　181
呼吸商(RQ)　179,180
呼吸障害指数(RDI)　175
呼吸促迫症候群(RDS)　116
呼吸中枢の構造　118
呼吸抵抗(Rrs)　116
呼吸不全　113,151
　── の評価　157
固定性分裂，II音の　58,61
個人情報保護　3
語音聴力検査　187
語音弁別検査　187
広汎性多棘徐波複合　89
甲状腺の超音波検査　271
光電式容積脈波計　66
行動睡眠　163
拘束性[換気]障害　114,123,134
後天性QT延長症候群　30
後方エコー増強　250
後方エコーの増減　226
後迷路性難聴　184
高振幅δ波　86
高振幅徐波群　85
高振幅電位，ALSの　103
高速スピンエコー(FSE/TSE)法　286
高調駆動，脳波の　79
硬性白斑　206
較正曲線　10
較正波　15
興奮性シナプス後電位(EPSP)　74
骨塩定量(骨密度)検査　276
骨導聴力　185
骨折の超音波像　274
混合性換気障害　134
混合難聴　184

さ

サーモグラフィ　295
サンゴ状結石　260
左脚ブロック　27
左室拡張機能　229
　── の計測　239
左室収縮機能　229
　── の計測　237
左室収縮時間　65
左室心筋重量の算出　238
左室肥大　36,37,38
　── の脈波　66
左室流出路狭窄の心雑音　60
左房拡大　35
左房収縮　56
左房粘液腫　59
　── の心エコー　244
左房負荷　33,35,36
最大吸気位(MIP)　128
最大吸気量(IC)　128
最大呼気位(MEP)　128
最大酸素摂取量　41,42
最大中間呼気速度(MMF)　130
歳差運動　279
雑音の混入，心電図の　15
三尖弁逆流の心エコー　241
三尖弁閉鎖不全
　── の心雑音　61
　── の脈波　66
三相波　90
産科領域の超音波検査　267
酸・塩基平衡　122
酸塩基平衡　151
　── の4パターン　155
　── の代償機構　155
酸性血　157
酸素解離曲線　119
酸素摂取量　42
酸素ヘモグロビン量(vol%)　119
酸素飽和度(Sao$_2$)　119,159
酸素飽和度低下指数(ODI)　175
残気量(RV)　116,128,140
残尿量測定　263

し

シータ(θ)波　83,85
シナプス後電位　73
シャント　117
ジャーガーの分類　186
子宮の超音波検査　265
四部調律，心音の　58
刺入電位　101
指尖容積脈波　66
脂肪肝の超音波検査　249
脂肪抑制法，MRIの　288
視運動性眼振パターン(OKP)　200
視運動性刺激による眼振(OKN)　200
視覚誘発脳波(VEP)　95
視刺激検査，眼振の　199
視神経乳頭　205,206
耳音響放射(OAE)　189
耳硬化症　184
耳小骨連鎖離断　184
耳性眼瞼反射　192
耳石機能検査　201
自覚的検査，聴覚の　183
自記オージオメトリ　186
自動体外式除細動器(AED)　3
自動聴性脳幹反応(AABR)　191
自発眼振検査　196
自由誘導減衰(FID)信号　285
事象関連電位(ERP)　92,95
時定数　75,76
時定数回路　15
磁気回転比　279
磁気共鳴画像検査(MRI)　277
磁気コイル　110
磁気刺激法　97,110
失調文字　196
室温状態(ATPS)　120
若年性ミオクローヌスてんかん　88,89
腫瘍音，心音の　59
収縮期雑音，心音の　60
収縮期前方運動(SAM)　243
収縮性心膜炎の脈波　66
収縮末期　229
周期性一側性てんかん形放電(PLEDs)　89
周期性四肢運動(PLM)　171
周期性同期性放電(PSD)　91
周波数，脳波の　83
周波数依存減衰，超音波の　214
周波数エンコード　283
終夜睡眠脳波検査　86
終夜睡眠ポリグラフ　163
終夜睡眠ポリグラフィ(PSG)　166
重合奔馬音，心音の　58
重症筋無力症(MG)　105,108
重心動揺検査　194
重拍切痕，脈波の　67,69
重複波(DW)，脈波の　67
縦緩和時間(T1)　280
縦磁化　280
術中モニタリング，脳波の　94
純音　184
純音聴力検査　185
純音聴力図　185
書字検査　196
徐波　83,85
徐波睡眠(SWS)　85,169
小児欠神てんかん　87

少量注水法，眼振の 200
症候性てんかん 89
衝撃波(PW)，脈波の 64
上気道 115
上室期外収縮 20
上腸間膜静脈の超音波検査 258
上腹部の超音波検査 246
上腕動脈-足首動脈間(baPWV)法 69
条件詮索反応聴力検査 193
静脈こま音 62
静脈瘤 269
心エコー法(検査) 229
  ── による計測 237
心音計 56
心音図 55
心窩部アプローチ 234
心機図 55, 63
心筋梗塞(MI) 30
  ── の心エコー 243
  ── の部位診断 32
心筋細胞の活動電位 7
心筋症の心エコー 242
心雑音 59, 60
心時相 59
心室拡張 55
心室期外収縮(PVC) 20, 21
心室細動(Vf) 24, 25
心室収縮 55
心室性期外収縮 50
心室中隔奇異性運動 242
心室中隔欠損
  ── の心エコー 242
  ── の心雑音 62
心室電位 50
心室内遅延電位 51
心室肥大 36
心室頻拍(VT) 23, 24
心疾患と雑音 60
心周期と心音 55
心尖拍動波 64, 66
心尖部アプローチ 234
心尖部肥大型心筋症 40
心臓
  ── の解剖 230
  ── の機能 5
  ── の超音波検査 229
心電計 12, 13
心電計増幅器 15
心電図 5, 6
  ── の記録の仕方 10
  ── の計測法 8
  ── の時間と波高 10
  ── の判読の仕方 10
  ── の誘導法 11
心電図波形 7
心内径の計測 237
心内血栓の心エコー 244

心囊液貯留の心電図 40
心拍出量 41
心房細動(Af) 22, 50
心房粗動(AFL) 23
心房中隔欠損[症] 39
  ── の心エコー 241
  ── の心雑音 61
心房電位 50
心房肥大 33
心膜液貯留の心エコー 244
心膜摩擦音 62
神経炎 108
神経筋接合部の検査 105
神経原性電位 103
神経線維 100
神経伝導検査 97
神経の解剖生理 98
振戦文字 196
振幅, 脳波の 83
針筋電図 97
針筋電図検査 101
深部静脈血栓症(DVT) 269
  ── の超音波検査 270
進行性筋ジストロフィー 101
新生児聴覚スクリーニング 190
腎盂の超音波検査 261
腎性全身性線維症(NSF) 288, 292
腎臓
  ── の異常超音波像 260
  ── の超音波検査 259

す

スカラー心電図→心電図
ステファン・ボルツマンの式 296
ストレンジャー法 198
スネルの法則 214
スパイログラム 129
スパイロメータ 126, 129
スパイロメトリ 122, 129
スピンエコー(SE)法 285
スペックル 214, 228, 249
スペックルノイズ 230
スラッジエコー 253
水素原子核(プロトン) 277, 279
吹鳴性雑音 61
垂直眼振 198, 201
睡眠経過図 168, 170
睡眠呼吸障害(SDB) 163, 175
睡眠時低換気症候群(SHVS) 171
睡眠時の呼吸調節機構 165
睡眠時無呼吸[低呼吸]症候群(SAS または SAHS) 175
睡眠段階 163
  ── ごとの特徴 169
  ── の記録と判定 166
睡眠の調節機構 164

睡眠脳波 85
睡眠変数 168, 170
睡眠ポリグラフィ(PSG) 166
睡眠紡錘波 86
膵癌 256
膵臓の超音波検査 255
膵頭部癌のMR画像 288

せ

セバーリングハウス型電極 152
正常呼吸性分裂, II音の 57
正常洞調律 17
生理機能検査 1
生理的雑音 62
静磁場 278
静磁場強度 279
静肺コンプライアンス(C_{st}) 116, 125, 144
赤外線CCDカメラ 196
切痕部(DN), 脈波の 64
接触式熱画像検査法 295
接地方式, 心電図の 15
絶対性不整脈 22
先天性QT延長症候群 29
先天性心疾患の心エコー 241
潜時 105
線維性電位 101
線維束攣縮 101, 103
全肺気量(TLC) 116, 128
全般性てんかん 87
前庭性眼振 197
前立腺の超音波検査 263

そ

組織弾性評価 222
組織ドプラ法 244
組織ハーモニックイメージング 211, 221
双極XYZ誘導法 51
双極誘導法
  ──, 心電図の 11
  ──, 脳波の 78
走査方式 223
相互放射 295, 296
僧帽弁開放音(OS) 58
僧帽弁逆流の心エコー 240
僧帽弁狭窄
  ── の心エコー 239
  ── の心雑音 61
  ── の脈波 66
僧帽弁閉鎖不全[症] 37
  ── の心雑音 61
  ── の脈波 66
造影剤
  ──, MRIの 292

──, 超音波検査の 220
造影超音波法 219
造影ハーモニックイメージング 221
足関節上腕血圧比(ABPI) 67
速波 83, 85
側頭葉てんかん 89

た

タイムオブフライト(TOF)法 288
ダイイングバック 98
ダルトンの法則 121
たこつぼ心筋症 40
他覚的聴力検査法 183, 190
多回睡眠潜時検査(MSLT) 173
多棘徐波 88
多呼吸 N_2 洗い出し曲線 142
多重反射 224
多相性電位, ALS の 103
代謝 42
代謝当量(METs) 41
体温状態(BTPS) 120
体循環(大循環) 117
体性感覚誘発電位(SEP) 92
大血管の MR 画像 289
大動脈弁逆流の心エコー 240
大動脈弁狭窄
── の心エコー 240
── の心雑音 60
── の脈波 64, 66
大動脈弁閉鎖不全
── の心雑音 61
── の脈波 64
脱髄 97, 109
単一呼気 N_2 洗い出し曲線 139, 147
単極胸部誘導法 11
単極四肢誘導法 11, 12
胆道系の超音波検査 252
胆嚢結石(胆石)の超音波検査 253
胆嚢腺筋腫症 254
胆嚢ポリープの超音波検査 253
短絡 117
短絡率(Qs/Q) 117
断層心エコー法 230

ち

チェーン・ストークス呼吸症候群
 (CSBS) 171
チェックバルブ機構 161
遅延回路 211
遅棘徐波 87
中耳炎 183
中心部エコー(CEC), 腎の 259
中枢型睡眠時無呼吸低呼吸症候群
 (CSHAS) 171
中枢性眼振 197

中立温度 295, 297
注視眼振検査 197
超音波検査 211
──, 運動器の 274
──, 下肢静脈の 269
──, 下腹部の 262
──, 頸動脈の 268
──, 甲状腺の 271
──, 上腹部の 246
──, 心臓の 229
──, 頭部の 275
──, 乳腺の 272
超音波診断装置 222
超音波造影剤 220
超音波ドプラ法 218
超音波の性質 212
潮汐波(TW), 脈波の 64
調律の異常(不整脈) 10, 17
聴覚検査 183
聴覚誘発脳波 93
聴診 55
聴性行動反応検査 192
聴性定常反応(ASSR) 192
聴性脳幹反応(ABR) 93, 190
聴力計 185
聴力レベル(HL) 184
直接熱量測定法 180
直立検査 194
陳旧性心筋梗塞 31
── の心エコー 242

つ

追跡眼球運動検査 199
椎骨動脈の超音波検査 268
使い捨て電極, 心電図の 14

て

ティフノー法 132
ティンパノグラム 188
テスラ(T) 278, 279
テレサーモグラフィ 295
テント状 T 41
ディックス・ホールパイク法 198
デシベル(dB) 184
デジタル脳波計 73, 77
デブリエコー 253
デルタ(δ)波 83, 85
てんかんの脳波 87
低酸素血症 158
低酸素分圧 158
低振幅短持続電位 104
低調駆動 80
定常状態自由歳差運動(SSFP) 287
鉄道眼振 200
転移性肝癌

── の MR 画像 293
── の超音波検査 251
伝音難聴 183
電解質異常 41
── の心電図 41
電極の装着部位 11

と

トラセアルテリン 85
トルサード・ド・ポアンツ 23
トレッドミル負荷試験 44
ドブタミン負荷心エコー法 245
ドプラ効果 217
ドプラ法 211, 217
努力呼気量(FEV) 116
努力肺活量(FVC) 116
等電位接地, 心電図の 15
等容収縮 55
等容性弛緩 55
等ラウドネス曲線 184
頭位眼振 197
頭位変換眼振 198
頭蓋頂鋭波 86
頭部の超音波検査 275
洞性徐脈 17, 18
洞性頻脈 17, 18
洞性不整脈 17, 18
洞停止(洞休止) 17, 19
洞不全症候群(SSS) 17, 19, 20
洞房ブロック 17, 19
動肺コンプライアンス(C_{dy}) 144
── の周波数依存性 145, 146
動脈管開存
── の心エコー 242
── の心雑音 62
動脈血ガス分析 116, 122, 150
動脈血酸素含量(Cao_2) 119, 159
動脈血酸素分圧(Pao_2) 116, 158
動脈血二酸化炭素分圧($Paco_2$)
 116, 157
動脈硬化の脈波 67
動脈の MR 画像 290
突発性難聴 184

な

ナルコレプシー 86
内呼吸 115
内耳性感音難聴 186
内耳性(迷路性)難聴 184
内膜中膜複合体厚(IMT) 268
軟性白斑 206
難聴 183

に

ニューロパチー 108
二次性全般化，局在性てんかんの 89
二相性，心電図の 8
二峰性，心電図の 8
乳腺の超音波検査 272
乳幼児聴力検査 192
尿管の超音波検査 261
尿路系の超音波検査 259
妊娠の超音波検査 267

ね

ネオメーター 192
熱画像検査法 295
眠気の評価 173
眠りの中断 176

の

ノイズ 16
ノンレム睡眠 85,86,163
脳炎の脳波 90
脳幹網様体 75
脳血管障害・脳腫瘍の脳波 91
脳梗塞のMR画像 282,291
脳死 90,190
脳磁図 96
脳動脈のMR画像 289
脳の構造 74
脳波 73
　──の記録法 77
　──の種類 83
　──の年齢による変化 85
　──のリズム形成 75
脳波覚醒 169
脳波計 75
　──の内部雑音 83
脳波睡眠 163
脳波電極配置法 78
脳波モンタージュ 79

は

ハーモニックイメージング 219
ハロー 251
バスケットパターン 251
バセドウ病の超音波検査 271
バゼットの補正 9
バルサルバ洞動脈瘤破裂の心雑音 62
パラレルイメージング 290
パルスエコー法 215
パルスオキシメータ 159,160
パルスシークエンス 284
パルスドプラ法 218,236

パルス波 216
波形
　──，脳波の 83
　──の異常，心電図の 30
肺拡散能(D_{LCO}) 116,122,149
肺活量(VC) 116,127-129
　──の臨床的有用性 132
肺気腫 161
肺気量の決定因子 142
肺気量分画 128
　──の測定方法 140
肺血栓塞栓症 36,39
肺コンプライアンス(C) 144
肺高血圧の脈波 66
肺サーファクタント 116
肺循環系の構造と機能 117
肺循環(小循環) 117
肺性P 36
肺線維症 114,161
肺動脈圧 229
　──の計測 239
肺動脈弁狭窄
　──の心エコー 242
　──の心雑音 60
　──の脈波 66
肺動脈弁閉鎖不全の心雑音 61
肺内ガス分布 147
肺の構造と機能 115
肺胞 113
肺胞気-動脈血酸素分圧較差($AaDO_2$) 116,150,159
肺胞機能 116
肺胞機能検査 147
肺胞単位 116
肺胞内酸素分圧(P_{AO_2}) 159
肺[毛細血管]血流量($\dot{Q}$) 117
白斑，眼底の 206
鼻CPAP療法 178
反射の検査 107
反復刺激検査，誘発筋電図の 105,106

ひ

ヒス束心電図 50
ヒステレシス 145
ヒプサリズミア 87,88
ヒプノグラム 168,170
ビルドアップ 80
ピークフロー値 137
ピークフローメータ 137
　──の仕組み 138
　──を用いたPF値の測定 138
ピープショウ検査 193
ピッチ，音の 184
皮膚温度分布図 295
肥大型心筋症 32,36

　──の心エコー 243
肥大型閉塞型心筋症
　──の心雑音 60
　──の脈波 64
非対称性中隔肥厚(ASH) 243
非注視眼振検査 197
脾静脈の超音波検査 256
脾臓の超音波検査 258
微小覚醒 177
鼻腔の構造と機能 115
標準12誘導心電図 6,11
標準式，換気機能の 127
標準状態(STPD) 120
標準肺活量(VCpred) 127

ふ

フーリエ変換 284
ファロー四徴症の心雑音 62
フォーカシング，超音波検査の 223
フライッシュ型気流計を用いたスパイロメータ 126,129
フランク法 69
フリップ角(FA) 280
フレンツェル眼鏡 196
フローティング式心電計 14
フローボリューム曲線 122,132
フローメータ 126
ブラウン運動 290
ブルース法 45
ブルガダ症候群 24
ブルズアイ・パターン 251
プラーク，頸動脈の 268
プローブ(探触子) 222
　──の操作(走査) 227
不快閾値(UCL) 187
不完全脚ブロック 27
不関電極 11
不整脈 17
　──の心エコー 244
賦活法，脳波検査の 79
複合筋活動電位(CMAP) 104
複合波 84
分布，脳波の 83

へ

ヘモグロビン(Hb) 119
ヘルペス脳炎の脳波 89
ヘンダーソン・ハッセルバルヒの式 154
ヘンリーの法則 121
ベースラインシフト 236
ベータ(β)波 83,85
ベクトル心電図 53
ベッドサイド検査 3

和文索引

ベネディクト・ロス型スパイロメータ 126,129
ベルファクター 129
ベローズ(蛇腹)型スパイロメータ 126,129
ペースメーカー心電図 28,30
ペーパーレス心電計 13
平衡機能検査 193
平坦脳波 87,90
平板電極 14
閉塞性黄疸の超音波検査 255
閉塞性換気障害 114,123,134
閉塞性[型]睡眠時無呼吸低呼吸症候群 (OSHAS) 171
閉塞性[型]睡眠時無呼吸症候群 (OSAS) 176
壁厚の計測, 心臓の 237
壁運動異常 242
偏倚検査 196
偏倚文字 196
偏垂直軸回転検査(OVAR) 201
弁逆流の心エコー 239
弁狭窄の心エコー 239

ほ

ホルター心電図 46
ホン(ラウドネスの単位) 184
ボーラス法, CVの 139
ボイル・シャルルの気体に関する法則 120
ボタロー管開存の心雑音 62
ボディプレチスモグラフィ 142
歩行検査 196
補充現象 186
補正 QT 間隔 9
方位分解能, 超音波検査の 223
房室解離 23
房室結節リエントリー性頻拍 22
房室ブロック(AVB) 24,51
房室リエントリー性頻拍 22
紡錘波 86
傍腫瘍性症候群 107
膀胱の超音波検査 262
発作性上室頻拍(PSVT) 21
奔馬音, 心音の 58

ま

マスキング, 聴覚検査の 186
マスターの2階段昇降試験 43
マン検査 194
末梢気道障害 136
末梢気道病変評価 136
末梢神経 100
　—— に生じる病変 109
慢性気管支炎 161

慢性呼吸不全 162
慢性膵炎の超音波検査 256
慢性閉塞性肺疾患(COPD) 114,115,161

み

ミオトニー放電 101,102
ミクロショック対策 13
ミスマッチ陰性電位(MMN) 95,96
右ネジの法則 110
耳の機能 183
脈管疾患検査 66
脈波 63
脈波伝播速度(PWV) 67,69

む

無害性雑音 62
無呼吸指数(AI) 175
無呼吸症候群 175
無呼吸低呼吸指数(AHI) 175
無散瞳眼底カメラ 207

め

メイソン・リカー誘導法 45
メッツ検査 188
メニエール病 184
眼の構造と機能 203

も

モーリスインデックス 35
モザイクパターン 235,251
モニター心電図 53
モビッツⅠ型 24
モビッツⅡ型 26
モロー反射 192
網膜下出血 206
網膜血管 206
網膜出血 206
網膜前出血 206
網膜動脈閉塞症 206
門脈系の超音波検査 256
門脈本幹の超音波検査 258

ゆ

遊戯聴力検査 193
誘導コード 11,15
誘導電流 110
誘発筋電図検査 104
誘発耳音響放射(TEOAE) 189
誘発電位 91
誘発脳波 91

よ

予備吸気量(IRV) 128
予備呼気量(ERV) 128
容積脈波 66
陽性 U 波 41
陽性鋭波 103
陽性静脈波 66
陽性(プラス), 心電図の 8
溶解酸素(vol%) 119
抑制性シナプス後電位(IPSP) 75
横緩和時間(T2) 280
横磁化 280
吉村法 69

ら

ラーモア周波数 279
ラウドネス 184
ラウン分類 21
ラジオ波(RF) 277
ランバート・イートン症候群 105
ランブル, 心音の 59
雷鳴性, 心音の 59
卵巣の超音波検査 266

り

リヴェロ=カルヴァロ徴候 61
リエントリー 22
リンネ法 185
流入効果 289
流量計 126
瘤波 86
両脚直立検査 194
両室肥大 38
良性発作性頭位めまい症 198
倫理規定医療における 3
臨床検査技師の業務 1

れ

レジデント法, CVの 139
レノックス・ガストー症候群 87
レバインの分類 59
レム(REM)睡眠 85,86,163
レンダリング法 219
冷温交互試験, 眼振の 200
励起状態 280
連続性雑音 60
連続波 216
連続波ドプラ法 219,237

ろ

ロンベルグ検査 194
老人性梯形波 67
労作性狭心症 33, 34

わ

ワーラー変性 97, 109
歪成分耳音響放射（DPOAE） 189, 191

歪成分耳音響放射スクリーナー 192

欧文索引

数字・ギリシャ文字

1回換気量(V_T) 128
1秒率(FEV_1%) 132
1秒量(FEV_1) 131
2枝ブロック 27
3 Hz 棘徐波 81
3T MR 装置 291
3次元心エコー法 244
3点誘導 53
4D 表示,超音波像の 219
10-20 電極配置法(10-20 法)
　　　　　　　　　　73,77,78
12 誘導心電図 6
90 度パルス 280
180 度パルス 280
Ⅰ音 55,57
Ⅱ音 55,57
── の病的分裂 57
── の分裂様式 55
Ⅲ音 55,58
Ⅳ音 56,58
α 昏睡 90
α 波 83,85
── のゆらぎ 85
α ブロック 80,84
β 波 83,85
γ 波 83,85
δ 波 83,85
θ 波 83,85

A

a 波,脈波の 64,66
A モード像 216
acidemia 157
acoustic shadow 225
acoustic window 259
active sleep 168
AH 時間 50
AH ブロック 51
air trapping index 130
aliasing 235
alkalemia 157
alveolar unit 116
alveolar-arterial oxygen difference
　($AaDO_2$) 116
ambient temperature and pressure
　and saturated with water vapor
　(ATPS) 120

amyotrophic lateral sclerosis (ALS)
　　　　　　　　　　101,108
angina pectoris (AP) 32
anion gap 155
ankle brachial pressure index (ABPI)
　　　　　　　　　　67,275
apnea hypopnea index (AHI) 175
apnea index (AI) 175
arousal 176
arousal index 169
arrhythmia 17
arterial blood gas analysis 151
arterial carbon dioxide pressure
　($Paco_2$) 116
arterial oxygen pressure (Pao_2)
　　　　　　　　　　　　116
artifact 224
asymmetric septal hypertrophy
　(ASH) 243
asynergy 242
atrial fibrillation (Af) 22
atrial flutter (AFL) 23
atrial hypertrophy 33
atrioventricular block (AVB) 24
atrioventricular dissociation 23
audiogram 185
audiometer 185
auditory brainstem response (ABR)
　　　　　　　　　　93,190
auditory steady-state responce
　(ASSR) 192
Austin Flint 雑音 61
automated auditory brainstem
　response (AABR) 191
automated external defibrillator
　(AED) 3
Avogadro の法則 121

B

b 値 290
B モード 211,216
──,心エコーの 230
balanced steady-state free precession
　(bSSFP) 法 288
basal metabolic rate (BMR) 180
basal metabolism (BM) 180
base excess (BE) 153,157
Basedow 病の超音波検査 271
basket pattern 251

Bazett の補正 9
behavior observation audiometry 192
behavioral sleep 163
bell factor 129
belly-tendon 法 104
Benedict-Roth 型のスパイロメータ
　　　　　　　　　　　　129
blood gas analysis 151
body-plethysmography 142
body temperature and pressure and
　saturated with water vapor (BTPS)
　　　　　　　　　　　　120
Botallo 管開存の心雑音 62
Boyle-Charles の気体に関する法則
　　　　　　　　　　　　120
brachial-ankle PWV (baPWV) 法 69
bronchial asthma 159
Brownian motion 290
Bruce 法 45
Brugada 症候群 24,25
bSSFP 法 289
build-up 80
bull's eye pattern 251
bundle branch block 27

C

c 波,脈波の 65
C モード表示,超音波の 219
caloric test 200
cardiac oscillation 140
cardiac ultrasound examination 229
Carey Coombs 雑音 61
carotid-femoral PWV (cfPWV) 法 69
cartoid arterial pulse 64
central echo complex (CEC) 259
central nystagmus 197
central sleep apnea-hypopnea syn-
　drome (CSHAS) 171
CF 型心電計 14
chemical shift 288
Cheyne-Stokes 呼吸症候群 (CSBS)
　　　　　　　　　　　　171
chloride shift 154
chronic bronchitis 161
chronic obstructive pulmonary
　disease (COPD) 114
Clark 型電極 152
closing volume (CV) 138
CM_5 誘導 47,48,53

CO_2 ナルコーシス　157
CO_2 排出量　120
cochlear hearing loss　184
coherent　280
comet-like echo　254
complete atrioventricular block　26
complete bundle branch block　27
compliance(C)　144
compound muscle action potential (CMAP)　104
conductive hearing loss　183
contact thermography　295
COR-audiometry　193
Couinaud の肝亜区域　247
Creutzfeldt-Jakob 病　87
────の脳波　91
cross radiation　295, 296

D

Dalton の法則　121
debris echo　253
decibel(dB)　184
deep vein thrombosis(DVT)　269
dephase　280
deviation reaction test　196
dicrotic notch(DN)　64, 67, 69
dicrotic wave(DW)　67
diffusion tensor tractography　290
diffusion weighted imaging(DWI)　290
direct calorimetry　180
directional preponderance of nystagmus(DP)　201
discrimination ability　187
distortion-product otoacoustic emission(DPOAE)　189
Dix-Hallpike 法　198
Doppler 効果　217
DP グラム　190
dying back　98, 109

E

echo　212
echo time(TE)　285
echo train length(ETL)　286
echo-free space　244
echocardiographic examination　229
echocardiography　229
eddy current　110
effort angina pectoris　33
Einthoven の三角形　12
elastography　222
electro-encephalic sleep　163
electrocardiogram　6
electrocardiograph　13

electroencephalogram　73
electroencephalograph　75
electrolyte imbalance　41
electromyogram　97
electromyograph　100
electronystagmograph(ENG)　198
end expiratory position(EEP)　128
end inspiratory position(EIP)　128
epilepsy　87
Ernst 角　287
event-related potential(ERP)　95
examination of equilibrium　193
excitatory postsynaptic potential (EPSP)　74
excited state　280
expiratory reserve volume(ERV)　128
external respiration　115

F

f 波, 心電図の　22
F 波
────, 筋電図の　97, 105, 106
────, 心電図の　23
f-QRS 幅　51
Fallot 四徴症の心雑音　62
far field potential(FFP)　93
fasciculation　101
fast spin echo/turbo spin echo (FSE/TSE)法　286
FBI 法　289
fibrillation　101
Fleisch 型気流計を用いたスパイロメータ　129
flip angle(FA)　280
flow-mediated dilation(FMD)　71, 276
flow-volume curve　132
fluid-attenuated inversion recovery (FLAIR)　287
forced expiratory volume(FEV)　116
forced vital capacity(FVC)　116
form PWV/ABI　69
Fourier 変換　284
Frank 法　69
free induction decay(FID)信号　285
Frenzel 眼鏡　196
frequency encode　283
fresh-blood imaging(FBI)法　288
functional residual capacity(FRC)　128
fundamental driving　79
fundus camera　207

G

Gaensler 法　132
gradient echo(GRE)法　285
Graham Steell 雑音　61
Guillain-Barré 症候群　103

H

H 波, 筋電図の　97, 107
halo　251
harmonic driving　79
harmonic imaging　220
hearing level(HL)　184
hearing loss　183
hearing test　183
Henderson-Hasselbalch の式　154
Hennebert 徴候　201
Henry の法則　121
His 束心電図　50
His 束電位　50
Holter 心電図　46
hump　86
HV 時間　50
HV ブロック　51
hypnagogic hypersynchronous phase　85
hypnogram　168
hypoxemia　158
hypoxia　158
hypsarrhythmia　88
hysteresis　145

I

impedance audiometry　187
incomplete bundle branch block　27
indirect calorimetry　180
inflow effect　289
inhibitory postsynaptic potential (IPSP)　75
inspiratory capacity(IC)　128
inspiratory reserve volume(IRV)　128
internal respiration　115
interstitial pneumonia　161
intima-media thickness(IMT)　268
intravascular ultrasound(IVUS)　245

J

J 点　8
Jerger の分類　186
jugular venous pulse　64

K

K複合波　86
K-complex　86
Kent束　27

L

Lambert-Eaton 症候群　105
Larmor 周波数　279
LAS40　51
late potential　51
lateral shadow　226
left bundle branch block　27
Lennox-Gastaut 症候群　87
Levine の分類　59
longitudinal relaxation time(T1)　280
loss of correlation(LOC)　221
loudness　184
lower urinary tract symptom(LUTS)　263
Lown 分類　21

M

M波, 筋電図の　97, 105
Mモード　216
──, 心エコーの　234
magnetic resonance imaging(MRI)　277
maintenance of wakefulness test (MWT)　173
Mann 検査　194
marginal strong echo　250
masking　186
Mason-Likar 誘導法　44, 45
Master の2階段昇降試験　43
maximal expiratory position(MEP)　128
maximal inspiratory position(MIP)　128
mechanocardiogram　55
Ménière 病　184
metabolic equivalents(METs)　41
Metz 検査　188
microarousal　177
mirror image　225
mismatch negativity(MMN)　95
mixed hearing loss　184
Mobitz Ⅰ型　24
Mobitz Ⅱ型　26
modified Bruce 法　45
Moro 反射　192
Morris index　35
mosaic pattern　251
motion probing gradient(MPG)　290
motor related cortical potential (MRCP)　94
motor unit potential(MUP)　99
MRI 用造影剤　292
MRS　291
MR アンギオグラフィ(MRA)　288
MR スペクトロスコピー　291
MR 装置　277
MR ハイドログラフィ　288
multiple breath N_2 washout curve　142
multiple sleep latency test(MSLT)　173
multiple spike-and-slow-wave complex　89
muscular dystrophy　104
myasthenia gravis(MG)　105, 108
myocardial infarction(MI)　30
myogenic pattern　103
myotonic dystrophy　101

N

N75　95
N145　95
narrow QRS tachycardia　22
nasal continuous positive airway pressure(nCPAP)　178
NASA 誘導　47, 48, 53
neometer　192
nephrogenic systemic fibrosis(NSF)　292
neuritis　108
neurogenic pattern　103
neuropathy　108
non-REM(NREM) 睡眠　86, 163
normal sinus rhythm　17
nuclear magnetic resonance(NMR)　277, 280

O

O点　66
O_2 摂取量　120
O_2 の小滝　151
obstructive SAS(OSAS)　176
obstructive sleep apnea-hypopnea syndrome(OSHAS)　171
obstructive ventilatory impairment　114
ocular counterrolling(OCR) 検査　198
off vertical axis rotation(OVAR)　201
opening snap(OS)　58, 59
optokinetic nystagmus(OKN)　200
optokinetic pattern(OKP)　200
otoacoustic emission(OAE)　189
overactive bladder　263
oxygen desaturation index(ODI)　175

P

P環, ベクトル心電図の　53
P波　7, 8
P100　95
P300　96
parallel imaging　290
paraneoplastic syndrome　107
paroxysmal supraventricular tachycardia(PSVT)　22
peak flow meter　138
peep-show test　193
percussion wave(PW)　64, 67
periodic lateralized epileptiform discharges(PLEDs)　89
periodic limb movement(PLM)　171
periodic synchronous discharge (PSD)　91
PF 値　137
pH, 動脈血の　153
phase contrast(PC) 法　288, 289
phase encode　283
phon　184
phonocardiogram　55
phonocardiograph　56
pitch　184
plaque　268
play audiometry　193
polysomnography(PSG)　166
positional nystagmus　197
positioning nystagmus　198
positive sharp wave　103
PQ 間隔　7, 9
prediction　127
premature ventricular contraction (PVC)　21
progressive muscular dystrophy　101
PSG 関連検査　173
pulmonary diffusing capacity(D_{LCO})　116
pulmonary emphysema　161
pulmonary fibrosis　161
pulmonary surfactant　116
pulse oximeter　159
pulse wave　63
pulse wave velocity(PWV)　69, 276
pure tone　184
PW, 指尖容積脈波の　67

Q

Q波　8
QRS環, ベクトル心電図の　53
QRS波　7, 8, 9

QT 延長症候群　28
QT 間隔　8, 9
　――の延長　41
　――の短縮　41
quiet sleep　85, 168

R

R 波　8
R on T　21
radio frequency（RF）　277
railroad nystagmus　200
rapid eye movement test　199
rapid eye movement（REM）睡眠
　　　　　　　　　　85, 163
rapid filling（RF）波　66
recruitment phenomenon　186
repetition time（TR）　285
residual volume（RV）　116, 128
resonance　280
respiratory distress syndrome（RDS）
　　　　　　　　　　116
respiratory disturbance index（RDI）
　　　　　　　　　　174, 175
respiratory failure　113, 162
respiratory inductance plethysmography（RIP）　175
respiratory quotient（RQ）　179
respiratory resistance（Rrs）　116
restrictive defect ventilatory impairment　114
retrocochlear hearing loss　184
RF コイル　278
right bundle branch block　27
righting reflex test　194
Rinne 法　185
Rivero-Carvallo 徴候　61
RMS40　51
Romberg 検査　194

S

S 波　8
self-recording audiometry　186
sensitivity encoding（SENSE）法　290
sensorineural hearing loss　184
sensory nerve action potential
　（SNAP）　105
Severinghaus 型電極　152
sharp and wave complex　84
short increment sensitivity index
　（SISI）検査　186, 187
shunt　117
sick sinus syndrome（SSS）　20
significance band　156
simultaneous acquisition of spatial harmonics（SMASH）法　290

single breath N_2 washout curve　139
sinoatrial block　17
sinus arrest　17
sinus arrhythmia　17
sinus bradycardia　17
sinus tachycardia　17
sleep apnea-hypopnea syndrome
　（SAS または SAHS）　175
sleep disordered breathing（SDB）
　　　　　　　　　　175
sleep hypoventilation syndrome
　（SHVS）　171
sleep stage　163
sleep variable　168
slow spike and wave　87
slow VC（SVC）　131
slow wave sleep（SWS）　169
sludge echo　253
Snell の法則　214
somatosensory evoked potential
　（SEP）　92
sound pressure level（SPL）　184
speckle　214
spectroscopy　291
speech discrimination test　187
spike and wave　81, 89
spike and wave complex　84
spin echo（SE）法　285
spin labeling 法　288, 289
spirometry　129
spleen index（SI）　259
spontaneous nystagmus　196
square root sig　66
ST-T 変化，ストレイン型の　36, 39
stabilometry　194
standard temperature, pressure and dry（STPD）　120, 181
static lung compliance（C_{st}）
　　　　　　　　116, 125, 144
steady state free precession（SSFP）
　　　　　　　　　　287
Stefan-Boltzmann の式　296
stepping test　196
Stow-Severinghaus 型電極の構造
　　　　　　　　　　153
Strenger 法　198
ST 上昇　8, 32, 33, 49
ST 低下　8, 33, 41
ST 部分　8, 10
ST 偏位の計測法　33
subharmonic driving　80
supraventricular premature contraction　20
systolic anterior motion（SAM）　243
systolic time intervals　65

T

T 環，ベクトル心電図の　53
T 波　7, 8, 10
T2*（T2 スター）　280
table moving 法　290
telethermography　295
temporary threshold shift（TTS）　186
tesla　279
thermography　295
tidal volume（V_T）　128
tidal wave（TW）　64
Tiffeneau 法　132
timbre　184
time-of-flight（TOF）法　288
time-spatial labeling inversion pulse
　（Time-SLIP）法　289
tissue harmonic imaging　221
TLC（total lung capacity）　128
to and fro murmur　61
tone　184
torsade de pointes　23, 24
total lung capacity（TLC）　116
tracé alternant　85
tracking eye movement test　199
transient-evoked otoacoustic
　emission（TEOAE）　189
transthoracic echocardiography　229
transverse relaxation time（T2）　280
tumor plop　59
TW，指尖容積脈波の　67
tympanogram　188

U

U 波，心電図の　8
uncomfortable level（UCL）検査
　　　　　　　　　　186, 187
urinary jet　263
upstroke（US），頸動脈波の　64

V

v 波　66
Valsalva 洞動脈瘤の破裂の心雑音
　　　　　　　　　　62
variant angina pectoris　33
varicose vein　269
ventricular fibrillation（Vf）　23, 24
ventricular hypertrophy　36
vertex sharp wave　86
vertical nystagmus　198, 201
vestibular nystagmus　197
visual evoked potential（VEP）　95
visual suppression 陽性　200
vital capacity（VC）　116, 128
volume pulse wave　66

W

walking test　196
wallerian degeneration　109
waxing and waning　85
Weber 法　185
Wenckebach 型　24
West 症候群　87

Wilson の中心電極　11
WPW 症候群　27, 28, 29
writing test　196

X

XYZ 誘導法　51
x 谷　65

Y

y 谷　66

臨床検査技師国家試験出題基準対照表

章	カリキュラム名	国試出題基準※ 大項目	『標準臨床検査学』シリーズ タイトル		章	カリキュラム名	国試出題基準※ 大項目	『標準臨床検査学』シリーズ タイトル	
Ⅰ章 臨床検査総論	検査総合管理学	1 臨床検査の意義	臨床検査医学総論		Ⅴ章 病理組織細胞学	人体の構造と機能/医学検査の基礎と疾病との関連	1 解剖学総論	基礎医学	
		2 検査管理の概念	検査機器総論・検査管理総論				2 病理学総論	病理学・病理検査学	
		3 検査部門の組織と業務					3 解剖学・病理学各論	基礎医学	病理学・病理検査学
		4 検査部門の管理と運営				形態検査学	1 病理組織標本作製法	病理学・病理検査学	
		5 検体の採取と保存					2 病理組織染色法		
		6 検査の受付と報告					3 電子顕微鏡標本作製法		
		7 精度管理					4 細胞学的検査法		
		8 検査情報					5 病理解剖(剖検)		
		9 検査情報の活用					6 病理業務の管理		
	生物化学分析検査学	1 尿検査	臨床検査総論		Ⅵ章 臨床血液学	人体の構造と機能/形態検査学/病因・生体防御検査学	1 血液の基礎	基礎医学	血液検査学
		2 脳脊髄液検査					2 血球		
		3 糞便検査					3 止血機構		
		4 喀痰検査					4 凝固・線溶系		
		5 その他の一般的検査					5 血球に関する検査	血液検査学	
	形態検査学	1 寄生虫学	微生物学・臨床微生物学・医動物学				6 形態に関する検査		
		2 寄生虫検査法					7 血小板,凝固・線溶系検査		
Ⅱ章 臨床検査医学総論	臨床病態学	1 総論	臨床医学総論	臨床検査医学総論			8 赤血球系疾患の検査結果の評価		
		2 循環器疾患					9 白血球系疾患の検査結果の評価		
		3 呼吸器疾患					10 造血器腫瘍系の検査結果の評価		
		4 消化器疾患					11 血栓止血検査結果の評価		
		5 肝・胆・膵疾患					12 染色体の基礎	遺伝子検査学	血液検査学
		6 感染症					13 染色体の検査法		
		7 血液・造血器疾患					14 染色体異常		
		8 内分泌疾患			Ⅶ章 臨床微生物学	医学検査の基礎と疾病との関連	1 分類	微生物学・臨床微生物学・医動物学	
		9 腎・尿路・男性生殖器疾患					2 形態,構造及び性状		
		10 女性生殖器疾患					3 染色法		
		11 神経・運動器疾患					4 発育と培養		
		12 アレルギー性疾患・膠原病・免疫病					5 遺伝と変異		
		13 代謝・栄養障害					6 滅菌と消毒		
		14 感覚器疾患					7 化学療法		
		15 中毒					8 感染と発症		
		16 染色体・遺伝子異常症				病因・生体防御検査学	1 細菌		
		17 皮膚及び胸壁の疾患					2 真菌		
		18 検査診断学総論	臨床検査医学総論				3 ウイルス		
		19 循環器疾患の検査					4 プリオン		
		20 呼吸器疾患の検査					5 検査法		
		21 消化器疾患の検査					6 微生物検査結果の評価		
		22 肝・胆・膵疾患の検査			Ⅷ章 臨床免疫学	病因・生体防御検査学	1 生体防御の仕組み	免疫検査学	
		23 感染症の検査					2 抗原抗体反応による分析法		
		24 血液・造血器疾患の検査					3 免疫と疾患の関わり		
		25 内分泌疾患の検査					4 免疫検査の基礎知識と技術		
		26 腎・尿路疾患の検査					5 免疫機能検査		
		27 体液・電解質・酸-塩基平衡の検査					6 輸血と免疫血清検査		
		28 神経・運動器疾患の検査					7 輸血の安全管理		
		29 アレルギー性疾患・膠原病・免疫病の検査					8 移植の免疫検査		
		30 代謝・栄養異常の検査					9 妊娠・分娩の免疫検査		
		31 感覚器疾患の検査			Ⅸ章 公衆衛生学	保健医療福祉と医学検査	1 医学概論	臨床医学総論	
		32 有毒物中毒の検査					2 公衆衛生の意義		
		33 染色体・遺伝子異常症の検査	遺伝子検査学				3 人口統計と健康水準		
		34 悪性腫瘍の検査	臨床検査医学総論	遺伝子検査学			4 疫学		
Ⅲ章 臨床生理学	人体の構造と機能/生理機能検査学	1 臨床生理検査の特色	生理検査学・画像検査学				5 環境と健康		
		2 循環系の基礎					6 健康の保持増進		
		3 心電図検査					7 衛生行政		
		4 心音図検査					8 国際保健		
		5 脈管系検査					9 関係法規		
		6 呼吸器系検査の基礎			Ⅹ章 医用工学概論	医療工学及び情報科学	1 臨床検査と生体物性		
		7 呼吸機能検査					2 電気・電子工学の基礎		
		8 神経系検査の基礎					3 医用電子回路		
		9 脳波検査					4 生体情報の収集		
		10 筋電図検査					5 電気的安全対策		
		11 超音波検査の基礎					6 情報科学の基礎		
		12 心臓超音波					7 ハードウェア		
		13 腹部超音波					8 ソフトウェア		
		14 その他の超音波検査					9 コンピュータネットワーク		
		15 磁気共鳴画像検査〈MRI〉					10 情報処理システム		
		16 その他の臨床生理検査					11 医療情報システム		
Ⅳ章 臨床化学	人体の構造と機能/生物化学分析検査学	1 生命のメカニズム	基礎医学			検査総合管理学	1 検査機器学総説	検査機器総論・検査管理総論	
		2 生物化学分析の基礎	臨床化学				2 共通機械器具の原理・構造		
		3 生物化学分析の原理と方法							
		4 無機質	基礎医学	臨床化学					
		5 糖質							
		6 脂質							
		7 蛋白質							
		8 生体エネルギー							
		9 非蛋白質性窒素							
		10 生体色素							
		11 酵素							
		12 薬物・毒物							
		13 微量金属(元素)							
		14 ホルモン							
		15 ビタミン							
		16 機能検査							
		17 遺伝子	遺伝子検査学						
		18 放射性同位元素	臨床検査医学総論						

※平成23年版

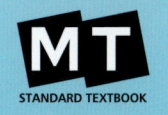

MT STANDARD TEXTBOOK

標準臨床検査学

ラインナップ全**12**巻

シリーズ監修 矢冨 裕・横田浩充

臨床医学総論 臨床医学総論　放射性同位元素検査技術学　医用工学概論 情報科学・医療情報学　公衆衛生学	編集　小山高俊・戸塚 実
臨床検査医学総論	編集　矢冨 裕
基礎医学──人体の構造と機能	編集　岩屋良則
臨床検査総論	編集　伊藤機一・松尾収二
検査機器総論・検査管理総論	編集　横田浩充・大久保滋夫
臨床化学	編集　前川真人
免疫検査学	編集　折笠道昭
血液検査学	編集　矢冨 裕・通山 薫
遺伝子検査学	編集　宮地勇人・横田浩充
微生物学・臨床微生物学・医動物学	編集　一山 智・田中美智男
病理学・病理検査学	編集　仁木利郎・福嶋敬宜
生理検査学・画像検査学	編集　谷口信行